CODEX ECN

8/10

Neurologie
Psychiatrie

S-EDITIONS

S-EDITIONS
1 route de Romainville 78470 Milon-La-Chapelle
Email : info@s-editions.com
www.s-editions.com

Auteur

Antoine Gavoille

(16e à l'ECN 2017, interne, Lyon)

CODEX : tout l'ECN en 10 livres

1/ Cardiologie – Pneumologie

2/ Hépato-gastro-entérologie – Endocrinologie – Nutrition

3/ Pédiatrie

4/ Gynécologie-Obstétrique – Néphrologie – Urologie

5/ Médecine interne-Immunologie – Rhumatologie – Orthopédie

6/ Urgences-Réanimation – ORL – Ophtalmologie – Chirurgie maxillo-faciale

7/ Santé publique – Médecine légale – Médecine du travail – Pharmacologie

8/ Neurologie – Psychiatrie

9/ Dermatologie – Infectiologie

10/ Cancérologie – Hématologie – Gériatrie – Soins palliatifs et douleur – MPR

ISBN 978-2-35640-180-9

Préface

Je vous présente dans ces 10 livres le travail de 3 années de préparation à l'ECN, reprenant l'intégralité du programme standardisé sous forme de tableaux clairs et précis.

Le but de ces fiches est de rassembler en un seul endroit 100% de l'information, sans résumer et de manière exhaustive, afin de pouvoir apprendre et réviser sur ce seul support.

Avec les nouvelles modalités de l'iECN, ce qu'on attend des étudiants a changé. En effet, il ne s'agit plus d'apprendre par cœur les grandes lignes de chaque item, mais plutôt de connaître de manière plus superficielle une grande quantité d'informations. Et comme on a pu le découvrir ces 2 dernières années, il faut parfois même aller chercher plus loin que les références officielles !

C'est pour ces raisons que ces fiches ne sont pas des résumés, mais bien un concentré de multiples sources, incluant cours, recommandations officielles, dont celles souvent moins consultées par de nombreux étudiants (telles que la neurochirurgie, la parasitologie-mycologie...), mais aussi livres de préparation bien conçus, dossiers de type SIDES ou de conférences...

J'espère que mes fiches pourront vous aider à mieux réussir l'ECN, mais aussi, et ça reste l'essentiel, à apprendre la base de la médecine qui vous servira dans votre exercice futur.

Antoine Gavoille

Sommaire

NEUROLOGIE

PSYCHIATRIE-ADDICTOLOGIE

1- Généralités

2- Pathologies

3- Urgences

4– Addictologie

5– Traitements

Note : *Les items suivants sont retrouvés à l'identique d'autres livres :*
ITEM 69 – Troubles du comportement alimentaire (en Endocrinologie-nutrition)
ITEM 56 – Troubles de la sexualité (en Gynécologie et Urologie)
ITEM 99 – paralysie faciale (en ORL)
ITEM 93 – Radiculalgie-syndromes canalaires (en Rhumatologie)

À noter : *L'item 148 (méningite et méningo-encéphalite infectieuse) est différent du livre d'infectiologie.*

Abréviations :
SF : signes fonctionnels
SC : signes cliniques
Int : interrogatoire
C : clinique
PC : paraclinique
Bio : biologie
Dg : diagnostic
CI : contre-indication
TTT : traitement
PEC : prise en charge

Neurologie

ITEM 74 : COMPLICATIONS NEUROLOGIQUES DE L'ALCOOLISME

- Mécanisme direct : fixation de l'alcool sur les phospholipides membranaires, notamment sur les récepteurs des systèmes **GABAergique** et **glutamatergiques**, entraînant une dysfonction des canaux ioniques
- Mécanisme indirect : **carence vitaminique** (dénutrition, gastrite chronique), **atteinte organique** (cirrhose...), **traumatisme**

Encéphalopathie	**Encéphalopathie de Gayet-Wernicke**		= **Carence en vitamine B1** : parfois induite par un apport glucidique (consommation de la vitamine B1 par le métabolisme glucidique) - Cause : - **Carence d'apport** : anorexie, régime pauvre en protéines - **Carence d'absorption** : gastrite chronique, gastrectomie, troubles du transit - Accroissement des besoins en vitamine B1 : **apport glucidique**
Encéphalopathie	**Encéphalopathie de Gayet-Wernicke**	C	- **Syndrome confusionnel** quasi-constant - **Troubles oculomoteurs** : **paralysie oculomotrice du VI**, **paralysie de fonction** (regard conjugué), **nystagmus horizontal** et/ou **vertical** - **Syndrome cérébelleux statique** inconstant - **Hypertonie oppositionnelle**
Encéphalopathie	**Encéphalopathie de Gayet-Wernicke**	PC	- **Dosage de la vitamine B1** : effondré - **IRM cérébral** : hypersignal FLAIR du corps mamillaire
Encéphalopathie	**Encéphalopathie de Gayet-Wernicke**	TTT	- En urgence : **vitaminothérapie B1 IV** ou **IM** - Préventif : **supplémentation systématique en vitamine B1** de tout patient alcoolique chronique dénutri, ou lors d'un apport glucosé → Ne jamais perfuser de soluté glucosé avant d'avoir supplémenté en vitamine B1
Encéphalopathie	**Encéphalopathie pellagreuse**		= Carence en **vitamine PP**
Encéphalopathie	**Encéphalopathie pellagreuse**	C	- **Confusion mentale** - **Hypertonie extrapyramidale** - **Troubles digestifs** - Signes cutanéo-muqueux : **glossite, desquamation**
Encéphalopathie	**Encéphalopathie pellagreuse**	TTT	- Préventif : **vitamine PP** à tout patient alcoolique dénutri
Encéphalopathie	**Encéphalopathie hépatique**	C	- **Confusion mentale** - **Astérixis** (*flapping tremor*) : myoclonies négatives - Parfois : **signes extrapyramidaux, crise épileptique** - **Coma** avec myoclonies, signes focaux, mouvements de décérébration
Encéphalopathie	**Encéphalopathie hépatique**	PC	- **EEG** (aspécifique) : ralentissement et diffusion du rythme de base, ondes triphasiques
Encéphalopathie	**Encéphalopathie hépatique**	TTT	- Facteur déclenchant : saignement, apport protidique important, benzodiazépine... - Curatif : **lactulose + néomycine** (par SNG ou lavement)
Troubles cognitifs	**Maladie de Marchiafava-Bignami**		= **Démyélinisation du corps calleux** : de pronostic sombre à moyen terme
Troubles cognitifs	**Maladie de Marchiafava-Bignami**	C	- **Démence** - **Mutisme akinétique** - Troubles de la marche : **astasie-abasie** - **Hypertonie** - **Dysarthrie** - Parfois tableau d'**encéphalopathie** avec **coma**
Troubles cognitifs	**Maladie de Marchiafava-Bignami**	PC	- **Imagerie cérébrale** : corps calleux hypodense au scanner, hyposignal T1 à l'IRM
Troubles cognitifs	**Syndrome de Korsakoff**		= Lésion des corps mamillaires, des noyaux dorso-médians du thalamus, du trigone et du gyrus cingulaire : suit une encéphalopathie de Gayet-Wernicke non/mal traitée, ou plus rarement d'emblée - Autres causes : **séquelle d'encéphalite herpétique, infarctus cérébral postérieur bilatéral, tumeur**
Troubles cognitifs	**Syndrome de Korsakoff**	C	- **Syndrome amnésique** : antérograde avec « oubli à mesure », désorientation temporo-spatiale, anosognosie associée à des fausses reconnaissances et fabulations - **Syndrome frontal** inconstant
Troubles cognitifs	**Syndrome de Korsakoff**	TTT	- **Vitaminothérapie parentérale :** efficacité partielle

Autres		**Epilepsie**		= Agoniste des récepteurs GABAergiques : cause fréquente d'épilepsie tardive, survenant de façon aléatoire après de nombreuses années (indépendamment du rythme d'ingestion) - **Tous type d'épilepsie** possible : généralement crise généralisé - Parfois persistant après le sevrage (en cas de lésions cérébrales irréversibles) - **TTT antiépileptique** seulement en cas de risque de crise avéré en dehors de toute alcoolisation
Autres		**Atrophie cérébelleuse**		- **Ataxie statique** et **locomotrice** d'évolution subaiguë ou chronique - Scanner/IRM cérébrale : atrophie vermienne
Autres complications neurologiques	*Neuropathie*	**Neuropathie optique alcoolo-tabagique**		- **BAV bilatérale** avec **dyschromatopsie**, **scotome central**, **pâleur papillaire** tardive - Favorisée par l'association au tabac - TTT : **vitaminothérapie B** et **sevrage alcoolo-tabagique**
		Polyneuropathie longueur-dépendante	Forme chronique	= Par **toxicité directe de l'alcool** (touche surtout les petites fibres sensitives thermo-algiques) et **carence en vitamine B1** et **folates** (touche surtout les fibres motrices) - Signes de début : **crampes nocturnes, fatigue à la marche, douleur à la pression des mollets, hypoesthésie douloureuse** et **aréflexie achilléenne** - Stade évolué : **douleur** (brûlure, étau, hyperesthésie de contact), **anesthésie distale symétrique** « en chaussette », **steppage, troubles trophiques** - TTT : sevrage alcoolique, vitaminothérapie, antalgique, rééducation
			Forme aiguë	= Rare, essentiellement par carence en vitamine B1 - **Paraparésie douloureuse amyotrophiante**, flasque, aréflexique, s'installant en 24h (tableau similaire au syndrome de Guillain-Barré) - Souvent associée à une **encéphalopathie de Gayet-Wernicke** - TTT : **vitaminothérapie B1 IV**
		Neuropathie focale		= **Compression nerveuse**, favorisée par l'amaigrissement
	Myopathie			- **Myopathie aiguë** lors d'une ingestion massive (rare) : **myalgie, œdème, déficit proximal, rhabdomyolyse, myoglobinurie, ↗ CPK**, avec risque d'insuffisance rénale - **Myopathie chronique** (fréquente) : asymptomatique ou faiblesse proximale
	Complication indirecte	**Myélinolyse centropontine**		= Démyélinisation des fibres du centre de la protubérance : rare, favorisé par la dénutrition, l'hyponatrémie et sa correction trop rapide, de mauvais pronostic - **Trouble de la vigilance**, **tétraplégie** et **signes pseudo-bulbaires**, voire ***locked-in syndrome*** - IRM : hypersignal T2/FLAIR du centre de la protubérance
		AVC		- Intoxication aiguë : **AVC ischémique** par **trouble du rythme** - Intoxication chronique : FdR d'hémorragie cérébrale/méningée (trouble de coagulation, HTA)
		Traumatisme crânien		= Du aux **chutes lors d'ivresse aiguë** ou de **crise épileptique** : contusions cérébrales hémorragiques, hématome sous-dural, hématome extra-dural
		Infection		= **Dénutrition** et **précarité immunitaire** : méningite tuberculeuse…
		Disulfiram		- **Neuropathie axonale distale sensitive**, douloureuse - **Toxicité centrale** (somnolence, céphalées)

ITEM 89 : DEFICIT NEUROLOGIQUE RECENT

Déficit neurologique = perte d'une fonction liée à une dysfonction temporaire (transitoire) ou lésionnelle (permanent) d'une région du système nerveux, central ou périphérique → **déficit moteur, sensitif, cérébelleux, sensoriel** ou **cognitif**
- Installation soudaine (en « coup de tonnerre »), rapidement progressive (quelques minutes/heures) ou progressives (jours)

DD

= Déficit non neurologique : **impotence fonctionnelle**
- **Moteur** : - Ostéo-articulaire : **fracture, entorse, arthrite, rupture de coiffe...** → douleur
  - Lésion vasculaire périphérique : **occlusion artérielle aiguë, phlébite, hématome** → douleur
  - **Trouble conversif** : mal systématisé, non anatomique, examen clinique discordant, plainte changeante...
- **Troubles de l'élocution, de l'équilibre** ou **de la vision** : origine ORL ou ophtalmologique

Démarche diagnostique

Diagnostic syndromique

- Classification en un ou plusieurs syndromes neurologiques : **syndrome pyramidal, cérébelleux...**
- Diagnostic topographique : **membre, hémicorps...**

Localisation

Atteinte du système nerveux périphérique	Atteinte du système nerveux central
- **Fasciculations, amyotrophie** - Déficit moteur ou sensitif de **topographie radiculaire** ou **tronculaire** - **Diminution/abolition des ROT** - **Atteinte distale des membres inférieurs sans troubles vésico-sphinctériens**	- Atteinte d'un **hémicorps** - **Niveau sensitif abdominal** ou **thoracique** franc - **Aphasie, hémianopsie latérale homonyme** - **Trouble de vigilance** associé - **Epilepsie focale** - **ROT vifs, diffus, clonus de cheville, signe de Babinski**

Atteinte de la jonction neuromusculaire ou musculaire
- **Atteinte motrice pure** sans déficit sensitif ou vésico-sphinctérien
- Déficit à prédominance proximale
- Réflexes ostéo-tendineux normaux

Evolution

- Début : - Soudain (secondes) et d'emblée maximal: **vasculaire**
  - Soudain, rapidement progressif (secondes/minutes) : **migraineux, épileptique, traumatique**
  - Subaigu (heures/jours) : **inflammatoire, infectieux, toxique, thrombophlébite**
  - Chronique (jours/semaines/mois/années) : **tumoral, dégénératif**
- Profil évolutif : - Amélioration : **vasculaire, inflammatoire**
  - Stabilité : **vasculaire, tumoral**
  - Aggravation : **tumoral**
  - Par poussée : **inflammatoire**

Contexte

= **Traumatisme, infection, chirurgie, HTA sévère, effort physique, prise de toxique, alcool**
- Signes associé : - Fièvre, céphalées : **méningite, méningo-encéphalite, abcès**
  - Plaies, hématomes, contusions, lésions osseuses : **hématome/contusion cérébrale**
  - Arythmie cardiaque : **AVC ischémique** d'origine embolique

Bilan

- **IRM cérébrale** (ou **scanner** à défaut) ou **rachidienne**
- **EMG** si suspicion d'atteinte périphérique, de la jonction neuromusculaire ou musculaire
- **PL** si suspicion de processus infectieux ou inflammatoire, ou de polyradiculonévrite
→ Délai : - Déficit neurologique aigu = suspicion d'AVC : imagerie cérébrale en urgence
  - Déficit d'installation progressif, sans signe de gravité : imagerie dans un délai < **24h**

Etiologie

Cause centrale

Cérébrale

- **Cortex** : syndrome frontal, atteinte visuelle, troubles visuo-spatiaux, troubles mnésiques...
- **Voies intracérébrales** : syndrome pyramidal, atteinte du corps calleux, hémianopsie
- **Noyaux gris centraux** : mouvements anormaux, syndrome extrapyramidal
- **Tronc cérébral** : atteinte des voies longues, atteinte des nerfs crâniens, paralysie oculomotrice de fonction, troubles de vigilance
→ Transitoire : AIT, épilepsie, aura migraineuse
→ Constitué : infarctus, hémorragie, trauma crânien, tumeur, poussée de SEP, infectieux

Médullaire

- **Myélite transverse** : compression, ischémie
- **Syndrome de Brown-Séquard** : compression, inflammatoire
- **Syndrome syringomyélique** : dégénératif
- **Syndrome cordonal postérieur** : métabolique

Cause périphérique

- **Syndrome de la queue de cheval** : compression par hernie discale
- **Polyradiculopathie**
- **Plexopathie** : infiltration tumorale
- **Mononeuropathie** : compression mécanique
- **Mononeuropathie multiple**

Déficit neurologique transitoire

= Généralement non observé par le médecin : interrogatoire du patient ou de l'entourage (démence, confusion post-critique d'une épilepsie...) → **d'origine centrale** dans la grande majorité des cas

Origine	AIT	Migraine	Epilepsie
Terrain	Personne âgée, FdRCV	Adulte jeune	2 pics : jeune ou personne âgée
Installation	Brutal (d'une seconde à l'autre)	Rapidement progressif En quelques minutes	Rapidement progressif En quelques dizaines de secondes
Progression	Maximale d'emblée	**Marche migraineuse** sur plusieurs dizaines de minutes	**Marche épileptique** : propagation rapide en quelques dizaines de secondes
Symptôme	Négatif : paralysie, amputation d'un champ visuel, perte de sensibilité	Positif : phénomènes visuels lumineux/colorés, paresthésies...	Positif : clonies segmentaires, paresthésie d'un membre, figures géométriques dans le champ visuel
Résolution	Rapide d'une seconde à l'autre	Progressif, avec migraine post-aura	Rapide Amnésie possible
Autres causes	- **Hypoglycémie** : à rechercher en 1er systématiquement - Cause centrale : traumatique (**hématome sous-dural**), tumoral (**méningiome**), vasculaire (**malformation**) - Cause périphérique : **neuropathie héréditaire par susceptibilité à la compression**		

Déficit neurologique constitué

Origine cérébrale

- **AVC**
- **Traumatisme crânien** :
  - Notion de traumatisme récent ou plus ancien (jusqu'à plusieurs semaines)
  - Chutes fréquentes, plaies du scalp, perte de conscience
  - Scanner : hématome sous dural aigu ou chronique, hématome extra-dural, contusion
- **Tumeur** :
  - Début progressif, évolution « en tâche d'huile »
  - HTIC (céphalées matinales ou en décubitus, vomissements, obnubilation), crise d'épilepsie
  - Antécédent de cancer primitif (sein, poumon, digestif...)
  - IRM injecté (ou scanner cérébral injecté au minimum)
- **Infectieux** :
  - Fièvre, confusion (surtout sujet jeune)
  - Syndrome méningé : céphalée, raideur de nuque, photo-phonophobie, nausées, vomissements
  - Notion d'abcès dentaire, otite ou sinusite récente, immunodépression, chirurgie récente, purpura

→ Tout déficit fébrile est une urgence absolue

- **Inflammation** : installation sur plusieurs jours, ou parfois plus rapide en quelques heures

Origine médullaire

Compression médullaire → à éliminer en urgence par une **IRM médullaire**

- **Paraplégie/tétraplégie** flasque ou spastique (si subaigu), **niveau sensitif, troubles vésico-sphinctériens, douleur rachidienne, douleur radiculaire**
- Cause : traumatique, compressive (arthrose, hernie discale), inflammatoire (SEP), tumorale (épidurite métastatique, MT vertébrale, fracture pathologique), infectieuse (spondylodiscite bactérienne, tuberculose)

Origine périphérique

Syndrome de Guillain-Barré	→ A évoquer en 1er lieu : **PL, EMG** - Installation en quelques jours d'un déficit moteur symétrique des 4 membres, débutant souvent par des paresthésies aux pieds - Evolution ascendante - Abolition diffuse des ROT - Notion d'infection respiratoire ou digestive dans les jours précédents	
Atteinte radiculaire	- Douleur et troubles sensitifs d'un territoire radiculaire précis - Arthrose cervicale ou lombaire connue, notion de « faux mouvement » à l'origine de la douleur, lombalgie chronique - Majoration des douleurs à la manœuvre de Valsalva, signe de Lasègue - Formes les plus fréquentes : **sciatique, cruralgie, névralgie cervico-brachiale** → En cas de déficit moteur (à distinguer de l'impotence uniquement lié à la douleur) : prise en charge neurochirurgicale en urgence	
Atteinte tronculaire	- Déficit sensitif limité à un territoire tronculaire, déficit moteur tronculaire - Compression prolongée, traumatisme récent ou anesthésie générale récente (attitude vicieuse pendant l'intervention) - En cas de déficit tronculaire ou pluri-tronculaire aigu douloureux → évoquer une vascularite	
	Nerfs fragiles à risque	- **Nerf fibulaire commun** au **col de la fibula** (parésie des releveurs du pied) - **Nerf ulnaire** au **pli du coude** (déficit sensitif des 2 derniers doigts) - **Nerf radial**

ITEM 90 : DEFICIT SENSITIVO-MOTEUR DES MEMBRES

Eliminer une cause non neurologique				- Origine ostéo-articulaire : **fracture, arthrite aiguë, tendinite** - Origine vasculaire : **AOMI** - Impotence fonctionnelle liée à une **douleur** - **Origine psychogène** (diagnostic d'élimination) : contexte d'apparition (choc émotionnel), discordance anatomo-clinique, manque de reproductibilité des signes
DEFICIT MOTEUR	*Regroupement syndromique*	**Syndrome pyramidal**		= Atteinte du **motoneurone central** - **Hémiplégie** ± atteinte de la face ou **paraplégie** avec atteinte des muscles extenseurs au MS et raccourcissement aux MI - ROT : vifs, diffusés, polycinétiques, trépilation épileptoïde du pied, clonus rotulien - Réflexe cutané plantaire en extension = signe de Babinski - Tonus : **spasticité** en flexion aux MS et en extension aux MI (ou flasque à la phase aiguë) - Marche : avec **fauchage** ou **spastique**
		Syndrome neurogène périphérique		= Atteinte du **motoneurone périphérique** : muscles innervés par un seul tronc ou racine - Topographie : - Atteinte bilatérale, proximale et distale : polyradiculonévrite - Atteinte bilatérale, symétrique, distale et surtout aux MI : polyneuropathie - ROT abolis, réflexe cutané plantaire en flexion ou indifférent, tonus normal ou **hypotonie** - **Amyotrophie ± fasciculations** - Marche : **steppage**
		Syndrome myasthénique		= Atteinte de la **jonction neuromusculaire** : touche principalement les muscles oculomoteurs, des paupières, pharyngo-larygné et les muscles proximaux des membres - ROT normaux, réflexe cutané plantaire en flexion, tonus normal, sans amyotrophie - Marche : fatigabilité, symptômes fluctuants
		Syndrome myogène		= Atteinte symétrique, prédominant sur les muscles proximaux - ROT normaux, réflexe cutané plantaire en flexion, **hypotonie** - **Amyotrophie** ou **hypertrophie musculaire, marche dandinante**
	Diagnostic topographique	Atteinte du système nerveux central		**= Syndrome pyramidal :** - **Déficit moteur** : - Prédominant sur les **muscles extenseurs** aux MS : **radiaux** et **interosseux** - Prédominant sur les **muscles raccourcisseurs** aux MI : **psoas** et **tibial antérieur** - Tonus exagéré : **hypertonie spastique** - **Réflexes pathologiques** : **signe de Babinski, signe de Rossolimo** (flexion des orteils à la percussion de la face plantaire de la 2ème phalange), **signe de Hoffman**… → Paralysie flasque avec abolition des ROT et hypotonie (sidération) possible dans les premiers jours d'une atteinte pyramidale aiguë (AVC…) → Un déficit avec hypertonie spastique est toujours d'origine centrale
			Hémiplégie	= Atteinte du SNC au dessus de la moelle cervicale - **Paralysie faciale centrale** : en cas de lésion **supra-médullaire** - Caractère proportionnel :- Prédominance brachio-faciale : **atteinte corticale** - Déficit proportionnel : **atteinte de la capsule interne**
			Syndrome alterne moteur	= Association d'une hémiparésie ou d'une hémiplégie et d'une atteinte controlatérale d'un nerf crânien moteur (III, VII, XII) - Atteinte du **tronc cérébral**
			Tétraplégie	- Atteinte de la **moelle cervicale haute**
			Paraplégie	- Atteinte de la **moelle cervicale basse, thoracique** ou **du cône terminal** - Atteinte du système nerveux périphérique : **syndrome de la queue de cheval, atteinte pluri-radiculaire** (polyradiculonévrite, méningoradiculite) - Possible **atteinte corticale bi-frontale paramédiane** : **infarctus antérieur, méningiome de la faux du cerveau**
			Atteinte sensitive associée	- **Atteinte supra-médullaire** : déficit à tous les modes dans le même territoire → Lésion de petite taille ou qui épargne les structures sensitives (AVC lacunaire…) : possible **déficit moteur** isolé - **Atteinte médullaire**: - Niveau sensitif sur le tronc ou le cou : syndrome lésionnel - Atteinte sensitive dissociée : Brown-Séquard, syringomyélique

DEFICIT MOTEUR	*Diagnostic topographique*	Atteinte du système nerveux périphérique	**Syndrome neurogène périphérique**	= Atteinte de la motricité volontaire, automatique et réflexe - **Fasciculations** spontanées : observée à l'inspection, décrite par le patient ou déclenchée par la percussion des muscles (quadriceps, biceps) - **Déficit moteur** d'intensité variable - Atteinte: - **Diffuse**: muscles agonistes et antagonistes touchés de manière égale - **Focale** : muscles innervés par une racine ou un tronc nerveux - **Hypotonie, abolition des ROT**, puis **amyotrophie** si déficit prolongé
			Neuropathie diffuse	- **Polyneuropathie** : atteinte bilatérale, symétrique, distale, à début synchrone et installation chronique - **Polyradiculonévrite** : atteinte bilatérale, symétrique, proximale et distale, d'installation aiguë sur quelques jours ou chronique - **Mononeuropathie multiple** : atteinte tronculaire bilatérale asymétrique et asynchrone
			Neuropathie focale	- **Atteinte radiculaire, plexique** ou **tronculaire**
		Syndrome myasthénique		- **Fatigabilité musculaire** : faiblesse musculaire (ptosis, diplopie, dysphonie, faiblesse des membres), préférentiellement le soir ou après l'effort, améliorée le matin ou au repos - Examen neurologique normal, sans signes pyramidaux, sensitif ou vésico-sphinctériens
		Syndrome myogène		= Déficit moteur de topographie variée, généralement proximal, affectant les ceintures - **Marche dandinante** - Difficulté à la montée des escaliers ou à se relever d'une position assise (**signe du tabouret**) - **Abolition du réflexe idiomusculaire** avec ROT conservés - Absence de trouble sensitif
DEFICIT SENSITIF	*Centrale*	**Cérébrale**		- **Cortex pariétal** : **hypoesthésie** à prédominance brachio-faciale, le plus souvent associée à d'autres déficits neurologiques (hémiplégie, aphasie, héminégligence...) - **Thalamus** : **hypoesthésie** proportionnelle des 3 étages, non dissocié (touche tous les modes) de l'hémicorps controlatéral - **Tronc cérébral** : **syndrome alterne sensitif** (Wallenberg...)
		Moelle spinale		→ Sémiologie sensitive riche, variable selon le site et l'étendue lésionnel
			Atteinte transversale complète	= **Déficit moteur** (tétraplégie ou paraplégie) avec **niveau sensitif**, associé à un syndrome lésionnel et sous-lésionnel - **Lésion fixée** : le niveau sensitif témoigne du niveau lésionnel - **Lésion évolutive** : le niveau sensitif peut remonter pour atteindre le niveau lésionnel → le niveau sensitif ne permet pas d'établir le niveau de l'atteinte
			Atteinte cordonale postérieure	- Déficit de la sensibilité proprioceptive : marche ataxique, signe de Romberg - **Signe de Lhermitte** (décharge électrique brève le long du rachis et des membres à la flexion de la nuque)
			Atteinte de l'hémi-moelle	= **Syndrome de Brown-Séquard** : - Côté homolatéral : - **Syndrome pyramidal** - **Déficit de la sensibilité proprioceptive** - Côte controlatéral : **hypoesthésie thermoalgique**
			Syndrome syringo-myélique	= Causé par une **cavité (syrinx) localisée en centromédullaire** - **Hypoesthésie thermoalgique dissociée** des membres supérieurs et de la partie haute du tronc (« en cape ») sans déficit de sensibilité lemniscale
	Périphérique	**Neuropathie focale**		- **Racine** : atteinte **mono-radiculaire** - **Plexus** : atteinte de **plusieurs dermatomes** (syndrome de la queue de cheval...) - **Tronc nerveux** : - Atteinte d'1 tronc nerveux : **mononeuropathie** - Atteinte de plusieurs troncs nerveux : **mononeuropathies multiples**
		Neuropathie diffuse		**Polyneuropathie** : déficit sensitif de type longueur-dépendant avec atteinte des pieds, puis remontant aux mollets et au-dessus des cuisses - Si atteinte des mains associées : déficit en « gant et en chaussette » - Possible atteinte du tronc (« en plastron ») et du crâne (« en calotte »)

Etiologie	- **Vasculaire** : début soudain, récupération incomplète et lente - **Tumoral** : début progressif, extension du déficit en « tache d'huile » - **Infectieux** : évolution aiguë/subaiguë avec contexte général infectieux - **Inflammatoire** : évolution aiguë/subaiguë, sans signe systémique - **Dégénératif** : aggravation lentement progressive - **Traumatique** - **Epileptique** : début et fin soudaine, récidive identique

Bilan	**IRM**		- Au niveau cérébrale : **lésion vasculaire** (ischémique ou hématome), **tumorale**, **infectieuse**, **inflammatoire**, présence d'autres lésions - Au niveau médullaire : lésion extra-axiale (**compression osseuse**), intra-axiale extra-médullaire (**méningiome, neurinome**) ou intra-médullaire (**tumeur gliale, épendymome, plaque de démyélinisation, lésion vasculaire**)
	Electro-neuro-myogramme (ENMG)	Suspicion d'atteinte du système nerveux périphérique	= Précise l'extension et le mécanisme de l'atteinte - **Détection** : recherche de **tracés neurogènes** (pauvres et accélérés) - **Stimulodétection** : vitesse de conduction motrice et potentiel sensitif distaux → **Atteinte axonale** : - Vitesse de conduction motrice préservée - Potentiels sensitifs distaux diminué → **Démyélinisation** : - Vitesse de conduction motrice diminuée - Potentiels sensitifs distaux préservés
		Suspicion d'atteinte de la jonction neuromusculaire	= Recherche de **bloc neuromusculaire** par stimulation répétée - A basse fréquence (bloc post-synaptique) : **myasthénie** - A haute fréquence (bloc pré-synaptique) : **syndrome de Lambert-Eaton**
		Suspicion d'atteinte musculaire	- **Tracés myogènes** (riches et polyphasiques) en détection - Stimulodétection normale
	Ponction lombaire		- Suspicion d'atteinte inflammatoire ou infectieuse du système nerveux périphérique : **polyradiculonévrite aiguë, méningoradiculite** - Suspicion d'atteinte inflammatoire du système nerveux central : **SEP**...
	Biopsie musculaire ou neuro-musculaire		→ Confirmation histologique d'un syndrome neurogène périphérique ou myogène **Biopsie neuromusculaire** : seulement en cas d'atteinte des fibres sensitives à la clinique et l'ENMG - Complications : zone d'hypoesthésie séquellaire sur la face dorsale du pied, difficulté de cicatrisation - Discutée au cas par cas selon l'âge, l'évolutivité, et les hypothèses diagnostiques → **Jamais de biopsie d'un nerf moteur** (ne récupère pas)

Stratégie diagnostique	**Hémiplégie** ou **syndrome alterne**	→ **IRM cérébrale**
	Tétraplégie ou **paraplégie centrale**	→ **IRM médullaire** du niveau ciblé ± **PL** (en l'absence de compression médullaire)
	Atteinte successive de **plusieurs troncs nerveux**	→ **ENMG** en urgence pour confirmer une mononeuropathie multiple - 2 étiologies principales : **diabète** et **vascularite** - Discuter une **biopsie neuromusculaire**
	Atteinte **rapide, symétrique, ascendante** des membres	→ Recherche d'une polyradiculonévrite aiguë : **ENMG** et **PL** - Les examens peuvent être normaux les 1er jours
	Fatigabilité sévère des membres	→ **ENMG** pour rechercher un bloc neuromusculaire en faveur d'une myasthénie
	Atteinte sensitive/motrice **progressive** et **symétrique**	- **ENMG** : confirme la polyneuropathie - Bilan étiologique : **glycémie à jeun, syndrome inflammatoire, gammapathie monoclonale, hypothyroïdie, carence vitaminique**
	Atteinte motrice **proximale, progressive** et **symétrique** des membres	- **ENMG** : recherche d'atteinte musculaire ou d'un bloc neuromusculaire - Bilan : **dosage des enzymes musculaires** - Discuter la **biopsie musculaire**

Complication	Complication générale	- **Complication thromboembolique** si patient alité - **Chute** à la reprise de la marche (déficit moteur ou trouble proprioceptif sévère)
	Complication régionale	- **Escarre** (talon, sacrum) - **Enraidissement** d'un membre déficitaire, avec risque de **rétraction** (notamment si hypertonie pyramidale) et de **complication ostéo-articulaire** (périarthrite, ostéome para-articulaire) - **Algoneurodystrophie du membre supérieur** - Traumatisme sur déficit sensitif : brûlure non perçue, trouble trophique du pied (**mal perforant**)

ITEM 91 : COMPRESSION MEDULLAIRE NON TRAUMATIQUE

Anatomie

Moelle spinale : chemine du trou occipitale jusqu'au bord supérieur de L2 dans un canal ostéo-ligamentaire inextensible, et se termine par le **cône terminal** au niveau des dernières vertèbres dorsales et de L1, les dernières racines spinales L2-L5 et sacrées formant la **queue de cheval**
- **Voie spino-thalamique = sensibilité thermoalgique** : dans le cordon latérale de la moelle, décusse à chaque métamère
- **Voie lemniscale = sensibilité profonde** et **épicritique** : dans le cordon postérieur de la moelle, décusse dans le bulbe
- **Faisceau pyramidal = motricité** : dans le cordon antéro-latéral de la moelle, décusse dans le bulbe

Diagnostic

COMPRESSION MEDULLAIRE CONSTITUÉE

Syndrome radiculaire lésionnel

= Détermine le siège de la compression médullaire (niveau lésionnel)

- Douleurs radiculaires (souvent isolées au début) : en éclairs, par salves, impulsives à la toux, de topographie constante, correspondant au dermatome lésionnel, ↘ dans la journée avec l'activité physique, ↗ au repos, surtout la nuit

- Déficit radiculaire objectif ± associé :
- **Hypoesthésie en bande** dans le territoire douloureux
- **Abolition, diminution** ou **inversion d'un réflexe**
- **Déficit moteur** avec **amyotrophie, fasciculations**

→ Plus discret au début à l'étage thoracique ou abdominal par rapport au niveau cervical

Syndrome médullaire sous-lésionnel

Troubles moteurs	= **Syndrome pyramidal** : d'intensité variable, discret au début - Fatigabilité à la marche, difficulté à la course, maladresse en terrain accidenté, claudication intermittente non douloureuse, gêne à la motricité fine au MS - **Paraplégie** ou **tétraplégie spastique** à l'extrême
Troubles sensitifs	= Généralement retardés par rapport au déficit moteur, à limite nette - **Paresthésie** : picotements, fourmillements, sensation de striction, d'étau, ruissellement d'eau glacée, brûlure, parfois exacerbée au contact - **Dysesthésie** : impression de marcher sur du coton ou du caoutchouc - **Ataxie proprioceptive** avec une gêne plus marquée à la fermeture des yeux - **Signe de Lhermitte** (atteinte cervicale) : décharge électrique le long du rachis et des membres à la flexion du cou ou à épreuve à glotte fermée (toux…)
Troubles sphinctériens	= Tardif (hors lésion du cône terminal), quasi-constant dans les formes évoluées - **Troubles vésicaux : -** Vessie centrale (spatique) : **hyperactivité vésicale** - Vessie périphérique (flasque) : **dysurie**, **rétention urinaire** - **Troubles ano-rectaux** : **constipation** - **Troubles sexuels : dysfonction érectile**

Syndrome rachidien

→ Inconstant, généralement en cas de **lésion vertébrale**

- Douleurs rachidiennes : permanentes et fixes, à types de tiraillement, pesanteur ou enraidissement, renforcée à l'effort, peu ou pas sensibles aux antalgiques usuels, accrue à la percussion des épineuses ou à la palpation appuyée de la musculature para-vertébrale

- Raideur segmentaire du rachis : d'apparition précoce

- Déformation segmentaire possible : **cyphose, scoliose, torticolis**

Formes cliniques particulières

Chez l'enfant

- **Déformation rachidienne** précoce : **scoliose, cyphose, port de tête « guindé »**
- A évoquer devant : **boiterie, troubles sphinctériens**

Selon le niveau

Cervical haut (C1-C4)	- **Quadriplégie spastique** - **Paralysie du diaphragme, du SCM, du trapèze, hoquet** (souffrance phrénique)
Cervicale bas (C5-D1)	- **Paraplégie spastique ± névralgie cervico-brachiale** - Compression C8-D1 : **signe de Claude Bernard-Horner** homolatéral fréquent
Dorsal	- **Paraplégie** + **douleurs en ceinture thoracique** avec **anesthésie en bande** - Niveau : **D4** = mamelon, **D6** = appendice xiphoïde, **D10** = ombilic
Lombo-sacré	- **Paralysie des quadriceps** avec disparition des ROT rotuliens + **ROT achilléens vifs et Babinski bilatéral** + **troubles sphinctériens**
Cône terminal	- **Atteinte sphinctérienne** et **troubles sensitifs D12-L1** constants et sévères - **Déficit moteur de** la **flexion de la cuisse** sur le bassin - Abolition des réflexes cutané abdominal et crémastériens, Babinski inconstant

Selon l'évolution

Compression médullaire lente : évolution imprévisible, généralement lente
- Risque d'aggravation rapide en quelques heures possible en cas de décompensation vasculaire → **ischémie médullaire** (= **myélomalacie**) de pronostic fonctionnel mauvais

Diagnostic	PC			→ Une PL peut être à l'origine d'une décompensation brutale : proscrite en l'absence d'IRM
		IRM médullaire injectée		→ Examen urgent de 1ère intention devant une suspicion clinique de souffrance médullaire - **Processus compressif épidural** : rechercher des anomalies squelettiques avoisinantes - **Tumeur intra-durale extra-médullaire** : masse arrondie ovoïde jouxtant la moelle - **Lésion intra-médullaire** : élargissement du cordon médullaire
		Rx rachidienne		- **Modifications osseuses** : érosion d'un pédicule, élargissement d'un trou de conjugaison, élargissement du diamètre transversal ou antéro-post du canal rachidien, aspect lytique ou condensant vertébral (vertèbre ivoire, tassement)
		Myélo-scanner		= Coupes de **TDM rachidien** après **injection intra-durale de produit de contraste** - Réalisé seulement en cas de contre-indication à l'IRM
		Potentiels		= **Potentiels évoqués somesthésiques** et **moteurs** : état fonctionnel lemniscale et pyramidale
Etiologie	*Cause extradurale*	Tumorale		- **Métastase néoplasique vertébrale** avec **épidurite** : poumon, sein, prostate, rein, thyroïde - **Hémopathie maligne** (envahissement vertébro-épidural) : lymphome, leucémie aiguë, myélome - **Tumeur vertébrale** : **bénigne** (hémangiome, chondrome...) ou **maligne** (sarcome)
		Dégénératif	**Myélopathie cervico-arthrosique**	= Compression médullaire lente, généralement cervicale : sujet > 50 ans, homme - IRM = **canal cervical étroit**, **arthrose** (préférentiellement cervical bas C3-C7), avec retentissement médullaire (hypersignal T2 intra-médullaire) - **TTT chirurgical**: décompression-stabilisation par voie antérieure ou postérieure
				- **Hernie discale cervicale** ou **thoracique** : hernie calcifiée
		Autre		- **Spondylodiscite** et **épidurite infectieuse** - **Hématome épidural** : sous anticoagulant, après une PL ou neurochirurgie → **évacuation** urgente - **Traumatisme vertébral**
	Cause intra-durale extra-médullaire	**Méningiome rachidien**		= Généralement femme > 50 ans, thoracique (2/3 des cas), compression médullaire lente - **Troubles de la marche** progressifs associés à un **syndrome lésionnel radiculaire** modeste - IRM : localisation (habituellement postérieure), lésion à limite nette, de taille ovoïde, allongée selon le grand axe rachidien, implantation tumorale sur la dure-mère
		Neurinome		= **50%** cervical, **25%** thoracique, **25%** lombaire : - **Compression médullaire lente** avec un **syndrome radiculaire** plus marqué (douleur radiculaire à recrudescence nocturne) - Rx rachidienne : élargissement du trou de conjugaison - IRM : tumeur d'une racine spinale (plus souvent dorsale), hypersignal T2, possible aspect en sablier en cas d'extension extra-rachidienne → **Neurofibromatose 1** (10%) : atcds familiaux, neurinomes multiples, tâches « café au lait »
		Arachnoïdite		= Réaction inflammatoire des leptoméninges : dans les **suites d'une méningite** ou au cours d'une **maladie inflammatoire** (sarcoïdose...)
	Cause intra-médullaire	**Tumeur du SNC**		= **Ependymome** ou **astrocytome** (2/3 des cas) : très rare, retrouvé surtout chez l'adulte jeune - IRM : élargissement de la moelle avec effacement des espaces liquidiens péri-médullaires, tumeur en hypersignal T2 ± formations kystiques satellites
		Malformation vasculaire		= **Cavernome, angiome, fistule artério-veineuse durale :** - Compression médullaire lente avec **risque hémorragique** et **ischémique** - Diagnostic : **IRM** et **artériographie médullaire**
		Syringomyélie		= **Cavité intra-médullaire** : **malformation d'Arnold-Chiari** (90% : engagement des amygdales cérébelleuses dans le trou occipital), **arachnoïdite séquellaire, traumatisme, tumeur** ou **isolée** - **Douleur** : **névralgie cervico-brachiale** (épaule, bras) à type d'étau ou de brûlure - **Syndrome suspendu des MS** : **déficit moteur** avec **amyotrophie** et **abolition des ROT** et **hypoesthésie dissociée thermoalgique pure** suspendue - IRM : **cavité centromédullaire** pouvant remonter jusqu'au bulbe (atteinte des nerfs crâniens)
DD				- **Polyradiculonévrite aiguë** : absence de trouble sphinctérien - **Myélite (SEP ++)** : paraparésie spastique progressive avec autres signes de souffrance médullaire - **Sclérose combinée de la moelle** (maladie de Biermer) : macrocytose, déficit en vitamine B12
TTT				→ **Urgence diagnostique et thérapeutique** : risque d'aggravation en quelques heures - **Intervention chirurgicale de décompression** en urgence : **cure de hernie discale, exérèse complète e**n cas de tumeur bénigne, **exérèse incomplète** ou **laminectomie de décompression** en cas de tumeur maligne - Autre : **antibiothérapie** en cas de spondylodiscite, **radiothérapie** en cas de processus tumoral inaccessible à la chirurgie

SYNDROME DE LA QUEUE DE CHEVAL

= **Souffrance des racines de la queue de cheval** en dessous du cône terminal de la moelle spinale, entre L2 et le sacrum : **syndrome neurogène périphérique pluri-radiculaire** pouvant toucher les **racines L2 à S5** uniquement

Diagnostic		= Diagnostic clinique : **atteinte pluri-radiculaire lombo-sacrée** - Syndrome complet : **paraplégie flasque, aréflexie, anesthésie** et **syndrome périnéal** complet - Syndrome incomplet (± trompeur) : **radiculalgie (cruralgie** ou **sciatalgie**, parfois unilatérale), **déficit sensitivomoteur** et **aréflexie** limitée à quelques territoires radiculaires, **syndrome périnéal tardif** = L2 à S1 ou **précoce** = S2 à S5
	Troubles sensitifs	- **Douleurs** fréquentes : à type de **radiculalgie** (cruralgie, sciatalgie) ou de **douleurs pluri-radiculaires** d'un ou des 2 membres inférieurs - **Douleurs sacrées périnéales** et **génitales** fréquentes, ↗ par l'effort à glotte fermée (toux, défécation) - **Paresthésies** ou **anesthésie des membres inférieurs**, de topographie radiculaire - **Anesthésie en selle** : hypoesthésie périnéale, des OGE et de l'anus
	Troubles moteurs	= Topographie mono-radiculaire ou pluri-radiculaire, uni- ou bilatérale, le plus souvent asymétrique - L2 : **muscle psoas iliaque** → déficit de **flexion de la cuisse** sur le bassin - L3, L4 : **muscle quadriceps** → déficit d'**extension de la jambe** sur la cuisse - L5 : - **Moyen fessier** → déficit d'**abduction de la hanche**, boiterie d'équilibration - **Tibial antérieur, long et court fibulaire, releveur des orteils** → déficit de **marche sur les talons** - S1 : **triceps sural, extenseurs des orteils** → déficit de **marche sur les pointes** - Jusqu'à la **paraplégie flasque** avec **amyotrophie**
	Abolition des réflexes	- **Réflexes rotuliens (L3-L4) et achilléens (S1)** - **Réflexes périnéaux** : - **Anal** (S4) : contraction sphinctérienne rapide et brève à l'effleurement - **Bulbo-** ou **clitorido-anal** (S3) : contraction anale au pincement du gland/clitoris - **Bulbo-caverneux** (S3) : contraction périnéale au pincement du gland - **D'étirement de la marge anale** (S4) : contraction réflexe à l'étirement rapide - **A la toux** (afférence T6-T12 et efférence S3-S4) : contraction anale réflexe
	Troubles sphinctériens	- Vésical (S3 surtout) = hypo/acontractilité : **dysurie**, **rétention urinaire** ou **incontinence urinaire** - Anal (S4 surtout) : **constipation**, ou moins fréquemment **incontinence fécale** - Génital (S2 surtout) : **dysfonction érectile**, **anéjaculation**, **éjaculation rétrograde**, **anesthésie vaginale**
	Imagerie	- **IRM lombaire** en urgence (ou **scanner** si contre-indiqué) : diagnostic positif et étiologique
Etiologie	**Hernie discale lombaire**	= **Hernie discale exclue** : cause la plus fréquente, généralement incomplet et asymétrique - De début brutal douloureux, déclenché par un effort, antécédents rachidiens lombaires - **IRM** : **hernie exclue**, **latérale** ou **médiane**, possiblement associée à des lésions arthrosiques
	Ependymome du filum terminal	= Localisation la plus fréquente des épendymomes : d'évolution plus lente - Possible **hémorragie méningée** brutale avec violentes douleurs lombaires
	Syndrome du canal lombaire étroit	= **Sténose dégénérative du canal rachidien** d'origine **congénitale** ou **acquise** par **hernies discales étagées** ou **arthrose** : compression lente - **Claudication radiculaire intermittente douloureuse** = **syndrome de Verbiest** : progressive à l'effort, cédant à l'arrêt de celui-ci, associé à des **paresthésies** et des **troubles sphinctériens** pouvant aboutir à un **syndrome de la queue de cheval** - EMG : signes neurogènes dans le territoire de la queue de cheval
	Autres (plus rares)	= **Neurinome, méningiome, métastases vertébrales** ou **processus infectieux**
Formes		- Forme haute = L2, L3, L4 : cruralgie, déficit proximal et aréflexie rotulienne - Forme moyenne = L5, S1 (plus fréquentes) : sciatalgie, déficit distal, aréflexie achilléenne - Forme basse = S2 à S5 : douleurs périnéales, anesthésie en selle, troubles sphinctériens, sans signes moteurs - **Forme médiane** : préserve les racines descendants latéralement (une compression médiane haute L2-L3 ne peut provoquer qu'une souffrance des racines sacrées)
DD		- **Atteinte du cône terminal de la moelle** : sémiologie assez proche, avec un **syndrome pyramidal** (signe de Babinski, ROT vifs), une **abolition des réflexes abdominaux inférieurs** et des **troubles sensitifs jusqu'à D12-L1** - **Polyradiculonévrite aiguë** : absence habituellement de troubles sphinctériens - **Syndromes plexiques lombaires** par **envahissement néoplasique** : visualisés à l'IRM
TTT		→ **Urgence chirurgicale : immédiate** en cas de **compression aiguë** (**hernie discale exclue, canal lombaire étroit décompensé, hématome, empyème**) ou **différée** en cas de **compression progressive** (**tumeur, canal lombaire étroit**) - **TTT chirurgical** : décompression par **laminectomie lombaire** avec **exérèse de la lésion compressive** - Pronostic fonctionnel : **troubles sphinctériens** principalement (selon l'intensité et la durée de la compression)

AUTRES SYNDROMES MEDULLAIRES

- **Syndromes d'interruption médullaire** : **section médullaire transverse** ou **syndrome de Brown-Sequard**
- **Syndromes médullaires partiels** : - De la substance grise : **syndrome syringomyélique, syndrome de la corne antérieure**
  - De la substance blanche : **syndrome cordonal postérieur, syndrome cordonal antéro-latéral, syndrome de sclérose combinée de la moelle**
- **Syndrome de compression médullaire** : syndrome lésionnel, sous-lésionnel ± syndrome rachidien

→ Tout syndrome médullaire doit faire rechercher une compression médullaire en 1er lieu (urgence thérapeutique)

Syndrome d'interruption médullaire	**Syndrome médullaire transverse**	= **Interruption totale de la moelle** - De survenue brutale = **choc spinal** : **paraplégie/tétraplégie flasque, anesthésie à tous les modes, abolition des ROT et RCP, troubles sphinctériens** à type de **rétention urinaire** et **constipation** - Suivi d'une phase d'**automatisme médullaire** : **paraplégie/tétraplégie spasmodique, ROT vifs, signe de Babinski bilatéral, réflexe de défense** (triple retrait), **miction/défécation réflexe** → En cas de lésion incomplète ou de survenue progressive : phase spasmodique d'emblée	
		Cause	- **Traumatisme médullaire** avec **fracture vertébrale** - **Compression médullaire non traumatique** - **Myélite** : poussée de **SEP** - **Ramollissement ischémique transverse (myélomalacie)** total de la moelle
	Syndrome de Brown-Séquard	= **Hémisection de la moelle** : rarement complet - **Syndrome pyramidal** et **trouble de la sensibilité proprioceptive** et **épicritique** homolatérale - **Trouble de la sensibilité thermoalgique** controlatéral	
		Cause	- **Compression médullaire latérale** - **Myélite** : poussée de **SEP**
Syndrome médullaire partiel	**Syndrome d'atteinte de la corne antérieure**	= Syndrome segmentaire ventral : atteinte des **motoneurones de la corne antérieure** de la moelle - **Syndrome neurogène périphérique moteur pur** : déficit moteur, hypotonie, abolition des réflexes ostéo-tendineux, amyotrophie - **Crampes, fasciculations**	
		Cause	- **Sclérose latérale amyotrophique** - **Poliomyélite** (installation aiguë)
	Syndrome cordonal postérieur	= Lésion de la substance blanche du **cordon postérieur de la moelle** - Atteinte élective de la **sensibilité proprioceptive** et **épicritique** homolatéral : ataxie proprioceptive... - **Signes subjectifs** souvent associés : **paresthésie, douleurs fulgurantes, signe de Lhermitte** - Parfois associée à une atteinte des racines postérieures : **aréflexie, douleurs radiculaires**	
		Cause	- **Compression médullaire postérieure** - **Tabès (syphilis tertiaire)** : **syndrome radiculo-cordonal postérieur**
	Sclérose combinée de la moelle	- **Syndrome pyramidal** bilatéral - **Syndrome cordonal postérieur** bilatéral	
		Cause	- **Carence en vitamine B12** : **maladie de Biermer ++** - **Compression médullaire postérieure** - **Maladie de Friedreich** (dégénérescence spino-cérébelleuse)
	Syndrome cordonal antéro-latéral	= Lésion de la substance blanche au niveau du **cordon antérolatéral (faisceau spino-thalamique)** - Atteinte élective de la **sensibilité thermoalgique** controlatérale - Possible **syndrome pyramidal** homolatéral en cas d'atteinte du cordon postéro-latéral	
		Cause	- **SEP** - **Compression médullaire antéro-latérale** - **Ramollissement spinal antérieur**

ITEM 93 : RADICULALGIE – SYNDROME CANALAIRE

LOMBO-RADICULALGIE

LOMBO-SCIATIQUE

- **Hernie discale asymptomatique** : découverte fortuite chez **20 à 30%** de la population générale asymptomatique
- **Lombosciatique discale** : **conflit disco-radiculaire L4-L5** ou **L5-S1**, plus fréquent entre **30** et **40 ans**
- **Lombosciatique arthrosique** : **arthrose vertébrale**

SF

- **Trajet L5** : fesse → face postéro-externe de la cuisse → externe du genou → externe/antéro-externe de la jambe → malléole externe ou gouttière pré-malléolaire → dos du pied → gros orteils ou 2-3 premiers orteils
- **Trajet S1** : fesse → face postérieure de la cuisse → creux poplité → face postérieure de jambe (mollet) → tendon d'Achille ou rétro-malléolaire externe → talon → plante ou bord externe du pied → 5ème orteil
- Plus imprécis quand l'irradiation n'atteint pas le pied (trajet tronqué) : rechercher des **dysesthésies**
- Parfois de topographie plus étendu : **L5** et **S1** ± **L4** ou **dernières racines sacrées**

En faveur d'une lombosciatique commune	En faveur d'une lombosciatique symptomatique
- Mono-radiculaire (L5 ou S1), de rythme mécanique	- Pluri-radiculaire, de rythme inflammatoire
± Impulsive à la toux/défécation en cas d'hernie discale	- S'aggravant
- Effort déclenchant, intensité rapidement maximale	- Sans effort déclenchant
- Lombalgies associées	- Sans lombalgie
- Antécédents lombaires	- Sujet âgé sans antécédents lombaires

SC

- Attitude antalgique : **inflexion latérale irréductible**
- **Signe de Lasègue** : déclenchement de la douleur radiculaire en soulevant le MI en extension
- Signes sensitifs : **hypoesthésies**, **paresthésies**
- **Abolition des réflexes ostéo-tendineux** : **réflexe achilléen** (S1), aucun réflexe aboli en cas d'atteinte L5
- **Déficit moteur** : - **L5** : **muscles releveurs du pied** et **péroniers latéraux** → **marche sur les talons**
  - **S1** : **triceps sural** → **marche sur les pointes**

Signes de gravité

→ Urgences diagnostiques et chirurgicales : pronostic fonctionnel engagé
- **Lombosciatique paralysant** : déficit moteur ≤ **3** ou ≤ **2** avec disparition de la douleur
- **Syndrome de la queue de cheval** : troubles sphinctériens, anesthésie en selle...
- **Compression médullaire** (plus rare) : signes pyramidaux...

PC

= Indiqué si : - Terrain : enfant ou sujet âgé > **65** ans, antécédents d'infection ou de tumeur
- Clinique : fièvre, signes neurologiques déficitaires, tableau clinique atypique
- Douleur persistante après **6 à 8 semaines** de traitement médical ou s'aggravant

- **Rx lombaire** : anomalie de densité osseuse, lésion discarthrosique, tassement discal...

→ Aucun bilan complémentaire initial n'est nécessaire en cas lombosciatique discale typique chez l'adulte jeune

TDM/IRM rachidienne

= Concordance radio-clinique :
- **Type de hernie** : **sous-** ou **extra-ligamentaire**, **migrée** ou **exclue**
- **Niveau** : L4/L5, L5/S1... → la racine sort au niveau vertébral inférieur (L5 entre L5 et S1...)
- **Position** : - **Médiane** : compression de la racine sous-jacente, des 2 côtés ou à bascule
  - **Paramédiane** : compression de la racine sous-jacente du côté de la hernie
  - **Foraminale** ou **extra-foraminale** : compression de la racine sortante

Sacco-radiculographie

= En 2nd intention si TDM/IRM normaux : analyse par Rx lombaire après injection du LCR en position debout → révèle des conflits inapparents en décubitus

TTT

- A la phase aiguë : - **Repos au lit, antalgiques, AINS, myorelaxant** pendant **2 à 4 semaines**
  - 2nd intention : - **Infiltrations péridurales** et/ou **péri-radiculaires de corticoïdes**
    - **Orthèse lombaire rigide** pendant 4 à 6 semaines, puis **souple**
- **Rééducation** après amélioration des douleurs
- **TTT chirurgical** en dernière intention : améliore les radiculalgies dans 80% des cas, sans action sur les lombalgies

Cause secondaire

Spondyl-arthropathie	- Contexte : homme < 40 ans, antécédents familiaux de spondylarthropathie, antécédents d'uvéite, talalgie, fessalgie, psoriasis, diarrhée, douleurs inflammatoires - Examen : accentuation de la cyphose dorsale, atteinte des sacro-iliaques
Fracture/tassement vertébral	- Contexte : > 70 ans, antécédents ou facteurs de risque d'ostéoporose - Examen : accentuation de la cyphose dorsale
Métastase Lymphome	- Contexte : > 50 ans, atcd de cancer ostéophile (poumon, rein, prostate, sein, thyroïde), AEG - Lombalgie de début progressif, sans facteur déclenchant, s'aggravant, rythme non mécanique

Cause secondaire	**Spondylodiscite**		- Contexte : immunodépression, diabète, antécédent de geste rachidien (infiltration, chirurgie), infection (dentaire, endocardite), lombalgies inflammatoires - Examen : fièvre, frissons, raideur rachidienne multidirectionnelle
	Tumeur intra-rachidienne		- Douleur nocturne, de décubitus, obligeant à se lever et à marcher pour être soulagé - Raideur multidirectionnelle, signes neurologiques sous-jacents
	Méningo-radiculite infectieuse		= **Herpès virus, zona, VIH, maladie de Lyme** : contexte infectieux, morsure de tique - Irradiation pluri-radiculaire, déficit moteur ou sensitif étendu à d'autres territoires
	PC	**Rx standard**	= **Rx lombaire face et profil** + **bassin de face** : - Syndesmophyte et sacro-iliite : spondylarthropathie - Fracture vertébrale : ostéopathie - Lyse vertébrale, « vertèbre borgne », fracture vertébrale asymétrique : métastase - Pincement discal avec érosions des plateaux vertébraux : spondylodiscite
		Bilan bio	- De 1ère intention : **NFS, VS/CRP, EPP**
		Selon l'orientation	**- Scintigraphie, IRM, biopsie osseuse, prélèvements bactériologiques, typage HLA A et B, bilan phosphocalcique, ponction lombaire...**
LOMBO-CRURALGIE	= Affecte une racines du nerf crurale : moins fréquent que la lombosciatique, le plus souvent entre 50 et 60 ans		
	SF		- **Douleur d'installation brutale**, intense, avec **dysesthésies** (brûlures, broiement), recrudescence nocturne plus fréquente que pour la lombosciatique (insomnie, asthénie) - **Trajet L3** : face supéro-externe fesse → région trochantérienne → face antérieure de la cuisse au 1/3 moyen → face interne de la cuisse au 1/3 inférieur → face interne du genou → peut descendre jusqu'à la jambe - **Trajet L4** : partie moyenne de la fesse → face externe puis antérieure de la cuisse à sa partie moyenne → face antérieure du genou → face antéro-interne de la jambe (crête tibiale) et du cou-de-pied → bord interne du pied
	SC		- **Signe de Léri** (manœuvre du crural ou « Lasègue inversé ») : patient en décubitus ventral, reproduction de la douleur radiculaire à la flexion du genou à 90° ou à l'extension de la cuisse sur le bassin - **Diminution du réflexe rotulien** (abolition si atteinte L3 et L4) : ne distingue pas une atteinte L3 ou L4 - **Hypoesthésie superficielle à la face antérieure de la cuisse** - **Déficit du quadriceps** - **Amyotrophie** (fréquente, rapide) : pouvant toucher le **psoas** (L3) ou le **jambier antérieur** (L4)
	PC		- **TDM/IRM rachidienne** : centrée sur les étages L2 à L5 (possible hernie foraminale en conflit avec L4)
	DD		**= Cruralgie extra-rachidienne tronculaire** : - **Hématome/abcès du psoas** - **Anévrisme de l'aorte** - **Envahissement tumoral** : **digestive, pelvien, rénale, ADP, neurinome, schwannome** - **Névrite** : **zona, maladie de Lyme**... - **Diabète**
CANAL LOMBAIRE ETROIT	**= Sténose rachidienne acquise** par **prolifération ostéophytique, hypertrophie des ligaments jaunes, protrusion discale** : rétrécissement limité ou étendu à plusieurs étages, majoré en **lordose** (position debout) - Plus fréquent chez les sujets masculins, vers **60 ans**		
	C		- **Douleur** : **paresthésie des MI** (crampe, striction), souvent bilatérale, de topographie pluri-radiculaire - **Troubles neurologiques** (après l'effort) : hypoesthésie de topographie radiculaire, sensation de peau morte ou d'engourdissement, fatigabilité du MI, troubles génito-sphinctériens, réflexe aboli - **Déclenché à la marche ++**, parfois dès le passage en position debout ou dès le redressement du tronc - Facteur améliorant : - Arrêt de la marche (« claudication intermittente sensitivo-motrice») - Position assise ou accroupie - Flexion antérieure du tronc (appui antérieur lors de la marche = **signe du caddie**)
	PC		- **Rx standard** (signes indirects) : réduction de la distance inter-lamaire, brièveté des pédicules - **IRM/TDM rachidienne** : forme du canal, composante discale ou ostéophytose - **Saccoradiculographie** : exploration du canal lombaire (clichés debout et en hyperextension)
	TTT		- **TTT médical** : - Traitement symptomatique : **antalgiques, AINS, infiltrations épidurales de corticoïdes** - **Rééducation en cyphose/délordose** avec **tonification des abdominaux** - **TTT chirurgical** en 2nd intention : libération des structures nerveuses

NEVRALGIE CERVICO-BRACHIALE

Névralgie cervico-brachiale = souffrance d'une racine nerveuse du plexus brachial = **C5, C6, C7, C8** ou **T1**

- **Névralgie cervico-brachiale commune** : - **Arthrosique** : sujet > 40 ans, compression par un nodule disco-ostéophytique
  - **Discale** : sujet jeune < 40 ans, compression par une « hernie molle »
- **Névralgie cervico-brachiale symptomatique**

Diagnostic

SF

- **Syndrome cervical** : limitation des mobilités (le plus souvent modérée et élective), douleurs et infiltration cellulalgique (manœuvre du pincé-roulé) de la partie supérieure du dos
- **Trajet douloureux radiculaire**
- **Signes déficitaires moteurs, sensitifs et réflexes**

	Réflexe	Déficit moteur	Territoire sensitif
C5	Bicipital	Abduction du bras, rotateur de l'épaule	Moignon de l'épaule, face externe du bras
C6	Stylo-radial	Flexion du coude, supination, flexion du pouce	Antérieure à l'épaule, face antéro-externe du MS jusqu'au pouce
C7	Tricipital	Extension du coude, du poignet et des doigts et de la pronation	Face postérieur du MS jusqu'au 2ème et 3ème doigts
C8 D1	Cubito-pronateur	Flexion et de l'écartement des doigts	Face interne du MS → 4ème et 5ème doigts

→ Rechercher une **myélopathie cervicarthrosique** associée : atteinte pyramidale, souvent spastique, prédominant sur les troubles sensitifs et sphinctériens, signe de Lhermitte

DD

- Trajet C5 ou C6 : **pathologie de la coiffe des rotateurs**
- Trajet C5 : **syndrome de Parsonage et Turner**
- Trajet C6 : **épicondylalgie** ou **syndrome du canal carpien**
- Trajet C8 : **syndrome de la traversée thoraco-brachiale**

NCB commune

PC

- **Rx standard du rachis** (face, profil et ¾) : analyse des foramens, trous de conjugaison (clichés de ¾)

→ L'uncodiscarthrose est très fréquente : nécessité d'un autre examen avant d'évoquer sa responsabilité

- **TDM/IRM du rachis cervical si** suspicion de névralgie cervico-brachiale symptomatique ou bilan opératoire d'une névralgie cervico-brachiale commune rebelle : foramen réduit par des ostéophytes ou une hernie discale

TTT

→ Guérison dans la plupart des cas en **4 à 6 semaines**

- En 1ère intention : - **Repos**
  - **AINS**
  - **Collier d'immobilisation cervical**
- En 2nd intention : - **Corticothérapie systémique :** 0,5 mg/kg pendant 2 à 3 semaines
  - **Traction axiale** prudente
  - **infiltration péri-radiculaire de corticoïde** (discuté)
- **TTT chirurgical** en cas d'échec du traitement médical ou de déficit moteur important (rarement indiqué) : **résection des ostéophytes par voie antéro-latérale trans-discale ± arthrodèse inter-somatique**

NCB symptomatique

- **Traumatisme cervical : fracture, luxation**
- **Spondylodiscite infectieuse**
- **Tumeur maligne** : métastase, myélome
- **Tumeur bénigne** : ostéome ostéoïde, kyste anévrismal
- **Syndrome de Pancoast-Tobias** (envahissement de l'apex pulmonaire) : névralgie C8 rebelle, avec syndrome de Claude-Bernard-Horner homolatéral et envahissement de l'apex pulmonaire
- **Méningoradiculite** : herpès, zona, maladie de Lyme
- Affection neurologique : **syringomyélie, neurinome**

SYNDROMES CANALAIRES

Syndrome canalaire = manifestations neurologiques liées à la **compression d'un nerf dans un défilé ostéo-ligamento-musculaire** ou **compression posturale** dans une zone anatomique où le nerf est superficiel
- Atteinte sensitivo-motrice en cas de compression chronique (principalement **canalaire**)
- Atteinte à prédominance motrice, indolore en cas de compression aiguë (principalement **posturale**)
- FdR de sensibilité à la compression : **diabète, sensibilité familiale** (neuropathie génétique de susceptibilité : délétion PMP22)

➜ Les territoires sensitifs et moteurs des troncs nerveux ne dépassent pas la main ou le pied (≠ racines nerveuses)

➜ Une atteinte purement motrice doit remettre en cause le diagnostic

SYNDROME DU CANAL CARPIEN

= **Compression du nerf médian lors de la traversée du canal carpien** : fréquent = concerne **1%** de la population
- 75% des cas chez la femme (post-ménopause ou en fin de grossesse surtout)
- Principalement de la main dominante, ou bilatéral dans **50%** des cas
- Peut être reconnue en tant que maladie professionnelle : principalement nettoyeurs, caissiers, manutentionnaires, maçons, ouvriers du bâtiment, bouchers, ouvriers en chaîne de montage

Physio

- Sensibilité :
  - Face palmaire : des 3 premiers doigts et de la moitié radiale de l'annulaire
  - Face dorsale : des 2ème et 3ème phalanges de l'index, du majeur et de la moitié radiale de l'annulaire
- Motricité :
  - Eminence thénar : **court abducteur**, **faisceau superficiel du court fléchisseur** et **opposant du pouce**
  - **2 lombricaux externes**

C

Forme sensitive

- **Paresthésies du territoire du médian**, irradiant à l'avant-bras, à recrudescence nocturne, au réveil et lors des activités manuelles, disparaît au secouage ou au réchauffement de la main
- Manœuvre reproductive :
  - **Test de Tinel** : percussion de la face antérieure du poignet
  - **Test de Phalen** : flexion forcée du poignet pendant 1 minute
- **Hypoesthésie** de la face palmaire des 3 premiers doigts à tous les modes

Forme neurologique déficitaire

- **Paresthésies permanentes**
- **Maladresse de la main** : lâchage d'objet, difficulté pour mettre les boutons ou tourner une clé
- **Déficit du pouce** : **opposant** (contact pouce-D5 : perte de parallélisme) et **court abducteur**
- **Amyotrophie du versant externe de l'éminence thénar** (tardive)

PC

- **Rx du poignet** = **face, profil** et **incidence du défilé carpien** : recherche d'anomalie osseuse
- **Echographie** : ↗ de la surface du nerf médian (N < 12), recherche de ténosynovite, microcristaux…

EMG

- Parfois normal dans les formes débutantes (10%)
- **Atteinte du nerf médian au poignet** : ↘ vitesse de conduction sensitive avec allongement des latences distales (bloc de conduction), puis ↘ diminution de la réponse en aval du site lésionnel, signes de dénervation des fibres musculaire (dégénérescence axonale), respect des autres troncs nerveux

Etiologie

- **Idiopathique** dans **> 50%** des cas
- Traumatique : **cal vicieux**, **séquelle de fracture du radius**, **activité professionnelle ou sportive répétitive**
- Endocrinienne : **grossesse**, **hypothyroïdie**, **diabète**, **acromégalie**
- Rhumatismale : **ténosynovite inflammatoire** (PR), **infectieuse** (BK), **arthrose**, **kyste synovial**
- Dépôts intra-canalaires de microcristaux : **goutte**, **chondrocalcinose**, **apatite**, **amylose**

TTT

TTT médical

- **Port nocturne d'une attelle de repos** : immobilisation du poignet et des doigts en position neutre
- **Injection corticoïdes** dans le canal carpien (entre les tendons du grand et petit palmaire, en regard du 2nd pli palmaire, aiguille à 30° en bas) : limité à 2 injections, risque d'exacerbation transitoire

TTT chirurgical

= **Neurolyse du nerf médian** après section du ligament annulaire antérieure du carpe
- Indication :
  - **Déficit moteur** clinique ou à l'EMG, **amyotrophie** ou **forme compressive**
  - Après échec du traitement médical
- **Analyse anatomo-pathologique** systématique des prélèvements

TTT préventif

= En cas d'activité à risque : mouvements répétés du poignet, utilisation d'appareils vibrants
- **Attelle de fonction**
- **Aménagement de poste**

Autres

Syndrome de la loge de Guyon

= **Compression du nerf cubital au poignet** : le plus souvent idiopathique
- **Paresthésies** et **douleurs** du 5ème doigt, reproduite à la percussion du pisiforme
- **Signes déficitaires** à l'éminence hypothénar, **amyotrophie des interosseux** (1er ++) et **hypothénar**
- TTT : **infiltration de corticoïdes, libération chirurgicale** si échec ou forme déficitaire

Autres	Autres syndrome canalaire au MS	- **Compression du nerf cubital au coude** : dans la gouttière rétro-olécrânienne du coude → traitement chirurgical par transposition du nerf ulnaire dans la partie antéro-interne de l'avant bras - **Compression de la branche postérieure du nerf radial sous l'arcade du court supinateur dans la gouttière humérale** (fracture, paralysie posturale) : déficit moteur brachio-radial et des extenseurs des doigts et du poignet, respect du triceps, symptômes sensitifs peu présents - **Syndrome de la traversée thoraco-brachiale** : radiculalgie C8-D1 - **Syndrome du nerf supra-scapulaire** : scapulalgie et amyotrophie de la loge sus-épineuse
	Syndrome canalaire au MI (plus rare)	- **Méralgie paresthésique = compression du nerf cutané latéral (fémoro-cutané) sous le ligament inguinal au-dessous de l'EIAS)** : hypoesthésie en raquette de la face externe de la cuisse, favorisé par une obésité, le port de ceintures serrées ou la grossesse - **Compression du nerf fibulaire** (paralysie posturale : appui prolongé sur la tête de la fibula, position assise jambes croisées, travail agenouillé) : déficit sensitif du dos du pied, steppage - **Syndrome du canal tarsien** : compression du **nerf tibial postérieur** - **Syndrome de Morton** : compression du **nerf digital** dans le **tunnel inter-métatarsien** - **Syndrome d'Alcock** : compression du **nerf honteux/pudendal**

AUTRES RADICULALGIES

MENINGO-RADICULITE	**Maladie de Lyme**		= ***Borrelia burgdorferi*** : spirochète vecteur de la maladie de Lyme, transmis par une tique (Ixode) - A la phase initiale de l'infection : **érythème migrant chronique** - A la phase tardive (après quelques mois, en l'absence de traitement) : bloc auriculo-ventriculaire, arthrite, récidive de l'érythème migrant chronique, méningoradiculite (10 à 20% des cas)
		C	- **Douleurs radiculaires intenses**, diurnes et nocturnes, volontiers **pluri-radiculaires asymétriques** - **Déficit sensitivomoteur** des territoires atteints (à proximité du site de morsure) - **Atteinte faciale**, parfois bilatérale (50% des cas, surtout chez l'enfant) - **Syndrome méningé** (au 2nd plan) : céphalées
		PC	- **PL** : lymphocytorachie, hyperprotéinorachie, glycorachie normale, bandes oligoclonales des protéines à l'électro-iso-focalisation - **ENMG** : tracés neurogènes avec vitesses de conduction normales - **Sérologie** (**sang** et **LCS**) : résultat positif par test ELISA, confirmé par Western blot
		TTT	- Antibiothérapie parentérale : **ceftriaxone** (2 g/j) pendant 15-21 jours
	Méningo-radiculite infiltrative		= **Leucémie, lymphome, méningite carcinomateuse** : atteinte radiculaire avec infiltration méningée - Atteinte rapidement progressive et étagée : atteinte radiculaire asymétrique des MI, MS, nerfs crâniens - LCS : cytométrie des cellules, recherche de cellules cancéreuses
PLEXOPATHIE	**Syndrome de Parsonage-Turner**		= **Névralgie amyotrophique** : après un traumatisme, une intervention chirurgicale, une grossesse, une vaccination, une maladie systémique, voire une infection
		C	- **Douleur de l'épaule** au 1er plan : permanente, insomniante, à type de brûlure-arrachement, augmentée à la mobilisation de l'articulation, rebelle aux antalgiques - **Paralysie** dans les jours suivants, rapidement **amyotrophique**, avec sédation des douleurs : deltoïde, dentelé antérieur, infra- et supra-épineux - Sans fasciculation, réflexes normaux (parfois diminués/abolis), troubles sensitifs discrets
		PC	- **EMG** : tracé neurogène, conduction sensitivo-motrice normale des nerfs radial, ulnaire et médian, allongement de latence des nerfs proximaux (axillaire, musculo-cutané, supra-scapulaire) - **LCS** : normal ou parfois discrète hyperprotéinorachie
		TTT	- **Rééducation prolongée** + **corticothérapie courte** à visée antalgique → Evolution non toujours favorable, à évaluer sur une période longue (3 ans)
	Autres		- **Plexopathie infiltrative** : syndrome de Pancoast-Tobias - **Plexopathie post-radique** : plusieurs années après une **irradiation sus-claviculaire** ou **axillaire** (cancer ORL, sein, lymphome), d'évolution lentement progressive, indolore, asymétrique, avec déficit sensitivomoteur et aréflexie ostéo-tendineuse

ITEM 94 : NEUROPATHIE PERIPHERIQUE

Neuropathie périphérique : - Localisation : **tronculaire, radiculaire, poly-radiculaire** ou **neuronale**
- Mécanisme : **démyélinisation, atteinte axonale** ou **atteinte neuronale**

Manifestations cliniques	Signes moteurs		- **Paralysie** ou **parésie** : atteinte de la motricité volontaire, réflexe et automatique, variable (de la fatigabilité à la paralysie complète, flasque et hypotonique), cotée de 0 à 5 (testing musculaire) - **Amyotrophie** par dénervation (atteinte axonale surtout) : retardée de **3 semaines** - **Fasciculations** (spontanées ou provoquées à la percussion ou au froid) : traduit l'activité spontanée d'une unité motrice, en faveur d'une lésion proche de la corne antérieure (motoneurone, racine) - **Diminution/abolition des réflexes ostéo-tendineux** avec **conservation de la réponse idiomusculaire**
	Signes sensitifs		= Souvent les 1ers signes à apparaître
		Signes subjectifs	= Sensations anormales : - **Paresthésie** : picotements, fourmillements, engourdissements - **Dysesthésie** = déclenchée par le tact - **Douleurs** : brûlures, décharges électriques, striction - **Crampes au repos** - **Douleur radiculaire** : trajet le long d'un membre, accrue ou provoquée par les manœuvres augmentant la pression du LCS (toux, éternuement) ou étirant la racine (Lasègue, mouvements du cou) en cas de douleur favorisée par un conflit mécanique - **Douleur tronculaire** : limitée à la main/au pied, sans dépasser le poignet/la cheville
		Signes objectifs	- **Troubles de la sensibilité superficielle** : **au tact** (sensibilité épicritique), à la **température** et à la **piqûre** (thermoalgique) - **Trouble de la sensibilité profonde proprioceptive** : altération de la pallesthésie, du sens des positions des segments de membre, avec ataxie et signe de Romberg positif → Une **ataxie proprioceptive** est évocatrice d'une neuropathie démyélinisante
	Signe neuro-végétatif		- Signes vasomoteurs : **œdème, cyanose** - Troubles trophiques : **peau sèche, squameuse** et **atrophique, chute de poils, ongles cassants** - Troubles végétatifs : **hypotension orthostatique, impuissance, incontinence urinaire**
	→ Atteinte des **grosses fibres myélinisées** : troubles des **sensibilités proprioceptive** et **tactile, signes moteurs** → Atteinte des **petites fibres amyéliniques** : troubles de la **sensibilité thermoalgique** et **neurovégétatifs**		

Bilan paraclinique	**ENMG**	= Indispensable à la caractérisation de la neuropathie et de son mécanisme : confirme la nature neurogène du trouble et détermine le mécanisme démyélinisant, axonal ou neuronal		
		Détection	= Electromyogramme : analyse à l'aiguille des tracés de repos et de contraction - **Tracé neurogène** : - Au repos : **potentiels lents de dénervation** et **brefs de fibrillation** - Appauvrissement en unités motrices : **tracé pauvre** - Accélération de la fréquence des potentiels individualisés = sommation temporelle, sans sommation spatiale : **tracé accéléré** - Potentiel à fréquence élevée (tracé simple accéléré) lors de la contraction - **Topographie** (tronculaire, radiculaire, diffuse) selon les muscles touchés - **Tracé myogène** : **richesse exagérée** du tracé pour un faible effort de contraction (recrutement spatial et temporel), potentiels de **faible amplitude** et **très polyphasiques**	
		Stimulo-détection	= Electroneuromyogramme : mesure des vitesses de conduction	
			Neuropathie démyélinisante	- Ralentissement des **vitesses de conduction** - Allongement des **latences des ondes F** et des **latences distales motrices** - **Dispersion** des potentiels d'action - **Bloc de conduction moteur** (diminution du rapport d'amplitude obtenue par stimulation proximale/distale) sans allongement de la durée du potentiel → en cas de polyradiculonévrite ou neuropathie canalaire
			Neuropathie axonale	- Baisse **d'amplitude** du potentiel d'action moteur et sensitif - Vitesses normales (ou diminution modérée)
			Neuronopathie sensitive	- Baisse d'amplitude ou abolition diffuse (aux 4 membres) du potentiel d'action sensitif, avec paramètres moteurs normaux
			Neuronopathie motrice	- Baisse d'amplitude du potentiel d'action moteur, de topographie variable selon la cause, avec paramètres sensitifs normaux

Bilan paraclinique	Bio	- Bilan standard : **NFS, VS/CRP, glycémie à jeun, ionogramme, calcémie, bilan hépatique, TP/TCA, EPP**
	LCS	- **Hyperprotéinorachie isolée** : polyradiculonévrite, diabète, canal lombaire étroit - **Réaction cellulaire** : certaines affections paranéoplasiques - **Méningite :** affections néoplasiques et hématologiques
	Biopsie nerveuse	= **Biopsie neuromusculaire** : si suspicion de vascularite, doute diagnostique devant une neuropathie périphérique évolutive sans cause retrouvée ou polyneuropathie inflammatoire démyélinisante - Résultat : - **Lésions inflammatoire, démyélinisation/remyélinisation** : polyneuropathie inflammatoire démyélinisante chronique - **Occlusion artérielle, perte axonale fasciculaire** : vascularite - **Dépôts d'amylose** → Le nerf biopsié est toujours un **nerf sensitif**
DD		- **Paralysie centrale** : paralysie spastique, non amyotrophique - **Atteinte myogène** : atteinte motrice pure, proximale, avec abolition de la réponse idiomusculaire
Classification électro-clinique	**Mononeuropathie**	- **Unique** : atteinte d'un tronc nerveux - **Multiple** : atteinte de plusieurs troncs, successives, asymétriques, généralement asynchrone
	Polyneuropathie	= Atteinte de toutes les fibres nerveuses selon leur longueur (longueur-dépendante) - A prédominance sensitive, distale aux MI initialement, d'évolution souvent chronique - **Ataxie** si origine démyélinisante
	Polyradiculo-neuropathie	= Atteinte de l'ensemble des racines nerveuses sensitives et motrices et des troncs nerveux - Atteinte sensitive et motrice, relativement symétrique, aiguë ou chronique - Composante proximale, aréflexie diffuse, hyper-protéinorachie
	Neuronopathie sensitive	= Atteinte du **corps cellulaire du neurone sensitif** - Troubles sensitifs non longueur-dépendant (touche les MS et les MI), aréflexie diffuse, ataxie - Hyperprotéinorachie aux réactions cellulaires (si origine paranéoplasique) - Peut évoquer cliniquement une polyneuropathie → diagnostic différentiel à la PL et à l'EMG (abolition diffuse des potentiels sensitifs)
	Neuronopathie motrice	= Atteinte du **corps cellulaire du neurone moteur**, souvent asymétrique - Mode d'entrée dans la SLA : distribution métamérique

POLYNEUROPATHIE AXONALE LONGUEUR-DEPENDANTE

= Atteinte diffuse et symétrique des extrémités distales des fibres nerveuses : débute au pied, puis atteint les genoux et les mains, puis le coude, les fibres de l'abdomen (plastron) et du scalp

Diagnostic	SF	Troubles sensitifs	= Souvent initiaux : - Extrémités des MI : **paresthésies permanentes, dysesthésies, brûlures** - Atteinte des grosses fibres myélinisées : **trouble de la sensibilité profonde** (**ataxie**)
		Troubles moteurs	- **Difficultés à la marche, fatigabilité anormale**, puis **steppage** (déficit des releveurs du pied) - Parfois **crampes** (mollet, plante des pieds) → L'atteinte épargne les muscles respiratoires et les nerfs crâniens
		Troubles végétatifs	- **Hypotension artérielle orthostatique** - **Troubles vésico-sphinctériens** - Troubles sexuels : **impuissance** - Troubles digestifs : **diarrhée, constipation**
	SC		- Atteinte des MI symétrique, à prédominance distale : **abolition des réflexes achilléens**, **déficit moteur des releveurs du pied**, **amyotrophie**, **déficit sensitif** (possiblement discret), **atteinte végétative** (peau, phanère)
Etiologie	Démarche étiologique		- Age : enfant (rare, cause héréditaire), adulte (nombreuses causes) - Origine/ethnie : **lèpre** (neuropathie la plus fréquente dans le monde), **amylose portugaise**... - Circonstance : maladie générale (diabète, insuffisance rénale), médicaments, piqûres d'insectes
	Poly-neuropathie diabétique		Mécanisme : - **Vasculaire** : augmentation de perméabilité capillaire du nerf - **Métabolique** : accumulation de sorbitol - **Immun** : infiltration de lymphocytes et macrophages dans les fibres amyéliniques - Lié à l'ancienneté de l'hyperglycémie : apparaît le plus souvent 5 à 10 ans après le début du diabète
		Poly-neuropathie sensitivo-motrice distale	= Forme la plus souvent observée, associée ou non à une dysautonomie : - Début lentement progressif (parfois **aigu** suite à un coma diabétique, un stress, une infection, une chirurgie ou lors de l'instauration d'un traitement par insuline) - Débute par des **paresthésies** (engourdissements, picotements, brûlures) des pieds, plus rarement des mains, voire des **douleurs** (constriction, broiement) - **Aréflexie achilléenne, hypoesthésie thermoalgique « en chaussette »** - Manifestations dysautonomiques : **hypotension orthostatique, dénervation cardiaque, constipation, nausées, dysphagie, incontinence anale, impuissance, atonie vésicale, troubles de la motilité pupillaire, anhydrose**
		Neuropathie motrice proximale	= **Amyotrophie diabétique** : installation subaiguë sur quelques jours/semaines - **Faiblesse musculaire** avec **amyotrophie** asymétrique des **racines des membres inférieurs** (psoas, quadriceps, adducteurs et muscles postérieurs de la cuisse) - **Douleurs** très souvent présentes dans le territoire touché, d'intensité variable, parfois à recrudescence nocturne - **ROT diminués ou abolis, sans signe sensitif déficitaire**
		Neuropathie focale et multifocale	- **Atteinte du nerf fémorale** évocatrice : début aigu, douleurs à type d'écrasement, à recrudescence nocturne, déficit quadricipital amyotrophiant, abolition du réflexe rotulien, déficit sensitif du territoire du nerf fémoral - **Atteinte des nerfs crâniens** : surtout des **nerfs oculomoteurs** et du **nerf facial** - **Atteinte des membres** : tous les troncs nerveux, mais surtout le **nerf ulnaire**, le **nerf médian** et le **nerf fibulaire commun** - **Atteinte du tronc** : douleurs de poitrines et/ou de l'abdomen
		TTT	- Equilibre du diabète (insuline), contrôle de la douleur, PEC de l'hypotension orthostatique
	Cause médica-menteuse ou toxique		= Généralement poly-neuropathies sensitives, parfois douloureuses
		Médicament	- Cytostatique : **vincristine, sel de platine** (neuronopathie) - Autres : **thalidomide**, **disulfiram**, **chloroquine**, **métronidazole**, **amiodarone**, **isionazide**, **nitrofurantoïne**, **antirétroviraux** → ENMG : dépistage de manifestations infra-cliniques dans le suivi de certaines prescriptions (thalidomide...)
		Toxique	= **Benzène**, **plomb**, **mercure**, **thallium**, **organophosphoré**, **arsenic**, **hexacarbone** (glue), **acrylamide** (ciment)... : plus rare, révélation possiblement aiguë

Etiologie	**Poly-neuropathie toxique alcoolique**		= 2ème cause de polyneuropathie dans les pays industrialisés : 10% des alcooliques chroniques - Due à la **toxicité directe de l'alcool ± carence en vitamine B1** (thiamine)
		SF	= Touche les **fibres motrices, sensitives et végétatives**, avec une prédominance sensitive - Installation insidieuse, lentement progressive : **paresthésie** (fourmillements), **crampes nocturnes** des mollets, **faiblesse motrice** (fatigabilité anormale à la marche) - Puis : **douleurs en étau, brûlures** avec paroxysmes en éclair, voire **hyperpathie douloureuse** diffuse, surtout nocturne **- Troubles cutanés associés** : dépilation, anhydrose, ongles cassants
		SC	- **Hypoesthésie symétrique** « en chaussette », variable selon les modes (moins marquée pour la sensibilité proprioceptive), **aréflexie achilléenne, amyotrophie, déficit moteur** prédominant sur les muscles de la loge antéro-externe de la jambe
		PC	- **ENMG** : anomalies axonales très précoces - **PL** (non nécessaire) : possible hyperprotéinorachie
		TTT	- **Sevrage alcoolique, régime riche en protéine** → récupération en plusieurs mois - **Administration parentérale de vitamine (surtout B1)** en cas de carence - En cas de douleurs importantes : **tricycliques, antiépileptique**
		Autres formes	**- Polyneuropathie aiguë** chez l'alcoolique dénutri, volontiers à la suite d'un état infectieux : **paraparésie flasque amyotrophiante, troubles sensitifs** de toutes les modalités, **aréflexie** rapidement ascendante en 24h **- Forme ulcéro-mutilante** : déficit thermoalgique sévère, maux perforants plantaires avec ostéolyse, arthropathie **- Formes végétatives** (rarement isolées) : **troubles de la sudation, hypotension orthostatique, impuissance, troubles trophiques, troubles digestifs**
	Amylose		**- Symptomatologie douloureuse** et **thermoalgique**, puis extension aux membres supérieurs et au tronc, avec **manifestations dysautonomiques** - Diagnostic : mise en évidence de la **substance amyloïde** (biopsie de glande salivaire accessoire, de graisse abdominale ou anale, biopsie du nerf sensitif) - Cause : - **Amylose primitive** (mutation de la transthyrétine) : mutation (VAL/MET 30…) à rechercher surtout en cas de dysautonomie importante et de syndrome du canal carpien uni- ou bilatéral - **Amylose 2ndr** : gammapathie monoclonale
	Autres		**- Vascularite** : 20 à 30% des vascularites, moins évocatrice que la mononeuropathie multiple - Autres (rares) : - **VIH** à la phase tardive - **Hypothyroïdie**…

POLYNEUROPATHIE DEMYELINISANTE

Dysglobulinémie monoclonale		= Gammapathie monoclonale bénigne ou maligne (Waldenström, myélome) : **mononévrite, multinévrite, polyneuropathie, polyadiculonévrite**
	Polyneuropathie sensitive à IgM anti-MAG	- **Polyneuropathie sensitive, symétrique**, prédominante aux MI, paresthésiante et ataxiante, très lentement progressive - Souvent associé à un **tremblement postural et intentionnel des membres supérieurs** - Diagnostic : - **Hyper-protéinorachie** dans le LCR - **Signes de démyélinisation** à l'EMG - **IgM à activité anti-MAG** (*myelin-associated glycoprotein*) dans 50% des cas → Précède souvent l'apparition de l'IgM monoclonale
	Syndrome POEMS	= Rare : **myélome ostéocondensant** ou **mixte** ou **plasmocytome solitaire** - **Polyradiculonévrite chronique démyélinisante** - Signes systémiques variés : **organomégalie, endocrinopathie, signes cutanés**
Héréditaire	**Polyneuropathie sensitivo-motrice de Charcot-Marie-Tooth**	= La plus fréquente : débute dans l'enfance ou à l'adolescence, évolution lentement progressive - **Amyotrophie fibulaire** (mollets de coq), **crampes, pieds creux, scoliose** - **Déficit moteur** prédominant à la partie distale des membres inférieurs - **Trouble sensitif** discret - Diagnostic : - Forme dominante : **duplication du gène PMP22** sur le chromosome 17 - Forme liée à l'X : **anomalie du gène de la connexine 32**

AUTRES NEUROPATHIES PERIPHERIQUES

MONONEUROPATHIE MULTIPLE

C

- Atteinte prédominante des **nerfs des membres**
- Atteinte possible des **nerfs crâniens** (surtout **V** et **oculomoteurs**), notamment par le diabète
- Installation aiguë ou subaiguë : - **Douleur, paresthésies pénibles, brûlures**
  - **Déficit sensitif** puis **moteur**, évoluant vers **l'amyotrophie**
  - **Evolution extensive, confluente** (simulant une polyneuropathie)

PC

- **ENMG** : **atteinte pluri-tronculaire axonale**
- Bilan : **NFS, VS/CRP, protéinurie/24h, sérologie VIH, VHB, VHC, facteur rhumatoïde, complément** (C3, C4, CH50), **cryoglobulinémie, bilan auto-immun** (ANCA, Ac anti-ADN, SSA, SSB, SM, centromère...)
- **Biopsie neuromusculaire** (sur le nerf sensitif le plus atteint, souvent le **nerf musculo-cutané**) : recherche de vascularite nécrosante avec nécrose fibrinoïde et infiltrat inflammatoire de la paroi des artères de moyen calibre

Cause

- **Diabète** → ne nécessite pas de biopsie neuromusculaire
- **Périartérite noueuse** : possible atteinte isolée des nerfs périphériques
- Vascularite des vaisseaux de petit calibre : **vascularite à ANCA, cryoglobulinémie**
- **Lèpre** (rare en France) : **mononeuropathie multiple** à grande prédominance sensitive
- **Maladie systémique** : **polyarthrite rhumatoïde, Gougerot-Sjögren, lupus systémique**
- **Infection VIH**

Neuropathie multifocale avec blocs de conduction persistant

= **Mononeuropathie multiple motrice pure dysimmunitaire** avec présence de blocs de conduction à l'EMG : **processus démyélinisant segmentaire**
- Evolution lentement progressive, touche habituellement l'homme < 50 ans
- Début asymétrique, prédominante aux **membres supérieurs**, notamment au **nerf radial**
- **Formes sensitivo-motrice** ou **motrice pure** (diagnostic différentiel de la SLA)
- Biologie : **Ac anti-GM1** de type IgM
- TTT : **immunoglobulines polyvalentes IV** parfois efficaces

NEURONOPATHIE SENSITIVE

= Dégénérescence des neurones sensitifs dans la racine postérieure : manifestation exclusivement sensitive
- Atteinte typiquement asymétrique et non systématisée, concernant les 4 membres ± la face dans 25% des cas
- **Aréflexie diffuse** quasi-constante, **ataxie** fréquente

Dg

= Association d'une atteinte sensitive pure à la clinique et à l'ENMG (abolition diffuse des potentiels sensitifs)
- **LCS** : hyper-protéinorachie (< 1 g/L), pléiocytose (évocatrice d'une origine paranéoplasique)
- Immunologie : **Ac anti-neuronaux anti-Hu** → caractéristique d'un **syndrome paranéoplasique**

Cause

- **Syndrome paranéoplasique avec Ac anti-Hu = neuropathie sensitive subaiguë de Denny-Brown** : **cancer du poumon à petites cellules** principalement → scanner thoracique
- **Syndrome de Gougerot-Sjögren** : syndrome sec oculaire et buccal, biopsie des glandes salivaires, bio
- **Origine dysimmunitaire** sans cause
- Toxique : **sels de platine**

NEUROPATHIE ET VIH

Neuropathie liée au VIH

- **Polyradiculonévrite démyélinisante** type **Guillain-Barré** : au stade de séroconversion
- **Polyradiculonévrite inflammatoire démyélinisante chronique** : au stade précoce de l'infection
- **Polyneuropathie sensitive subaiguë/chronique** : fréquente, douleurs prédominantes
- **Mononévrite multiple**

Autre cause associée

- **Neuropathie infiltrative** : infiltration diffuse des nerfs périphériques ou des racines nerveuses par **un lymphome systémique** ou un **sarcome de Kaposi disséminé**
- **Neuropathie à CMV** (immunodéprimé sévère) : **syndrome de la queue-de-cheval** d'installation rapide
- **Neuropathie iatrogène aux antiviraux** : dose-dépendante, régressive en quelques semaines à l'arrêt

Autres

Insuffisance rénale chronique avancée

= **Polyneuropathie subaiguë/chronique, sensitive ou sensitivo-motrice**
- Evolution : stabilisé par la dialyse, amélioré après transplantation rénale

Porphyrie aiguë intermittente

= **Polyradiculonévrite aiguë** : souvent déclenchée par la **prise de barbituriques**

Maladie de Lyme

= ***Borrelia burgdorferi*** : **méningoradiculite**, plusieurs semaines/mois après contage
- **Atteinte pluri-radiculaire** asymétrique et douloureuse
- **Paralysie faciale périphérique** : fréquente, souvent bilatérale
- Associés : **érythème chronique migrant, mono-/polyarthrite, trouble de conduction, manifestations ophtalmologiques**
- Diagnostic : **sérologie de *Borrelia burgodorferi*** dans le sang et le LCR

SCLEROSE LATERALE AMYOTROPHIQUE

= **Maladie de Charcot** : dégénérescence progressive des motoneurones des muscles striés (motricité volontaire)
- Atteinte associée: - **Motoneurones centraux** (cortico-spinaux) : syndrome pyramidal
  - **Motoneurones périphériques** (spinaux et bulbaires) : dénervation motrice (sans abolition des ROT)
- Légère prédominance masculine (1,3/1), 10% de cas familiaux, âge de début moyen = **65 ans**, médiane de survie **= 3 ans**
- Formes d'évolution variable : 25% d'évolution rapide (< 1 an), 10% d'évolution prolongée (> 10 ans)

<table>
<tr><td rowspan="6">Diagnostic</td><td>C</td><td colspan="2">= Tableau moteur pur progressif
- Déficit moteur rapidement progressif, avec une progression nette sur plusieurs étages, sur 3 à 6 mois
- Présence de fasciculations (des membres, de la langue) et d'une amyotrophie
- Réflexes ostéo-tendineux vifs ou persistants dans des zones déficitaires amyotrophiques (équivalent pyramidal)
- Atteinte : - Bulbaire (30%) : dysphonie, dysarthrie, parésie faciale et linguale
- MS (30%) : amyotrophie et déficit non systématisé touchant une main (médio-ulnaire ++)
- MI (30%) : steppage unilatéral, amyotrophie souvent non visible au début
- Début atypique (10%) : respiratoire (asthénie), amaigrissement, déficit d'une ceinture, atteinte axiale
- Troubles cognitifs dans 20% des cas : trouble du comportement, trouble du langage... sans trouble mnésique
→ Vérifier l'absence à tous les stades de : trouble de la sensibilité, syndrome cérébelleux, trouble sphinctérien, trouble dysautonomique, troubles oculomoteurs</td></tr>
<tr><td rowspan="2">PC</td><td>ENMG</td><td>= Des 4 membres et de la face :
- Dénervation diffuse (touchant également des territoires cliniquement indemnes) non systématisée
- Normalité des vitesses de conduction motrices et sensitives
- Absence de bloc de conduction</td></tr>
<tr><td colspan="2">→ Bilan diagnostic minimum pour éliminer un diagnostic différentiel moins grave :
- NFS, T4, TSH, glycémie, VS, CRP, VIH, EPS, RP ± scanner thoraco-abdomino-pelvien si suspicion de lymphome
- Ponction lombaire selon le tableau clinique : normale
- IRM de l'encéphale et de la fosse postérieur (si début bulbaire) ou médullaire (si début aux membres)</td></tr>
<tr><td rowspan="2">DD</td><td colspan="2">- Début bulbaire : myasthénie, trouble fonctionnelle, AVC multiple, maladie de Kennedy, compression du tronc
- Début au MS : neuropathie compressive (canal carpien, ulnaire), atteinte médullaire, pathologie rhumatologique, neuropathie motrice à blocs de conduction (principal diagnostic différentiel)
- Début au MI : atteinte radiculaire, neuropathie compressive, neuropathie axonale, paraplégie spastique progressive, SEP, compression médullaire basse</td></tr>
<tr><td>Autres maladies du motoneurone</td><td>- Syndrome post-poliomyélite : antécédent de poliomyélite invalidante dans l'enfance
- Amyotrophie spinale : atteinte d'un membre isolé, peu évolutive
- Sclérose latérale primitive : forme pyramidale pure, lentement évolutive
- Maladie de Kennedy (lié à l'X): atteinte spino-bulbaire lente peu invalidante, gynécomastie</td></tr>
<tr><td colspan="3"></td></tr>
<tr><td rowspan="3">Evolution</td><td colspan="2">En cas de début bulbaire</td><td>- Diffusion à tous les noyaux moteurs du bulbe (sauf les oculomoteurs) : V (faiblesse des masséters), VII (parésie faciale, fuite salivaire par les commissures), IX-X (parésie du voile avec nasonnement et dysphagie), XI (faiblesse des SCM, parésie laryngée), XII (parésie linguale, fasciculations linguales)
- Puis diffusion de l'atteinte aux membres et au diaphragme</td></tr>
<tr><td colspan="2">En cas de début à un membre</td><td>- Diffusion progressive sur les membres
- Puis diffusion aux autres membres, bulbaire et au diaphragme</td></tr>
<tr><td colspan="2">Pronostic vital engagé</td><td>- Atteinte respiratoire : insuffisance restrictive, hypoventilation (70% de décès par hypercapnie)
- Dysphagie sévère : dénutrition, pneumopathie d'inhalation
- Paralysie des MI : embolie pulmonaire (10-30% des cas), chutes traumatiques
- Réaction dépressive : suicide</td></tr>
<tr><td rowspan="3">TTT</td><td colspan="2">TTT étiologique</td><td>- Riluzole : antiglutamatergique, améliore le pronostic (de 3 mois) si débuté à la phase précoce</td></tr>
<tr><td colspan="2">TTT symptomatique</td><td>- Stase salivaire : amitryptiline, patch de scopolamine
- Rires/pleurs spasmodiques : antidépresseurs
- Crampes : quinine-thiamine ou amiodarone
- Douleur : antalgique de classe adaptée
- Spasticité : baclofène
- HBPM préventive si paraplégique
- PEC multidisciplinaire : kiné, orthophonie, surveillance nutritionnelle, soutien psycho-social</td></tr>
<tr><td colspan="2">TTT des complications vitales</td><td>- Insuffisance respiratoire : ventilation non invasive si signes cliniques ou $PaCO_2$ > 45 ou CVF < 50%
- Dénutrition : gastrostomie si perte de poids > 10% ou rapide (contre-indiqué en cas d'insuffisance respiratoire majeure nécessitant une ventilation > 16h/24 ou de démence)</td></tr>
</table>

ITEM 95 : POLYRADICULONEVRITE AIGUË

Syndrome de Guillain-Barré = polyradiculonévrite inflammatoire aiguë d'origine auto-immune : rare = 1,5/100 000 /an
- **Démyélinisante** : production et passage dans les espaces endo-neuronaux d'anticorps, de cytokines et de protéases, entraînant une démyélinisation nerveuse par les macrophages (réversible), voire une atteinte axonale (irréversible)
- Dans les suites d'une **infection respiratoire** ou **digestive** dans les 15 jours (**55%** des cas) : **CMV**, **EBV**, ***Campylobacter jejuni***

Manifestations cliniques

- Evolution en 3 phases : **extension**, **plateau** et **récupération**

Phase d'extension des paralysies

= Durée **< 4 semaines**, souvent de quelques jours, voire parfois < 1 jour
- Une durée courte est de mauvais pronostic dans les atteintes démyélinisantes

Atteintes sensitives

= Fréquentes : plutôt **subjectives**, d'évolution ascendante
- **Paresthésie, picotements distaux**
- **Douleurs** : myalgies, radiculalgies des membres inférieurs évocatrices

Atteintes motrices

- **Parésie** débutante aux membres inférieurs, relativement symétrique, étendue et sévère, prédominante en **proximal** initialement puis **atteinte distale**
- Touchant rarement les **nerfs crâniens** à la phase initiale
- **Atteinte du cou** et **du tronc** plus tardive
- **Atteinte respiratoire** (15 à 30% des patients sous ventilation assistée), précédée d'une atteinte de la **musculature bulbaire** (**troubles de déglutition** ou **de phonation**)

→ Une atteinte faciale bilatérale et une aggravation rapide sont associées à un risque plus élevé d'atteinte respiratoire

Phase de plateau

= Durée variable de **1 à 3 semaines** : plus longues dans les formes sévères (jusqu'à plusieurs mois)
- **Déficit moteur** d'intensité variable, avec atteinte fréquente des nerfs crâniens : **nerf facial** (souvent diplégie et symétrique), **troubles de déglutition** (IX, X), plus rarement **atteinte oculomotrice** (III, VI)
- **Aréflexie tendineuse des territoires déficitaires** avec **hypotonie**, sans amyotrophie
- **Déficit sensitif** prédominant sur la **proprioception** : **ataxie**
- **Atteinte du système nerveux végétatif** fréquente dans les formes sévères : **tachycardie**, **HTA**, **bradycardie**, **hypotension orthostatique**, **anomalie de la sudation**, **constipation**, **rétention urinaire**

→ **1/3** gardent une capacité à marcher, **1/3** confinés au lit et **1/3** sous assistance respiratoire

Phase de récupération

= Peut durer jusqu'à plusieurs mois : disparition dans l'ordre inverse d'apparition des déficits
- **5%** de décès et **15%** de séquelles définitives (déficit moteur, ataxie), invalidante dans 5% des cas

→ L'absence de récupération **après 12 à 18 mois** peut être considérée comme définitive

Complication

- **Détresse respiratoire aiguë** : **paralysie des muscles respiratoires, pneumopathie d'inhalation**
- **Mort subite par trouble du rythme cardiaque** (rare)
- **Complication du décubitus** : escarres, thrombose veineuse, embolie pulmonaire, infection…

Examens complémentaires

ENMG des 4 membres

- Initialement : allongement de la **latence des ondes F** et des **latences distales**
- A la phase d'état : anomalies démyélinisantes caractérisées sur les nerfs moteurs par une augmentation de la **latence distale motrice** (atteinte des fibres les plus rapides), ralentissement des **vitesses de conduction** avec **blocs de conduction proximaux** et **dispersion des potentiels**

→ Aucun parallélisme entre le degré de paralysie et les anomalies constatées, sauf en cas d'**inexcitabilité des nerfs** (de mauvais pronostic)

PL

= Non indispensable : diagnostic clinique et à l'ENMG, peut être normale la 1ère semaine

Dissociation albumino-cytologique : hyperprotéinorachie sans hyperleucocytose
- **Hyper-protéinorachie** : possiblement > 1 g/L, jusqu'à **6 g/L**, retardée de 3 à 10 jours sur la clinique
- **Absence de réaction cellulaire** (< 10/mm^3)

→ Une pléiocytose > 50/mm^3 doit faire évoquer un autre diagnostic : **méningoradiculite infectieuse…**

Autres : **glycorrachie normale**, **↗ polyclonale des gammaglobulines**

Bio

- **NFS, bilan hépatique** : **lymphopénie, élévation des transaminases**
- **Sérologie** (à objectif épidémiologique) : **CMV**, **EBV**, **Lyme**, **VIH** (rare), **VHA**, **VHB**, **VHC**, ***Campylobacter jejuni***

DD

- **Polyradiculonévrite aiguë secondaire** :
  - Infectieuse : **VIH**, **EBV**, **CMV**, **zona**, **hépatite virale**, **mycoplasme**, **Lyme**
  - Néoplasique : **lymphome**
  - Maladie systémique : **sarcoïdose**, **lupus…**
- **Syndrome médullaire aiguë** : signes pyramidaux, troubles sensitifs a niveau supérieur net, présence de troubles sphinctériens, absence d'atteinte des nerfs crâniens
- **Syndrome de la queue de cheval** : anesthésie en selle, troubles sphinctériens, absence d'atteinte des nerfs crâniens
- **Poliomyélite aiguë** : déficit asymétrique, amyotrophie précoce, sans trouble sensitif, méningite lymphocytaire au LCR

TTT	TTT spécifique		→ Le traitement doit être précoce, au mieux dans les 2 premières semaines : 2 options équivalentes - **Immunoglobulines polyvalentes** (plus simple) = 0,4 g/kg/j pendant **5 jours** consécutifs en IV lente, contre-indiqué en cas d'insuffisance rénale, de déficit en IgA avec Ac anti-IgA ou d'allergie - **Echanges plasmatiques** = **4 échanges réalisés 1 jour/2** : contre-indiqué en cas d'infection ou d'hémodynamique instable → Réduction de la durée de ventilation assistée, de la durée de reprise de la marche et de la durée d'hospitalisation, sans effet sur le pourcentage de patients avec séquelles → Les **corticoïdes** ou **l'association des 2 thérapeutiques** sont inutiles
	TTT symptomatique		- **Hospitalisation en réanimation** et **assistance respiratoire** (ventilation assistée) si besoin - Prévention des complications du décubitus : **HBPM préventive**, prévention des positions vicieuses - **Rééducation** : **kinésithérapie** précoce et poursuivie
		Facteur prédictif d'intubation – A l'admission en réanimation	**Avec mesure CV** : - Début des symptômes **< 7 jours** - Impossibilité de lever la tête - Capacité Vitale **< 60%** → 85% d'intubation si 3 critères **Sans mesure CV** : - Début des symptômes < 7 jours - Toux inefficace - Impossibilité de tenir debout - Impossibilité de lever la tête - Cytolyse hépatique
		Facteur prédictif d'intubation – Pendant le séjour	- Troubles de déglutition - Capacité Vitale **< 20 ml/kg**
		Indication d'intubation	**- Détresse respiratoire** - **$PaCO_2$ > 50 mmHg** ou **PaO_2 < 55 mmHg** **- Capacité Vitale < 15 ml/kg** - **Pression inspiratoire maximale < -25 cmH_2O** ou **expiratoire maximale < 50 cm H_2O** - **Troubles majeurs de déglutition** avec **encombrement bronchique**
	Surveillance		- A la phase d'aggravation : dépistage des **troubles de déglutition** et des **difficultés respiratoires** (efficacité de la toux, rythme respiratoire, spiromètre portable ou *peak flow* à défaut) - A la phase d'état: - Troubles végétatifs : **modification du rythme cardiaque, variation tensionnelle, ECG** - Complication du décubitus : **thrombose veineuse, position vicieuse** → **Transfert en USI/réa** en cas de **FdR d'intubation**, de **complication infectieuse** ou de **dysautonomie**
	Score GBS		- 0 : asymptomatique - 1 : course possible - 2 : marche sur 10m sans aide - 3 : marche sur 10m avec aide - 4 : marche impossible - 5 : nécessité d'assistance ventilatoire - 6 : décès
	Pronostic		- FdR de mauvais pronostic : - Phase d'aggravation très rapide - Atteinte faciale bilatérale initiale - Age **> 60 ans** - Inexcitabilité des nerfs à l'ENMG - Ventilation prolongée
Variants	**Neuropathie axonale motrice aiguë**		= **AMAN** : forme motrice pure avec atteinte axonale par des **Ac anti-gangliosides (GM1, GD1a)**, à la partie distale des nerfs : rare en pays occidentaux, plus fréquent en Asie et Amérique du Sud - Dans la majorité des cas après une **gastro-entérite à *Campylobacter jejuni***
		C	- Phase d'extension plus rapide - **Atteinte motrice pure** : **faiblesse musculaire brusque** avec **aréflexie ostéo-tendineuse**, atteinte crânienne plus rare - Récupération **rapide** par levée des blocs de conduction sous Ig IV, ou **très lente** sur plusieurs mois si persistance des blocs de conduction malgré le traitement
		EMG	- **Atteinte motrice axonale** : - Baisse des amplitudes des potentiels moteurs aux 4 membres - Tracés neurogènes en détection
		Bio	- **Ac anti-gangliosides** = **IgG anti-GM1** et/ou **GD1a**
		TTT	- **Immunoglobulines IV** : efficacité supérieure aux échanges plasmatiques
	Syndrome de Miller-Fischer		- Manifestations : - **Ataxie proprioceptive** - **Ophtalmoplégie** - **Aréflexie ostéo-tendineuse diffuse** sans déficit moteur - Evolution favorable, sans atteinte respiratoire
	Syndrome de Bickerstaff		- **Ataxie, ophtalmoplégie** et **aréflexie ostéo-tendineuse** - **Signe de Babinski bilatéral** - **Trouble de la vigilance** : **somnolence, coma** - Dans > 50% des cas : **tétraplégie flasque, diplégie faciale** et **troubles sensitifs**

ITEM 96 : MYASTHENIE

Myasthénie (*myasthenia gravis*) = maladie auto-immune : blocage post-synaptique des récepteurs de la plaque motrice par des **Ac anti-récepteurs de l'acétylcholine** (ou d'autres types d'Ac)
- Atteint surtout les adultes entre 10-60 ans : plus fréquent chez la femme (3/2) entre 20 et 30 ans et chez l'homme > 60 ans
- Rôle important du thymus : les récepteurs de l'ACh des cellules myoïdes du thymus entraînent la stimulation d'Ac

Diagnostic	SF			→ Diagnostic parfois évident, mais souvent difficile et longtemps méconnu - **Déficit moteur variable dans le temps** (fatigabilité ou phénomène myasthénique) : apparaît ou ↗ à l'effort (peut se manifester dans les muscles directement mis en action ou à distance d'eux), ↗ en fin de journée, ↘ au repos - **Déficit sélectif** : prédomine pour certains muscles → La myasthénie atteint spécifiquement les **récepteurs nicotiniques** : aucune manifestation végétative
	SF	Muscles oculaires et palpébraux		- **Ptosis unilatéral** au début, qui peut se bilatéraliser mais reste habituellement asymétrique - **Diplopie**, le plus souvent intermittente → Ptosis et diplopie augmentés par la fatigue, la lumière, la fixation d'un objet - Musculature oculaire intrinsèque indemne
	SF	Muscles d'innervation bulbaire		- **Trouble de la phonation** : extinction progressive de la voix (nasonnée puis inintelligible) - **Trouble de la mastication** : apparaissant au cours des repas, jusqu'à la mâchoire tombante - **Troubles de la déglutition** : rejet de liquide par le nez, pouvant entraver l'alimentation - **Parésie faciale** (faciès atone) souvent associé - **Fatigabilité des muscles cervicaux** : chute de la tête en avant, douleurs cervicales (contracture)
	SF	Autres muscles		- Membres : atteinte des **muscles proximaux** prédominante, surtout de la ceinture scapulaire - Muscles axiaux : **extenseurs du tronc (camptocormie)**, **muscles abdominaux** - **Muscles respiratoires** : risque de **décompensation ventilatoire** rapide
	SC			- **Tests de répétition des mouvements** (révélation du phénomène myasthénique) : abduction répétée du bras, accroupissement, occlusion des paupières, fixation latérale prolongée du regard… - **Manœuvre de Mary-Walker** (rarement utilisée) : pose d'un garrot à la racine du bras (à 20 mmHg > PAS), puis efforts répétés de contraction du poing → apparition d'un ptosis ou d'une diplopie - **Test au glaçon** (en cas de ptosis) : l'application d'un glaçon pendant quelques minutes fait disparaître le ptosis → L'examen peut être normal si les symptômes sont intermittents et s'il est réalisé en période inter-critique
	Evolution			= **Chronique** et **capricieuse** : succession irrégulière de poussées et de rémissions - Facteurs déclenchant : **médicament** (curarisant, psychotrope, anti-épileptique, β-bloquant, certains antibiotiques, corticoïdes, quinine), **intervention chirurgicale**, **infection**, **vaccination**, **grossesse** (surtout des 4 premiers mois ou post-partum), **dysthyroïdie**, **traumatisme**, **stress** - Risque vital par **crise myasthénique** avec troubles respiratoires → **> 2/3** de mortalité
	Classification d'Osserman (MGFA)	Stade 1		= Myasthénie oculaire : pure si oculaire > 2 ans d'évolution (10-15% des cas)
		Stade 2		= Myasthénie généralisée d'extension progressive sans atteinte respiratoire - Stade **2A** (sans atteinte laryngo-pharyngé) ou **2B** (si dysphagie/dysphonie)
		Stade 3		= Myasthénie généralisée aiguë d'évolution rapide avec troubles respiratoires
		Stade 4		= Myasthénie grave généralisée ancienne (avec amyotrophie)
	PC	**Auto-Ac**	**Ac anti-RAC**	= **Anti-récepteur de l'acétylcholine :** présent chez **80%** des patients avec myasthénie généralisée et **50%** avec myasthénie oculaire - Sans corrélation avec la gravité - Forme sans Ac anti-RAC : autres Ac (anti-MuSK) ou forme « séronégative »
	PC	**Auto-Ac**	**Ac anti-MuSK**	= Protéine tyrosine kinase du récepteur : **40%** des formes sans Ac anti-RAC
	PC	**ENMG**		- **Décrément à basse fréquence** = ↘ de l'amplitude du potentiel évoqué musculaire **≥ 10%** lors des stimulations répétées du nerf pour des fréquences stimulation à 3 c/s et à la 4ème stimulation → Sensibilité = **50-75%**, plus élevée si recherché dans le territoire cliniquement atteint
	PC	**Test thérapeutique**		= **Administration d'edrophonium IV** (Enlon®, sur ATU) ou de **néostigmine** SC (Prostigmine®) ± **Atropine** pour éviter un syndrome vagotonique ou une crise cholinergique - Régression ou disparition des signes neurologiques franche et rapide (en **< 30 minutes** pour la néostigmine ou **< 5 minutes** pour l'edrophonium) → A pratiquer seulement en hospitalisation (risque de crise cholinergique)
	PC	Imagerie		- **Scanner thoracique non injecté ± injecté** si doute : thymome ou thymus hyperplasique résiduel

Diagnostic	Pathologie associée	Thymique	- **Hyperplasie thymique** = prolifération de follicules germinatifs à centre clair ± augmentation de taille : **65%** des cas, surtout chez l'adulte jeune > 30 ans, plus souvent chez la femme - **Thymome = bénin** (2/3) ou **malin** (1/3) : **15%** des cas, surtout chez l'adulte > 40 ans, risque plus élevé de crise myasthénique
		Auto-immune	- **Affection thyroïdienne** (maladie de Hashimoto, de Basedow) : 15% des cas - Autres (5%) : **polyarthrite rhumatoïde, Biermer, lupus érythémateux disséminé**…
Formes cliniques	**Forme oculaire pure**		= 15 à 20% des cas : atteinte limitée aux muscles oculomoteurs pendant toute l'évolution - Evolution possible vers une forme généralisée : généralement **< 2 ans** après le début des signes
	Forme avec anti-MuSK		- **Atteinte bulbaire** plus fréquente, avec **atrophie musculaire** (notamment de la langue) - **Crises myasthéniques** fréquentes et graves - Non associée aux pathologies thymiques
	Myasthénie néonatale		= Transitoire, chez 10 à 25% des enfants de mère myasthénique - Symptômes précoces (24 premières heures), durant **2 à 3 semaines** : **hypotonie, trouble de la succion, de la déglutition** et **de la respiration**
TTT	TTT symptomatique	**Anti-cholinestérasique**	= **Pyridostigmine** (Mestinon®) ou **ambenonium** (Mytelase®) - Augmentation progressive de la posologie jusqu'à dose optimale, adaptée au patient, à son activité physique et aux signes de surdosage - **Durée d'action brève** (4-5h) : prises répétées dans la journée (3 à 20 cp/j) ➜ Efficacité moindre (voire intolérance) dans les formes à Ac anti-MuSK
		Crise cholinergique	= En cas de surdosage : - Effet muscarinique : **hypersécrétion bronchique, intestinale, salivaire et sudorale**, **myosis**, **diarrhée** - Effets nicotiniques : **fasciculations**, **crampes** - Risque de **majoration du déficit moteur** et de **détresse respiratoire**
	TTT de fond	Immuno-suppresseur	- **Corticothérapie** : en cas de forme mal équilibrée par les anticholinestérasiques et non améliorée par la thymectomie, introduction à l'hôpital à dose lentement progressive - Immunosuppresseur : - En 1ère ligne : **azathioprine**, **mycophénolate mofétil** - En 2nd ligne : **rituximab**, **ciclosporine**, **cyclophosphamide**
		Thymectomie	- Indiquée en cas de thymome ou chez le sujet jeune < 40 ans avec hyperplasie thymique ➜ Non indiquée en cas de forme à Ac anti-MuSK - A distance d'une poussée, en milieu spécialisé, avec traitement péri-opératoire optimal - Amélioration tardive de la symptomatologie **en 12 à 18 mois**
	TTT de crise		- **Immunoglobulines polyvalentes IV** ou **échanges plasmatiques** ➜ **Bolus de corticoïdes** contre-indiqué : bloque la jonction neuromusculaire à haute dose
	Contre-indications		= Contre-indication de tous médicaments susceptible d'altérer la transmission neuromusculaire ➜ **Carte de myasthénie** avec liste des médicaments contre-indiqués
		Relative	- **Phénotiazine** - **Carbamazépine** - **Benzodiazépine** - **Neuroleptique** - **Vérapamil** - **Lithium** - **Progestérone** - **Corticoïdes**
		Absolue	- **Curare** (sauf curare non dépolarisant d'action rapide sous monitorage : **atracurium**) - **β-bloquant** (toute forme, même locale) - Antibiotique : **aminoside, cycline injectable**, **macrolide**, **fluoroquinolone**, **colimycine** - Anti-épileptique : **phénytoïne, diphényl-hydantoïne, triméthadione** - **Dantrolène** - **D-pénicillamine** - **Quinine**, **quinidine**, **chloroquine** - Anti-arythmique : **procaïnamide**
	Grossesse		= Possible sous **anticholinestérasique**, poussées en post-partum dans **30%** des cas
	Crise myasthénique		= **Troubles respiratoires** avec **dyspnée** et **encombrement** ➜ risque vital - Transfert en réanimation dès les 1er signes d'alarme : fausses routes répétées, toux inefficace, encombrement bronchique, accès dyspnéique, CV < **60%** - **Intubation** (critères identiques à la PRNA), et **aspiration des sécrétions** - Mise en place d'une **SNG** - TTT symptomatique : **prostigmine IV** ou **IM** (± renouvelée) + **atropine IM** - TTT étiologique : **échange plasmatique, immunoglobuline polyvalente IV** ➜ **Interruption du traitement anticholinestérasique pendant 72h si doute** entre une **crise cholinergique** (amélioration) et une **crise myasthénique** (aucune amélioration)

<table>
<tr><th colspan="4">SYNDROME DE LAMBERT-EATON</th></tr>
<tr><td colspan="4">Syndrome myasthénique de Lambert-Eaton = maladie auto-immune : bloc pré-synaptique par auto-Ac anti-canaux calciques voltage-dépendant à l'origine d'une insuffisance de libération de l'ACh
- Surtout chez le sujet masculin > 40 ans</td></tr>
<tr><td>Cause</td><td colspan="3">- Syndrome paranéoplasique dans 70% des cas : - Cancer bronchique à petites cellules dans 50% des cas
- Autre : cancer rénal, cancer vésical...
- Associé à une maladie auto-immune dans 15% des cas : maladie de Biermer, Gougerot-Sjögren....
- Isolé dans 15% des cas</td></tr>
<tr><td rowspan="3">Diagnostic</td><td>C</td><td colspan="2">- Déficit moteur des membres inférieurs avec fatigabilité excessive, sans amyotrophie
- Réflexes faibles ou absents (surtout aux MI), facilités par la recherche après un effort musculaire
- Signes d'atteinte céphalique moins fréquents → plutôt évocateur d'une myasthénie
- Dysautonomie cholinergique possible : mydriase, dysautonomie, sécheresse buccale, impuissance...</td></tr>
<tr><td rowspan="2">PC</td><td>ENMG</td><td>- Effondrement des réponses motrices au repos : amplitude très diminuée
- Potentialisation post-effort : augmentation > 100% immédiatement après tétanisation
- Incrément > 100% à la stimulation nerveuse répétitive à haute fréquence (10-50 Hz)</td></tr>
<tr><td>Bio</td><td>- Ac anti-canaux calcium pré-synaptiques voltage-dépendant (50% des cas)</td></tr>
<tr><td>TTT</td><td colspan="3">- TTT symptomatique : amifampridine = 3-4 diamino-pyridine (↗ le nombre de quanta d'ACh libérés)
- TTT de fond : - Forme paranéoplasique : traitement du cancer
- Autres formes : traitement immunosuppresseur ou immuno-modulateur</td></tr>
</table>

<table>
<tr><th colspan="3">AUTRES ATTEINTES DE LA JONCTION NEUROMUSCULAIRE</th></tr>
<tr><td rowspan="2">Autres</td><td>Botulisme</td><td>= Ingestion de conserve avariée contenant une neurotoxine paralysante produite par des Clostridium
- 12-35h après ingestion : nausées, vomissements, troubles de la vision, diplopie, sécheresse des muqueuses buccales et trachéales, déficit moteur généralisé (à prédominance proximale)
→ Evolution possiblement grave, avec risque de complications respiratoires
- ENMG : trouble pré-synaptique de libération de l'ACh (aspect similaire au syndrome de Lambert-Eaton)</td></tr>
<tr><td>Autres</td><td>- Venins de serpent
- Intoxication au magnésium
- Traitement par D-pénicillamine
- Syndromes myasthénique congénital (génétique, très rare)</td></tr>
</table>

ITEM 97 : MIGRAINES – ALGIES DE LA FACE

MIGRAINE

Migraine : survenue de crises rapprochées, parfois sévères (jusqu'à plusieurs crises/semaines chez 10% des migraineux)
- Plus fréquente des céphalées primaires = **10 à 15%** de la population générale, prédominance féminine (3/1) chez l'adulte
- Début possible à tout âge, mais débute < 40 ans dans 90% des cas, s'améliore généralement après 50-60 ans
- **Migraine hémiplégique familiale** (très rare) : migraine avec aura motrice à transmission autosomique dominante

→ La migraine avec aura est un FdR indépendant d'**infarctus cérébral** chez la femme < 45 ans

Physio

Mécanisme : **hyperexcitabilité neuronale** d'origine génétique (polygénique) et environnementale
- Céphalées déclenchées par **l'activation du système trigémino-vasculaire** : inflammation péri-vasculaire, vasodilatation
- **Aura migraineuse** : traduction clinique d'un dysfonctionnement cortical transitoire à point de départ occipital (trouble visuel) ou pariétal (trouble sensitif), se propageant de proche en proche vers l'avant (dépression corticale envahissante)

Diagnostic

= Repose sur l'interrogatoire et la normalité de l'examen clinique : aucun bilan complémentaire si clinique typique

Migraine sans aura

- Prodrome : **troubles de l'humeur, sensation de faim, asthénie, bâillement...**
- **Céphalée** :
  - Siège : temporale ou sus-orbitaire, unilatéral avec alternance du côté selon les crises
  - Apparition : rapidement progressif (maximale en quelques heures), peut réveiller le patient (notamment en fin de nuit)
  - Type : pulsatile, accentuée en cas d'effort physique ou de concentration
  - Durée : entre **4 à 72h** (moyenne : 12-24h), récupération complète à l'issue de la crise
- Signes associés :
  - **Nausées** et **vomissements** fréquents, parfois avec **signes vasomoteurs**
  - **Photophobie** et **phonophobie** : isolement dans un endroit calme et peu éclairé
- Chez l'enfant : crises plus courte (souvent < 4h), **pâleur**, **troubles digestifs**, calmée par le sommeil
- Equivalent migraineux chez l'enfant : **migraine abdominale, vomissements cycliques, vertige paroxystique, torticolis paroxystique, migraine confusionnelle**

MIGRAINE AVEC AURA

= Présence de signes neurologiques focalisés, le plus souvent « positifs », précédant ou accompagnant la céphalée migraineuse, classiquement controlatéraux, présent ou non d'une crise à l'autre
- Apparition progressive **≥ 5 minutes** (« marche migraineuse ») avec régression complète en **< 1h**
- Associant parfois plusieurs types d'aura (en débutant par l'aura visuelle, puis troubles sensitifs, puis du langage)
- Parfois par crise isolée (sans céphalée) chez **1/3** des patients, voire jamais accompagnée de céphalées (5%)

Aura visuelle

= « **Migraine ophtalmique** » : la plus fréquente (99% des cas), purement visuelle dans 90% des cas
- **Scotome scintillant** : point lumineux dans une partie du champ visuel des 2 yeux, persistant les yeux fermés, s'élargissant sous forme d'une ligne brisée et laissant place à un **scotome central**
- Autre :
  - Unilatérale : **phosphène** ou **scotome** d'un seul œil
  - Complexe : **vision kaléidoscopique**, **trouble de la perception visuelle** (**métamorphopsie** : déformation de la forme des objets), voire **hallucinations visuelles élaborées**
- Phénomène négatif d'extension progressive : **flou visuel, scotome, hémianopsie**, voire **cécité**

Aura sensitive

- **Paresthésies** non douloureuses, touchant typiquement les 1er doigts de la main et le pourtour des lèvres du même côté (**chéiro-orale**)
- Extension progressive au coude, puis à l'hémiface, et plus rarement à l'hémicorps

Autres

- **Troubles du langage** (plus rare) : **manque du mot, dysarthrie**, parfois **aphasie totale**
- **Aura motrice** (très rare) : troubles moteurs de sévérité variable (ophtalmoplégie, hémiplégie...), uni- ou bilatéraux, associés à des troubles sensitifs et/ou des troubles du langage
- **Migraine basilaire** (rare, bruyante) : **troubles visuels, diplopie, ataxie, troubles de vigilance, coma**

Autres arguments

- Ancienneté de l'histoire : début **< 40 ans** généralement, parfois **dans l'enfance** (5 à 10% des cas)
- **Antécédents familiaux de migraine** dans **70%** des cas

Facteur favorisant/ déclenchant

- **Contrariété, stress**, ou à l'inverse **détente brutale** (migraine de weekend)
- Hormonaux : **règles** (migraine cataméniale), **contraception orale**
- **Aliments** : chocolat, vin blanc, alcool, repas trop riche, agrume...
- Sensoriels : **lumière clignotante**, **décor rayé** d'une pièce, **bruit**, **odeur**
- Méconnu :
  - Condition de vie : **sommeil trop prolongé, hypoglycémie de mi-journée** (saut de repas)
  - **Facteurs climatiques** : vent, chaleur humide, froid...

Intrication avec une autre cause de céphalée

- Association **céphalées de tension** et **migraines** (fréquente) : persistance de céphalées de fond les accès migraineux, personnalité anxieuse, tension musculaire douloureuse des muscles de la nuque
- Association **migraine** et **prise abusive de médicaments** : la surconsommation de médicaments (spécifiques ou non de la migraine) induit une accoutumance avec majoration des céphalées

<table>
<tr><td rowspan="4">Diagnostic</td><td rowspan="2">CRITERE ICHD-3</td><td>Migraine sans aura</td><td>- A : ≥ 5 crises répondant aux critères
- B : Durée de 4 à 72h (sans traitement)
- C : ≥ 2 caractéristiques parmi : - Unilatéral - Modérée/sévère
- Pulsatile - Aggravée par les efforts physiques de routine
- D : ≥ 1 signe associé : nausées/vomissements ou photo-phonophobie
- E : Non attribuable à une autre affection</td></tr>
<tr><td>Migraine avec aura</td><td>- A : ≥ 2 crises répondant aux critères
- B : Aura entièrement réversible : visuelle (tache, lumière scintillante, perte de vision), sensitive (fourmillement, hypoesthésie), ou trouble du langage → non moteur ou basilaire
- C : ≥ 2 caractéristiques parmi : - ≥ 1 symptôme développé progressivement en > 5 minutes et/ou différents symptômes de survenue successive
- Chaque symptôme dure 5 à 60 minutes
- ≥ 1 symptôme unilatéral
- Accompagnée ou suivi de céphalées dans les 60 minutes
- D : Non attribuable à une autre affection</td></tr>
<tr><td>PC</td><td>IRM cérébrale</td><td>- Normale chez le sujet migraineux (ou possible hypersignal non spécifique de la substance blanche cérébrale chez le migraineux avec aura)
- Indication: - Début > 50 ans
- Céphalées toujours du même côté
- Aura: début brutal, prolongé > 1h, atypique (basilaire, motrice), sans symptôme visuel
- Crise inhabituelle (en durée ou intensité) ou aggravation récente
- Anomalie à l'examen clinique</td></tr>
<tr><td>DD</td><td colspan="2">- Migraine sans aura = céphalées paroxystiques répétées : attaque de panique, tumeur cérébrale intra-ventriculaire (kyste colloïde du 3ème ventricule...)
- Migraine avec aura : - Signe neurologique sans céphalée : AIT, épilepsie partielle
- Migraine avec aura secondaire : malformation artério-veineuse, lupus, SAPL, CADASIL</td></tr>
<tr><td rowspan="8">TTT</td><td colspan="3">- RHD : régularité des repas et du sommeil, consommation de caféine modérée et sans sevrage le weekend...
- Suppression des facteurs déclenchant : contraception adaptée, arrêt du tabac...
- En cas de migraine avec aura : contre-indication à une contraception oestroprogestative</td></tr>
<tr><td rowspan="7">TTT de crise</td><td colspan="2">= Prise seulement au moment de la crise, le plus précocement possible, sans dépasser les doses prescrites
- Le traitement est efficace sur les céphalées et les signes d'accompagnement, mais pas sur l'aura
- En cas de nausées/vomissements précoces : voie nasale, rectale ou injectable ± prise d'antiémétique</td></tr>
<tr><td>Antalgique</td><td>- Aspirine (0,5 à 2 g) (± forme associée au métoclopramide (Migpriv®))
- AINS : kétoprofène ou ibuprofène (AMM) ou hors AMM (naproxène...)
- Paracétamol (1-2 g) : alternative moins efficace</td></tr>
<tr><td>Triptan</td><td>= Agoniste spécifique et puissant des récepteurs sérotoninergiques 5-HT1 : sumatriptan (Imigrane®), naratriptan (Naramig®), zolmitriptan (Zomig®), élétriptan (Relpax®), almotriptan (Almogran®), frovatriptan (Tigreat®, Isimig®)...
- En 1ère intention pour les crises sévères : non soulagée par AINS au bout de 1 à 2h ou d'emblée si 3 dernières crises non soulagées par AINS seul ou contre-indication aux AINS
- Prise précoce recommandée (mais efficace aussi en cas de prise à distance du début de la crise)
- Sans nouvelle prise en cas d'échec (sans effet sur la même crise)
- Maximum 2 prises/jour, en essayant de ne pas dépasser 8 jours de prises/mois
- Effets secondaires : nausées, vertige, somnolence, douleur/lourdeur/pression thoracique, cervical ou des membres, palpitations, tachycardie, exceptionnellement spasme coronaire
- Contre-indication : coronaropathie, HTA non contrôlée, AVC/AIT, syndrome de WPW (zolmitriptan), association aux dérivés ergotés, macrolide ou antiprotéase, grossesse</td></tr>
<tr><td>Dérivés ergotés</td><td>= Usage limité : risque d'ergotisme en cas de surdosage (vasoconstriction sévère)
- EI : paresthésie, trouble circulatoire périphérique, nausées, vomissements
- Contre-indication : coronaropathie, HTA non contrôlée, AOMI, AVC, insuffisance rénale, insuffisance hépatique, association aux triptans</td></tr>
<tr><td>Non recommandé</td><td>- Caféine : risque d'abus médicamenteux/addiction
- Opioïde : augmente les nausées, risque d'abus médicamenteux/addiction</td></tr>
<tr><td>En cas d'aura</td><td>- AINS/antalgique à prendre dès le début de l'aura (peut écourter les céphalées)
- Triptan à prendre seulement au début des céphalées (risque d'inefficacité sinon)
→ Aucun traitement n'est efficace pour écourter l'aura</td></tr>
</table>

TTT	*TTT de fond*			- Indication : crises fréquentes **> 2-3/mois depuis > 3 mois**, sévères, longues ou répondant mal au TTT de crise - Efficacité du traitement estimée après 2 mois : - En cas d'échec : **changement de traitement** ou **↗ de posologie** - En cas d'efficacité : poursuivi **6 à 18 mois**
		β-bloquant		= En 1ère intention : **propranolol** ou **métoprolol** ou hors AMM (**timolol, aténolol, nadolol**) - EI : asthénie, ↘ tolérance à l'effort, plus rarement insomnie, cauchemar, impuissance, dépression - CI : asthme, BAV, bradycardie, syndrome de Raynaud, insuffisance cardiaque non contrôlée - Possibilité d'aggravation des migraines avec aura
	Autres traitements de fond	Anti-sérotoninergique	**Oxétorone** Nocertone®	- EI : somnolence, prise de poids, diarrhée, hyperprolactinémie - CI : glaucome, HBP
			Pizotifène Sanmigran®	- EI : somnolence, prise de poids, nausées - CI : glaucome, HBP
		Anti-dépresseur	**Amitriptyline** Laroxyl®	- EI : somnolence, prise de poids, xérostomie, trouble de libido - CI : glaucome, HBP
		Anti-épileptique	**Topiramate** Epitomax®	- EI : paresthésie, troubles cognitifs, irritabilité, dépression, perte de poids, calcul rénal, myopie, syndrome psychotique - CI : allergie aux sulfamides
		Anti-calcique	**Flunarazine** Sibelium®	- Durée limitée à 6 mois - EI : somnolence, prise de poids, dépression, syndrome parkinsonien - CI : syndrome dépressif, syndrome extrapyramidal
		Autres		= Rarement utilisé, hors AMM : **venlafaxine, valproate de sodium, candésartan…**
	Etat de mal migraineux			**= Crise persistant > 72h** (crise unique ou plusieurs crises sans rémission) avec retentissement important sur l'état général : favorisé par un **abus médicamenteux** ou un **syndrome dépressif** - **Sumatriptan SC** (sauf si 2 prises de triptan en 24h ou prise de dérivé ergoté) - En cas d'échec : hospitalisation pour **réhydratation, AINS IV ± antiémétique** voire **amitriptyline IV**
	Chez la femme enceinte			- Contre-indiqués : **triptan, aspirine/AINS** > 24 SA, **dérivé ergoté** - Autorisé : **paracétamol, aspirine/AINS** en début de grossesse, **β-bloquant, amitriptyline**

CEPHALEE DE TENSION

= **Douleur dysfonctionnelle** avec interaction de **facteurs périphériques myogènes** (crispation des muscles péri-crâniens : mauvaise posture de la tête et du cou, sédentarité), de **facteurs neurologiques centraux** (dysfonction des systèmes de contrôle de la douleur) et de **facteurs psychologiques** (stress psychologique : contrariété, surmenage…)
- Très fréquente = **30 à 80%** de la population, banale, souvent associée à la migraine

Diagnostic	- **Céphalées** : - Localisation : bilatérale, antérieur (barre frontale) ou postérieur (avec cervicalgie) - Type : serrement, étau, pression, brûlure, fourmillement, écoulement liquidien, sensation de tête vide - Intensité : légère à modérée, permettant la poursuite de l'activité, non augmentée par le mouvement - **Episodique** (< 15 jours/mois) - A l'examen : **crispation, sensibilité à la pression des muscles faciaux et cervicaux**
TTT	- Antalgique de palier I : **paracétamol, aspirine, AINS** - Prise en charge non médicamenteuse : **hygiène de vie, physiothérapie, relaxation, gestion du stress** - Forme fréquente ou chronique invalidante : **amitriptyline** à faible dose, **venlafaxine**, **gabapentine**, **duloxétine**

CEPHALEE CHRONIQUE QUOTIDIENNE

= Céphalées **> 15 jours/mois** depuis **> 3 mois** : plus fréquent chez la femme entre 40 et 50 ans, anxieuse et/ou déprimée
- Complique des **migraines** ou des **céphalées de tension épisodique**, fréquemment associée à un **abus médicamenteux**

Diagnostic		- **Céphalées migraineuses** ou **de tension** de plus en plus fréquentes, puis quotidiennes - Prise des traitements de crise de plus en plus fréquente, dès la moindre céphalée, voire préventive
	Critères	- Migraine chronique : céphalées > 15 jours/mois dont **> 8 jours** de céphalées migraineuses - Abus médicamenteux : - Sous **triptan** ou **opiacé** : prise médicamenteuse **> 10 jours/mois** - Sous **AINS** ou **antalgique simple** : prise médicamenteuse **> 15 jours/mois**
TTT		- **Education thérapeutique** : prise limitée du traitement de fond - **Sevrage médicamenteux ambulatoire** ou **hospitalier** : **amitriptyline** à dose progressive ou **topiramate** - Migraine chronique résistante : **injection de toxine botulique** (hors AMM)

ALGIE VASCULAIRE DE LA FACE

= Principale **céphalée trigémino-autonomique** : céphalée primaire rare

Diagnostic		**= Crises douloureuses stéréotypées**, parfois déclenchées par la prise d'alcool - Terrain : homme jeune (20 à 40 ans) - Douleur : - **Intensité extrême, maximale en quelques minutes** - Type : **déchirement, arrachement**, voire **brûlure** - Localisation : **strictement unilatérale** (toujours du même côté), **péri-orbitaire,** non systématisée - Durée **de 15 à 180 minutes**, pouvant survenir à heure fixe (après les repas ou la nuit), fin brutale - Manifestations neurovégétatives homolatérales : **larmoiement, rougeur conjonctivale, congestion nasale, œdème palpébral, sudation** et **rougeur cutanée, impression de plénitude d'oreille, syndrome de Claude Bernard-Horner**
	Critères ICHD-3	- A : **≥ 5 crises** répondant aux critères - B : Douleur **sévère/très sévère, unilatérale, sus-orbitaire** et/ou **temporale**, durant **15 à 180 minutes** - C : ≥ 1 caractéristique : - **Signes neuro-végétatifs homolatéraux** - **Impression d'impatience** ou **agitation** - D : Fréquence des crises **ente 1 tous les 2 jours** et **8/jour** en période active - E : Non expliqué par une autre cause
	Bilan	- **IRM cérébrale** systématique après la 1ère crise pour éliminer une céphalée secondaire
Evolution	**Algie vasculaire épisodique**	= Plusieurs crises quotidiennes (de 1 à 8, en moyenne 3), pendant des périodes de **2 à 8 semaines** - Volontiers saisonnières, pouvant disparaître pendants des mois/années avant de récidiver
	Algie vasculaire chronique	= Absence de rémission = **1 an sans rémission > 1 mois** : rare (10% des cas) - Exploration lors de la 1ère crise pour éliminer un diagnostic différentiel (dissection carotidienne...) - TTT : **lithium,** voire **stimulation bilatérale du grand nerf occipital** en cas d'échec
TTT	RHD	- Eradication de l'alcool - Horaires de sommeil réguliers, éviter les siestes
	TTT des accès	- **Sumatriptan injectable SC** : disparition des crises en 3-10 minutes, maximum 2 injections/jour - **Oxygénothérapie au masque facial** (≥ 12-15L/min pendant 15-20 minutes)
	TTT de fond	= En période douloureuse si traitement des accès insuffisant : 2 à 8 crises/jour ou épisodes longs - **Vérapamil** (Isoptine®) en 1ère intention - Autres : - **Corticoïdes** : 1 mg/kg pendant 7 jours, risque de rebond à l'arrêt - **Méthygerside** (Désernil®), **indométacine** - **Injection sous-occipitale de corticoïdes**

AUTRES CEPHALEES TRIGEMINO-AUTONOMIQUES

Type	**Hémicrânie paroxystique**	= **Douleur très intense, orbitaire**, souvent accompagnée de **signes neurovégétatifs** - **Crises brèves** (2 à 45 minutes) et **fréquentes** (5 à 30/jour), épisodique ou chronique - Forte prépondérance féminine (7/1) - Disparition des crises sous **indométacine** en quelques jours : critère diagnostique
	Hemicrania continua	= **Douleur unilatérale fixe, quotidienne** et **permanente, crânienne** et/ou **faciale**, avec **exacerbations d'allure migraineuse** et **symptômes trigémino-autonomiques** - Disparition des crises sous **indométacine** en quelques jours : critère diagnostique
	Syndrome SUNCT	= ***Short-lasting unilateral neuralgiform headache attacks with conjonctival injection and tearing*** : **douleurs** très intenses, accompagnées d'un **larmoiement** et d'une **injection des conjonctives**, survenant par crises brèves (< 3 minutes) et fréquentes (5 à 80/jour, souvent par salves), lors d'épisodes de quelques jours à quelques mois, 1 à 2 fois/an - Indométacine non efficace - TTT : **anti-épileptique**

NEVRALGIE DU TRIJUMEAU

= Algies de la face fréquentes, cause variée : **essentielle** ou **symptomatique** (2ndr à une lésion sous-jacente)
- Emerge du tronc cérébral au niveau de l'angle ponto-cérébelleux, croisé par l'artère cérébelleuse supérieure, pénètre l'os pétreux, donne le ganglion de Gasser, puis se sépare en branches V1 (ophtalmique), V2 (maxillaire) et V3 (mandibulaire)

Diagnostic

Névralgie essentielle du trijumeau

- Mécanisme : compression de la racine du nerf trijumeau par une **branche de l'artère basilaire** (généralement l'**artère cérébelleuse supérieure**), le plus souvent chez la femme > 50 ans

C

- **Douleur** : - Toujours unilatérale, au territoire **V2** (40%), **V3** (20%) et rarement **V1** (10%)
  - Type : **décharges électriques fulgurantes**, durée très brève (quelques secondes), responsable d'un « tic douloureux »
  - Evolution : **salves** de quelques minutes, séparées par des intervalles libre, se répétant plusieurs fois par jour pendant quelques jours à semaines
- Mode de déclenchement : **spontané**, lors d'activités spécifiques (identifiées par le patient : **ouverture de la bouche, mastication**...) ou par **effleurement d'une zone cutanée ou muqueuse** (« zone gâchette ») amenant à des **comportements d'évitement**
- Examen neurologique normal : ø hypoesthésie, ø déficit moteur du V3, réflexe cornéen normal

Névralgie secondaire

- Douleur moins intense, persistance d'un **fond douloureux** entre les accès
- Localisation : dans le territoire du V1 et/ou atteinte de 2 territoires
- Anomalie clinique : **hypoesthésie**, **V3 moteur** (masséters, ptérygoïdiens), **autres nerfs crâniens**

➜ **IRM cérébrale injectée** avec coupes fines sur le tronc cérébral et le trijumeau

Atteinte intra-axiale (tronc cérébral)	- **SEP** - **Tumeur intra-axiale** - **Infarctus latéro-bulbaire** - **Syringobulbie**
Atteinte de l'angle ponto-cérébelleux	- **Neurinome du VIII** - **Tumeur** : **méningiome, cholestéatome**... - **Anévrisme de l'artère basilaire** - **Zona** du ganglion trigéminal de Gasser
Atteinte de la base du crâne	- **Tumeur locale** : **cancer du cavum étendu, méningiome** (du sinus caverneux)... - **Méningite carcinomateuse** ou **infectieuse** - **Fracture** : **base du crâne, sinus, massif facial** - **Thrombose veineuse du sinus caverneux** - **Microangiopathie du V** : **diabète**, **Goujerot-Sjögren**, **sclérodermie**...

TTT

Médical	- **Carbamazépine** (Tégrétol®) : en 1ère intention pendant les périodes d'accès douloureux, à dose minimale efficace (généralement 600 à 1600 mg/j) - Autre : **oxcarbamazépine, baclofène, clonazépam, lamotrigine, gabapentine, tricyclique, neuroleptique**
Chirurgical	➜ Indiqué dans les formes rebelles au traitement médicamenteux, après exploration par **angio-IRM** - **Thermocoagulation percutanée du ganglion de Gasser** : action ciblée, préserve la sensibilité cutanée dans **80%** des cas, peut être renouvelée en cas de récidive - **Intervention de Jannetta** : décompression vasculaire microchirurgical du nerf V

AUTRES NEVRALGIES FACIALES ET CRÂNIENNES

Types

Névralgie du glosso-pharyngien

= Très rare : douleur comparable à la névralgie du trijumeau
- Topographie : **base de la langue**, **fond de la gorge**, **amygdale** et **conduit auditif externe**
- Facteur déclenchant : **parole, déglutition, mouvement du cou**

➜ Difficile à différencier d'une névralgie secondaire : **IRM** systématique

Névralgie d'Arnold

= **Névralgie essentielle occipitale** : **nerf d'Arnold** (branche postérieur de C2), innervant le cuir chevelu depuis l'occiput jusqu'au vertex (**n. grand occipital**) et la région rétro-auriculaire (**n. petit occipital**)
- Topographie : **région occipitale unilatérale** (plus rarement bilatérale), irradiant vers le **vertex**, parfois jusqu'à la **région orbitaire**
- Durée : - **Permanente** : élancements sur fond de brûlures, évoluant par crises, volontiers déclenchées par des mouvements de la tête et du cou
  - **Pulsatile** : à type de migraine
- Examen clinique : **déclenchement de la douleur en appuyant sur la zone d'émergence du nerf** (base du crâne, au niveau de la naissance des cheveux)
- Parfois liée à une cause locale : **lésion cervicale haute...**
- TTT : **AINS** (Indocid®) ± **clonazépam, infiltrations locales de corticostéroïdes** ou **d'anesthésique**

ITEM 98 : CEPHALEES

Céphalée = toute plainte douloureuse centrée sur la région crânienne : motif fréquent de consultation
- **Céphalées primaires** = sans lésion causale sous-jacente (migraine, céphalée de tension, céphalée chronique quotidienne) : très fréquentes, évolue de façon récurrente et chronique dans la majorité des cas → diagnostic uniquement clinique
- **Céphalées 2^{ndr}** = lésion locale ou générale sous-jacente : généralement céphalées récentes et inhabituelles → exploration

Clinique	Caractéristiques		= **Début** (soudain ou progressif), **durée** (heures, jours, mois, années = aiguë ou chronique), **atcd de céphalées**, (céphalée inhabituelle ou nouvelle crise) et **évolution** (aggravation, stable, amélioration spontanée, récurrences) - **Céphalées récentes à début soudain** ou **d'aggravation progressive** : évocatrice de céphalées 2^{ndr} - **Céphalées chroniques paroxystiques** ou **quotidiennes** : évocatrice de céphalées primaires → L'apparition des céphalées récentes inhabituelles chez un patient avec céphalées chroniques doit faire entreprendre des explorations complémentaires - Autres : **facteurs favorisants, siège, type de douleur, intensité, fréquence et durée des crises, signes associés**
Clinique	SC		- Examen général : PA, température, auscultation cardiaque (souffle), examen cutané (purpura) - Examen neurologique : raideur méningée, signes de focalisation, examen des pupilles (myosis, mydriase, syndrome de Claude Bernard-Horner), acuité visuelle, champ visuel, examen du FO (œdème papillaire) - Examen locorégional : artères temporales > 50 ans (Horton), auscultation cervicale, examen des sinus, palpation des muscles cervicaux (contracture)
Orientation diagnostique			→ Toute **céphalée récente** (**soudaine** ou **progressive**) et **inhabituelle** doit être considérée comme une urgence
Orientation diagnostique	Céphalée récente	A début soudain	- A discuter en 1er : **hémorragie sous-arachnoïdienne, méningite, HTIC aiguë, syndrome de vasoconstriction cérébrale, 1ère crise de migraine** - Autre : **hématome cérébral, dissection cervicale, glaucome aigu, sinusite aiguë**
Orientation diagnostique	Céphalée récente	D'aggravation progressive	- **HTIC subaiguë : tumeur, abcès, hématome sous-dural...** - Autre : **thrombose veineuse cérébrale, méningite subaiguë, maladie de Horton**
Orientation diagnostique	Céphalée chronique	Continue	- **Céphalées de tension, abus d'antalgiques, post-traumatiques, cervicalgies chroniques** - Autres : **hyperviscosité sanguine, insuffisance respiratoire...**
Orientation diagnostique	Céphalée chronique	Paroxystique	- **Migraine** (cause la plus fréquente), **malformation artério-veineuse, névralgie d'Arnold**, céphalées essentielles diverses (**céphalées d'effort, toux, coïtale, au froid...**)
Examens complémentaires	**Scanner cérébral sans injection**		- Céphalée brutale: - Hyperdensité spontanée des espaces sous-arachnoïdiens: **hémorragie méningée** - Hyperdensité du parenchyme cérébral/cérébelleux: **hématome parenchymateux** - Céphalée récente progressive : **processus expansif** ou **hydrocéphalie** - En l'absence de cause évidente : compléter par un **scanner injecté** ou une **IRM** → Un scanner cérébral normal ne permet pas d'écarter une cause lésionnelle : **5-10%** des hémorragies méningées, **30%** des thromboses veineuses cérébrales, la quasi-totalité des dissections cervicales au stade aigu et la quasi-totalité des méningites
Examens complémentaires	**IRM cérébrale**		- Suspicion de **thrombose veineuse cérébrale** - Diagnostic de **dissection artérielle** (imagerie vasculaire cervicale), de **nécrose ou d'hémorragie hypophysaire**, **d'hypotension intracrânienne** ou de **pachyméningite** - Plus sensible que le scanner pour les **hémorragies méningées** (T2-FLAIR et T2*)
Examens complémentaires	Autres imageries cérébrales		**- Imagerie des artères intracrâniennes = angioscanner** ou **angio-IRM** : anévrisme rompu (hémorragie méningée) ou non rompu (suspicion de fissuration), vasospasme **- Imagerie des artères cervicales = angioscanner** ou **angio-IRM** : dissection cervicale **- Angiographie cérébrale conventionnelle** très rarement indiquée : hémorragie méningée (traitement endo-vasculaire d'un anévrisme), suspicion de thrombose veineuse avec IRM normal ou suspicion d'angiopathie cérébrale aiguë ou d'angéite cérébrale non visible à l'angioscanner/IRM
Examens complémentaires	**Ponction lombaire**		**- En 1ère intention** (avant toute imagerie cérébrale) **si syndrome méningé fébrile**, en l'absence de troubles de la conscience ou de signes neurologiques focaux **- Après un scanner normal** devant toute céphalée récente et inhabituelle brutale ou progressive : recherche d'une hémorragie sous-arachnoïdienne (LCS hémorragique) ou d'une méningite **- Mesure de pression au manomètre** ou **par tubulure** : patient en décubitus latéral gauche, abdomen non contracté, avant soustraction de liquide → N = **10-20 cm d'eau**, HTIC si **> 25 cm** (adulte) ou **28 cm** (enfant)
Examens complémentaires	Autres		**- Echo-Doppler cervical** : en cas de suspicion de dissection des artères cervicales **- Examen ophtalmologique** : recherche d'un œdème papillaire (HTIC) ou d'une atteinte ophtalmologique **- Scanner des sinus** et **examen ORL** : si suspicion de pathologie ORL

Pathologie intra-crânienne et méningée		**Hémorragie sous-arachnoïdienne**	= **10 à 30%** des céphalées soudaines : apparition explosive (en « coup de tonnerre »), très intense, pouvant régresser totalement en cas d'**hémorragie méningée de faible abondante** (céphalée « sentinelle » d'une rupture d'anévrisme) ou de **syndrome fissuraire d'une MAV** - **Scanner cérébral** en urgence (Se = 90% dans les 24h, 50% la 1ère semaine) - **IRM** (FLAIR et T2* écho de gradient : meilleure sensibilité) - **PL** en urgence : devant toute céphalée « explosive » avec imagerie cérébrale normale - Imagerie vasculaire : **angioscanner, angio-IRM, artériographie cérébrale**
		Thrombose veineuse cérébrale	= Céphalée habituellement récente et progressive : quasi-constante, associée à d'autres signes d'HTIC ou parfois isolées (2-3%) - **Signes focaux bilatéraux** et **à bascule**, contexte (femme jeune, post-partum...) - **Imagerie cérébrale + imagerie du système veineux** (IRM ou angioscanner veineux) - Complication : **infarctus veineux** avec lésion oedémateuse souvent hémorragique - TTT : - **Anticoagulant** en urgence (même en cas de suffusion hémorragique) - **PL évacuatrice** (avant le traitement anticoagulant) possible en cas d'HTIC
	Cause vasculaire	**Hématome/ infarctus cérébral**	- **Céphalée aiguë fréquente**, notamment en cas d'**hématome intra-parenchymateux**, surtout de localisation cérébelleuse, association quasi-constante à un **déficit focal**
		Syndrome de vasoconstriction cérébrale	= **Angiopathie cérébrale aiguë réversible** : cause fréquente de céphalée soudaine - **Céphalées « en coup de tonnerre »,** durant 5 minutes à plusieurs heures, possiblement répétées **en salves** durant **1 à 3 semaines** - Possiblement accompagnée de **déficits focaux** et de **crises comitiales** - Contexte évocateur : post-partum ++, rapport sexuel, prise de vasoconstricteur (dérivé ergoté, antidépresseur ISRS, cannabis)... - Complication : **hémorragie** ou **infarctus cérébral, hémorragie méningée** **- Angio-IRM/angioscanner** : rétrécissements artériels intracrâniens diffus et segmentaires, réversibles en 1 à 3 mois - TTT : repos, **inhibiteur calcique** = **nimodipine**
		Encéphalopathie hypertensive/ éclampsie	= **Leuco-encéphalopahie postérieure réversible (PRESS)** : - Contexte : **HTA maligne, pré-éclampsie, toxique...** - Tableau aigu/subaigu : **céphalées, troubles visuels** (HLH, cécité corticale), **crises comitiales** - **IRM** : hypersignaux de la SB, principalement postérieurs, par **œdème vasogénique** - Evolution favorable avec le traitement de la cause
		Nécrose pituitaire	= **Céphalée brutale** associée à des **troubles visuels**, diagnostic à l'**IRM**
		Processus expansif intracrânien	**= Céphalées par hypertension intracrânienne** : céphalée récente, souvent progressive - Exagération par l'effort et la position couchée - **Vomissements**, pouvant soulager temporairement la céphalée - **Œdème papillaire bilatéral** au FO (inconstant) - Signes parfois associés : **ralentissement psychique**, **diplopie** (atteinte uni- ou bilatérale du VI, sans valeur localisatrice) - **« Eclipses » visuelles** = trouble bilatéral transitoire de la vision : tardif, de signification péjorative - **IRM** ou **scanner injecté** : hydrocéphalie, abcès, tumeur primitive ou 2^{ndr}, hématome sous-dural...
		HTIC bénigne	= Syndrome d'HTIC sans processus expansif à l'imagerie → diagnostic d'élimination - Contexte évocateur : **jeune femme obèse** (prise de poids), prise de **corticoïdes**, **vitamine A** - **PL avec prise de pression** (après imagerie) : confirmation de l'HTIC, soulagement de la céphalée - TTT : **PL soustractive**, **acétazolamide** (Diamox® : diurétique antihypertenseur), **perte de poids**
		Hypotension du LCS	= Baisse de pression du LCS due à une **brèche durale iatrogène** (**PL, anesthésie péridurale, rachianesthésie, infiltration, neurochirurgie**), **traumatique** ou **spontanée** - **Céphalées diffuses**, déclenchées à l'orthostatisme, disparaissant rapidement en 15 minutes en position allongée (syndrome post-PL), **progressive** (85%) ou **soudaine** - Signes parfois associés : **acouphènes, nausées, diplopie** (paralysie du VI) **- IRM cérébrale** : rehaussement intense des méninges après injection de gadolinium, déplacement cranio-caudal des structures encéphaliques, parfois aspect collabé des ventricules - TTT : - **Caféine** - **Injection péridurale de sang autologue** (*blood-patch*) : très efficace - Complication : **hématome sous-dural, thrombose veineuse cérébrale** → aggravation des céphalées, perte du caractère postural

		Méningite et méningo-encéphalite	= **Céphalée fébrile** avec **syndrome méningé** → oriente en urgence vers une méningite infectieuse = PL indispensable - **Méningo-encéphalite** : céphalée précédant les signes neurologiques focaux, les crises d'épilepsies et les troubles de vigilance - **Méningo-encéphalite lymphocytaire** : traitement anti-herpétique (aciclovir) en urgence, avant confirmation virologique (recherche de l'HSV par PCR)
Pathologie loco-régionale		**Dissection artérielle**	= **Dissection de l'artère carotide interne** ou **vertébrale** : **cervicalgie** et/ou **céphalée**, à début brutal, ou parfois plus progressif - Signe associé de dissection carotidienne : **syndrome de Claude Bernard-Horner** par atteinte sympathique (myosis, ptosis, pseudo-énophtalmie), **acouphène pulsatile**, **paralysie du XII** - **Echo-Doppler** ou **angioscanner/angio-IRM** : rétrécissement artériel avec hématome de la paroi - En cas de dissection vertébrale intracrânienne: rechercher une **hémorragie méningée** par IRM et PL (risque de **rupture** par **dissection sous-adventielle**)
Pathologie loco-régionale		**Névralgie d'Arnold**	= Conflit du **nerf occipital** avec la charnière osseuse : - Céphalée en éclair, déclenchée par les mouvements du cou - Partant de la charnière cervico-occipitale et irradiant en hémi-crâne jusqu'à la région frontale
Pathologie loco-régionale	*Affection non neurologique*	**Glaucome aigu**	- **Douleur** à prédominance péri-orbitaire avec **œil rouge, trouble visuel unilatéral** (BAV, halos lumineux) et parfois **mydriase modérée aréactive** - Diagnostic : mesure de la pression intraoculaire
Pathologie loco-régionale	*Affection non neurologique*	**Sinusite aiguë**	- **Céphalées frontales**, souvent très intenses, ↗ en position tête penchée en avant et en position allongée, majorée à la pression des régions sinusiennes, **écoulement nasal purulent** (absent si sinusite « bloquée ») → **scanner des sinus**
Pathologie loco-régionale	*Affection non neurologique*	Affection rhumato-logique	= **Arthrose cervicale, séquelle de fracture/luxation d'une vertèbre cervicale, polyarthrite rhumatoïde** (luxation atloïdo-axoïdienne) - **Céphalées** généralement **postérieures**, **contractures musculaires para-vertébrales** associées
Pathologie générale		**Maladie de Horton**	= **Artérite temporale** : céphalée récente et inhabituelle chez un sujet > 60 ans - **Céphalée en « lourdeur » temporale**, avec un fond continu et une recrudescence lors du contact de la région temporale ou du cuir chevelu - Signes associés : **artère temporale indurée, douloureuse et non pulsatile, AEG, pseudo-polyarthrite rhizomélique** (50% des cas), épisodes de **cécité monoculaire transitoire, infarctus cérébraux, claudication de la mâchoire** → risque immédiat de **cécité définitive**
Pathologie générale		**Intoxication au CO**	= **Céphalée aiguë** ou **chronique** (90% des cas), précédant d'autres signes d'intoxications (**vertiges, étourdissements, troubles visuels, asthénie, sensation ébrieuse**) - ↗ du taux de carboxyhémoglobine (HbCO) : **céphalées intenses** avec **confusion**, voire **coma** si > 30% **- Céphalée chronique** : notamment nocturne ou survenant à l'intérieur d'une pièce spécifique
Pathologie générale		Autres	**- HTA** **- Polyglobulie** **- Hypercapnie** **- Hypoxie** **- Fièvre** - Prise médicamenteuse : **contraception oestroprogestative, dérivé nitré, abus médicamenteux**…
TTT	TTT antalgique		= **Traitement antalgique** non spécifique (**paracétamol, nefopam**) ± associé à un **antiémétique** - Préférer la voie IV en cas de nausées et/ou vomissements - **Aspirine** et **AINS** à éviter : peuvent aggraver une hémorragie intracrânienne - **Sédatifs** à éviter : peuvent masquer des troubles de vigilance
TTT	TTT étiologique	Exacerbation aiguë de céphalée primaire	- Traitement antalgique (AINS) + antiémétique (métoclopramide) IV - Isolement au calme dans un lieu sombre - En cas d'inefficacité des traitements habituels : rechercher une céphalée 2^{ndr}
TTT	TTT étiologique	Céphalées 2^{ndr} graves = TTT de la cause	- Méningite bactérienne : **antibiothérapie** - Anévrisme : **embolisation, chirurgie** - Maladie de Horton : **corticothérapie** - Thrombose veineuse cérébrale : **anticoagulation efficace** - Hydrocéphalie : **dérivation ventriculaire…**

HYPERTENSION INTRA-CRANIENNE

HTIC = augmentation de la pression intra-crânienne **> 15 mmHg** (chez l'adulte)

Physiopathologie		- **Boîte crânienne** = enceinte fermée, inextensible : **Pression intra-crânienne (PIC)** normale = **10 mmHg** - Volume constant = **1400 mL** : **parenchyme cérébral** (88%), **LCR** (9%) et **vaisseaux** (3%)
	Courbe pression-volume	= Allure exponentielle - **Phase de plateau** : PIC stable malgré une augmentation du volume intracrânien par réduction des secteurs liquidiens (ventriculaires, sous-arachnoïdiens et espaces de Virchow-Robin), des espaces vasculaires (essentiellement veineux) et par compliance du système nerveux → phase de compensation - **Phase de décompensation** : augmentation rapide et importante de la PIC pour une augmentation faible de volume intracrânien → La compliance augmente avec **l'âge avancé** et la **présence de sutures crâniennes ouvertes** (enfant)
	Perfusion cérébrale	**Débit sanguin cérébral (DSC) = 50 ml/min pour 100 g de substance cérébrale = 700 ml/min** → La consommation en O_2 diffère entre : - **Substance grise = 80 ml/min/100 g** - **Substance blanche = 20 mg/min/100 g** → Représente **20%** de la consommation d'oxygène totale (pour 2% du poids corporel) - Proportionnel à la pression de perfusion cérébrale (PPC) : **PPC = PAM – PIC** - Inversement proportionnel aux résistances vasculaires (RV) : **DSC = PPC/RV** → Jusqu'à une PPC de **40 mmHg,** le DSC est maintenu à un niveau suffisant par un phénomène d'auto-régulation qui diminue les résistances vasculaires par vasodilatation
HTIC lente ou subaiguë	**Céphalées**	- Récente, inhabituelle, d'aggravation progressive - Surtout le matin au réveil ou en 2nd partie de nuit - Par crises de siège variable, diffuse ou localisée, le plus souvent bitemporale, en étau, ou fronto-sous-occipitale, aggravée par les mouvements de tête - Augmentée par manœuvre de Valsalva : effort à glotte fermée, toux, défécation - Résistance aux antalgiques usuels
	Vomissements	= Inconstants - A l'acmé des céphalées, en jet (ou en fusée), soulageant les céphalées - Parfois isolées : **forme pseudo-digestive d'HTIC** avec malaises digestifs ou nausées, surtout chez l'enfant (tumeur de la fosse postérieure)
	Troubles visuels	= Tardifs, peut engager le pronostic visuel en cas d'évolution prolongée - Atteinte des **nerfs VI** : **diplopie horizontale**, sans valeur localisatrice - Atteinte des **nerfs II** : **gêne visuelle, impressions furtives de brouillards** obscurcissant la vue avec **éclipses visuelles, baisse d'acuité visuelle tardive** - FO : **œdème papillaire** (flou des bords de la papille, dilatation veineuse, puis saillie de la papille avec coudure des vaisseaux), puis **hémorragies en flammèches** et **exsudats** - Evolution tardive vers l'**atrophie optique** avec **cécité** → **Syndrome de Foster-Kennedy** : atrophie optique avec œdème papillaire controlatéral - Atteinte supra-nucléaire : **paralysie de l'élévation du regard** = **syndrome de Parinaud** (« yeux en coucher de soleil » chez l'enfant)
	Troubles cognitifs	- **Ralentissement, somnolence** - **Sensation de tête lourde** et **vide** - **Troubles de l'attention, de la concentration, mnésiques** : fluctuants
	Autres	- **Sensation vertigineuse** avec **démarche ébrieuse** - **Acouphènes** (bourdonnement d'oreille) - **Signes d'engagement** : - **Troubles neuro-végétatifs** : bradycardie, PA instable, hyperthermie, troubles du rythme, fréquence respiratoire anormale, encombrement pulmonaire - **Signe de localisation** - **Crises convulsives**
	Aspect particulier chez l'enfant	- Avant fermeture des sutures osseuses (fontanelle antérieure = 15-18 mois, fontanelle postérieure = 6-9 mois) : augmentation du périmètre crânien > 2 DS = **macrocrânie, tension de la fontanelle antérieure, disjonction des sutures, réseau veineux du scalp trop visible, regard en « coucher de soleil »** - Enfant plus âgé : - **Signes pseudo-digestifs** (« fausse appendicite de l'HTIC ») - Parfois **réouverture des sutures** avec **augmentation du périmètre crânien** - Possible **atrophie optique** sans passer par le stade d'œdème papillaire

HTIC aiguë		- **Signes d'HTIC** d'apparition rapidement progressive - **Risque d'engagement** : déplacement d'une structure cérébrale en dehors du compartiment anatomique normal
	Engagement temporal	= Déplacement au delà du **bord libre de la tente** des **structures temporales internes** : due à une lésion siégeant au moins en partie au niveau de la partie antérieure du lobe temporal - **Compression du TC** avec **atteinte du nerf III** : **anisocorie** ± réactive homolatérale - Compression du **pédicule cérébral** : **déficit moteur** controlatéral - Déformation du TC : **coma** (atteinte de la formation réticulée), jusqu'au **décès** → Risque de **séquelle** : **infarctus séquellaire** du territoire de l'artère cérébrale postérieure
	Engagement amygdalien	= Hernie des **amygdales cérébelleuses** dans le **trou occipitale** avec **compression de la jonction bulbo-cervicale** : due à une lésion développée dans la fosse postérieure - **Céphalées occipitales, torticolis, attitude guindée de la tête** (surtout chez l'enfant) - Forme évoluée : - **Modification du tonus postural**, jusqu'aux **crises d'opisthotonos** - **Troubles du rythme** et **de la fréquence respiratoire, décès**
	Engagement sous-falciforme	- **Troubles cognitifs** (difficile à individualiser de la lésion causale) - **Déficit moteur** controlatéral - Imagerie cérébrale : déplacement de la ligne médiane
	Engagement diencéphalique	= Pression exercée sur les **structures thalamiques** de haut en bas et bilatérale - **Hoquet** - **Troubles de la vigilance** et **de la conscience** très rapides
	Engagement du culmen cérébelleux	= Pression exercée dans la fosse cérébrale postérieure, du bas vers le haut - **Trouble de la conscience** très rapides
Formes cliniques	**Hydrocéphalie à pression normale**	= **Hydrocéphalie chronique de l'adulte** : augmentation de la PIC de base ou en enregistrement dynamique, généralement par **trouble de résorption du LCS** - **Idiopathique** ou séquelle de **méningite**, **d'hémorragie méningée** ou de **traumatisme crânien** - **Triade de Hakim** : trouble cognitifs, trouble de la marche, troubles mictionnels, sans céphalées - Imagerie cérébrale : dilatation du système ventriculaire ± signes de résorption trans-épendymaire (hypodensité autour des cornes ventriculaires) - Traitement : **dérivation ventriculo-péritonéale** ou **ventriculo-cardiaque**
	HTIC bénigne	- FdR : **obésité**, **thrombophlébite cérébrale**, trouble endocrinien (**hypoparathyroïdie**, **insuffisance surrénalienne**), **déficit en vitamine A/B** ou **galactokinase**, **progestérone de synthèse** - Manifestations : **céphalées d'HTIC** avec **troubles visuels** (œdème papillaire) → pronostic visuel - Imagerie cérébrale : ventricules cérébraux de taille normale, dilatation des gaines optiques - Traitement : prise en charge des FdR, **diurétique** (acétazolamide), voire **dérivation interne du LCS**
Bilan		→ **Ponction lombaire formellement contre-indiquée** : risque d'engagement temporal ou amygdalien
	Imagerie cérébrale	= **IRM** ou **TDM cérébral avec injection** : en extrême urgence (décompensation avec engagement), en urgence (HTIC lente) ou en semi-urgence (doute diagnostique) - Cause : hydrocéphalie, lésion parenchymateuse, œdème cérébral...
Cause	**Hydrocéphalie**	= Augmentation du volume du LCS : **uni-**, **bi-**, **tri-** ou **quadri-ventriculaire** - Voies d'écoulement : - **Communicante** : en aval du 4e ventricule (citernes de la base) - **Non communicante** : en amont du 4e ventricule Causes d'hydrocéphalie obstructive : - Lésion cérébrale : **tumeur cérébrale** (comprimant le 3e ou 4e ventricule ou les trous de Monroe), **hémorragie méningée**, **rupture intra-ventriculaire d'un hématome cérébral** (inondation ventriculaire), **méningite** - **Malformation congénitale** : **sténose de l'aqueduc de Sylvius**, **imperforation des trous de Magendie et Luschka**, **malformation de Dandy-Walker**, **malformation de la charnière occipito-cervicale** (Arnold-Chiari)
	Lésion parenchymateuse	- **Tumeur** ou **abcès cérébral** ± **Œdème cérébral** : - **Vasogénique** = accumulation d'eau **extracellulaire** : sensible aux corticoïdes - **Cytotoxique** = **intracellulaire** : ne répond pas aux corticoïdes
	Lésion vasculaire	- **Thrombophlébite, hématome intracérébral, AVC ischémique étendu, hémorragie méningée, traumatisme crânien** avec **hématome sous-dural** ou **extra-dural, encéphalopathie hypertensive...**
	Autres causes	- Médicamenteuse : **corticoïdes, vitamine A, acide nalidixique, tétracycline** - Toxique : **intoxication au CO, au plomb, au thallium** - **Insuffisance respiratoire chronique** (vasodilatation cérébrale due à l'hypercapnie)

TTT	TTT symptomatique		- **Position demi-assise** (30°), tête droite, liberté des voies aériennes - **Antalgie, antiémétique** - **Lutte contre les facteurs d'agressions cérébrales secondaires (ACSOS)** : PA, ventilation…
	Anti-oedémateux		- **Corticoïdes IV** : 1 à 3 mg/kg/j, pendant quelques jours
	Réduction du volume cérébral		= **Osmothérapie** : gradient osmotique par perfusion de soluté hypertonique - **Mannitol 20%** : 1 g/kg/3h en discontinu, effet rapide, transitoire avec risque de rebond à l'arrêt
	Réduction du volume du LCS	**Dérivation ventriculaire externe**	= Traitement chirurgicale d'urgence de drainage du LCS : provisoire - Pose d'un cathéter au niveau de la corne ventriculaire frontal, relié à une poche de recueil externe placée au niveau de la tête - **Risque infectieux** important : **méningite, ventriculite**
		Dérivation ventriculaire interne	= Traitement chirurgical définitif : **dérivation ventriculo-péritonéale** ou **ventriculo-cardiaque** (oreillette droite) - Complication : **mécanique** (obstruction ou coudure de cathéter), **infection**
		Ventriculo-cisternostomie	= Technique chirurgicale par vidéo-endoscopie : mise en communication du plancher arachnoïdien du 3ème ventricule avec les citerne de la base - Traitement des hydrocéphalies obstructives par **sténose de l'aqueduc du mésencéphale**
	Craniectomie de décompression		= Réalisation d'un **large volet osseux** (reposé ultérieurement) ± **ouverture durale** - Utilisé dans certains AVC ischémique ou traumatismes crâniens

ITEM 99 : PARALYSIE FACIALE

Nerf VII : nerf mixte, avec des fibres motrices, sensitives, sensorielles et végétatives
- Emerge du **sillon bulbo-protubérantiel** à la partie médiale de la **fossette latérale de la moelle allongée**
- Circule dans **l'angle ponto-cérébelleux** et pénètre le rocher au niveau de **méat acoustique interne** (avec le nerf VIII)
- **Trajet intra-pétreux**, dans le **canal osseux de Fallope**, inextensible : 3 portions (VII-1, VII-2 et VII-3) séparés par 2 virages (« **genou** » au niveau du ganglion géniculé, et « **coude** »), sort du rocher par le **foramen stylo-mastoïdien**

→ Branches nerveuses : **nerf grand pétreux** (sécrétion lacrymale) au niveau de la 1ère portion, **nerf de l'étrier** (réflexe stapédien) puis **corde du tympan** (gustation des 2/3 antérieurs, sécrétion salivaire) au niveau de la 3ème portion
- Pénètre la **glande parotide** où il se ramifie pour innerver les muscles de la face

→ Atteinte **centrale** (= supra-nucléaire) ou **périphérique** (= nucléaire ou des fibres nerveuses du nerf facial)

Diagnostic

Paralysie faciale centrale

- **Prédomine nettement sur la partie inférieure du visage** (projection bilatérale du 1er neurone sur les noyaux du facial supérieur dans la protubérance)
- **Dissociation automatico-volontaire** : asymétrie plus marquée lors des mouvements volontaires que lors des mouvements automatiques (mimique spontanée, rire), parfois inversée
- Presque toujours associé à un **déficit moteur du membre supérieur homolatéral**

Paralysie faciale périphérique

- **Atteinte de façon équivalente des parties supérieure et inférieure du visage**
- **Absence de dissociation automatico-volontaire**
- **Elocution labiale gênée** et **mastication imparfaite**
- **Réflexes cornéen, naso-palpébral, cochléo-palpébral** (au bruit) et **clignement à la menace abolis**

→ Sans atteinte des muscles faciaux innervés par d'autres nerfs crâniens : **masticateurs** (masséter, temporal, ptérygoïdien = nerf V), **pharynx** et **voile du palais** (nerf IX et X), **motricité linguale** (nerf XII)

Signes faciaux

	Partie supérieure	Partie inférieure
Au repos	- Effacement des rides du front - Sourcil abaissé - Raréfaction/absence du clignement - Elargissement de la fente palpébrale (paupière inférieure abaissée) - Œil larmoyant	- Asymétrie du visage - Déformation de la bouche (attirée du côté sain) - Ptose de la joue - Chute de la commissure labiale - Effacement du sillon naso-génien
Mouvement volontaire	- Impossibilité de relever le sourcil, plisser le front, fermer l'œil (avec paupière supérieure préservée) - **Signes de Charles Bell** : bascule de l'oeil en haut et en dehors à l'occlusion - **Signes des cils de Souques**	- Déviation de la bouche du côté sain - Impossibilité de siffler, gonfler la joue - Stase alimentaire gingivo-jugal - **Signe du peaucier de Babinski** : aucune contraction du peaucier à l'ouverture contrariée de la mâchoire

Signes extra-faciaux

- **Xérophtalmie** (objectivée au test de Schirmer) : au niveau ou en amont du ganglion géniculé
- **Troubles du gout des 2/3 antérieurs de l'hémi-langue** : lésion en amont de la corde du tympan, au niveau de la portion mastoïdienne
- **Diminution de la sécrétion salivaire de la glande sous-mandibulaire** : lésion en amont de la corde du tympan, ou niveau de la portion mastoïdienne
- **Abolition du réflexe stapédien = hyperacousie douloureuse** : lésion en amont du nerf du muscle de l'étrier, au niveau de la portion mastoïdienne
- **Hypoesthésie de la zone de Ramsay-Hunt** : atteinte sensitive, lésion en amont ou au niveau de la portion mastoïdienne

→ Atteinte au niveau ou en amont du ganglion géniculé et des nerfs pétreux : test de Schirmer anormal, électro-gustométrie anormale, abolition du réflexe stapédien

→ Atteinte au niveau mastoïdien, en aval du ganglion géniculé : électro-gustométrie anormale, abolition du réflexe stapédien avec test de Schirmer normal

→ Atteinte au niveau du foramen stylo-mastoïdien ou en aval : test de Schirmer et gustométrie normaux, réflexe stapédien présent

Sujet comateux

- Effacement des rides du visage, soulèvement expiratoire de la joue (« fume la pipe »)
- **Manoeuvre de Pierre-Marie et Foix** : déclenchement d'une contraction réflexe du visage à l'appui forcé bilatéral en arrière du gonion → grimace en l'absence de PFP

Diplégie faciale

= Paralysie faciale bilatérale = diplégie faciale : **visage atone, inexpressif, signe de Charles Bell bilatéral, troubles de l'élocution** et **de la mastication** importants

→ Evoquer : **syndrome de Guillain-Barré, infection VIH, maladie de Lyme, sarcoïdose** ou **syndrome de Melkerson-Rosenthal**

Etiologie	Atteinte centrale		→ Orientation comparable à un déficit neurologique focal central
	Atteinte périphérique	**Paralysie faciale *a frigore* de Bell**	= **Paralysie faciale aiguë idiopathique** : cause la plus fréquente, probablement virale (**HSV1**) - Installation brutale, souvent le matin au réveil ou après une exposition au froid, d'emblée maximale ou se complétant en moins de 48h - Volontiers précédée de **douleurs rétro-auriculaires**, accompagnée d'une **hyperacousie** - **Sensation d'engourdissement de la face** dans 1/3 des cas - Paralysie totalement isolée : examen normal (clinique, otoscopie, audiométrie) → aucun bilan
		Evolution	- Evolution favorable dans la majorité des cas (surtout si paralysie incomplète) : récupération débutant en 8-15 jours, et guérison en moins de 2 mois → Bilan si persistance de la paralysie faciale à **2 mois** : **IRM encéphalique** - Récupération lente et incomplète dans 5-10% des cas : **déficit persistant, hémi-spasme facial post-paralytique, mouvements syncinétiques**, ou plus rarement **syndrome des « larmes de crocodile »** (larmoiement lors du repas)
		TTT	- **Corticothérapie orale** dans les 72h (1 mg/kg/j) pendant **10 jours** ± **valaciclovir** - Prévention des complications oculaires (kératite) : **larmes artificielles, pansement occlusif la nuit**, voire **tarsorraphie transitoire** dans les formes sévères - **Kinésithérapie faciale** : à débuter dès la récupération - En cas de forme persistante : envisager une **décompression chirurgicale**
		Trauma crânien	**Fracture du rocher** : otorragie et signes cochléo-vestibulaires associés → **scanner du rocher** - **PF immédiate** par **section-compression** ou **embrochage** du nerf : traitement le plus souvent **chirurgical** par **voie trans-labyrinthique** si oreille interne détruite, ou par **voie trans-mastoïdienne** ou **sus-pétreuse** si oreille interne conservée - **PF différée** par **compression par l'œdème post-traumatique :** corticothérapie **Plaie faciale** (balistique, arme blanche)
		Origine vasculaire	→ A évoquer devant l'association d'une **PF** et d'une **hémiplégie controlatérale** respectant la face : **syndrome alterne du tronc cérébral** par atteinte de la protubérance - Eliminer une thrombose veineuse cérébrale si fièvre, céphalées, troubles de la vigilance
		Sclérose en plaque	= Rarement inaugurale : histoire clinique d'atteinte multifocale du SNC, évoluant par poussée → A évoquer : **régression trop rapide d'une PF a frigore** ou **apparition de myokimie faciale**
		PRNA	- **Diplégie faciale** ± asymétrique, souvent au 2nd plan du tableau clinique
		Infection	- **Zona du ganglion géniculé** : éruption vésiculeuse de la zone de Ramsay-Hunt (conque de l'oreille, CAE), **PF** massive, très douloureuse ± **atteinte du VIII** fréquente → **valaciclovir** - **Infection ORL** : **mastoïdite, parotidite, otite, ostéite de la base du crâne** - **Méningoradiculite bactérienne** (**Lyme**) ou **virale** (**coxsackie, herpès, oreillon**) : contexte fébrile, syndrome méningé, placard érythémateux, morsure de tique → PL - **Infection VIH** : PF fréquente, à tous les stades, notamment lors de la séroconversion
		Diabète	- **Mononeuropathie faciale** possible, moins fréquente que l'atteinte oculomotrice
		Maladie systémique	- **Sarcoïdose** : l'atteinte nerf facial est la plus fréquente des localisations sur les nerfs crâniens → **Syndrome d'Heerfordt** : association à une **parotidite** et une **uvéite antérieure** avec **fièvre** - **Syndrome de Melkerson-Rosenthal** : PF d'allure essentielle, le plus souvent récidivante, associée à une infiltration cutanéo-muqueuse de la face (lèvres) et une langues plicaturés (« scrotale »), avec des antécédents familiaux identiques
		Cause tumorale	- PF associée à une atteinte d'un/plusieurs nerfs crâniens homolatéraux (hypoesthésie cornéenne, hypoacousie) : **tumeur de l'angle ponto-cérébelleux** (neurinome de l'acoustique), **gliome du tronc cérébral, métastase de la base du crâne, méningoradiculite carcinomateuse** - PFP isolée : **tumeur parotidienne**
		Iatrogène	= **Chirurgie parotidienne, neurochirurgie, chirurgie ORL…** → réintervention exploratrice
Sévérité	**Classification de House et Brackman**		- I : Normal - II : Asymétrie discrète, fermeture palpébrale complète - III : Asymétrie évidente, ne défigurant pas le sujet lors des mimiques, fermeture palpébrale complète à l'effort, faiblesse modérée - IV : Asymétrie sévère, défigurant le sujet lors des mimiques, fermeture palpébrale incomplète à l'effort, spasmes/syncinésies sévères, asymétrie labiale, absence de mouvement du front - V : Asymétrie au repos, mouvement à peine perceptible - VI : Paralysie faciale complète, contraction impossible

ITEM 102 : SCLEROSE EN PLAQUE

<table>
<tr><td colspan="5">SEP = maladie inflammatoire chronique du SNC : réaction inflammatoire dirigée contre la myéline
- Prévalence 1/1000 en France (80 000 patients): adulte jeune (20-40 ans), prédominance féminine (70%), gradient Nord > Sud
- FdR : - Génétiques : antécédents familiaux, population caucasienne, haplotype HLA DR2/1501
- Environnementaux : virale (EBV…), hygiène excessive, tabac, carence en vitamine D, obésité
- Facteur protecteur : parasitose</td></tr>
<tr><td>Physiopath</td><td colspan="4">- Plaques de démyélinisation de taille variable, bien limitées, réparties dans toutes les zones myélinisées (nerf optique, zones péri-ventriculaires, corps calleux, cervelet, moelle…) de la SB centrale : bloc de conduction nerveuse
- Régression des symptômes entre les poussées au stade initial : réversibilité initiale du bloc de conduction et/ou possibilité de remyélinisation des fibres intactes par les oligodendrocytes
- Séquelles persistantes après les poussées au fur et à mesure de l'évolution : dégénérescence axonale secondaire et/ou remyélinisation insuffisante</td></tr>
<tr><td rowspan="8">Diagnostic</td><td rowspan="8">C</td><td colspan="3">= Manifestations cliniques variées, le plus souvent mono-symptomatique (60%) à la phase initiale
- Poussée = apparition de nouveaux symptômes, aggravation de symptômes préexistants ou réapparition d'anciens symptômes, d'apparition subaiguë (quelques heures/jours), durant > 24h, de récupération ± complète
→ Par définition, 2 poussées doivent être séparées de > 1 mois
- Progression = aggravation continue sur une période > 1 an</td></tr>
<tr><td rowspan="3">Atteinte oculaire</td><td>Névrite optique rétro-bulbaire</td><td>= Baisse de l'acuité visuelle subaiguë, avec douleur péri-orbitaire (80% des cas) augmentée par la mobilisation des globes oculaires : révélatrice dans 1/3 des cas
- Scotome central, dyschromatopsie rouge-vert, DPAR
- FO : normal au début (ou œdème papillaire dans 10% des cas : neuro-papillite), puis apparition d'une pâleur papillaire après 2 semaines (atrophie optique séquellaire)
- Récupération de la fonction visuelle complète en 6 mois (80% des cas)</td></tr>
<tr><td>Atteinte oculo-motrice</td><td>- Paralysie du VI ++, plus rarement paralysie du III ou du IV
- Ophtalmoplégie internucléaire (très évocatrice de SEP) = atteinte du faisceau longitudinal médian (anciennement bandelette longitudinale postérieure), reliant le noyau du III et le noyau du VI : lors du regard latéral, déficit d'adduction de l'œil atteint avec nystagmus de l'autre oeil en abduction, alors que l'adduction des 2 yeux est conservé dans la convergence
- Syndrome 1 et demi de Fischer : déficit d'abduction et adduction de l'œil du côté atteint, avec déficit d'adduction de l'autre oeil</td></tr>
<tr><td>Autres</td><td>- Nystagmus : présent chez 1/3 des patients avec une SEP évoluant depuis > 5 ans
- Périphlébite rétinienne = engainements blanchâtres des veines rétiniennes périphériques : présent chez 5% des patients</td></tr>
<tr><td>Atteinte sensitivo-motrice</td><td colspan="2">- Déficit moteur pyramidal : paraparésie spastique le plus souvent, monoparésie ou hémiparésie
- Troubles sensitifs subjectifs : paresthésies, douleurs, décharge, sensation de striction ou d'étau, de ruissellement, de chaud/froid, signe de Lhermitte
- Troubles sensitifs objectifs : hypoesthésie/anesthésie, ataxie proprioceptive</td></tr>
<tr><td>Autres atteintes</td><td colspan="2">- Atteinte du tronc cérébral : névralgie du trijumeau, paralysie faciale (centrale ou périphérique), syndrome vestibulaire (nystagmus (persistant après rémission), vertige, ataxie), dysarthrie
- Syndrome cérébelleux
- Troubles mictionnels : hyperactivité vésicale, hypertonie sphinctérienne
- Troubles digestifs (constipation), ano-rectaux (incontinence) ou génitaux (impuissance)
- Asthénie
- Troubles cognitifs
→ Inhabituelle : hémianopsie latérale homonyme, aphasie, surdité, syndrome extrapyramidal
→ Exceptionnel : cécité complète bilatérale, épilepsie</td></tr>
<tr><td>Phénomène d'Uhthoff</td><td colspan="2">= Réapparition transitoire brève (durant quelques minutes) d'un ancien symptôme lors d'une exposition à la chaleur (fièvre, exercice, bain chaud, forte chaleur…)</td></tr>
<tr><td colspan="3">- Dissémination temporelle des lésions : succession d'épisodes neurologiques dans le temps (> 30 jours) → à l'interrogatoire, la clinique ou à l'IRM
- Dissémination spatiale des lésions : atteinte de plusieurs zones du SNC → interrogatoire, clinique, IRM
→ Si diagnostic non possible après une 1ère poussée = syndrome clinique isolé</td></tr>
</table>

Diagnostic	PC	**IRM cérébrale ± médullaire**			= **Lésion de la substance blanche** en hypersignal T2/FLAIR et iso-hyposignal T1, de forme **ovoïde**, de **taille > 3 mm**, sans effet de masse - Localisation : **péri-ventriculaire** ++ (contact avec un ventricule, de grand axe perpendiculaire aux ventricules), **sous-tentorielle, juxta-corticale** (contact avec le cortex), **médullaire** - Injection : prise de contraste des lésions récentes **< 1 mois** - Corrélation clinique : - Les lésions visualisées sont souvent cliniquement asymptomatiques - La lésion responsable d'une poussée n'est visible que dans 2/3 des cas → **Critères de Barkhof** = IRM compatible avec une SEP si ≥ 3 critères : ≥ 1 lésion rehaussée ou ≥ 9 lésions, ≥ 1 lésion sous-tentorielle, ≥ 1 lésion juxta-corticale et/ou ≥ 3 lésions péri-ventriculaires
		Ponction lombaire			- **Bandes oligoclonales d'IgG** en **immuno-fixation** et en **iso-électrofocalisation** (> 90% des cas) - **Sécrétion intra-thécale d'IgG** = ↗ augmentation de l'index IgG **> 0,70** - **Hyperprotéinorachie** modérée **< 1 g/L** dans 25% des cas - **Pléiocytose** > 4/mm^3 (1/3 des cas) : **formule lympho-plasmocytaire,** généralement **< 50/mm^3** → Une PL normale n'élimine pas le diagnostic de SEP → Non obligatoire au diagnostic dans les formes rémittentes si clinique/IRM évocatrices
		Potentiels évoqués			= Peu utilisés en pratique (surtout si clinique compatible avec IRM ou LCS non concluant ou doute sur l'organicité des troubles) : **augmentation du temps de latence centrale**
	Diagnostic positif	**Critères de McDonald**			→ Diagnostic possible dès la 1ère poussée si dissémination spatiale et temporelle à l'IRM → Si les critères ne sont pas remplis : attente d'une nouvelle poussée clinique ou **IRM** à 3-6 mois
			Dissémination spatiale	≥ 2 lésions	= **Diagnostic clinique** de dissémination spatiale
				1 lésion	= **IRM** : lésions dans **≥ 2 territoires sur 4** (péri-ventriculaire, sous-tentorielle, juxta-cortical et médullaire) → En cas de symptomatologie médullaire ou du tronc cérébral, la lésion symptomatique n'est pas prise en compte
			Dissémination temporelle	≥ 2 poussées	= Diagnostic clinique de dissémination temporelle
				1 poussée	= IRM : - **≥ 2 lésions d'âge différent** (rehaussée et non rehaussée) - Apparition d'une nouvelle lésion lors du suivi
			Forme primaire progressive		- Symptômes évocateurs d'aggravation progressive sur une **durée > 1 an** - 2 critères/3 : - **Dissémination spatiale au niveau encéphalique** (≥ 1 lésion) - **Dissémination spatiale au niveau médullaire** (≥ 2 lésions) - PL : **synthèse intra-thécale d'Ig**
DD					→ Aucun des examens n'est spécifique de la SEP, et peuvent être perturbé dans des maladies simulant une SEP - Maladie inflammatoire systémique : **sarcoïdose, lupus, maladie de Behçet, Goujerot-Sjögren, artérite cérébrale** - **Infection à tropisme neurologique** - **Maladie cérébro-vasculaire** à attaques successives - Atteinte neurologique localisée (même si évoluant par poussée) : **tumeur**, **malformation vasculaire**, **Arnold-Chiari** - **Encéphalomyélite aiguë disséminée** : événement unique post-infectieux (ou post-vaccin) - **Neuro-optico-myélite de Devic** : atteinte **optico-spinale** (cécité), associés à des **Ac anti-NMO** sériques
Evolution					- Pronostic : baisse modérée de l'espérance de vie de **5 à 10 ans**, 50% de gêne à la marche > 8 ans - Imprévisible : - **Forme bénigne** (absence d'invalidité > 15 ans) : 25% des malades, possible aggravation tardive - **Forme très sévère** (handicap rapide) : 10% des malades - Facteurs de bon pronostic : âge de début jeune, mode rémittent, long délai entre les 2 premières poussées - Facteurs de mauvais pronostic : âge de début tardif **> 40 ans**, type primitivement progressif, atteinte motrice initiale
	Formes cliniques				- **Forme rémittente-récurrente** (**85%** au début) = aggravation progressive par poussées, entrecoupées de rémissions (± séquelles) - **Forme secondairement progressive** (dans **40 à 50%** des cas) = passage à une forme progressive : après une période variable, en **15 à 20 ans** en moyenne - **Forme primaire progressive** (**15%** au début) = progression d'emblée, sans poussée : début plus tardif vers 40 ans, sex-ratio = 1, généralement avec atteinte médullaire chronique
TTT de poussée					→ Uniquement en cas de **poussée sévère** avec symptômes invalidants
	Cortico-thérapie IV				= **Bolus de méthylprednisolone IV 0,5 à 1 g/j** sur 3h pendant **3 jours** : accélère la récupération de la poussée, sans effet sur le niveau de récupération et la prévention des poussées - Mesures associées : bilan pré-corticothérapie (signes infectieux, **BU, ECG, ionogramme**), **HBPM à dose préventive**, supplémentation potassique, régime pauvre en sel et en sucre rapide - Peut être réalisé **à domicile** après une 1ère perfusion en hospitalisation (sauf précaution particulière)

TTT de fond				But = diminuer la fréquence des poussées et ralentir de la progression du handicap - Médicaments d'exception (prescription par un neurologue), instauration obligatoire en hôpital - Changement de traitement de fond si : insuffisamment efficace (poussées, aggravation des séquelles), mal toléré, risques à long terme (néoplasie, LEMP…), grossesse → Aucun traitement de fond efficace n'a été mis en évidence dans les formes primitivement progressives de SEP
	IMMUNO-MODULATEUR	*1er palier*	**Interféron β**	= **Injection IM** ou **SC** 1/semaine : ↘ de **30-40%** la fréquence des poussées - EI : **syndrome pseudo-grippal**, **réaction** au point d'injection, **leucopénie**, **cytolyse** - CI : grossesse, dépression grave, épilepsie non contrôlée - Mesures associées : **paracétamol, contraception efficace** - Surveillance : **NFS, transaminases** tous les 3 mois
			Acétate de glatiramère	= **Injection SC** 1/jour : efficacité identique - EI : **réaction cutanée** au point d'injection, **lipoatrophie**, **allergie**
			Teriflunomide	= Prise orale 1 cp/j : efficacité identique - EI : **diarrhée, diminution de la densité capillaire**, **tératogène** - Surveillance : **NFS, transaminases**
			Diméthyl-fumarate	= Prise orale 2 fois/j : efficacité identique - EI : **bouffées congestives, troubles digestif** - Surveillance : **NFS, transaminases**
	IMMUNO-SUPPRESSEUR	*2nd palier*	**Fingolimod**	= **Modulateur des récepteurs à la sphingosine-1P** (bloque certains lymphocytes hors de la circulation) : ↘ de **50%** la fréquence des poussées et la progression du handicap - Prise orale 1 cp/j - EI : **trouble du rythme, œdème maculaire, infection, lymphopénie, cytolyse**
			Natalizumab	= **Ac anti-intégrine** (bloque le passage de la barrière hémato-encéphalique par les lymphocytes) : ↘ de **70%** la fréquence des poussées et de la progression du handicap - Injection hospitalière mensuelle - EI : **allergie, Ac neutralisant persistant, leucoencéphalite multifocale progressive** (à **JC virus** : **sérologie Ac anti-JC virus** obligatoire avant traitement, suivi répété)
			Alemtuzumab	= **Perfusion IV** sur **5 jours**, puis 2ème perfusion sur **1 jours** 1 an plus tard - EI : **syndrome de relargage cytokinique, dysthyroïdie, purpura thrombopénique immunologique, néphropathie**
			Autre	= Hors AMM : **azathioprine, méthotrexate, mycophénolate mofétil**
		3ème	**Mitoxantrone**	= **Anthracycline** : perfusion IV mensuelle - **Toxicité cardiaque** et **hématologique** : utilisation limitée dans le temps
			Autre	= Hors AMM : **cyclophosphamide**
TTT symptomatique				= **Multidisciplinaire** : **kinésithérapie, rééducation, psychologique, ergothérapie, soins infirmiers, aide sociale…**
	Spasticité			- **Kinésithérapie** : lutte contre l'hypertonie et les déformations - **Anti-spastique** = **baclofène** : en cas de spasticité néfaste, à dose minimale efficace (risque d'hypotonie aggravant les troubles moteurs) - Spasticité sévère : **injection locale de toxine botulique, pompe intra-rachidienne de baclofène**
	Trouble urinaire			= Explorés par **mesure du résidu post-mictionnel, débitmétrie, bilan urodynamique** et **échographie** - Hyperactivité du détrusor (urgenturie) : **anticholinergique** - Hyperactivité du sphincter lisse (rétention vésicale) : **α-bloquant** - RPM : **auto-sondages intermittents quotidiens, injection intra-vésicale de toxine botulique**
	Fatigue			- Médicament anti-asthénique (hors AMM, peu efficace) : **amantadine, modafinil** - **Activité physique**
	Autres			- Trouble de la marche : **fampridine** - Douleur : **antalgiques** classiques, **antidépresseurs tricycliques** ou **antiépileptiques** - Trouble érectile : **suivi sexologique/psychothérapique, IPDE5, injections intra-caverneuses** - Constipation : **RHD, laxatifs, suppositoires** - Syndrome dépressif : **suivi psychologique/psychothérapique**, **antidépresseur**
Autre				- **Grossesse** : amélioration pendant la grossesse, avec un rebond en post-partum immédiat - **Vaccin** des patients avec SEP : aucune augmentation du risque de poussée ou d'aggravation du handicap → Vaccins vivants contre-indiqués en cas d'immunosuppresseurs (fièvre jaune, ROR, varicelle)

ITEM 103 : EPILEPSIE

Epilepsie = maladie neurologique chronique définie par la survenue d'une crise épileptique associée à la persistance d'un facteur de récidive → **répétition spontanée ou non de crises épileptiques**
- Prévalence = **0,5 à 2%**, avec 2 pics d'incidence = chez l'enfant (débute < 10 ans dans 50% des cas) et le sujet âgé > 60 ans
- Gravité : conséquence directe des crises épileptiques (traumatisme physique et psychologique, risque de mort subite), de leur répétition, du traitement, conséquence indirecte sur le plan sociale et risque de décès lors de l'état de mal épileptique
- Définition électro-clinique : **signes critiques** (crise épileptique), **post-critiques** (épuisement neuronal transitoire, pendant quelques minutes/jours) et **inter-critiques** (EEG : possibles paroxysmes inter-critiques)
- **Répétition des crises** avec un intervalle libre variable : répétition spontanée ou provoquée par un facteur déclenchant (photosensibilité, épilepsie réflexe...) ou un facteur favorisant (manque de sommeil...)

Définition

- **Crise épileptique** = manifestation clinique témoin de l'hyperactivité paroxystique d'un groupe de neurones corticaux et de son éventuelle propagation, caractérisée par une modification rapide de l'état de conscience et/ou des phénomènes moteurs et/ou sensitifs, sensoriels, psychiques, végétatifs et/ou une altération de la réponse à l'environnement

→ Définition clinique : des anomalies EEG isolées ne sont pas suffisantes pour définir une épilepsie

→ Pour être considérées comme des événements distincts, 2 crises doivent être séparées de **> 24h**

- **Etat de mal épileptique** : persistance inter-critique d'une altération de conscience et/ou de signes neurologiques

Physiopath

Hyperactivité neuronale = trouble constitutionnel ou acquis de l'excitabilité neuronale
- **Hyperexcitabilité** : tendance à générer des décharges répétées en réponse à une stimulation
- **Hyper-synchronie** : génération synchrone de trains de potentiels par un groupe de neurone

Propagation : naissance d'une « décharge excessive » en un point du cortex cérébral, extension ou non, et propagation à distance ou non → la symptomatologie dépend du siège initial, de la rapidité d'extension et de la propagation, et est le plus souvent stéréotypée chez un même malade

CRISE GÉNÉRALISÉE

= Décharge d'emblée propagée aux 2 hémisphères, intéressant simultanément l'ensemble du cortex : sans signe critique, post-critique ou inter-critique pouvant rattacher la crise à une zone localisée

Signes moteurs : d'emblée bilatéraux et symétriques
- **Toniques** : contractions musculaires segmentaires soutenues
- **Cloniques** : secousses musculaires segmentaires répétitives et rythmiques
- **Tonicocloniques** : succession d'une phase tonique et d'une phase clonique
- **Atonique** : interruption brève et soudaine du tonus de tout ou partie du corps
- **Myoclonique** : contractions des muscles agonistes et antagonistes, isolément ou en salves

Perte de connaissance : durée brève (quelques secondes) au cours d'une absence, ou plus longue (plusieurs minutes) au cours d'une crise généralisée tonicocloniques

Crise généralisée tonico-clonique	- **Phase tonique** (10-20s) : **cri profond**, **abolition de la conscience** (yeux révulsés), **contraction tonique** soutenue de l'ensemble de la musculature squelettique en flexion puis en extension, **apnée** avec **cyanose**, **troubles végétatifs** importants (tachycardie, ↗ PA, mydriase, rougeur du visage, hyper-sécrétion bronchique et salivaire), **morsure latérale de la langue** possible - **Phase clonique** (20-30s) : **secousses** bilatérales, synchrones, intenses, s'espaçant progressivement - **Phase résolutive** (post-critique) de quelques minutes : **coma profond**, **hypotonique**, relâchement musculaire complet avec possible énurésie, **reprise ample et bruyante de la respiration** (stertor) gênée par l'hypersécrétion bronchique et salivaire (bave aux lèvres), **endormissement spontané** ou **confusion mentale**, parfois avec **agitation** - **Au réveil** : oubli de la crise, parfois **céphalées, courbatures**, voire **douleurs** (traumatisme occasionné par la chute, luxation d'épaule ou tassement vertébral)
Myoclonies massives bilatérales	= Seules crises généralisées **sans trouble de conscience** : **secousses musculaires** en éclair, isolées ou répétées en salves, en extension-flexion, avec lâchage/projection de l'objet tenu, voire **chute brutale** - **Spontanée** ou **provoquée** par des stimulations (notamment lumineuse intermittente) - Fréquentes immédiatement après le réveil - EEG : **polypointes-ondes** généralisées, bilatérales, symétriques et synchrones → typique, fréquent
Absence	= **Rupture de contact** avec arrêt de l'activité en cours et fixité du regard pendant quelques secondes **Absence typique** : absence isolée, simple sur le plan clinique → épilepsie-absence de l'enfant et de l'adolescent, parfois associée à des CGT ou des myoclonies - EEG pathognomonique = **décharges** de quelques secondes, généralisées, bilatérales, symétrique et synchrone de **pointes-ondes** à 3 Hz, de début et fin brusque, interrompant un tracé normal **Absence atypique** : début et fin progressive, plus longue, associée à d'autres symptômes (**clonie, atonie, chute au sol**) → épilepsies graves de l'enfant, associées à des crises toniques et/ou atoniques - EEG non typique : début et fin progressif, décharge de pointes-ondes bilatérales, irrégulières, asynchrones, < 3 Hz = **pointes-ondes lentes**, interrompant une activité de fond anormale

CRISE PARTIELLE				= Décharge initialement d'un secteur cortical limité, avant de s'étendre ou non à d'autres réseaux neuronaux → crise débutant, comportant ou suivie de signes ou symptômes focaux, corrélés aux réseaux neuronaux activés - Début = ***signal symptom*** : signe moteur, sensitif ou sensoriel → grande valeur localisatrice → Pris à défaut si décharge initialement dans une zone « muette » - Pendant la crise : organisation des symptômes variable selon les réseaux neuronaux mis en jeu - Extension possible à l'ensemble du cortex : **généralisation secondaire tonicoclonique** - Après la crise : symptômes témoignant de l'implication et de l'épuisement de la zone en cause (**paralysie de Todd**...)
	Crise partielle simple			= **Sans modification de la conscience** : le malade décrit tout ses symptômes
		Motrice		- **Somatomotrice** avec **marche bravais-jacksonienne** : clonies unilatérales, extension selon la somatotopie, marche chéiro-orale évocatrice → cortex moteur primaire controlatéral - **Motrice focale** : **clonies** ou **spasme tonique** sans marche jacksonienne - **Versive** : **déviation du corps**, voire **giration** → cortex frontal controlatéral à la déviation - **Phonatoire** : **impossibilité de parler, vocalisation, palilalie** → cortex rolandique
		Sensitive		- **Somatosensitive: paresthésies** d'extension selon la somatotopie → cortex pariétal primaire
		Sensorielle	Visuel	- **Hallucinations élémentaires positives** (phosphènes) ou **négatives** (scotome, hémianopsie, amaurose) → cortex occipital péri-calcarin controlatéral - **Illusions visuelles**, impression de grossissement (**macropsie**), de rétrécissement (**micropsie** avec **effets** zoom), éloignement (**téléopsie**), ou **hallucinations complexes** (objet, personnage, véritable scène) - **Palinopsie** (perception visuelle antérieure) - **Héautoscopie** (vision de son propre corps en miroir, généralement du visage)
			Auditif	- **Hallucination élémentaire** (acouphène) ou **illusion** (déformation des voix, éloignement des sons), ou **manifestation élaborée** (musique, voix), rarement latéralisée → aire auditive primaire (T1) controlatérale
			Olfactif	= Toujours hallucinatoire (**parosmie**) : odeur désagréable (**cacosmie**) souvent indéfinissable (odeur de corne brûlée) → cortex orbito-frontal ou noyau amygdalien (sans valeur latéralisatrice)
			Gustatif	- **Hallucination gustative** (goût amer ou acide), souvent associé à une **hypersalivation** → région insulo-operculaire (sans valeur latéralisatrice)
			Vertige (très rare)	- **Sensation de rotation de l'espace** autour du corps ou du corps lui-même, impression de **flottement** ou **lévitation** → cortex pariétal (non latéralisatrice)
		Végétative		- **Trouble du rythme cardiaque, horripilation, hypersalivation, pesanteur épigastrique** remontant jusqu'à la gorge → 1er signe fréquent des crises temporales internes
		Psychique		- **Etat de rêve, impression d'étrangeté, d'irréalité** ou **de vécu du présent, déjà-vu, déjà-vécu** ou l'inverse → origine temporale interne (sans valeur latéralisatrice)
	Crise partielle complexe			**Rupture de contact** et/ou **amnésie** : immédiate ou après un début partiel simple **Modification du comportement moteur** : - **Réaction d'arrêt moteur** : sujet immobile, yeux hagards, indifférent aux sollicitations extérieures - Avec ou sans **automatisme** : oro-alimentaire (mâchonnement, déglutition, dégustation, pourléchage) - Ou **déclenchement d'une activité motrice nouvelle** : **simple** (dirigée vers le patient (grattage, froissement de vêtements), ou vers l'entourage (agrippement, manipulation)) ou **complexe** avec **automatismes gestuels élaborés** (déboutonner, onomatopées, chantonnements, marche, masturbation, voire séquences comportementales spectaculaires, volontiers nocturnes (agitation incoordonnée, gesticulation...)) → L'origine topographique des crises partielles complexes est variée, non exclusivement temporale
Diagnostic	*Arguments cliniques*			- **Caractère paroxystique** : durée et fin brutale, durée brève de quelques secondes/minutes - **Stéréotypie** d'une crise à l'autre - Sémiologie clinique s'enchaînant selon un « **tempo** » et une **progression logique** → En cas de crise partielle simple : diagnostic rétrospectif aisé (absence d'amnésie) → En cas de crise partielle complexe = interrogatoire des témoins → En cas de CGT : - Début brutal (cri, chute brutale), déroulement stéréotypé et durée de la séquence motrice - Durée de l'amnésie, retour progressif à la conscience, confusion post-critique - **Myalgies** au réveil, **pétéchies du visage** (témoigne de l'effort musculaire) - **Morsure latérale et franche de la langue** : bon indicateur diagnostique - **Perte d'urine** : non spécifique (perte de connaissance profonde : syncope...) - **Dosage des CPK** (< 4h après la crise) : peut être utile au diagnostic différentiel

Diagnostic	**EEG**		→ Rentabilité variable selon le type de crise, le syndrome épileptique, le moment et les conditions de réalisation - Crises enregistrées facilement sur un EEG standard avec **épreuve d'activation** par **hyperventilation** ou **stimulation lumineuse intermittente (SLI)** : épilepsie-absence ou myoclonies généralisées - Entre les crises : la normalité de l'EEG n'écarte pas le diagnostique de crise épileptique - En cas de normalité de l'EEG inter-critique, des épreuves d'activation peuvent être réalisées : **EEG après privation de sommeil, enregistrement de sommeil, EEG-holter, vidéo-EEG**
		Crise généralisée tonicoclonique	- **Phase tonique** : activité rapide, de bas voltage et d'amplitude croissante - Puis **phase clonique** : **polypointes** ou **polypointes-ondes** progressivement ralenties, en grande partie masquées par des artefacts musculaires - Puis **ondes lentes généralisées**, avant retour à l'état antérieur
		Crises partielles	- Aspects inter-critiques variables : aspect normal, **paroxysmes localisés** ou **généralisés**, **signes de focalisation lent thêta** ou **delta** (en faveur d'un processus lésionnel) - Expression critique : activité rapide, de très faible voltage, avec apparence d'aplatissement transitoire plus ou moins focalisé, suivi d'une décharge d'amplitude progressivement croissante de **pointes-ondes** et **ondes lentes** de terminaison brutale → La topographie et la morphologie dépendent du siège de la décharge
DD	- D'une crise généralisée tonicoclonique : **syncope** (notamment convulsivante), **crise psychogène non épileptique** - D'une crise partielle simple : **AIT** (plus long), **migraine avec aura** (marche migraineuse plus lente), **attaque de panique** - D'une crise partielle complexe : **crise d'agitation, de colère ou émotive, parasomnie** (somnambulisme, terreurs nocturnes), **ictus amnésique** en l'absence de témoin		
Etiologie	**- Cause génétique** (**40%**) = début à tout âge : diagnostic chromosomique, ou rapporté à une origine génétique par les données électro-cliniques, le contexte familial et/ou les pathologies associées **- Cause acquise** : **lésionnelle** ou **non lésionnelle**		
	Cause lésionnelle	**Cause tumorale**	= **10 à 15%** des épilepsies de l'adulte, plus rares chez l'enfant et l'adolescent - 20-70% des tumeurs supra-tentorielles, surtout d'évolution lente et impliquant précocement le cortex : **astrocytome** de bas grade, **oligodendrogliome**, **méningiome**
		Cause vasculaire	- Avant un AVC : - **Petit infarctus cérébral cortical** ou **témoin d'un AIT** : **crises précursives**, de quelques semaines à 1-2 ans avant un AVC, généralement motrices focales - **Malformation vasculaire** : **angiome artério-veineux, cavernome** - Pendant un AVC : plus fréquent en cas d'**AVC hémorragique** (5-25% des cas) ou de **thrombophlébites cérébrales** qu'en cas d'**AVC ischémique**, état de mal focal fréquent - A distance d'un AVC : **épilepsie séquellaire**, installée dans un délai variable (2 ans en moyenne), plus fréquent après **AVC ischémique** (10%) qu'après un **AVC hémorragique** (5%)
		Cause traumatique	- Précoce **< 1 semaine** : **agression cérébrale aiguë** → facteur de risque d'épilepsie ultérieure - Tardive (**< 2 ans** après dans 70% des cas, délai plus long chez l'enfant): **épilepsie séquellaire**
		Cause infectieuse	= Particulièrement épileptogène : **encéphalite, méningo-encéphalite, abcès cérébral** → **Neurocysticercose** : cause principale d'épilepsie dans les zones tropicales
		Anomalie du développement cortical	= Cause fréquente d'**épilepsie pharmaco-résistante**, de gravité variable, début à tout âge - Erreur de migration neuronale responsable de neurones anormaux, avec ou sans réaction gliale : **dysplasie corticale frontale, hétérotopie, lissencéphalie, pachygyrie…** - Possibles signes associés : **retard mental, signes neurologiques, antécédents familiaux**
	Cause non lésionnelle	**Cause toxique**	- **Alcool** : - **Prise excessive** et inhabituelle d'une grande quantité d'alcool (« ivresse convulsivante ») - **Sevrage absolu** ou **relatif** chez un éthylique chronique - **Epilepsie alcoolique** : répétition de crises spontanées chez un alcoolique chronique sans autres facteurs explicatifs → arrêt de l'intoxication ± traitement anti-épileptique - Autres : **cocaïne, amphétamine, intoxication au plomb, au manganèse** ou **aux organophosphorés**
		Cause iatrogène	- **Psychotropes** : - Imprégnation chronique : **imipraminique, fluoxétine** - Surdosage : **lithium, antidépresseur** - Sevrage : **benzodiazépine, barbiturique** - Autres (à éviter chez les épileptiques) : **théophylline, ciclosporine, isionazide, méfloquine…**
		Cause métabolique	**- Hypoglycémie, hypocalcémie, hyponatrémie, hypomagnésémie** : crises généralisées **- Hyperglycémie avec hyperosmolarité** : possiblement atypique avec **crises partielles sérielles** **- Insuffisance rénale** : myoclonies fréquentes → Chez le nouveau-né : recherche systématique de **cause métabolique** et d'un **déficit en vitamine B**, injection de **vitamine B6** IV sous contrôle EEG si persistante

<table>
<tr><td rowspan="12">Diagnostic syndromique</td><td colspan="4">= Classification selon : - La **topographie** : épilepsie généralisée ou focale selon la clinique, l'EEG, l'état clinique inter-critique et la normalité ou non de l'IRM
- **L'étiologie** : selon la cause génétique (prouvée ou probable) ou la découverte d'une lésion
- **Epilepsie primaire** (idiopathique = sans lésion cérébrale) : crises épileptiques bien définies, de survenue liée à l'âge, avec un développement et un examen clinique normaux, des anomalies EEG paroxystiques inter-critiques caractéristiques, sur fond de rythme normal et une prédisposition génétique réelle ou présumée → pronostic favorable : évolution spontanée vers la **guérison** ou **rémission facile sous monothérapie**
- **Epilepsie symptomatique** : résulte d'une **lésion diffuse** ou **focale**, évolutive ou fixée, reconnue par l'imagerie, un déficit neurologique et/ou une anomalie biologique
- **Epilepsie cryptogénique** : de cause indéterminée
→ Un même malade peut associer plusieurs crises de types différents</td></tr>
<tr><td rowspan="6">Epilepsies généralisées idiopathiques</td><td colspan="3">= Plus fréquente des épilepsies généralisées : cause non lésionnelle, origine génétique prouvée ou fortement suspectée → traitement exclusivement médical : stabilisation des crises dans **80 à 90%** des cas
- Association d'**absences simples** et **typiques**, de **myoclonies massives** et/ou de **CGT**</td></tr>
<tr><td rowspan="2">**Epilepsie-absence**</td><td>De l'enfant</td><td>= 10% des épilepsies entre 3 et 12 ans, prédominance féminine
- **Absences typiques** (≥ 100/jour), facilement provoquée par **hyperpnée**
- Evolution favorable sous traitement dans **80%** des cas
- Survenue tardive de **CGT** ± **absences** dans **40%** des cas : surtout en cas de début tardif **> 8 ans**, garçon, résistance au traitement ou photosensibilité</td></tr>
<tr><td>De l'adolescent</td><td>= **Absence juvénile** : absences moins nombreuses, plus espacées dans le temps, associées à des **crises généralisées tonicocloniques**</td></tr>
<tr><td>**CGT du réveil**</td><td colspan="2">- Début à l'adolescence, prédominance féminine
- Facteurs déclenchant : **manque de sommeil, alcool, réveil provoqué, photosensibilité**
- Réponse quasi-systématique au traitement</td></tr>
<tr><td>**Epilepsie myoclonique juvénile bénigne**</td><td colspan="2">= Début à l'adolescence, origine génétique, peut précéder de plusieurs mois/années des CGT
- **Secousses myocloniques** en pleines conscience, souvent peu après le réveil (signe de la tasse de café), favorisée par nuits courtes, réveil brusque ou photosensibilité
- EEG inter-critique typique : **polypointes-ondes généralisées**, photosensibilité fréquente
- **Pharmacodépendante** : **90%** de récidive à l'arrêt du traitement</td></tr>
<tr><td>**CGT idiopathique**</td><td colspan="2">= Plus fréquente de l'adulte : début chez l'adolescent/adulte jeune, atcds familiaux fréquents
- **CGT d'emblées** ± associée à des **absences** et/ou des **crises myocloniques**
- EEG inter-critique : **anomalies paroxystiques** bilatérales, symétriques et synchrones sur un tracé de fond normal, souvent déclenché par la **stimulation lumineuse intermittente**
- Bonne réponse au traitement antiépileptique, mais rechute fréquente à l'arrêt</td></tr>
<tr><td rowspan="3">Epilepsies partielles idiopathiques</td><td colspan="3">= Exclusivement chez les enfants et adolescents (âge-dépendantes) : diagnostic électro-clinique aisé
- Pronostic toujours favorable → traitement médical rarement indiqué</td></tr>
<tr><td rowspan="2">**Epilepsie à paroxysme rolandique**</td><td colspan="2">= **Epilepsie à pointes centro-temporales** : la plus fréquente et la plus typique
- Début entre **3 et 13 ans**, légère prédominance masculine, guérison généralement vers 16 ans
- **Crises partielles simples de la région bucco-faciale : clonies d'une hémiface, paresthésies de la langue ou des gencives, hypersalivation, impossibilité de parler**, sans perte de conscience
- **Extension au membre supérieur** ou **généralisation secondaire** possible
- Très liée au sommeil (lors de l'endormissement ou du réveil), révélé par des **bruits de gorge**
- EEG inter-critique : **pointes centro-temporales lentes biphasiques**, rythme de fond normal</td></tr>
<tr><td>TTT</td><td>- **Abstention thérapeutique** si crises brèves, rares et de survenue nocturne
- **Monothérapie antiépileptique** avec arrêt à l'âge de 16 ans</td></tr>
<tr><td rowspan="2">Epilepsies partielles symptomatiques</td><td rowspan="2">**Epilepsie temporale interne**</td><td colspan="2">= **Avec sclérose/atrophie hippocampique** : la plus fréquente
- Antécédent de convulsions fébriles compliquées, début chez l'adolescent/adulte jeune par des **crises partielles simples** et **complexes**, généralisations secondaires rares
- Crise la plus typique : **gêne épigastrique ascendante** (bien mémorisée par le malade), puis **arrêt psychomoteur** avec **fixité du regard**, **mâchonnement** ample et lent, **activité gestuelle simple** (émiettement, frottement) et **attitude dystonique** d'un membre controlatéral
- Evolution : répétition des crises, souvent groupées sur un ou plusieurs jours, entrecoupées d'intervalles libres de durée variable
- **IRM cérébrale** : atrophie ou sclérose hippocampique</td></tr>
<tr><td>TTT</td><td>- **Antiépileptique**
- **Traitement chirurgical** si pharmaco-résistance : 80% de guérison</td></tr>
</table>

Diagnostic syndromique	*Epilepsies généralisées symptomatiques*	**Syndrome de West**		**= Maladie des spasmes en flexion** : rare, apparaît entre le **4ème** et le **7ème mois** - Crises : **spasmes infantiles**, en salves, en flexion (2 fois plus souvent) ou en extension - **Régression psychomotrice** : enfant indifférent, ne sourit plus, n'apprend plus, perte des acquisitions antérieures - EEG pathognomonique = **hypsarythmie** : ondes très amples, très lentes, pointes sans régularité, diffuses, permanentes, interrompues lors des spasmes par un aplatissement transitoire
Diagnostic syndromique	*Epilepsies généralisées symptomatiques*	**Syndrome de West**	Cause	- **Primitif** : **30%** des cas, pronostic amélioré en cas de traitement précoce - **Secondaire** (de pronostic sévère) : - **Encéphalopathie** - **Maladie métabolique** - **Phacomatose : sclérose tubéreuse de Bourneville** - **Anoxie périnatale** - **Malformation cérébrale**
Diagnostic syndromique	*Epilepsies généralisées symptomatiques*	**Syndrome de Lennox-Gastaut**		= Forme sévère d'épilepsie infantile : début < **8 ans**, pic de fréquence de 3 à 5 ans - **Crises toniques**, **atoniques** et **absences atypiques** quotidiennes coexistant chez un patient - Associé à des **troubles mentaux,** un **retard intellectuel,** des **troubles de la personnalité,** des **troubles caractériels** et parfois des **comportements autistiques** ou **prépsychotiques** - EEG inter-critique : pointes-ondes lentes (1,5-2/seconde), en bouffées bisynchrones, ± symétriques, très nombreuses, sur un rythme de fond ralenti - Pendant le sommeil : décharges de rythmes rapides recrutant = **crises toniques pathognomoniques au cours du sommeil** - Evolution : pronostic sévère, périodes cycliques d'aggravation et de rémissions
Diagnostic syndromique	*Epilepsies généralisées symptomatiques*	**Syndrome de Lennox-Gastaut**	Cause	- **Idiopathique** - Secondaire : **atteinte cérébrale congénitale** ou **acquise** (± après syndrome de West)
Diagnostic syndromique	*Syndromes spéciaux chez l'enfant*	**Convulsions fébriles simples**		= Susceptibilité génétique âge-dépendante à la fièvre : excellent pronostic, survenue > 1 an - **Crises bilatérales, cloniques** ou **tonicocloniques**, durant < 15 minutes, non répétées au cours d'un même épisode fébrile, sans signe de localisation critique ou post-critique - Typiquement dans les 24h après l'installation de la fièvre, lors de l'acmé ou lors de la défervescence thermique (fièvre virale dans 95% des cas) - EEG non nécessaire - TTT préventif : **antipyrétique** en cas de fièvre ≥ 38°, **traitement antiépileptique** si ≥ 3 crises ➜ **Risque d'épilepsie** dans un faible nombre de cas (< 3%)
Diagnostic syndromique	*Syndromes spéciaux chez l'enfant*	**Convulsions fébriles compliquées**		= Critères de gravité : - Survenue < 1 an ou > 5 ans, antécédents familiaux d'épilepsie - Convulsions asymétriques ou unilatérales, de durée > 15 minutes - En salves au cours d'un même épisode fébrile - Avec déficit post-critique d'intensité variable, de durée < 48h ➜ Si ≥ 1 critères : **bilan neurologique** (EEG, PL, imagerie), **traitement antiépileptique prophylactique** (**valproate**) poursuivi pendant ≥ 2 ans - Si convulsion fébrile prolongée : **diazépam** 0,5 mg/kg intra-rectal - **Risque d'épilepsie** ultérieure proportionnel au nombre de critères (50% si ≥ 3 critères) ou à la durée de la convulsion fébrile (pour le risque d'épilepsie temporale interne)
Diagnostic syndromique	*Syndromes spéciaux chez l'enfant* — *Révélé par des signes non épileptiques*			= Expression clinique par une **déficit neuropsychologique**, associé à une **épilepsie** au 2nd plan
Diagnostic syndromique	*Syndromes spéciaux chez l'enfant* — *Révélé par des signes non épileptiques*	**Syndrome de Landau-Kleffner**		= **Aphasie acquise épileptique** : début entre **18 mois** et **13 ans** - **Aphasie sensorielle** : **agnosie auditive verbale** **- Trouble de personnalité, hyperkinésie** - **Crise épileptique** (inaugurale dans 50% des cas) : **crise partielle simple** ou **complexe**, parfois associée à des **CGT** ➜ disparition spontanée à la puberté - EEG : paroxysmes pluri-focaux, activés par le sommeil ± pointes-ondes continues lors du sommeil lent
Diagnostic syndromique	*Syndromes spéciaux chez l'enfant* — *Révélé par des signes non épileptiques*	**Epilepsie avec pointes-ondes continues du sommeil lent**		= **Epilepsie avec POCS** : apparition entre 2 et 6 ans - Vers 4 ans : **crises sporadiques généralisées** ou **partielles**, plus souvent nocturnes - Vers 8 ans : - Crises plus fréquentes avec **stagnation/régression des acquisitions** - EEG = **pointes-ondes continues** occupant > 85% du tracé du sommeil lent - Vers 12 ans : - **Guérison de l'épilepsie** - **Amélioration des performances intellectuelles**, avec parfois un **déficit cognitif séquellaire** ± sévère - TTT : **corticothérapie** (effet aggravant des antiépileptiques, hors benzodiazépine)

CAT	En présence d'une CGT		- Conseils : dégager l'espace, protéger la tête (coussin), desserrer les vêtements, enlever les lunettes, mise en PLS dès que possible, prévenir les secours si crise prolongée **> 5 minutes** - A ne pas faire : déplacer le patient (hors situation indispensable), ne pas entraver ses mouvements, ne rien mettre dans la bouche, ne rien donner à boire - Administration d'antiépileptique en urgence : non justifié après une 1ère crise isolée
		Récidive précoce	= Prévention de la récidive : indiqué en cas de récidive précoce d'une crise - **Diazépam** (Valium®) = **10 mg** : en intra-rectal chez l'enfant ou IVL/IM chez l'adulte - **Clonazépam** (Rivotril®) = **1 mg** : en IVL chez l'adulte
	Chez un épileptique connu		→ Hospitalisation non indispensable - **Crise de présentation habituelle** : rechercher un facteur favorisant (manque de sommeil, prise d'alcool/toxique, fièvre...), une mauvaise observance thérapeutique, une interférence médicamenteuse - **Crise inhabituelle** : reconsidérer le diagnostic syndromique, vérifier la recherche étiologique
	Contexte d'agression cérébrale aiguë	Pathologie lésionnelle aiguë	**= Traumatique, vasculaire, infectieuse, tumorale...** : crise le plus souvent généralisée tonicoclonique ou partielle ± secondairement généralisée - Traitement étiologique ± **Antiépileptique** à la phase aiguë (**benzodiazépine** orale ou IV) avec **relai ultérieur** sur une durée de quelques mois (non systématique)
		Pathologie non lésionnelle	**= Toxique, métabolique...** : crise généralisée tonicoclonique - Traitement étiologique exclusif
	1ère crise spontanée	*Bilan*	- Orientation : autres types de crise, antécédents personnels et familiaux, signe neurologique focal, syndrome méningé, affection médicale non patente - Bilan biologique : **glycémie, ionogramme, bilan rénal, bilan hépatique, alcoolémie** - **TDM/IRM cérébral** : indiqué devant toute crise épileptique inaugurale, isolée, ne s'intégrant pas d'emblée de façon évidente dans un syndrome épileptique non lésionnel (épilepsie-absence, épilepsie myoclonique juvénile bénigne ou épilepsie à paroxysme rolandique) → **En urgence** dans la majorité des cas, ou **à distance** si examen neurologique normal - **PL** : indiquée si contexte fébrile (méningo-encéphalite) ou céphalée aiguë avec scanner normal - **EEG** : recommandé systématiquement, rentabilité maximale si réalisé dans les **24 à 48h** suivant l'épisode aigu, en l'absence d'antiépileptique (notamment de benzodiazépines) → La seule indication d'**EEG en urgence** est la suspicion d'état de mal épileptique
		TTT	→ Généralement après survenue de 2 crises généralisées tonicocloniques (espacées de > 24h) → Discussion dès la 1ère crise seulement en cas de **crise généralisée tonicoclonique** : - En l'absence de facteur déclenchant, en présence de paroxysmes inter-critiques à l'EEG - Selon : le vécu de la crise et ses conséquences (chute, blessure, traumatisme), l'âge (risque de chute chez les personnes âgées), la profession à risque ou non et la demande du patient → **Traitement systématique immédiat pour les autres types de crise** (absence, myoclonie, crise partielle symptomatique ou non), sauf pour l'épilepsie à paroxysme rolandique
TTT			- TTT curatif : suppression de la cause (traitement étiologique), éviction des facteurs favorisants (photosensibilité...) - TTT symptomatique = **antiépileptique** : renforce l'inhibition GABAergique, diminue l'excitation glutamatergique ou stabilise les membranes cellulaires (blocage des canaux Na ou Ca voltages-dépendants) → efficace dans **60-70%** des cas
	Modalité		→ Le diagnostic de crise épileptique doit être certain : aucun traitement d'épreuve ou préventif - Choix du médicament : - Epilepsie généralisée idiopathique : **valproate** ou **lamotrigine** en 1ère intention - Epilepsie partielle : **lévétiracétam**, **lamotrigine**, **oxcarbazépine**, **carbamazépine** - Epilepsie à paroxysme rolandique : traitement non systématique - EI: - Valproate : tremblement d'attitude, obésité, bilan hépatique, NFS, tératogène ++ - Carbamazépine : trouble d'équilibre, BAV, NFS, bilan hépatique, natrémie, inducteur enzymatique - Lamotrigine : risque d'éruption cutané les 1er mois (**10-15%** des cas) → arrêt immédiat du traitement - Posologie : débuter en monothérapie, ↗ progressive des posologies, limiter le nombre de prise à 2/jour - Jamais d'arrêt brutal d'un anti-épileptique
	RHD		- Alcool avec modération - Limiter les dettes de sommeil - Prévention des risques domestiques : éviter les bains, mobilier sans arêtes, literie basse...
	Autres		- **Chirurgie** : - **Cortectomie** : en cas d'épilepsie partielle pharmaco-résistante, si temporale, unifocale, d'une aire corticale non fonctionnelle et accessible - **Stimulation chronique du nerf vague** si cortectomie impossible - **Régime cétogène** (↘ glucide et ↗ lipide) en cas de pharmaco-résistance, efficace uniquement chez l'enfant

TTT antiépileptique

Médicament	Voie	Indication	Effets secondaires
Valproate de sodium DEPAKINE®	PO IV	Tout type	- **Tératogène** : à éviter si femme en âge de procréer - **Hépatite cytolytique** - Autres : **tremblement, thrombopénie, prise de poids, hyperammoniémie, pancréatite, ovarite**
Lamotrigine LAMICTAL®	PO	Tout type sauf épilepsie-absence	- **Eruption cutanée** - **Syndrome de Lyell/Stevens-Jonhson**
Lévétiracétam KEPPRA®	PO IV	Tout type	- **Sédation** légère - **Troubles psychiatriques** (rares)
Diazépam VALIUM® **Clonazépam** RIVOTRIL® **Clobazam** URBANYL®	PO IV IM IR	Tout type	- **Sédation, altération cognitive** → Sur une durée limitée seulement : perte d'efficacité après quelques mois
Carbamazépine TEGRETOL® **Oxcarbazépine** TRILEPTAL®	PO IV	CGT et crise partielle uniquement → Aggravation de l'épilepsie-absence ou des myoclonies	- **Inducteur enzymatique** - **Hyponatrémie, hépatite, ataxie, vertige, BAV, lupus**
Phénytoïne DIHYDAN®	PO IV IM		- **Inducteur enzymatique** - Autres : **ataxie, vertige, dyskinésie, lupus induit acné, hirsutisme, hypertrophie gingivale, éruption**
Phénobarbital GARDENAL®, ALEPSAL®, KANEURON®	PO IV IM	Tout type sauf épilepsie-absence	- **Inducteur enzymatique** - **Sédation, troubles cognitifs** - Autre : **éruption**, **algodystrophie**, **ostéomalacie**
Autres	- **Ethosuximide** (Zarontin®) : traitement de référence de l'épilepsie-absence de l'enfant uniquement - **Topiramate** (Epitomax®) : dans l'épilepsie partielle uniquement		

Suivi

- **Clinique** : efficacité et tolérance à 1 mois, à 3 mois puis tous les 6 mois - **Biologique** : systématique sous valproate, oxcarbazépine, lamotrigine, non systématique sous lévétiracétam		
Traitement efficace et bien toléré	- **EEG de suivi** non systématique, généralement annuel - **Arrêt du traitement** proposé de manière progressive après **2 à 3 ans** sans crise, si EEG normal, et en l'absence de lésion cérébrale potentiellement épileptogène	
Traitement mal toléré	- **Trouble de la vigilance**, **atteinte des fonctions cognitives** - **Inducteur enzymatique** = carbamazépine, oxcarbamazépine, phénytoïne, phénobarbital - Réaction idiosyncrasique : **toxidermie, hépatite, aplasie médullaire**...	
	CAT	- **Arrêt immédiat** si effet indésirable grave (réaction idiosyncrasique) → prescription d'un **autre anti-épileptique** ± association d'une **benzodiazépine** temporairement - **Substitution progressive** par une autre traitement si effet indésirable mineur
Persistance des crises	- Vérifier **l'observance** (dosages sanguins) et **l'hygiène de vie** - **Augmentation progressive de la posologie** selon la tolérance - Essai d'un **autre traitement en monothérapie** voire en **bithérapie**	
Epilepsie pharmaco-résistante	= Résistant à **≥ 2 lignes** de traitement médical bien conduit en < **2 ans** - **Evaluation chirurgicale** : **EEG-vidéo, examen neuropsychologique, imagerie isotopique** et **fonctionnelle**, voire **indication d'implantation intra-corticale d'électrodes EEG** ou **stéréo-EEG**	

Mesures associées

Contre-indication	- **Sport** : alpinisme, plongée, deltaplane, planche à voile, sport mécanique, baignade non accompagné... - **Profession** : chauffeur poids lourds/transport en commun, travail en hauteur, carrières militaires, pilote, poste de sécurité, certains emplois dans la fonction publique - **Conduite automobile** : possible après avis de la **Commission médicale du permis de conduire** si épilepsie stabilisée depuis 12 mois (ou 10 ans sans traitement pour la conduite de poids lourds), sur démarche du malade (et non du médecin)
Contraception	- Eviter la contraception orale en association à un inducteur enzymatique : privilégier un **DIU**
Grossesse	= Risques : - **Risque malformatif des antiépileptiques** (RR = 4-6) - **Risque augmenté de crise épileptique** (dans 25% des cas) - En cas de désir de grossesse : **réévaluation du traitement**, **supplémentation en acide folique** (5 mg/j) avant la conception et jusqu'à 12 SA) en cas de traitement inducteur enzymatique ou valproate - Pendant la grossesse : **supplémentation en vitamine K** pendant le 3ème trimestre ± en période néonatale si traitement inducteur enzymatique, surveillance obstétricale et échographie rapprochée

ETAT DE MAL EPILEPTIQUE

= **Répétition à bref délai de crises récurrents**, avec persistance inter-critique d'une **altération de conscience** et/ou de **signes neurologiques** traduisant un épuisement neuronal des aires corticales spécifiques impliquées dans les décharges électriques

Cause			- **Survenue chez un épileptique connu** = 30-45% des cas, de meilleur pronostic : non-observance thérapeutique (1ère cause d'état de mal épileptique), intoxication ou sevrage éthylique, privation de sommeil, cause intercurrente… - **Agression cérébrale aiguë directe** : vasculaire, tumorale, infectieuse, traumatique - **Agression cérébrale indirecte** : désordre hydro-électrolytique, toxique (alcool, tricyclique…) → Aucune cause n'est retrouvée dans **20%** des cas
Etat de mal convulsivant			= Répétition subintrante de crises convulsives : - Crise généralisée tonicoclonique **persistant > 5 minutes** - **≥ 2** crises généralisées tonicocloniques **sans reprise de conscience** - Dans les 30 minutes : **troubles neurovégétatifs, acidose, œdème cérébral** - Dans l'heure : **lésions neuronales anoxo-ischémiques** rapidement irréversibles → **séquelles neurologiques** - **Etat de mal larvé** (*subtle status epilepticus*) = dissociation électromécanique en cas de persistance de l'état de mal convulsivant : convulsions minimes, limitées à de brèves contractions axiales ou du visage ou à une révulsion oculaire → tableau de coma prédominant, nécessitant un EEG pour identifier la persistance des crises - Evolution spontanée : **décès** par **collapsus cardio-respiratoire** → **10 à 20%** de mortalité
	Mesures générales		- **Scope, perméabilité des VAS (canule de Mayo), oxygénothérapie** 10 L/min **- Intubation** non systématique d'emblée : si détresse respiratoire, trouble de conscience persistant ou crise épileptique persistante - Mise en place de **2 VVP** (1 réservée aux antiépileptiques), recherche/traitement d'une hypoglycémie
	Traitement anti-épileptique	1er palier	- Antiépileptique d'action rapide : - **Diazépam** (Valium®) : 10 mg en IVL sur 3 minutes - **Clonazépam** (Rivotril®) : 1 mg en IVL sur 3 minutes → Répéter immédiatement 1 seule fois en cas de persistance à 5 minutes - **Fosphénytoïne** ou **phénytoïne** = 20 mg/kg d'équivalent phénytoïne (E-PTH) sans dépasser 50 mg/min de phénytoïne ou 150 mg/min de fosphénytoïne : IVL en 20-30 minutes, sous scope obligatoire (risque de trouble de conduction et d'hypotension artérielle) → Si la prise en charge est réalisée dans les **5 à 30 minutes** après le début des convulsions, l'antiépileptique d'action prolongée peut n'être administrée qu'en cas d'échec à 5 minutes
		2ème palier	= En cas de persistance à 20 minutes : - **Phénobarbital** = 15 mg/kg, sans dépasser 100 mg/min : effet sédatif et dépresseur respiratoire (contre-indiqué chez l'insuffisant respiratoire sévère)
		3ème palier	= En cas de persistance à **40 minutes** : - **Anesthésie générale** avec **thiopental** (Nesdonal®), **propofol** ou **midazolam**
		Schéma alternatif – Prise en charge dans les 5 à 30 minutes	- **Benzodiazépine** (clonazépam ou diazépam) - Si échec à 5 minutes : - Nouvelles dose de **benzodiazépine** - **Fosphénytoïne** ou **phénobarbital** au choix - Si échec à 30 minutes après fosphénytoïne ou 20 minutes après phénobarbital : **essai de l'autre anti-épileptique**, ou **AG** d'emblée → Privilégier l'AG d'emblée si état de mal > 60 minutes, suspicion de lésion cérébrale aiguë, facteur d'ACSOS incontrôlé ou EME larvé - Si 2nd échec : **AG** avec **thiopental**, **propofol** ou **midazolam**
		Schéma alternatif – Prise en charge > 30 minutes	- **Benzodiazépine IVL** + **fosphénytoïne** ou **phénobarbital** d'emblée - Si échec à 30 minutes après fosphénytoïne ou 20 minutes après phénobarbital : **AG** d'emblée
	Suite		- Relai par **benzodiazépine orale** ou **IV discontinue** : **clobazam** (Urbanyl®) ou **clonazépam** (Rivotril®) - Avis spécialisé pour introduction ou modification d'un traitement de fond
Non convulsivant			= **Etat de mal non convulsivant** : 2 crises en **30 minutes** ou 1 crise prolongée **> 30 minutes** - **Confusion mentale** variable (du ralentissement idéomoteur à la stupeur) persistant des heures/jours
	Type		- **Etat de mal épileptique-absence** : survenue à tout âge, plus fréquent chez le sujet âgé, associé à des **myoclonies péri-oculaires** ou **buccales** dans 50% des cas - **Etat de mal épileptique partiels complexes** (rare) : **confusion mentale** isolée, ou rarement associée à des **épisodes de mâchonnements** ou des **automatismes**
	EEG		= Activité paroxystique continue, d'apparence généralisée ou focale
	TTT		- **Benzodiazépine IV** : normalise l'EEG, disparition en quelques secondes de la confusion

ITEM 104 : SYNDROME PARKINSONIEN

MALADIE DE PARKINSON

- Prévalence = **1/500 habitants** = 1,5% > 65 ans, début en général > 60 ans, mais possible à tout âge (10% < 40 ans)

Physiopath	- Perte progressive des neurones dopaminergiques de la **voie nigro-striatale** : perte de **50 à 60%** des neurones avant la survenue des signes moteurs parkinsoniens - Processus dégénératif touchant aussi d'autres **fonctions motrices** (signes axiaux) et **non motrices** (troubles cognitifs) - Présence de **corps de Lewy** : **inclusions intra-neuronales** contenant des **agrégats anormaux d'α-synucléine** → Etiologie inconnue, mais plusieurs facteurs génétiques et environnementaux identifiés : âge, exposition aux pesticides, mutations autosomiques récessives ou dominantes (15% des Parkinsons, dont 50% des patients < 40 ans)			
Diagnostic – C	*Symptomatologie initiale*	**TRIADE PARKINSONIENNE**		= Manifestations **unilatérales** ou **asymétriques** (persistant lors de l'évolution)
			Tremblement de repos	= Pathognomonique, mais absent chez **1/3** des patients - Présent au repos, disparaît au mouvement volontaire, lent (4-6 Hz) - Touche les membres, les lèvres et/ou le menton, unilatéral ou asymétrique - Aggravé par les émotions et le calcul mental
			Hypertonie plastique	- **Raideur des extrémités** ou **de la nuque**, prédominante sur les fléchisseurs - **Résistance constante** à la mobilisation passive, cédant par à-coups, en « tuyau de plomb », avec **phénomène de roue dentée**, sensibilisé par la **manœuvre de Froment** (mouvement volontaire du bras controlatéral)
			Akinésie Bradykinésie Hypokinésie	- **Akinésie** = ralentissement à l'initiation des mouvements - **Bradykinésie** = ralentissement à l'exécution des mouvements - **Hypokinésie** = diminution de l'amplitude des mouvements
			Manifestations	- **Marche lente, à petits pas**, avec **perte du ballant des bras** - **Gêne à l'écriture** (micrographie), à la **réalisation des activités de la vie quotidienne** (se raser, manger...), **ralentissement des gestes alternatifs rapides** (opposition pouce-index, battre la mesure...), - **Pauvreté des mouvements spontanés** (clignement des yeux...) - **Hypomimie, voix monocorde et monotone**
		Syndrome akinéto-rigide		= En l'absence de tremblement de repos : aspect trompeur rhumatologique (**raideur de membre, périarthrite scapulo-humérale**) ou neuropsychique (ralentissement dépressif)
		Autres signes précoces		→ Peuvent précéder les troubles moteurs de plusieurs années - **Déficit de l'odorat** (atteinte du noyau du I) - **Trouble du comportement en sommeil paradoxal** (rêves animés, actes agressifs) - **Constipation**
	Autres signes			- **Réflexe naso-palpébral exagéré et inépuisable, réflexes vifs** (sans Babinski) - **Phénomènes dystoniques des mains et des pieds**
	Signes non moteurs			- **Troubles cognitifs et comportementaux** - **Dépression** - **Douleurs mal systématisées** - Signes végétatifs **: hypersialorrhée, hypersudation, hypotension orthostatique** - **Troubles du sommeil et de la vigilance**
DD	→ « Drapeaux rouges » devant faire évoquer un diagnostic différentiel (« syndrome parkinsonien + ») - Absence de réponse prolongée au traitement dopaminergique - Progression rapide avec chutes précoces - Signes précoces : **atteinte cognitive, dysautonomie** (**incontinence urinaire, hypotension orthostatique sévère**) - Signes neurologiques : **syndrome pseudo-bulbaire** (**dysarthrie, dysphagie**) **syndrome cérébelleux, atteinte pyramidale, troubles oculomoteurs, signes corticaux** (**apraxie, aphasie, troubles sensitifs**)			
PC	→ Le diagnostic est clinique face à une forme typique > 40 ans : tremblement de repos caractéristique, asymétrie de la symptomatologie parkinsonienne, normalité de l'examen neurologique, absence de facteur iatrogène → Le diagnostic est confirmé par la nette réduction des signes moteurs sous traitement dopaminergique → A confirmer systématiquement par l'avis d'un neurologue avant initiation du traitement - Sujet < 40 ans : **IRM cérébrale, bilan du cuivre** → exclure une maladie de Wilson - Suspicion d'une autre cause de syndrome parkinsonien (« drapeaux rouges ») : **IRM cérébrale** - **DAT-scan®** (marquage des terminaisons dopaminergiques) : DD de tremblements mixtes (attitude, action, repos)			

TTT initial	**L-dopa**		= **Précurseur de la dopamine** (transformation intracérébrale par la dopa-décarboxylase DCC) : traitement le plus efficace et le mieux toléré, agissant surtout sur **l'hypertonie** et **l'akinésie** - Associé à un **inhibiteur périphérique de la DCC** (↘ les effets indésirables) : **carbidopa** ou **bensérazide** - Prise à distance des repas (1h avant) : compétition d'absorption avec les acides aminés neutres
		Précautions	- EI : **nausées, vomissements, dyskinésie bucco-faciale, athéto-chorée, hypotension orthostatique, troubles psychiques** - Surdosage : **cauchemars, syndrome confusionnel, hallucinations, délire** - CI : délire hallucinatoire, IDM récent, insuffisance cardiaque, trouble du rythme (ECG pré-thérapeutique), association aux neuroleptiques, ulcère gastroduodénale en poussée - Interactions médicamenteuses : **neuroleptique, antihypertenseur central, vitamine B6** à forte dose, **pansement gastrique, IMAO non sélectif** (risque d'HTA brutale), **fluothane** ou **cyclopropane** en anesthésie (trouble du rythme)
	Agoniste dopaminergique		= Action direct sur les récepteurs dopaminergiques : par **voie orale** ou **transdermique**, action un peu moins puissante que la L-dopa, moins bien toléré, agissant surtout sur **l'hypertonie** et **l'akinésie** - Molécule : - Non ergoté (à privilégier) : **pramipéxole**, **ropinirole**, **rotigotine**, **piribédil**, **apomorphine** - Ergoté : **bromocriptine, lisuride** → L'utilisation en début de maladie retarde la survenue des complications motrices
		EI	**- Nausées, vomissements** **- Troubles du comportement** (15%, réversible à l'arrêt) : jeu pathologique, troubles alimentaires, achats compulsifs, hypersexualité...→ arrêt ou diminution de posologie
	Autres		- **IMAO-B** (inhibiteurs de la monoamine oxydase type B → ↗ dopamine) : **rasagiline, sélégiline** - **ICOMT** (inhibiteurs du catéchol-O-méthyltransférase → prolonge l'action de la L-dopa) : **entacapone** **- Agoniste dopaminergique mineur = piribédil** : parfois utilisé en cas de tremblement prédominant
	Stratégie		→ En l'absence de retentissement moteur, le traitement médicamenteux n'est pas indispensable
		< 65-70 ans	- **Agoniste dopaminergique** ou **IMAO-B** en monothérapie - Co-prescription de **dompéridone** = antagoniste dopaminergique ne passant pas la barrière hémato-encéphalique : atténue les effets 2^{ndr} périphériques (nausées, vomissements) - Si contrôle insatisfaisant : ↗ posologie d'agoniste dopaminergique, association avec L-dopa ou IMAO-B - **Anticholinergique** (peu utilisé) : patient jeune avec tremblement malgré le traitement dopaminergique
		> 65-70 ans	**- L-dopa** d'emblée en monothérapie - Co-prescription de **dompéridone** systématique - Si contrôle insatisfaisant : ↗ L-dopa ou association avec IMAO-B, agoniste dopaminergique ou ICOMT
Evolution			- Progression des lésions : **phase diagnostique**, puis **phase de bon contrôle moteur sous traitement** (« lune de miel ») - Suivi global : **échelle UPDRS** (*Unifed Parkinson Disease Rating Scale*), échelles spécifiques (MMS...)
	Phase des complications motrices du traitement dopaminergique		= 4 à 5 ans après le début de la maladie en moyenne (plus précoce en cas de début jeune) : - **Akinésie de fin de dose** : apparition de signes parkinsoniens avant la prise suivante (↘ durée d'action de la L-dopa par perte progressive de la capacité de stockage cérébrale), jusqu'à une durée d'action correspondant à la demi-vie (60-90 minutes) dans les stades avancés - **Akinésie de nuit** et **du petit matin** : crampes des mollets et orteils, difficulté pour se tourner au lit - **Phénomène « on/off »** : passage brutal d'un état non parkinsonien à un état parkinsonien sévère - **Dyskinésie de milieu (ou de pic) de dose** : mouvements involontaires, notamment choréiques des membres et du tronc, survenant à la phase d'efficacité maximale du traitement - **Dyskinésie biphasique** : mouvements involontaires, plutôt dystoniques des MI (souvent douloureux) lors de la transition entre état parkinsonien et non parkinsonien (début/fin de dose)
	Phase du déclin moteur et cognitif		= Non sensible au traitement dopaminergique
		Signes moteurs axiaux	- **Dysarthrie** et **dysphagie** - **Troubles de la marche** : **enrayement kinétique** (*freezing*), **festination** (brutal emballement de la marche, qui devient incontrôlable, avec risque de chute) - **Troubles de la posture** : **triple flexion, camptocormie** (flexion du tronc en avant), **syndrome de Pise** (flexion latérale du tronc) - **Trouble de l'équilibre postural** avec **chutes en arrière**
		Troubles cognitivo-comportementaux	- **Syndrome dysexécutif** - **Démence** = **30%** des patients, dont 80% après **15 à 20 ans** d'évolution - TTT dopaminergique : **hallucinations**, voire **délire** (notamment paranoïaque)
		Dysautonomie	- **Hypersialorrhée** - **Hypotension orthostatique** - **Constipation** - **Troubles vésico-sphinctériens: impériosités mictionnelles**

TTT stades avancés	Fluctuations motrices	- **Fractionnement de la L-dopa** (rapprochement des prises) - **Association à un agoniste dopaminergique** (ou ↗ posologie si déjà associé), un **ICOMT** ou un **IMAO-B** - **Apomorphine IM** (agoniste dopaminergique) à s'injecter en cas de blocage sévère
TTT stades avancés	Dyskinésie	- ↘ **posologies de L-dopa** et **fractionnement** si dyskinésie de milieu de dose - **Amantadine** : effet antidyskinétique (correction du dysfonctionnement glutamatergique du striatum)
TTT stades avancés	Fluctuation/ dyskinésie sévère	- **Stimulation haute fréquence du noyau sous-thalamique ou du pallidum interne** : chez les patients < 70 ans avec des complications motrices sévères ou un tremblement handicapant sous traitement bien conduit, en l'absence de troubles sévères cognitifs ou du comportement - Autre : **pompe d'apomorphine en SC, application intra-duodénale continue de L-dopa** via gastrostomie
TTT stades avancés	Signes non moteurs	- Hallucinations, délire : - Suppression progressive des antiparkinsoniens en dehors de la L-dopa - Traitement par **clozapine** si persistant (risque d'agranulocytose) - Démence : **anti-cholinestérasique** - Dysautonomie : - Hypotension orthostatique : **RHD, bas de contention, midodrine** ou **fludrocortisone** - Impériosités mictionnelles : **anticholinergique** (chlorure de trospium, oxybutinine) - Troubles du sommeil : **somnifères, clonazépam** si trouble du comportement en sommeil paradoxal
TTT stades avancés	Mesures associées	- **Orthophonie** : rééducation de la dysarthrie et de la déglutition - **Kinésithérapie** : gymnastique quotidienne, travail de l'équilibre postural, apprentissage des transferts...

AUTRES SYNDROMES PARKINSONIENS

Iatrogène	**Neuroleptique**		= **Neuroleptique à but psychotrope** ou **neuroleptique caché** = **antiémétique (métoclopramide, métopimazine)** ou **sédatif (alimémazine)** - **Syndrome parkinsonien** plutôt symétrique, parfois asymétrique - **Tremblement** plutôt postural ou d'action (tremblement de repos authentique moins fréquent) - Ne répondant pas au traitement dopaminergique
Iatrogène	**Neuroleptique**	TTT	- **Arrêt du neuroleptique** si possible → parfois persistant malgré arrêt - **Substitution par clozapine** (neuroleptique atypique avec peu d'effets extra-pyramidaux) avec surveillance étroite de la NFS (risque d'agranulocytose)
Iatrogène	Autres		= **Inhibiteur calcique** type **flunarizine** (anti-migraineux), **antidépresseur, amiodarone, lithium, valproate**

Dégénératif atypique	**ATROPHIE MULTI-SYSTEMATISÉE**	**PARALYSIE SUPRA-NUCLÉAIRE PROGRESSIVE**
Dégénératif atypique	- **Syndrome parkinsonien** asymétrique - **Syndrome cérébelleux** - **Dysautonomie** sévère - **Irritation pyramidale** → **Syndrome de Shy-Drager** = dysautonomie au 1er plan avec trouble de sécrétion lacrymale, salivaire, sudation	- **Syndrome parkinsonien** axial et symétrique - **Paralysie des mouvements oculaires** de la **verticalité** - **Troubles de l'équilibre postural** avec **chutes** précoces - **Troubles cognitifs** précoces : **apathie, syndrome dysexécutif, démence** - IRM : atrophie du mésencéphale
Dégénératif atypique	**DÉGÉNÉRESCENCE CORTICO-BASALE**	**DÉMENCE À CORPS DE LEWY**
Dégénératif atypique	- **Syndrome parkinsonien** asymétrique - **Myoclonie, dystonie distale des extrémités** - **Signes corticaux** : **apraxie, aphasie, troubles sensitifs** - « **Main capricieuse** » ou « **étrangère** »	- **Syndrome parkinsonien** asymétrique - **Troubles cognitifs** et **démences** précoces, fluctuants - **Hallucinations spontanées** - **Hypersensibilité aux neuroleptiques**

Autres	**Syndrome parkinsonien vasculaire**	= **Lésions vasculaires multiples** touchant les noyaux gris centraux : confirmée à l'IRM cérébrale - **Syndrome parkinsonien** plutôt **symétrique**, peu sensible aux traitements dopaminergiques, prédominant aux membres inférieurs (*lower body parkinsonism* : **marche** avec ***freezing*** précoce) - **Syndrome pseudo-bulbaire**
Autres	**Maladie de Wilson**	- **Atteinte hépatique** : hépatomégalie, hépatite aiguë, cirrhose progressive - **Troubles neurologiques** : **syndrome parkinsonien**, **tremblement postural** et **intentionnel** (« en battement d'aile »), **dystonie focale** (« rire sardonique ») ou **généralisée, troubles cérébelleux** - **Troubles psychiatriques** : changement du comportement, altération des performances scolaires - **IRM cérébrale** : hypersignal en T2/FLAIR des noyaux gris centraux et/ou du cervelet → Tout mouvement anormal involontaire ou syndrome parkinsonien précoce < 40 ans doit faire évoquer une maladie de Wilson
Autres	Autres	- **Tumeur cérébrale (frontale ou du 3ème ventricule), hydrocéphalie à pression normale** - **Intoxication à au CO** ou **au manganèse** : exposition directe, accumulation intracérébrale chez un patient avec shunt porto-systémique, abus de drogue (éphédrone)

ITEM 105 : MOUVEMENTS ANORMAUX

Mouvements involontaires/anormaux = peu ou non contrôlé par la volonté, survenant en l'absence de paralysie
- Généralement du à un dysfonctionnement, une lésion ou une pathologie dégénérative dans le **système des noyaux gris centraux** (système extrapyramidal) = **trouble de la programmation** et/ou **de l'exécution du mouvement**

TREMBLEMENT

= **Oscillation rythmique involontaire** de tout ou partie du corps autour de sa position d'équilibre
- **Tremblement de repos** = sur muscles au repos : caractéristique du syndrome parkinsonien
- **Tremblement d'attitude** = sur muscles activés, avec **composante posturale** ou **cinétique** prédominante

Tremblement de repos

= Présent au repos, lent (4-6 Hz), touchant les membres, les lèvres ou le menton (jamais le chef), disparaît au mouvement volontaire et au sommeil aggravé par les émotions et le calcul mental
- Examiné en position de repos (mains reposant sur un plant, malade décontracté)

➜ **Pathognomonique** mais non obligatoire d'un syndrome parkinsonien

Tremblement d'attitude

Composante posturale prédominante

- Examen au maintien de posture ou d'attitudes : **manœuvre du serment, du bretteur…**
- **DAT-scan®** si doute diagnostique entre tremblement parkinsonien et essentiel : **hypofixation du striatum** (syndrome parkinsonien) ou **normal** (tremblement essentiel ou iatrogène)

Tremblement essentiel

- Antécédents familiaux dans > 50% des cas
- Calmé par l'alcool (dans 50% des cas)
- Aggravé par l'émotion ou la caféine
- Touche les 2 bras, prédominant aux extrémités, parfois asymétrique
- Atteinte possible du cou (tremblement du chef), des muscles phonatoires (voix chevrotante) et des membres inférieurs
- **Rapide** (6-12 Hz), lentement progressif

TTT :
- **β-bloquant (propranolol)**, **barbiturique (primidone)**
- 2nd intention : **gabapentine, benzodiazépine** ou **topiramate**
- **TTT chirurgical** dans les formes sévères : **stimulation continue du thalamus** (noyau intermédio-ventral) voire **thalamotomie**

Autres

- **Iatrogène** : **tricyclique**, **lithium**, **valproate**, **β-mimétique**, **interféron**, **ciclosporine**
- **Tremblement parkinsonien** à composante posturale (minime par rapport à celui de repos)
- **Sevrage alcoolique**
- **Maladie de Wilson**
- Cause métabolique : **urémie**, **insuffisance hépatique**, **hyperthyroïdie**
- **Tremblement psychogène :** apparition brutale, avec distractibilité (disparaît lors d'une autre tâche) et entraînement (adopte la même fréquence lors d'une tâche du membre controlatéral)

Composante cinétique

= **Tremblement intentionnel** : **syndrome cérébelleux cinétique**
- **Examen à l'action** : boire un verre d'eau, épreuve doigt-nez

CHORÉE

= **Mouvement arythmique, brusque, imprévisible,** souvent à type de **rotation** ou **flexion/extension**, de territoires variés (visage, cou, tronc, membre), présent au repos et à l'action, sur **fond d'hypotonie**

➜ **Ballisme** = chorée touchant la racine des membres avec une grande amplitude

Maladie de Huntington

= ↗ **Répétition CAG du gène HTT** codant la **protéine huntingtine** (plus le nombre de répétition est élevé, plus la maladie se déclare tôt et est sévère) : transmission dominante et pénétrance complète
- Début insidieux entre 30 et 50 ans majoritairement (20% de forme juvénile ou tardive)

C :
- **Antécédents familiaux**
- **Troubles psychiatriques** et/ou **du comportement** : **modification de la personnalité et du comportement** (atteinte du cortex frontal), puis **dépression, psychose, tentative de suicide**
- **Chorée** d'aggravation progressive, **focale** puis **généralisée**
- **Détérioration cognitive** : **syndrome dysexécutif, anosognosie, apathie**, jusqu'à la **démence**

➜ Evolution sur une durée moyenne de **15 ans**, avec **perte progressive d'autonomie, grabatisation, démence** avec **troubles d'élocution** et **de déglutition**, jusqu'au **décès** inéluctable

PC :
- **IRM cérébrale** : atrophie des **noyaux caudés**
- **Test génétique** (après consentement écrit) chez le sujet symptomatique

➜ **Conseil génétique** chez les sujets apparentés : **test génétique pré-symptomatique** (problème éthique en l'absence de traitement), possibilité de **diagnostic prénatal** et **préimplantatoire**

TTT :
- Chorée : **tétrabénazine** ou **neuroleptique atypique**
- Troubles psychiatriques/comportemental : **antidépresseur, thymorégulateur, neuroleptique atypique** (olanzapine, aripiprazole, pimozide, rispéridone)

CHORÉE		- Vasculaire = **hémi-chorée** ou **hémi-ballisme aiguë**, souvent transitoire (quelques heures-jours) : **AVC ischémique** des **noyaux gris centraux** controlatéraux (du **noyau sous-thalamique de Luys** → hémi-ballisme, du **striatum** → hémi-chorée) - Iatrogène : **L-dopa**, **agoniste dopaminergique**, **neuroleptiques** - Toxique **: cocaïne**, **amphétamine**, **intoxication au CO** - Endocrinienne : **thyrotoxicose**, **hyperglycémie**, **grossesse**, **contraception hormonale** - Infectieuse : **VIH**, **toxoplasmose**, **maladie de Creutzfeld-Jakob** - Post-infectieuse : **chorée de Sydenham post-streptococcique** (exceptionnelle) - Inflammatoire : **lupus** (hémi-chorée lupique), **thyroïdite d'Hashimoto** - Néoplasique : **syndrome paranéoplasique** (Ac anti-neuronaux)
DYSTONIE		= **Contraction musculaire involontaire soutenue**, responsable d'une **posture anormale** et/ou de **mouvements répétitifs,** aggravée par le mouvement, généralement **stéréotypée** - **Dystonie focale** = touche un segment articulaire : **torticolis spasmodique** (dystonie cervicale), **blépharospasme** (occlusions itératives et prolongées des paupières) → traitement par **injection de toxine botulique** - **Dystonie de fonction** = lors d'un geste ou d'une fonction particulière : **crampe de l'écrivain** ou **du musicien**... - **Dystonie généralisée** = touche ≥ 1 membre inférieur et le tronc : **dystonie héréditaire de torsion**, **hémi-dystonie**...
	Cause	- Généralement **inconnue** - Rechercher : **AVC ischémique**, **maladie de Parkinson**, **maladie de Wilson**, **neuroleptique**, **L-dopa**
	TTT	- Médicamenteux **: L-dopa**, **trihexyphénydile** (si < 60 ans), **benzodiazépine**, **baclofène,** voire **tétrabénazine** - **Stimulation continue de la partie interne du pallidum** par **électrodes implantées** : dystonie généralisée
MYOCLONIE		= **Secousses musculaires brusques, brèves, focales, segmentaires** ou **généralisées, rythmique** ou **non** : d'origine **corticale, sous-corticale** (noyaux gris centraux), **réticulaire** ou **spinale** - **Myoclonies épileptiques** : majoritairement - **Myoclonie négative** = brusques résolutions du tonus musculaire (**astérixis**), souvent observé dans les **encéphalopathies métaboliques** (hépatique...) ou **toxique** (aluminium, bismuth, bromure de méthyle) - Iatrogène : **antidépresseur tricyclique**, **ISRS**, **L-dopa**, **valproate** - **Post-anoxique** : après un épisode d'anoxie cérébrale sévère (**syndrome de Lance et Adams**) - Encéphalite : **encéphalite herpétique**, **panencéphalite sclérosante subaiguë...** - Maladie dégénérative : **maladie de Creutzfeld-Jakob**, **dégénérescence cortico-basale**, **atrophie multi-systématisée** - **Myoclonie segmentaire** : **lésion ischémique**, **traumatique** ou **tumorale de la moelle** ou **de l'encéphale** - **Myoclonie rythmée du voile du palais** : atteinte de la **voie dento-olivaire** - **Myoclonie d'endormissement** : fréquente, sans signification pathologique
TICS		= **Mouvements habituellement brefs** et **soudains, stéréotypés** (« caricature de geste naturel ») : très fréquent - Précédé d'une sensation interne de besoin de bouger, contrôlable par la volonté pendant quelques minutes au prix d'une tension interne croissante, avec phénomènes de rebond après l'effort de contrôle - Peut toucher seulement quelques muscles (**tics simples**) ou être **complexes** (vocalisations, séquences motrices...) → Dans la majorité des cas bénins et isolés, survenant le plus souvent dans l'enfance
	Maladie de Gilles de la Tourette	= **Tics moteurs** et **vocaux, simples** et **complexes** (coprolalie...) : souvent associé à une comorbidité psychiatrique (**troubles obsessionnels compulsifs, autisme...)** - TTT si gêne fonctionnelle : **neuroleptique atypique** (olanzapine, aripiprazole)
DYSKINÉSIE		= **Mouvements anormaux, complexes** et **anarchiques mêlant différentes composantes** (volontiers des mouvements choréiques et dystoniques), reproduisant une activité stéréotypée : habituellement **iatrogène** - **Dyskinésie bucco-faciale** : mâchonnement, ouverture de la bouche, protraction et contorsion de la langue, grimaces - Peut toucher 1 ou plusieurs membres, entravant l'activité fonctionnelle
	Neuroleptique	- **Dyskinésies précoces** : **dystonie cervicale**, **crises oculogyres**, **trismus...** → Traitement par **injection d'anticholinergique = tropatépine (Lepticur®)** IVL ou IM - **Dyskinésies tardives** (lors des cure prolongée) : **dyskinésie bucco-facio-masticatoire** (trouble de phonation/déglutition), **akathisie** (piétinement incessant) → 15-20% des patients, persistant après arrêt du traitement dans 50% des cas, complication handicapante, difficile à traiter
	Dopaminergique	= **L-dopa**, **entacapone**, **agoniste dopaminergique**, **IMAO-B**
ATHETOSE		= **Mouvements lents de torsion/reptation** d'allure dystonique des extrémités des membres, survenant au repos et lors de l'activité, ne disparaissant que lors du sommeil ± associée à des chorées - Cause : - **Séquelle d'encéphalopathie néonatale** (anoxie, ictère nucléaire...) - **AVC du striatum** - **Maladie de Wilson**

ITEM 106 : DEMENCE

Démence = - **Altération durable d'une ou plusieurs fonctions cognitives** (mémoire, attention, langage, gnosie, praxie, raisonnement, jugement…) et/ou **comportementales** (personnalité, affects, régulation des conduites sociales…)
- Entraînant une **altération de l'autonomie dans la vie quotidienne**

- **Déficit des fonctions cognitives acquis, global** et **chronique** chez une personne ayant un état de conscience normal
- Gradation de la sévérité selon son **retentissement dans la vie quotidienne** : légère, modérée ou sévère

Diagnostic	Circonstances de découverte	- **Plaintes concernant la mémoire**, venant du patient ou de l'entourage - **Dépression** - **Troubles du comportement** - **Perte d'indépendance fonctionnelle** - **Chutes** répétées - **Amaigrissement** ou **dénutrition** - **Examen des fonctions cognitives** à titre systématique chez le patient âgé
	Critères de diagnostic	A : Apparition de déficits cognitifs multiples : - **Altération de la mémoire** - **Perturbation cognitive** associée : aphasie, apraxie, agnosie, perturbation des fonctions exécutives - B : **Altération significative du fonctionnement social ou professionnel,** avec un **déclin par rapport au niveau antérieur** - C : Ne survenant pas de façon exclusive au cours d'une confusion mentale
	Détection en soin primaire	- **MMSE** : 18 questions, score de 0 à 30, normalement > 27, anormal si < **24** → l'interprétation dépend de l'âge et du niveau d'éducation du patient - Autres tests d'évaluation cognitive : **test de l'horloge, test Codex** (test avec 3 mot couplé à un test de l'horloge), **MIS** (*Memory Impairment Screen*), **test des 5 mots** → Adresser le patient à un spécialiste en cas de test anormal
	Evaluation en centre spécialisé	**Consultation « mémoire » : médecins spécialistes** (neurologues, gériatres) et **neuropsychologues** - Evaluation détaillée des fonctions cognitives par le neuropsychologue - Enquête étiologique basée sur l'examen clinique, l'imagerie cérébrale et la biologie
	Bilan étiologique	- Clinique : mode d'installation des troubles, mode évolutif, symptômes associés, examen clinique - Imagerie cérébrale : **IRM cérébrale**, ou **scanner cérébral** à défaut - **Bilan biologique : NFS, glycémie, iono, calcémie, albuminémie, TSH, bilan rénal, CRP** ± selon contexte : **dosage B12/B9, bilan hépatique, sérologie syphilis, VIH, Lyme…** - **Evaluation neuropsychologique** - Autres en 2nd intention : **EEG, imagerie cérébrale isotopique (TEMP, TEP), marqueurs du LCR…**
Diagnostic différentiel	**Confusion mentale**	= Mode d'installation brutale, troubles de la vigilance associés : peut être un mode de découverte d'une démence → Recherche d'une démence à distance (6 mois) par un bilan neuropsychologique
	Plainte mnésique avec évaluation cognitive normale	- **Troubles anxieux** et/ou **dépression** : réévaluation après **3 mois** d'antidépresseurs - **Insomnie** - **Syndrome d'apnée du sommeil** - Cause iatrogène : **psychotrope, sédatif, anticholinergique**
	Déficit cognitif sans critères de démence	- **Déclin cognitif léger (MCI)** → 1/3 d'évolution vers une maladie d'Alzheimer
Cause	Maladie neuro-dégénérative (70-90%)	= Perte lente inexorable des cellules nerveuses, de causes multiples (principalement par protéinopathie), à distinguer du vieillissement cérébral normal - Principalement **maladie d'Alzheimer** (> **70%** des cas)
	Autres mécanismes	- **Carentiel** - **Métabolique** - **Vasculaire** - **Inflammatoire** - **Tumoral** - **Infectieux** - **Toxique** - **Traumatique…**

MALADIE D'ALZHEIMER

= 1ère cause de démence = 1 million de personnes en France : prévalence en augmentation, morbidité majeure, coût élevé

Physiopath

- Accumulation anormale de **protéines β-amyloïdes** en amas extracellulaires (**plaques amyloïdes = plaques séniles**) : surtout dans les **cortex cérébraux associatifs** (**préfrontaux, pariétaux** et **temporaux**), épargnant relativement le cortex visuel primaire (lobes occipitaux) et le cortex moteur (frontal ascendante)
- Accumulation anormale dans les prolongements neuronaux de **protéines TAU hyper-phosphorylées**, formant les **dégénérescences neuro-fibrillaires** : surtout dans les régions temporales internes, en particulier **l'hippocampe**
- **Perte des neurones** touchés par la dégénérescence neuro-fibrillaire → **atrophie des régions affectées**
- **Maladie d'Alzheimer familiale** : mutation du **gène de la préséniline 1 ou 2**, ou du **gène APP**

FdR

FdR connus	FdR probables	Facteurs protecteurs
- Age avancé : augmentation exponentielle de la prévalence à partir 70 ans - Bas niveau d'éducation - Susceptibilité génétique : antécédents familiaux, allèle ε4 du polymorphisme de l'apolipoprotéine E	- Sexe féminin - HTA et hypercholestérolémie entre 40 et 60 ans - Diabète, syndrome métabolique - FA, lésions cérébro-vasculaires - Traumatisme crânien	- Activité physique - Haut niveau d'éducation - Activités mentales et sociales - Consommation modérée d'alcool - Régime méditerranéen - Traitement de l'HTA

Diagnostic

= Système de dépistage organisé dans les **centres de consultation Mémoires**, intégrés aux **Centres de mémoires de référence et de recherche (CMRR)**

- **Diagnostic pré-mortem** = diagnostic de probabilité → seul le diagnostic post-mortem est un diagnostic de certitude
- 5 arguments :
  - Arguments positifs **cliniques** : profil des troubles cognitifs
  - Arguments de **neuro-imagerie** positifs (atrophie hippocampique) et négatifs (absence de lésion autre)
  - Arguments négatifs par la pratique d'un **bilan biologique plasmatique**
  - ± Arguments positifs **d'imagerie métabolique**
  - ± Arguments positifs par **détection des biomarqueurs de la pathologie d'Alzheimer**
- 6ème argument = **diagnostic génétique moléculaire** : dans les très rares cas de formes génétiques (< 1%), due à une mutation monogénique, autosomique dominante → à évoquer devant des atcds de démence du sujet jeune < 60 ans

→ En majorité, l'association d'arguments cliniques et d'imagerie cérébrale suffit pour un diagnostic de haute probabilité

C

Phase pré-démentielle	= **Trouble de la consolidation en mémoire épisodique**, par atteinte des régions temporales internes (hippocampe et cortex adjacent) - **Plainte mnésique** : oubli à mesure, témoignant de l'incapacité à former un souvenir durable à partir d'un événement vécu (consolidation), minimisé par le patient (anosognosie) - **Test des 5 mots** : incapacité à donner les 5 mots après un délai de quelques minutes, non amélioré par l'indiçage (mots non enregistrés) - **Bilan neuropsychologique** (test de mémoire type rappel libre/rappel indicé à 16 items) : effondrement des capacités à rappeler les informations, non significativement amélioré par les indices de catégorie taxonomique, avec intrusions de mots n'appartenant pas à la liste
Phase pré-démentielle – DD	= **Troubles pseudo-amnésiques** secondaire aux **troubles de l'attention** ou des **fonctions exécutives** : **dépression, trouble du sommeil, anxiété, prise de psychotropes excessive**… - Difficultés à restituer les mots significativement aidé par l'indiçage
Phase démentielle	- **Autonomie significativement altérée** pour les gestes de la vie quotidienne - **Trouble de l'orientation** : **temporelle** puis **spatiale** - **Atteinte des fonctions instrumentales** (**aphaso-apraxo-agnosie**, avec apraxie **constructive** puis **idéatoire**) et des **fonctions exécutives**
Phase avancée	= **Démence sévère** : perte d'autonomie totale, survient en moyenne **7-8 ans** après les 1er signes - **Troubles de l'ensemble des fonctions cognitives** (jusqu'à la non reconnaissance des proches) - **Troubles du comportement** : **agitation, apathie, hallucinations, déambulation, troubles du sommeil et de l'appétit, trouble du contrôle sphinctérien** - Autres signes : - **Epilepsie partielle ou généralisée, myoclonies** - **Trouble de la marche/posture** avec **chutes** - **Syndrome pyramidal** et **extra-pyramidal**

→ Diagnostic incertain si : début brutal, déficit neurologique focalisé, épilepsie/trouble de marche précoce

PC

Imagerie cérébrale	→ La pratique d'une IRM cérébrale est indispensable au diagnostic de maladie d'Alzheimer - Séquences : **T2, T2 FLAIR, T2*, T1 coronale** avec plan de coupe passant par l'hippocampe - Signes positifs : **atrophie hippocampique** et **cérébrale** bilatérale et symétrique
Bilan biologique	- Bilan minimal : **NFS, CRP, iono, créat, calcémie avec albuminémie, TSH, glycémie à jeun** ± Selon le contexte : **dosage B12/folates, sérologie syphilis, sérologie Lyme, sérologie VIH**

Diagnostic	PC	**Bio-marqueurs**		**= Dosage dans le LCS** du taux de **protéine β-amyloïde** (Aβ42) et **Tau hyperphosphorylé** (Tau-p) : typiquement diminution massive d' Aβ42 et augmentation de Tau-p
Diagnostic	PC	**Imagerie métabolique**		**= Scintigraphie de perfusion (à l'HMPAO)** ou **PET** : hypo-perfusion ou hypométabolisme des régions corticales associatives et temporales internes
Diagnostic	PC	→ En pratique : le diagnostic se fait par l'évaluation neuropsychologique, l'IRM cérébrale et le bilan biologique plasmatique, la ponction lombaire et la scintigraphie étant réservées aux formes de diagnostic difficile		
TTT	→ Traitement purement symptomatique, peu efficace			
TTT	*TTT médicamenteux*	TTT des troubles cognitifs	**Anti-cholinestérasique central**	= Inhibiteurs de l'acétylcholinestérase (IACE) : - **Donépézil** (Aricept®) par voie orale - **Rivastigmine** (Exelon®) par voie orale ou en patch - **Galantamine** (Reminyl®) par voie orale
TTT	*TTT médicamenteux*	TTT des troubles cognitifs	**Antagoniste des récepteurs NMDA du glutamate**	- **Mémantine** (Ebixa®) par voie orale en cas de démence sévère
TTT	*TTT médicamenteux*	TTT des troubles cognitifs		- Indications : - Démence légère (MMS > 20) ou modérément sévère (MMS = 10 à 20) : **IACE** - Démence sévère (MMS < 10) : **mémantine** - Réévaluation tous les **6 mois**, poursuite du traitement sur décision pluridisciplinaire après **1 an** - EI (anticholinestérasiques) : - Troubles digestifs : **nausées, vomissements, diarrhée, perte de poids** - **Crampes musculaires, fasciculation** - **Troubles de la conduction auriculo-ventriculaire** → ECG avant initiation, arrêt si trouble de conduction - Initiation faite obligatoirement par un neurologue, un psychiatre ou un gériatre - Efficacité : amélioration légère du déclin cognitif et des troubles comportementaux → Recommandation discutée devant leur faible efficacité (service médical rendu insuffisant) avec un risque d'effets indésirables non négligeable
TTT	*TTT médicamenteux*	Autres		- Limitation/arrêt des traitements aggravant les troubles cognitifs: **psychotrope, anticholinergique...** - **Neuroleptique** en cas de trouble comportementaux : à éviter, sinon privilégier un **neuroleptique atypique** (**clozapine, olanzapine, risperidone**) pour ne pas aggraver les troubles cognitifs
TTT	Mesures associées			= Eviter le retrait social et l'absence de stimulation physique et cognitive, soutien des familles - **Hygiène de vie** : activité physique quotidienne, sorties quotidiennes - **Prise en charge des facteurs aggravant curables** : anémie, insuffisance cardiaque, insuffisance antéhypophysaire, médicament psychotrope, déficits sensoriels, hématome sous-dural... - **Thérapies non médicamenteuses** : **groupes de stimulation de la mémoire**, **orthophonie**, **ateliers d'art-thérapie, stimulation multisensorielle, thérapie assistée par des animaux de compagnie**... - **Surveillance accrue de l'état nutritionnel** à la phase de démence sévère (oubli des repas)
TTT	Sécurité et protection du malade			- Risques liés à l'environnement : **limiter les accidents domestiques** - Capacités du patient dans la bonne **gestion des médicaments**, **administrative** et **financière** - **Conduite automobile déconseillée** - Etat de santé physique et psychologique de l'aidant - **Mesure de protection médico-légale** si nécessaire : **mandat de protection future** (au stade léger ou modéré), **sauvegarde de justice, tutelle**
TTT	Compensation du handicap			- **Aides humaines et intervention de tiers** : aide à domicile (auxiliaire de vie, aide-soignant), soutien psychologique des aidants, centres d'accueil de jour (médicalisé) ou centres d'activités (non médicalisés), séances d'orthophonie avec stimulation des fonctions cognitives - **Aides financières** : PEC 100% (**ALD n°15**), **APA** - **Institutionnalisation** quand le maintien à domicile est difficile : EHPAD ou service long séjour
TTT	Aide spécifique			- **Gestionnaire de cas, MAIA (Maison pour l'autonomie et l'intégration des malades d'Alzheimer)** = seulement pour les cas difficiles : évaluation de la situation médico-sociale du patient et de son entourage afin **d'orienter le patient** selon ses besoins et d'essayer de le **maintenir à domicile**
Santé publique	**Plan Alzheimer**			= Plan de santé publique depuis **2001** : - Soutien à la **recherche** clinique et fondamentale - Amélioration de l'organisation des **consultations mémoire** et de l'accès au diagnostic et aux soins - Développement de **systèmes d'aides pour les malades au domicile et leurs aidants** - Création de **structures de répit** et **d'unités spécifiques en institution** - Elaboration de **guides de bonne pratique clinique**

AUTRES DEMENCES DEGENERATIVES

<table>
<tr><td rowspan="12">Cause</td><td rowspan="7">Dégénérescence lobaire fronto-temporale (DLFT)</td><td colspan="3">= Maladie de Pick : démence par troubles comportementaux
- Apparition insidieuse entre 50 et 60 ans (10 ans avant la maladie d'Alzheimer)
- Maladie héréditaire dans 25 à 30% des cas = mutation du gène codant la protéine TAU ou de la progranuline : autosomique dominante</td></tr>
<tr><td rowspan="3">C</td><td>Forme frontale</td><td>= Syndrome frontal : forme la plus fréquente
- Perte des convenances sociales : familiarité excessive, impudeur, comportement en société non adapté (compte tenu de la personne et de son milieu social)
- Trouble du contrôle des conduites personnelles : alimentation, hygiène corporelle, urinaire…
- Perte d'intérêt pour les autres : baisse de l'empathie, indifférence affective
- Difficulté par le patient à percevoir et analyser ses symptômes : anosognosie
- Apathie : diminution spontanée de l'initiative et des comportements volontaires</td></tr>
<tr><td>Forme temporale</td><td>= Aphasie primaire progressive (autre mode de début possible) :
- Réduction progressive du langage
- Stéréotypies verbales, palilalies, écholalies, persévérations</td></tr>
<tr><td>Signes associés</td><td>- Préservation de l'orientation temporo-spatiale et des praxies
- Signes physiques : - Réflexes archaïques précoces
- Troubles sphinctériens précoces
- Hypotension artérielle et variations tensionnelles</td></tr>
<tr><td>PC</td><td colspan="2">- IRM cérébrale : atrophie du cortex frontal et du tissu sous-cortical entraînant un aspect « ballonisé » des cornes ventriculaires frontales
- Autres examens (éliminant une autre cause) : PL, scintigraphie de perfusion, bilan biologique</td></tr>
<tr><td>TTT</td><td colspan="2">- Anticholinestérasiques proscrits : peut aggraver l'état de certains patients</td></tr>
<tr><td colspan="3" style="display:none"></td></tr>
<tr><td rowspan="4">Démence à corps de Lewys</td><td colspan="3">= Anomalies pathologiques identiques à la maladie de Parkinson (synucléopathie), mais siégeant principalement dans les régions associatives du cortex cérébral au lieu des noyaux gris centraux</td></tr>
<tr><td>C</td><td colspan="2">= Présentation clinique initiale identique à une maladie d'Alzheimer ou de Parkinson :
- Syndrome parkinsonien akinéto-rigide
- Troubles cognitifs avec fluctuations majeurs
- Signes associés : - Hallucinations visuelles ou auditives, cauchemars
- Troubles psychiatriques (dépression sévère, troubles psychotiques)
- Hypersensibilité aux neuroleptiques : aggravation du syndrome extrapyramidal et de l'état cognitif dès l'instauration de neuroleptiques</td></tr>
<tr><td>PC</td><td colspan="2">- DAT-scan (marqueurs des récepteurs dopaminergiques)</td></tr>
<tr><td>TTT</td><td colspan="2">= Mixte entre les thérapeutiques des maladies d'Alzheimer et Parkinson : anticholinestérasique (rivastigmine), L-DOPA, clozapine si troubles psychiatriques</td></tr>
<tr><td colspan="4">- Maladie de Huntington
- Démence cortico-basale
- Paralysie supra-nucléaire progressive
- Sclérose en plaque</td></tr>
</table>

DEMENCE SECONDAIRE

Démence secondaire	**Démence vasculaire**		= Lésions vasculaires par atteinte des petites artères, principalement favorisée par l'**HTA** ou le **diabète** : 2ème cause de démence, isolée ou aggravant une maladie d'Alzheimer (**démence mixte**) - Début souvent **brutal** avec aggravation par à-coups - **Troubles cognitifs** : ralentissement idéatoire, troubles des fonctions exécutives, déficit mnésique avec troubles du rappel améliorés par l'indiçage (plainte mnésique moins sévère) - **Signes de focalisation** précoces : **signes moteurs** et **sensitifs**, **hémianopsie**, **syndrome pyramidal** - **Syndrome pseudo-bulbaire** : **dysarthrie**, **dysphagie**, **rires/pleurs spasmodiques** - **Troubles de la marche**
Démence secondaire	**Démence vasculaire**	PC	- **IRM cérébrale** : infarctus cérébraux, micro-lacunes disséminées des noyaux gris centraux, lésions étendues de la substance blanche péri-ventriculaire (**leucoaraïose**), séquelles d'hémorragies
Démence secondaire	**Démence vasculaire**	TTT	- PEC des FdRCV ± **Anticholinestérasiques** si démence mixte (galantamine)
Démence secondaire	Autres causes vasculaires		**- Hématomes intracérébraux multiples : angiopathie amyloïde...** **- Encéphalopathie de Binswanger** : lésion étendue de la substance blanche péri-ventriculaire (leuco-araïose) chez un sujet hypertendu
Démence secondaire	Autres causes		**- Hypothyroïdie** **- Trouble hydro-électrolytique chronique : hyponatrémie, hypo/hypercalcémie, hypoglycémie** **- Carence en vitamine B12 ou en folates** - Infectieuse **: syphilis, VIH avancé, LEMP, maladie de Whipple** **- Hydrocéphalie à pression normale** **- Hématome sous-dural chronique** **- Tumeurs cérébrales : méningiome frontal...** **- Auto-immune : neuro-lupus, neuro-sarcoïdose**
Encéphalopathie subaiguë	→ A évoquer en cas de **démence évoluant rapidement < 1 an**		
Encéphalopathie subaiguë	**Maladie de Creutzfeld-Jakob**		= **Affection à prion** : pathologie très rare, lié à un isoforme anormale d'une particule protéique dépourvue d'acides nucléiques - Maladie transmissible, incubation tr !s longue → **déclaration obligatoire** - Habituellement **sporadique** chez le sujet âgé, parfois précoce (50 ans), exceptionnellement **familiale** ou **iatrogène** (greffe de dure-mère, traitement par hormone de croissance d'origine humaine) - Histologie : atrophie cérébrale, à type de **dégénérescence spongiforme** avec **perte neuronale** et **gliose sévère** du cortex cérébral et des noyaux gris centraux
Encéphalopathie subaiguë	**Maladie de Creutzfeld-Jakob**	C	- **Démence d'évolution subaiguë**, évoluant vers le **décès** en quelques mois - Signes neurologiques : - **Syndrome cérébelleux** - **Myoclonies** - **Syndrome extrapyramidal**
Encéphalopathie subaiguë	**Maladie de Creutzfeld-Jakob**	PC	- **EEG** : **complexes angulaires périodiques** (activités de pointes lentes di/triphasiques) évocateurs - **Marqueur de souffrance neuronale du LCS** : ↗ **protéine 14-3-3** et **NSE** - **IRM encéphalique** : **hypersignaux en bande corticale** et/ou **hypersignaux des noyaux gris centraux** (noyau caudé, putamen)
Encéphalopathie subaiguë	Autres		**- Encéphalite limbique paranéoplasique à Ac anti-Hu** **- Encéphalite auto-immune à Ac anti-R-NMDA** : sujet jeune, Ac anti-R-NMDA dans le LCR

ITEM 107 : TROUBLES DE LA MARCHE ET DE L'EQUILIBRE

Marche = production motrice automatisée, constituée d'une activité alternée des membres inférieurs, succession de doubles appuis et d'appuis unilatéraux
- Cycle locomoteur : - **Phase d'appui** : période de double appui antérieur de réception, suivi d'un temps d'appui unilatéral
  - **Phase oscillante** : débutant par un double appui postérieur d'élan suivi de la phase oscillante

Physiologie			- **Générateur central** au sein de la **moelle spinale** - **Régions locomotrices du tronc cérébral** : déclenchement de la locomotion par une commande descendante - **Noyaux gris centraux** : initiation, programmation - **Afférences sensorielles** plurimodales : somatique (proprioceptive, cutanée), céphalique (vestibulaire, visuelle, auditive) - **Circuits cortico-sous-corticaux (striatum, pallidum, thalamus, cortex moteur, cortex prémoteur** et **cortex pariétal)** : programmation des séquences de marche, en particulier initiation, exécution et coordination visuo-motrice
Diagnostic	SF		- Type de plainte : **douleur à la marche**, **faiblesse**, **instabilité**, **petits pas**, **raideur**, **lenteur** - Sévérité : **chutes** ou **quasi-chutes** - **Perte d'autonomie** : - **Monter** (= force) ou **descendre** (= équilibre) **un escalier, activités ménagères, toilette**... - Utilisation d'une **canne**, d'un **fauteuil roulant** ou d'un **déambulateur**
	SC		- Examen du malade pied nu, dans un espace suffisant, bien éclairé
		Examen de la posture – Composante d'équilibre	- **Epreuve de Romberg** : patient debout, talons joints et pieds légèrement écartés à 45°, bras ballants ou tendus, yeux ouverts puis fermés → une instabilité révélée à l'épreuve de Romberg évoque une **ataxie** (**proprioceptive**, **vestibulaire** ou **cérébelleuse**) - **Réflexes posturaux** : capacité du sujet à maintenir l'équilibre après une rétropulsion brusque → altérés en cas de **lésion des noyaux gris centraux** ou **des régions frontales**
		Examen de la posture – Composante d'orientation	= Trouble de la **position du tronc** et/ou de **l'axe cervico-céphalique** - Sagittal : **flexion** (**camptocormie**) ou **extension** du tronc, nuque (**antécolis, rétrocolis**) - Frontal : ***pisa* syndrome** (inclinaison latérale marquée du tronc)
		Examen de la marche	- Temps : **initiation, marche stabilisée** et **demi-tour** - ***Freezing*** : piétinement au demi-tour ou au passage d'une porte ou d'un obstacle - Recherche de **perte de ballant** d'un membre supérieur - Evaluation du rôle **d'indices visuels** (repères au sol : bandes...) et du rôle des **facteurs attentionnels** (double tâche : calcul mental...) - **Marche du funambule** : peut montrer un déséquilibre dynamique alors que l'équilibre statique (épreuve de Romberg) est normal en cas d'ataxie peu importante
		Examen neurologique	= Recherche de **déficit moteur, syndrome pyramidal, extrapyramidal** ou **cérébelleux**, **troubles de la sensibilité profonde** et **troubles cognitifs**
	PC		- Selon le contexte clinique : **IRM/TDM cérébrale** ou **médullaire, EMG, examen audio-vestibulaire...** - **Posturographie** : analyse quantifiée des troubles de la posture ou de la marche, réalisable en centre spécialisé - Tests thérapeutiques : **PL soustractive, test à la lévodopa**
Etiologie	**Marche douloureuse**		= Trouble de la marche selon un mécanisme d'évitement (**boiterie** : coxarthrose, gonarthrose...) ou une véritable limitation (**claudication radiculaire intermittente** : canal lombaire étroit) - **Douleur** parfois très spécifique : **myalgie d'effort** avec **phénomène de second souffle** de la **maladie de McArdle** (glycogénose musculaire)...
	MARCHE ATAXIQUE	**Cérébelleuse**	= **Syndrome cérébelleux statique** (lésion du vermis) ou **cinétique** (lésion des hémisphères) - **Ataxie** : multidirectionnelle au Romberg, non majorée à l'occlusion des yeux, sans anomalie des réflexes posturaux - **Marche ébrieuse**, avec **élargissement du polygone de sustentation**, marche du funambule altérée précocement, **chutes** relativement rares par rapport à l'instabilité observée
		Vestibulaire	- Forme sévère : **station debout** et **marche impossible** - Forme modérée : **marche instable**, **déviation latérale**, aggravée à l'occlusion des yeux - Forme discrète : **marche en étoile** à l'épreuve de Fukuda
		Proprio-ceptive	= Atteinte des voies **proprioceptives périphériques** (fibres sensitives myélinisées de grand diamètre, ganglion rachidien postérieur) ou **central** (cordon postérieur de la moelle, relai) - **Ataxie** : Romberg très perturbé, aggravé nettement à la fermeture des yeux, réflexes posturaux normaux, élargissement du polygone de sustentation - **Marche talonnante**, appui au sol mal contrôlé, avec un contact parfois violent

Etiologie	MARCHE DEFICITAIRE	Centrale	= Déficit moteur associé le plus souvent à une **spasticité** après un certain temps - **Hémiparésie/hémiplégie** = **fauchage** avec bras homolatéral fixé en adduction - **Paraparésie spastique** = marche enraidie, **« en ciseaux »** - **Claudication médullaire intermittente** : déficitaire plutôt que douloureuse survenant à la marche, pouvant être associé à des **troubles sensitifs** et **sphinctériens**, une **ataxie proprioceptive**
		Périphérique	- **Neuropathie périphérique** : déficit prédominant en distal (jambier antérieur) = **steppage** - **Affection musculaire** : déficit symétrique, à prédominance proximale = **démarche dandinante**, parfois associée à un déficit axial avec une attitude en « roi de comédie »
	MARCHE HYPERKINETIQUE	**Dystonie**	= **Dystonie des membres inférieurs**, unilatérale ou bilatérale - Aspect clinique variable : **pseudo-steppage**, **marche « en héron »** avec élévation des genoux, pseudo-spastique, **marche « de dromadaire »** par flexion-extension alternative du tronc - Cause : **dystonie généralisée héréditaire** (mutation DYT1), **dystonie dopa-sensible, maladie de Parkinson** (surtout d'origine génétique, à début précoce), **anoxie néonatale** → **Test de dopa-sensibilité** systématique
		Chorée	- **Chorée de Huntington** : atteinte sévère des réflexes posturaux, **syndrome akinétique**, **mouvement choréo-dystoniques** axiaux et des membres → **perte de la marche** au cours de l'évolution, **chutes** fréquentes (anosognosie et impulsivité) - **Dyskinésie induite par la lévodopa** (chez les parkinsoniens)
		Tremblement	- **Tremblement essentiel** : possible **trouble de l'équilibre** discret, peu symptomatique - **Tremblement orthostatique** : de fréquence élevé (14-18 Hz), touchant surtout les MI, perçu par le patient sous forme d'une **sensation d'instabilité** ou **de dérobement en position debout immobile**, avec marche non touchée → **EMG des MI en position debout immobile**
	MARCHE HYPO-KINETIQUE	= **Marche à petits pas** : diminution de la longueur du pas, à l'origine d'une perte de vitesse	
		Maladie de Parkinson	Stade débutant: ↘ longueur d'enjambée avec ↗ de cadence du pas, unilatéral ou asymétrique, normalisé par la volonté, perte de balancement du bras, peu/pas de troubles posturaux Stade plus tardif : - ↘ longueur du pas, partiellement corrigeable par la volonté ou par indiçage (bandes au sol) - ***Freezing*** : piétinement sur place, apparaissant au démarrage ou à la traversée d'un passage étroit ou au demi-tour, puis pouvant survenir à tout moment, provoquant des **chutes en avant** - **Perte progressive des réflexes posturaux** : **chutes** vers l'arrière
		Autre syndrome parkinsonien	= **Atrophie multi-systématisée, paralysie supra-nucléaire progressive** : **troubles posturaux** et **locomoteurs** précoces et sévères, avec **chutes** précoces
		Hydrocéphalie à pression normale	= **Triade de Hakim-Adams :** - **Trouble de la marche et de l'équilibre** : réflexes posturaux très perturbés, marche lente, à petits pas, ballant des bras conservé, parfois avec élargissement du polygone de sustentation ou *freezing*, aimantation à la marche, voire **perte complète de la marche** - **Troubles mictionnels** (surtout **urination**) - **Troubles cognitifs** de type **sous-cortico-frontal**
		Etat lacunaire	= **Syndrome multi-lacunaire**, évoluant par poussées, sur un terrain d'HTA sévère - **Troubles de la marche et de l'équilibre complexes** : ataxie, anomalies sévères des réflexes posturaux à l'origine d'une **instabilité**, parfois majeure, avec chutes - Signes associés : **troubles cognitifs frontaux, signes pyramidaux, syndrome pseudobulbaire** - **IRM cérébrale** : multiples hypersignaux au seins des noyaux gris centraux
Etiologie	*Origine psychogène*	**Marche pré-cautionneuse**	= Chez le sujet âgé, plus souvent la femme : **sensation d'instabilité**, justifiée ou non - **Marche ralentie, prudente,** sans déficit majeur, marquée par la recherche d'appuis et le besoin d'une réassurance ou d'une présence - Autonomie respectée, avec évitement de situations anxiogènes (foule...)
		Phobie de la chute	= Déclenchée le plus souvent par la **survenue de chutes** (surtout si le sujet est resté longtemps au sol), avec ou sans affection neurologique responsable d'une instabilité - **Peur panique de marcher**, s'agrippe à l'examinateur ou aux meubles, avec réaction anxieuse majeure à toute tentative de lâcher le sujet - TTT : **rééducation intensive** (psychotropes peu efficaces)
		Troubles fonctionnels	= **Manifestation psychogène** : prototypes de marches pathologiques reproduit, parfois de façon caricaturale (marche hémiplégique, marche ataxique), incohérences à l'examen clinique - Apparition brutale, variabilité, suggestion de symptômes/disparition à la distraction

SYNDROME CEREBELLEUX

Cervelet = rôle important dans la régulation de l'adaptation posturale et des mouvements volontaires : coordination harmonieuse des muscles agonistes et antagonistes
- **Vermis cérébelleux** = régulation **statique** : ajustement permanent du tonus des muscles posturaux selon l'équilibre statique
- **Hémisphères cérébelleux** = régulation **cinétique** : lors du mouvement volontaire
- **Pédoncules cérébelleux: supérieur** (pédoncules cérébraux), **moyen** (protubérance rachidienne) et i**nférieur** (bulbe rachidien)

Physio	- **Afférences** : - **Cortex moteur** et **prémoteur** : programmation du mouvement - **Faisceaux spino-cérébelleux** : informations sensitives sur le mouvement du corps → Les afférences reliant le cervelet aux cortex moteur décussent au niveau des pédoncules cérébraux - **Efférences** : **cortex moteur** → Les lésions d'un hémisphère cérébelleux et les lésions des voies cérébelleuses situées en dessous des pédoncules cérébraux (de la **commissure de Wernekink**) donnent un syndrome cérébelleux **homolatéral** → Plus rarement, les lésions des voies cérébelleuses situées au dessus des pédoncules cérébraux et de la voie cortico-ponto-cérébelleuse donnent un syndrome cérébelleux **controlatéral**		
Diagnostic	**Trouble statique**	= **Trouble de la statique et de la marche** : **élargissement du polygone de sustentation** avec **oscillations** (danse des tendons), **marche pseudo-ébrieuse**, non aggravé par l'occlusion des yeux	
	Trouble cinétique	= **Trouble de l'exécution des mouvements** - **Dysmétrie/hypermétrie** = exagération de l'amplitude des mouvements avec crochetage correcteur en fin de mouvement : épreuves doigt-nez et talon-genou - **Asynergie** = trouble de l'association des mouvements élémentaires : perte de stabilité lors des réflexes posturaux, élévation des jambes lors du lever… - **Dyschronométrie** = retard à l'initiation et à l'arrêt du mouvement - **Adiadococinésie** = impossibilité d'exécuter des mouvements alternatifs rapide : « marionnettes »	
		Retentissement fonctionnel	- **Dysarthrie** : voix lente, scandée, explosive et mal articulée - **Ecriture maladroite**, avec grandes lettres inégales et irrégulièrement espacées - **Dysmétrie oculaire** avec **secousses nystagmiques**
	Trouble du tonus	= **Hypotonie lors des mouvements passifs** : par diminution des contractions des muscles antagonistes - **Exagération de l'amplitude des mouvements imprimés aux membres** - **Réflexe rotulien pendulaire** (anormalement ample avec oscillations) - **Abolition des réflexes de posture** - Réponse anormale à la **manœuvre de Stewart et Holmes** : déplacement anormalement ample du bras contracter contre résistance quand on lève brutalement la résistance	
Forme clinique	- Atteinte du **vermis** et du **pédoncule cérébelleux inférieur** : **syndrome cérébelleux statique** (posture et marche) - Atteinte d'un **hémisphère cérébelleux** ou du **pédoncule cérébelleux moyen** : **syndrome cérébelleux cinétique** (incoordination des membres, dysarthrie) - Atteinte du **pédoncule cérébelleux supérieur** : **dysmétrie** prédominante - Atteinte de la **région thalamo-hypothalamique** : possible **syndrome cérébelleux cinétique** controlatéral - Atteinte des **voies cortico-ponto-cérébelleuses** : association d'un **hémi-syndrome cérébelleux** et d'une **hémiparésie** (syndrome hémiparésie-ataxie) controlatéral à la lésion		
Etiologie	Aigu	- **AVC** : **infarctus vertébro-basilaire** ou **hématome cérébelleux** - **Encéphalite** : **abcès du cervelet** ou **du tronc cérébral**, **cérébellite virale** (**varicelle ++**) - **Encéphalopathie de Gayet-Wernicke** - **Tumeur de la fosse postérieure** d'évolution rapide - **Poussée de sclérose en plaque** - **Intoxication aiguë** : **alcool**, **barbiturique**, **carbamazépine**, **5-FU**, **intoxication** (sulfure de carbone, solvant) → Tout syndrome cérébelleux aigu doit faire pratique une **IRM cérébrale** en urgence	
	Subaigu/ chronique	- **Tumeur de la fosse postérieure** : **astrocytome du cervelet, hémangioblastome du cervelet, métastase, gliome du tronc cérébral, extension d'un neurinome du VIII** - **Sclérose en plaque** - Cause métabolique : **hypothyroïdie, maladie de Wilson** - **Atrophie vermienne toxique** : **éthylisme chronique**, **phénytoïne** au long cours - Syndrome paranéoplasique : **cancer bronchique** (**Ac anti-Hu**) ou **cancer de l'ovaire** (**Ac anti-Yo**) - Malformation de la charnière cervico-occipitale : **malformation d'Arnold-Chiari, impression basilaire** - Atrophie dégénérative génétique : - **Dégénérescence spino-cérébelleuse : maladie de Friedreich** - **Atrophie olivo-ponto-cérébelleuse** - **Maladie de Creutzfeld-Jakob**	

ATAXIE PROPRIOCEPTIVE

Sensibilité proprioceptive = sens de position des segments de membre :
- Périphérique : **fibres sensitives périphériques** myélinisées de gros diamètre
- Central : **cordon postérieur de la moelle** homolatérale → décussation au niveau du bulbe → **lemnisque médian** controlatéral → **noyau ventro-postéro-latéral** du thalamus → **cortex somesthésique primaire**

Diagnostic	SF	- **Marche talonnante** : jambe lancée trop haute, retombe lourdement sur le sol - **Instabilité à la station debout** : oscillante, majorée par l'occlusion des yeux - **Troubles sensitifs subjectifs** : sensation de marche sur du coton, paresthésie, douleurs fulgurantes - **Signe de Lhermitte** en cas d'atteinte cordonale postérieure cervicale
	SC	= Atteinte des **fibres sensitives de gros diamètre** ou des **voies sensitives lemniscales** - **Altération du sens de position** (orteil, doigt ou segment de membre) - **Incoordination au talon-genou** et **au doigt-nez** (majorée par l'occlusion des yeux) - **Astéréognosie** = incapacité d'identifier un objet placé dans la main selon sa forme et sa taille - **Agraphesthésie** = incapacité d'identifier un chiffre ou une lettre dessinée sur la peau - **Altération de la pallesthésie** (sensibilité vibratoire)
Cause	Polyneuropathie/ polyradiculonévrite	- **Polyneuropathie diabétique** - **Polyneuropathie avec gammapathie monoclonale à IgM** - **Polyradiculonévrite** aiguë ou chronique - **Neuronopathie** : **dysimmunitaire** ou **paranéoplasique à Ac anti-Hu** (CBAPC)
	Atteinte cordonale postérieure	- **Sclérose combinée de la moelle : carence en vitamine B12,** généralement dans le cadre d'une **maladie de Biermer** - **Sclérose en plaque** - **Compression médullaire postérieure** - **Myélopathie cervico-arthrosique** - **Tabès (syphilis tertiaire)**
	Lésion lemniscale thalamique ou pariétale	→ Controlatérale à l'hémi-ataxie - **AVC** - **Tumeur** ou **abcès cérébral**

HYDROCEPHALIE A PRESSION NORMALE

= **Hydrocéphalie communicante** (sans HTIC) liée à une obstruction des espaces méningées au niveau des citernes de la base :
- Cause : principalement chez le sujet âgé, **idiopathique** (50% des cas) ou secondaire à un **traumatisme crânien**, une **hémorragie méningée** ou une **méningite** survenue des années plus tôt (50% des cas)

Cause	C	= **Triade de Hakim-Adams** : apparition lentement progressive - **Trouble de la marche et de l'équilibre** : réflexes posturaux très perturbés, marche lente, à petits pas, ballant des bras conservé, parfois avec élargissement du polygone de sustentation ou freezing, aimantation à la marche, voire une perte complète de la marche - **Troubles sphinctériens** (tardifs) : surtout **incontinence urinaire**, **urination** - **Troubles cognitifs** de type sous-cortico-frontal : **ralentissement psychomoteur, indifférence affective, désintérêt**
	PC	- **IRM cérébrale : dilatation tétra-ventriculaire**, sans atrophie corticale (ou modérée), avec **plages d'hyposignal T2 autour des ventricules** (**résorption trans-épendymaire**) inconstantes - **PL évacuatrice** (40-50 ml de LCR) : amélioration temporaire de la symptomatologie, nombreux faux négatifs
TTT		- **Dérivation ventriculaire interne** (ventriculo-péritonéale ou ventriculo-cardiaque) : amélioration inconstante → Facteurs pronostiques de bonne réponse : début récent, HPN secondaire, prédominance des troubles de la marche, bonne efficacité de la PL évacuatrice

ITEM 108 : TROUBLES DU SOMMEIL

Sommeil normal

Sommeil lent : ralentissement et synchronisation de l'activité EEG
- **Léger** : - **Stade 1** : activité EEG **thêta** (4-7 cycles/s) + mouvements oculaires lents
  - **Stade 2** : activité EEG **thêta** + grapho-éléments spécifiques (**fuseaux du sommeil, complexes K**)
- **Profond = stade 3** : activité EEG synchronisée lente de grande amplitude **delta** (0,5-4,5 cycles/s)

Sommeil paradoxal (*REM sleep*) : activité EEG désynchronisée rapide, mouvements oculaires rapides, atonie musculaire

→ La succession de sommeil lent, léger et profond, et paradoxal définit un **cycle de sommeil = 90 min**

→ **3 à 5 cycles de sommeil** se succède en une nuit : les cycles de début de nuit sont plus riches en sommeil lent profond et ceux de fin de nuit en sommeil paradoxal

Durées	**Temps total de sommeil** = de **6h** (court dormeur) à **10h** (long dormeur), **7h30** en moyenne - Sommeil lent léger : 50% du temps de sommeil total - Sommeil lent profond : 25% du temps de sommeil total - Sommeil paradoxal : 25% du temps de sommeil total

Régulation	**Régulation homéostatique (processus S)**	= **Sensation de fatigue** : la propension à s'endormir (pression de sommeil) augmente avec la privation de sommeil et diminue avec le sommeil (rebond de sommeil) - La quantité d'ondes lentes delta reflète la profondeur du sommeil : un sujet en privation de sommeil aura un sommeil très profond avec une forte activité delta
	Régulation circadienne (processus C)	= Alternance veille-sommeil selon un rythme circadien, sous le contrôle de **l'horloge centrale des noyaux supra-chiasmatiques** : pression de sommeil maximale entre **1h et 5h le matin**, et **14h et 16h l'après-midi** - **Mélatonine** : puissant effet hypnogène, synthétisé par la **glande pinéale** la nuit - **Lumière** = principal synchroniseur : inhibe la synthèse de mélatonine, effet éveillant
	Rythme ultradien	= **Rythme de vigilance** d'environ **90 minutes** qui règle la périodicité du sommeil paradoxal et des cycles de sommeil

Evolution avec l'âge	Nouveau-né	- Sommeil **actif** (50%), sommeil **calme** (40%) et sommeil **transitionnel** (10%)
	Enfant	- La durée totale du sommeil diminue avec l'âge : - Nouveau-né = **16-20h** - A 1 an = 14h - A 6 ans = 11h - A 12 ans = 9-10h - **Mise en place progressive des rythmes circadiens** pendant les 3 premiers mois - **Disparition de la sieste** vers **4-6 ans** → Le sommeil est important pour le **développement** : des troubles du sommeil peuvent avoir des répercussions sur les performances cognitives, le comportement, l'humeur et le métabolisme (notamment l'obésité)
	Adolescent	- **Décalage du rythme circadien lève-sommeil**
	Adulte	- Diminution du temps total de sommeil - Diminution de l'efficacité du sommeil (temps total/temps passé au lit) - Augmentation des éveils nocturnes - Diminution du stade 3 et augmentation du stade 1 et 2, sommeil paradoxal constant
	Sujet âgé	- **Avance de phase** et **aplatissement du rythme circadien** (couché tôt) - **Sommeil de moins bonne qualité** (fragmentation) - **Somnolence diurne** (sieste)

Exploration

- Interrogatoire et examen clinique
- **Agenda de sommeil** : apprécie l'architecture du sommeil sur plusieurs semaines
- **Tests/questionnaires** : apprécie la qualité du sommeil et la sévérité des troubles
- **Polysomnographie = référence** : enregistrement de l'EEG, des mouvements oculaires (EOG), du tonus musculaire (EMG des muscles mentonniers), de la respiration, des ronflements, de la SaO_2, du mouvement de jambes ± vidéo
- **Polygraphie ventilatoire** : enregistrement de la respiration, du ronflement et SaO_2

Autres	- Evaluation de la somnolence diurne : **tests itératifs de latence d'endormissement** et **tests de maintien de l'éveil** - Paramètres circadiens : - **Actimétrie** (avec accéléromètre au poignet) : rythme veille-sommeil sur plusieurs jours - **Enregistrement de température** - **Dosage d'hypocrétine** dans le LCS : en cas de difficulté diagnostique face à une hypersomnie d'origine centrale

INSOMNIE

Insomnie = insatisfaction concernant la quantité ou la qualité du sommeil, avec des répercussions diurnes
- **30%** des adultes ont eu une insomnie transitoire et **10%** une insomnie chronique, prédominance féminine, ↗ avec l'âge

Diagnostic	C	Diagnostic positif	- **Plainte subjective ≥ 3 fois**/semaine : - **Difficulté d'endormissement** - **Réveils nocturnes** - **Réveil matinal précoce** - **Sensation de détresse** et/ou **retentissement diurne** : **fatigue, somnolence, troubles cognitifs, irritabilité, perturbation de l'humeur, céphalées, trouble de la libido, troubles gastro-intestinaux**
		Evaluation	- Circonstances initiales et modalités d'installation : facteur déclenchant - Typologie : - **Difficultés d'endormissement** : durée estimée, activité précédant le coucher, ruminations anxieuses, gêne physique au coucher - **Réveils nocturnes multiples** : nombre et durée, cause, durée de réendormissement, activité lors de l'éveil (polyurie, grignotage, tabac...) - **Réveil précoce** : heure du réveil définitif, cause, activité avant de se lever - Conséquences : **symptômes fonctionnels**, **retentissement professionnel**, **social** et **affectif** - Intensité : **index de sévérité de l'insomnie** (auto-questionnaire : moyenne > 14, sévère > 21)
	PC		- **Agenda de sommeil** sur quelques semaines : heure de lever, coucher, temps passé à dormir, horaire des éveils nocturnes, qualité du réveil le matin, vigilance la journée - **Actimétrie** : appréciation des rythmes veilles-sommeil en conditions habituelles - **Polysomnographie** : en cas de suspicion d'un syndrome des jambes sans repos, SAOS ou parasomnie associée
	DD		- **Syndrome de retard de phase** : coucher tardif associé à un lever tardif

Insomnie transitoire	= Insomnie d'ajustement, ou aiguë : durée **< 3 mois**, cause occasionnelle réversible - **Stress psychologique** : contrariété, deuil... - **Stress physique** : affection physique, douleur... - **Facteur environnemental** : niveau sonore, climat, altitude... - **Mauvaise hygiène du sommeil** ➝ Risque de **passage à la chronicité**

Insomnie chronique			= Insomnie persistante **> 3 mois** : souvent évolutive et complexe, associant plusieurs facteurs
	Insomnie chronique primaire	**Insomnie psycho-physiologique**	= **Insomnie persistante primaire** : survient à la suite d'un facteur initial stressant (deuil, séparation...), sans retour au sommeil normal même après disparition de la cause - **Difficultés d'endormissement, trouble du maintien du sommeil** - **Hyperéveil cognitif et émotionnel** - **Appréhension du sommeil** (conditionnement négatif), perçu comme non réparateur - **Pensées dysfonctionnelles** avec attentes irréalistes par rapport au sommeil, et amplification des conséquences : discordance entre le retentissement subjective et objectif
		Insomnie paradoxale	= **Mauvaise perception du sommeil** : plainte d'insomnie, de réveils prolongés, de « nuits blanches » disproportionnée par rapport aux troubles objectivés
		Insomnie idiopathique	= Rare, débute souvent dans l'enfance, sans facteur déclenchant initial ni facteur pérennisant - Insomnie sans période de rémission, de prise en charge difficile
	Insomnie chronique secondaire	Psychiatrique	- **Episode dépressif caractérisé** : réveil trop précoce - **Episode maniaque** : insomnie sans fatigue diurne - **Trouble anxieux** : difficultés d'endormissement, réveils nocturnes - **Etat de stress post-traumatique** : syndrome d'hypervigilance, cauchemars - **Trouble psychotique** (signe précoce) ➝ La persistance de l'insomnie dans un contexte psychiatrique chronique est un facteur identifié de rechute ou de récidive
		Iatrogène	- **Prise de médicament** : **corticothérapie**, **hormones thyroïdiennes**, **psychostimulant**, **antidépresseur stimulant**... - **Sevrage** : **psychotrope** (surtout hypnotique), **opiacé, éthylique** - **Consommation excessive** de **caféine** ou **stupéfiant stimulant** (**cocaïne**, **amphétamines**)
		Médicale	- **Atteinte neurologique** : **Alzheimer, Parkinson, atteinte vasculaire, tumorale** ou **inflammatoire** - **Hyperthyroïdie** - Symptôme insomniant : **douleur, dyspnée, pollakiurie, RGO...**
		Pathologie du sommeil	- **Syndrome des jambes sans repos** et **mouvements périodiques nocturnes du sommeil** - **Syndrome d'apnée du sommeil**
		Hygiène de sommeil	= Mauvaises habitudes : variations dans les horaires de sommeil, siestes diurnes prolongées, temps passé au lit excessif, stimulant le soir (caféine, nicotine, alcool, activité physique)...

Insomnie de l'enfant		= **Trouble de l'installation** et **du maintien** du sommeil nocturne : - Prévalence élevée : 25 à 50% avant 5 ans, 20% de 6 à 12 ans, 20 à 40% des adolescents - Prise en charge étiologique : **approche comportementale et éducationnelle, psychothérapie parents-enfant**...
	Cause environnementale	- Petit enfant : mauvaise habitude (bercement, biberon, lit des parents...) présence parentale lors de l'endormissement - Enfant/adolescent : télévision, informatique, téléphone portable avant le coucher...
	Cause organique	- ORL : **otite**, **apnée du sommeil**... - Pneumologique : **asthme**... - Digestive : **RGO**, **allergie aux protéines du lait de vache**... - ...
	Cause psychologique	- Nourrisson : **difficultés relationnelles** avec l'entourage, **déficit éducatif** - Signe précoce d'un **trouble envahissant du développement** ou d'un **retard mental** - **Angoisse de séparation** avec les parents (dès 2 ans)

TTT	**Hypnotique**		**= Zolpidem** (Stilnox®), **zopiclone** (Imovane®), **benzodiazépine hypnotique** (**lormétazépam, loprazolam**) - Indication : **insomnie transitoire** ou **occasionnelle**, pour une durée limitée → A éviter dans l'insomnie chronique (hors usage limité et ponctuel) - Prescription limitée à **4 semaines** - Inconvénients : - **Perte d'efficacité objective** (surtout pour les benzodiazépines à ½ vie courte) - **Phénomène de sevrage** : effet rebond favorisant le cercle vicieux (moins marqué pour les benzodiazépines à ½ vie longue et les analogues) - Effets indésirables : **somnolence diurne, interaction avec l'alcool, troubles mnésiques, épisodes confuso-oniriques**
	Alternative		= Selon le contexte clinique : - **Antidépresseur sédatif** : **mirtazapine** (Norset®) - **Antihistaminique** : **hydroxyzine** (Atarax®) - **Mélatonine** : - A libération immédiate (insomnie d'endormissement) - A libération prolongée (insomnie de maintien du sommeil)
	PEC comportementale	**Hygiène de sommeil**	= Approche éducative sur le sommeil - Se coucher et se lever tous les jours **à la même heure ± 30 minutes** - Limiter le temps passé au lit - Environnement facilitant le sommeil : chambre obscure, insonorisée, climatisée (18-20°) - Ne pas faire d'exercice physique intense après le repas, éviter les bains chauds - S'exposer à la lumière le matin - Eviter de dormir la journée (siestes courtes) - Eviter les stimulants (caféine, nicotine, alcool...) - Eviter les repas lourds et tardifs
		TCC	- **Composante éducative** : hygiène du sommeil - **Composante comportementale**: restriction du temps passé au lit, contrôle du stimulus (gérer l'horaire de coucher selon la propension au sommeil) - **Psychothérapie cognitive** et **techniques de relaxation**

SOMNOLENCE EXCESSIVE ET TROUBLES DE L'EVEIL

Somnolence excessive = état subjectif et objectif d'éveil physiologique abaissé, propension au sommeil ou assoupissement
- Endormissement pathologique : endormissement anormalement rapide ou dans des circonstances inappropriées
- Très fréquent (4-20%), avec une **répercussion sur le fonctionnement individuel** (cognitif et comportemental) et **sociétaire**

→ A différencier de la **fatigue** (à la suite d'un effort psychique ou physique) et de la **clinophilie** (rester allonger éveillé)

Aspect médico-légal

- La somnolence diurne (d'origine comportementale, organique, psychiatrique, iatrogène ou secondaire à une insomnie) est une condition médicale **incompatible avec l'obtention** ou **le maintien du permis de conduire**
- **Interruption temporaire de conduite** en attente de traitement, maintenue tant que persiste une somnolence
- Compatibilité temporaire en cas de TTT efficace :
  - **1 an** pour les véhicules légers (permis A, B ou E)
  - **6 mois** après tests de maintien de l'éveil pour poids lourds

Evaluation

Interrogatoire

- **Somnolence diurne :** besoin de lutter contre le sommeil, endormissements involontaires en divers circonstances de la vie courante, accidents liés à la somnolence...
- Témoignage de l'entourage (conjoint...)

Questionnaire

- **Echelle d'Epworth** (la plus couramment utilisée) : évaluation de la somnolence dans 8 situations avec un score de 0 à 3 pour chaque situation → score/24, anormal si **> 10**

Technique instrumentale avec EEG

Test itératif de latence d'endormissement (TILE)

= Mesure de la **latence d'endormissement** et du **stade de sommeil** à 5 reprises dans la journée, toutes les 2 heures, dans des conditions standardisées (abri de la lumière et du bruit, en position allongée), en demandant au sujet de se laisser aller au sommeil
- Latence moyenne d'endormissement **normale > 10 minutes**
- Latence **< 8 minutes** en cas **d'hypersomnie centrale** : endormissement en sommeil paradoxal (narcolepsie) ou non (hypersomnie idiopathique)
- Latence **< 5 minutes** en cas de **somnolence très sévère**

Test de maintien de l'éveil (TME)

= Dans les mêmes conditions, sujet assis, essayant de résister au sommeil (capacité à rester éveillé) : pathologique **< 20 minutes → valeur médico-légale**

Etiologie

- Somnolence physiologique : **âges extrêmes** (jeune enfant et sujet âgé), **grossesse** (principalement au 1er trimestre)
- **Trouble du rythme circadien veille-sommeil** (travail posé, vols trans-méridiens...)
- **Iatrogène** : **benzodiazépine, antipsychotique, thymorégulateur, antidépresseur, antiépileptique, antihistaminique, antalgique opioïde**
- **Toxique** :
  - Prise : **cannabis, alcool, opiacé**
  - Sevrage : **cocaïne, amphétamine, caféine**
- Psychiatrique : **épisode dépressif caractérisé** avec **hypersomnie** (plus fréquent chez le sujet jeune, la femme, ou dans le cadre d'un trouble bipolaire ou d'un trouble affectif saisonnier)

Trouble respiratoire du sommeil

Syndrome d'apnée du sommeil (SAS) :
- **Obstructif** : IAH > 5 avec symptômes nocturnes (ronflements...) et diurne (somnolence excessive...)
- **Central** (rare) : IAH > 5 avec majorités d'événements centraux, possiblement associée à une respiration périodique de Cheynes-Stokes → **insuffisance cardiaque sévère, opioïde**

Syndrome d'augmentation des résistances des voies aériennes supérieures (SARVAS) : variante du syndrome d'apnée du sommeil obstructif

Nosologie

- **Apnée** : interruption du flux respiratoire **> 10 secondes**
- **Hypopnée** : ↘ du flux respiratoire **> 50%** pendant > 10 secondes
  ou **> 30% avec désaturation > 3%** et/ou **micro-éveil** visualisé à l'EEG
- **IAH** : index d'apnées/hypopnées par heure de sommeil
- **Apnée/hypopnée obstructive** : obstruction des VAS avec ↗ des efforts respiratoires
- **Apnée/hypopnée centrale** : ↘ de la commande ventilatoire
- **Augmentation des résistances des VAS** : ↗ des efforts respiratoires avec micro-éveil, sans hypoxémie ni diminution du flux respiratoire

FdR

= Age, sexe masculine, obésité, tabac, alcool, cou court, épais, macrognathie, rétrognathie
- Fréquemment associés à l'HTA, l'insuffisance cardiaque, le diabète ou des atcds d'AVC

C

Symptômes nocturnes	Symptômes diurnes
- **Ronflement** (sonore, souvent très ancien) - **Pauses respiratoires** constatées par le conjoint, avec reprise bruyante de la respiration - **Eveils en suffocation** - **Nycturie** - **Sueurs nocturnes**	- **Somnolence diurne** - **Céphalées matinales** - **Troubles de concentration/mémoire** - **Irritabilité, trouble de l'humeur** - **Baisse de la libido** - **Asthénie matinale**

Etiologie	**Trouble respiratoire du sommeil**		PC		= Diagnostic si **IAH > 5**, forme sévère si **IAH > 30** - **Polygraphie respiratoire** : examen de dépistage, suffisant pour les formes sévères - **Polysomnographie** : examen de référence (précise les micro-éveils) → Chez l'enfant : SAS sévère si IAH > 5
			Risques		- **Accident** ou autres conséquences de la somnolence diurne - **Risque cardio-vasculaire** : HTA, insuffisance coronarienne, AVC, trouble du rythme cardiaque - Chez l'enfant : **cassure de la croissance staturo-pondérale, trouble du comportement** (irritabilité, hyperactivité, fatigabilité), **déficit cognitif** à type d'inattention et de trouble de la mémoire, **diminution des performances scolaires, conséquences cardiovasculaires** à long terme
			TTT		- **Pression positive continue** (au masque nasal) = référence : efficace mais contraignant - **Orthèse d'avancement mandibulaire** : port la nuit, efficacité moindre - **Chirurgie d'avancement mandibulaire** : traitement lourd, efficace, d'indications limitées - Correction des facteurs aggravants : réduction pondérale, arrêt alcool et hypnotiques - Chez l'enfant : **amygdalectomie, traitement orthodontique**
	Syndrome des jambes sans repos et mouvements périodiques nocturnes	**Syndrome des jambes sans repos**			= **Sensation désagréable des membres inférieurs** : survenant au repos, maximale le soir (avant l'endormissement et au cours des éveils nocturnes), améliorée par le mouvement (marche, mobilisation), avec besoin impérieux de bouger les jambes - Plus fréquent chez la femme, ↗ avec l'âge, antécédents familiaux, **80%** associé à des MPN
			DD		- **Insuffisance veineuse chronique, neuropathie, akathisie, AOMI**
			Cause		- **Idiopathique** (à forte composante familiale) - **Carence martiale** - Iatrogène : **antidépresseurs, neuroleptiques, lithium** - **Insuffisance rénale sévère** - **Maladie de Parkinson**
		Mouvements périodiques nocturnes			= **Mouvements répétitifs et stéréotypés des membres inférieurs**, parfois **supérieurs**, pouvant survenir pendant le sommeil et la veille (extension du gros orteil, dorsiflexion du pied, voire flexion du genou ou de hanche), sans que le sujet en ait conscience - Chaque mouvement peut s'accompagner d'un **allègement du sommeil** ou **d'un micro-éveil,** pouvant conduire à une fragmentation du sommeil - Diagnostic : **enregistrement EMG des muscles tibiaux antérieurs** (± vidéo) lors de la polysomnographie → **index de mouvement > 15/h**
		TTT			- Correction de facteurs favorisants : sevrage médicamenteux, carence martiale, équilibration de diabète - Médicament : - **Agoniste dopaminergique** à faible posologie : **ropinirole, pramipexole, rotigotine** - Hors AMM : **dérivé codéiné, antiépileptique** (gabapentine, prégabaline, clonazépam)
	Hypersomnie centrale	**Narcolepsie - cataplexie**			= **Syndrome de Gélineau** : accès de somnolence diurne irrépressible ± cataplexie (type 1) - Début généralement entre 20 et 30 ans, prévalence = **1/2000** - Physiopathologie : **perte des neurones sécréteurs d'hypocrétine de l'hypothalamus**
			C		- **Somnolence diurne irrésistible** : accès de sommeil diurnes multiples et courts, incoercibles, rafraîchissants, souvent avec activité onirique - **Cataplexie** (pathognomonique) : **relâchement du tonus musculaire** déclenché par une émotion (le plus souvent positive), durant d'une fraction de seconde à quelques minutes, sans perte de connaissance, complète avec affaissement du sujet, ou incomplète (lâchage de la mâchoire, d'objet, des genoux…) - **Paralysie du sommeil** lors de l'endormissement (**hypnagogique**) ou du réveil (**hypnopompique**) : impossibilité de bouger sans perte de connaissance - **Hallucinations hypnagogiques** (plus rarement hypnopompique) : **visuelle** (personne étrangère dans la chambre), **auditive** ou **somesthésique** - **Sommeil fragmenté, sieste récupératrice** - **Prise de poids involontaire** au début des symptômes
			PC		- **Polysomnographie** : fragmentation du sommeil, sommeil paradoxal rapide - **TILE** : latence moyenne d'endormissement < 8 minutes, avec un endormissement en sommeil paradoxal sur ≥ 2 sessions/5 - **Dosage d'hypocrétine dans le LCS effondré** : en cas de doute diagnostique - **Typage HLA** : DQB1*0602 étroitement associé à la narcolepsie-cataplexie (97%)
			TTT	Somnolence	- Aménagement de siestes - **Modafinil** (Modiodal®) en 1ère intention, **méthylphénidate**
				Cataplexie	- **Gamma-hydroxy-butyrate** (Xyrem®) - **Antidépresseur IRSNA** : **venlafaxine**

Etiologie	*Hypersomnie centrale*	**Hypersomnie idiopathique**		= Somnolence diurne plus ou moins continue sur la journée - Tableau débutant chez l'enfant, l'adolescent ou le jeune adulte, forme familial fréquente
			C	- **Somnolence diurne** ± continue, avec accès de sommeil non irrésistible - **Inertie du sommeil** : réveil laborieux, ivresse du sommeil - Siestes non rafraîchissantes - Temps total de sommeil : **allongé** (> 10h) ou **normal** (6-10h)
			PC	- **Polysomnographie** : éliminer une autre cause de somnolence diurne - **TILE** : latence moyenne d'endormissement < 8 minutes, avec < 2 endormissements en sommeil paradoxal - **Polysomnographie de 24h** ou **actimétrie** : mesure du temps total de sommeil - Si doute diagnostique : **imagerie cérébrale, entretien psychiatrique**
			TTT	- **Modafinil** en $1^{\text{ère}}$ intention, **méthylphénidate** en 2nd intention (hors AMM)
	Autres causes rares			- **Syndrome de Kleine-Levin** : **hypersomnie récurrente**, par **crises** d'une durée de quelques jours, avec un temps total de sommeil très long, chez des adolescents ou jeunes adultes, prédominance masculine, associée à des **troubles du comportement** (prise alimentaire compulsive, désinhibition sexuelle), **troubles cognitifs** et **amnésie partielle** de l'épisode - Lésion cérébrale : - **Traumatisme crânien** - **Encéphalite** (**trypanosomiase africaine**) - **Lésions ischémiques** (ramollissement bi-thalamique) ou **tumorales** - **Maladie de Parkinson, maladie de Steinert, sclérose en plaque**

TROUBLES DU RYTHME CIRCADIEN VEILLE-SOMMEIL

= Troubles de l'horaire d'endormissement et du décours temporel du cycle veille-sommeil

Cause : - **Perturbation intrinsèque** du système circadien
- **Perturbation extrinsèque** (travail de nuit…) avec altération de l'entraînement de l'horloge
- **Affection médicale** ou **prise médicamenteuse/toxique**

Classification	**Syndrome de retard de phase**	= Dérèglement de l'horloge interne : sujet prenant l'habitude de dormir tard et de se réveiller tard → difficultés d'endormissement, somnolence diurne lorsqu'ils s'obligent à se coucher tôt - Très fréquent, touche majoritairement l'adolescent et l'adulte jeune
	Syndrome d'avance de phase	= Incapacité à rester éveillé le soir, avec des éveils matinaux précoces - Plus rare, préférentiellement chez le sujet âgé
	Décalage horaire	= Insomnie, somnolence diurne et réduction des performances - Transitoire, lié à des vols trans-méridiens (plus marquée lors de voyage vers l'est)
	Autres	- **Trouble du rythme circadien lié au travail posté** (3x8) : somnolence diurne, insomnie, baisse de performance avec risque accrue d'accident - **Irrégularité de la veille et du sommeil** : sommeil morcelé en plusieurs épisodes de courte durée - **Rythme en libre cours** (non entraîné) : décalage quotidien d'environ 1-2h de la période de sommeil
PEC	PC	- $1^{\text{ère}}$ intention : **agenda de sommeil, actimétrie** - 2nd intention : - **Mesure de rythme : température, mélatonine, cortisol** - **Test de suppression de la mélatonine par la lumière**
	TTT	- Régularisation des activités de la vie quotidienne - **Luminothérapie** - Prescription de **mélatonine**

PARASOMNIE

Parasomnie = manifestations motrices, verbales ou sensorielles complexes, indésirables, survenant à l'endormissement, pendant le sommeil ou lors d'éveils incomplets

En sommeil lent profond		= **Eveils incomplets ou dissociés** (éveil moteur sans éveil cortical) : survenue en 1er tiers de nuit, avec généralement une activité automatique relativement simple, et **amnésie** complète ou partielle de l'épisode - Facteur déclenchant (↗ de la profondeur du sommeil ou éveil intra-sommeil) : privation de sommeil, activité physique intense, irrégularité des horaires de sommeil, fièvre, médicament, stress, SAS, mouvements périodiques du sommeil… - TTT en cas de forme sévère : **clonazépam**
En sommeil lent profond	**Somnam-bulisme**	= **Déambulation inconsciente**, avec **désorientation temporo-spatiale, lenteur de parole** : comportement plus ou moins adapté, mais ralenti, souvent associé à une **somniloquie** - Durée de quelques secondes à quelques dizaines de minutes - Très fréquent : **10 à 30%** des enfants **entre 5 et 12 ans** - DD : **épilepsie nocturne frontale**
En sommeil lent profond	**Terreurs nocturnes**	= Manifestations de terreur intense avec **cri strident, pleurs, expression de panique, yeux ouverts, manifestations végétatives majeures** (rougeur, tachycardie, palpitation, tachypnée…) - Touche généralement l'enfant, rare à l'âge adulte - Très impressionnant pour l'entourage, mais l'enfant ne garde aucun souvenir s'il n'est pas réveillé → A différencier du **cauchemar** : en 3ème partie de nuit, sans amnésie de l'épisode
En sommeil lent profond	**Eveils confusionnels**	= **Confusion mentale** avec **désorientation temporo-spatiale**, **comportements automatiques** ou **inappropriés**, donnant l'impression d'être partiellement endormi et partiellement réveillé - Fréquent chez l'enfant, parfois observé chez l'adulte sous traitement sédatif
En sommeil paradoxal	**Troubles du comportement en sommeil paradoxal**	= Pendant le sommeil paradoxal, préférentiellement en fin de nuit : **comportement moteur élaboré,** généralement **agressif** ou **défensif**, sans déambulation, avec **risque de blessure** en cas de chute du lit, en rapport avec le rêve du patient - Sujet d'âge mur > 50 ans, prédominance masculine - Fréquemment associé et précédant une **maladie dégénérative extrapyramidale** (Parkinson, AMS) - TTT : **clonazépam** Rivotril® (hors AMM)
En sommeil paradoxal	**Troubles du comportement en sommeil paradoxal** – DD	- **Epilepsie frontale nocturne** : multiples crises de mouvements dystoniques/dyskinétiques stéréotypées par nuit, EEG de surface souvent normal - **Trouble dissociatif nocturne** : diagnostic d'élimination
En sommeil paradoxal	**Paralysie du sommeil**	- Possiblement en l'absence de narcolepsie
En sommeil paradoxal	**Cauchemars**	= Rêves angoissants, avec un fort contenu émotionnel, qui réveillent le sujet - Fréquent chez l'enfant, plus rare chez l'adulte - Survenue plutôt en 3ème partie de nuit, symptomatologie minime, sans désorientation au réveil, souvenir de l'épisode avec un contenu mental riche, ré-endormissement difficile
Autres	**Enurésie nocturne**	= Mictions involontaires récurrentes > 5 ans
Autres	**Rythmie d'endormissement**	= **Mouvements répétitifs rythmiques et stéréotypés de la tête** (cognement, roulement), ou du **tronc** et du **cou** (bercement, roulement) - Survenant au moment de l'endormissement, voire lors du sommeil - Essentiellement observé dans la petite enfance, peut persister chez l'adulte - Réaction à l'environnement : entend et obéit si on lui demande d'arrêter les mouvements
Autres	**Bruxisme**	= **Grincement des dents** pendant le sommeil lent léger, désagréable pour l'entourage, et source **d'abrasion des surfaces dentaires** - **Traitement orthodontique** : correction de l'usure des dents associées
Autres	**Somniloquie**	= « Parler pendant son sommeil » : isolée ou associée à d'autres parasomnies (somnambulisme, trouble du comportement en sommeil paradoxal…)
Autres	**Trouble alimentaire**	= Episodes récurrents de prise involontaire d'aliments et de boissons la nuit

ITEM 129 : TROUBLES COGNITIFS

<table>
<tr><th colspan="4">TROUBLE MNESIQUE</th></tr>
<tr><td colspan="4">- Amnésie rétrograde : concerne des informations acquises avant l'événement causal
- Amnésie antérograde : concerne l'acquisition et la restitution d'informations acquises depuis l'événement causal
- Ecmnésie : souvenirs anciens vécus comme une expérience actuelle</td></tr>
<tr><td rowspan="3">Physiologie</td><td>Mémoire à court terme</td><td colspan="2">= Mémoire de stockage bref des informations : de capacité limitée
- Mémoire de travail : capacité à manipuler les informations maintenues en mémoire à court terme
- Anatomie : cortex préfrontal dorso-latéral</td></tr>
<tr><td rowspan="2">Mémoire à long terme</td><td>Mémoire procédurale</td><td>= Enregistrement des processus inconscients (implicites) = mémoire du « savoir-faire » : habileté motrice (faire du vélo, jouer de la musique…)
- Anatomie : noyaux gris centraux et cervelet</td></tr>
<tr><td>Mémoire déclarative</td><td>= Accès conscient (explicite) à l'information
- Mémoire épisodique = expérience du sujet, dans un contexte spatial, temporel et affectif particulier
- Mémoire sémantique = faits et savoirs généraux
- Anatomie : circuit de Papez = réseau neural cortico-diencéphalique (hippocampe, fornix, corps mamillaires, noyau antérieur du thalamus et cingulum)
→ Lésion du cortex préfrontal dorso-latéral (récupération de la mémoire déclarative) : déficit en rappel libre amélioré par l'indiçage et la reconnaissance
→ Lésion bilatérale du circuit de Papez : déficit en rappel libre, peu ou non amélioré par l'indiçage et la reconnaissance, associé à une amnésie rétrograde
→ Lésion unilatérale du circuit de Papez : déficit mnésique prédominant en modalité verbale ou visuelle (selon la localisation gauche ou droite)</td></tr>
<tr><td rowspan="4">Evaluation</td><td>Mémoire rétrograde</td><td colspan="2">- Mémoire biographique : chronologie des lieux d'habitation, emplois successifs, histoire familiale…
- Mémoire des événements personnels : événements marqueurs de la semaine ou du mois précédant
- Mémoire didactique : connaissance générale (selon le contexte culturel du sujet)
- Mémoire chronologique publique : succession des présidents de la Républiques…
- Mémoire de l'actualité récente : événements relatés dans les médias</td></tr>
<tr><td rowspan="3">Mémoire antérograde</td><td colspan="2">= Evaluation de l'encodage, du stockage en mémoire, puis du rappel et de la reconnaissance
- Rappel immédiat : encodage de l'information
- Rappel différé (après quelques minutes) : stockage en mémoire et récupération de l'information
- Indiçage et reconnaissance (parmi une liste à choix multiples) : différencie un trouble du stockage en mémoire (non normalisé par l'indiçage ou la reconnaissance = atteinte temporale interne) d'un trouble de récupération de l'information (normalisé par l'indiçage ou la reconnaissance = atteinte pré-frontale)</td></tr>
<tr><td>Mémoire auditivo-verbale</td><td>- Enoncer une liste de mot à voix haute et le faire rappeler immédiatement, puis après une tâche interférente : test des 5 mots de Dubois, test des 3 mois du MMS</td></tr>
<tr><td>Mémoire visuelle</td><td>- Faire dénommer des images, puis tester le rappel et la reconnaissance
- Copier 3 dessins sans signification, puis tester le rappel et la reconnaissance
- Présenter une liste de mots sur entrée visuelle, puis tester le rappel libre et forcé</td></tr>
<tr><td rowspan="5">Etiologie</td><td rowspan="5">Lésion localisée</td><td>Temporale interne</td><td>- Infectieuse : encéphalite herpétique
- Vasculaire : AVC du territoire des artères cérébrales postérieures
- Post-anoxique
- Post-intoxication au CO
- Paranéoplasique
- Auto-immune : encéphalite limbique
- Dégénérative : maladie d'Alzheimer débutante</td></tr>
<tr><td>Fornix</td><td>- Tumeur du 3ème ventricule</td></tr>
<tr><td>Corps mamillaire et thalamus</td><td>- Lésion cellulaire : carence en vitamine B1 (syndrome de Korsakoff)
- Vasculaire : uni- ou bi-thalamique</td></tr>
<tr><td>Cingulaire</td><td>- Tumeur frontale interne
- Vasculaire : rupture d'anévrisme de la communicante antérieure</td></tr>
<tr><td>Préfrontale dorso-latérale</td><td>- Tumeur frontale externe
- Vasculaire : AVC du territoire des artères cérébrales moyennes
- Dégénérative : dégénérescence lobaire fronto-temporale</td></tr>
</table>

Etiologie	**Démence**		- **Démence dégénérative** : - Corticale : **maladie d'Alzheimer, dégénérescence fronto-temporale** - Sous-corticale : **maladie de Huntington** - Cortico-sous-corticale : **maladie à corps de Lewy diffus** - Démence non dégénérative : **vasculaire, carentielle, métabolique, inflammatoire, infectieuse, toxique**
	Amnésie aiguë de brève durée	**Ictus amnésique**	= **Amnésie antérograde brève** (durant 4-8h), avec amnésie lacunaire de l'épisode et amnésie rétrograde limitée (quelques heures) : typiquement chez le sujet > 50 ans - Perplexité, questions itératives et désorientation uniquement temporelle - De cause inconnue : examen clinique et bilan normaux
		Autres causes	- **Traumatisme crânien avec perte de connaissance** - **Crise épileptique** - **Prise de psychotrope** : **benzodiazépine**... - **Intoxication aiguë** : **éthylique**...
	Autres		- **Iatrogène**: traitement retentissement sur l'attention (psychotrope, effet métabolique, hyponatrémie...) - **Troubles du sommeil** - **Amnésie psychogène** : plainte mnésique avec tests normaux dans un contexte de trouble anxieux et/ou dépression, ou d'événement traumatisant (amnésie rétrograde spécifique, lacunaire)

ATTENTION	= Fonction de sélection et de maintien d'une information dans le champ de la conscience : peut être altérée par des **fluctuations de la vigilance**, un **ralentissement**, une **distractibilité**, voire une **confusion** - Evaluation : exécuter une consigne complexe, répéter une phrase longue, énumération des mois de l'année, épellation de mots, comptages à rebours, soustraction... → A vérifier avant exploration des autres atteintes cognitives

AGNOSIE	= Trouble de la reconnaissance dans une modalité sensorielle (visuelle, tactile...) en l'absence de trouble sensoriel, de déficit intellectuel ou d'aphasie - **Agnosie visuelle d'objet** = défaut d'identification et de représentation des objets visuels simples ou complexes : atteinte temporo-occipitale bilatérale - **Prosopagnosie** = incapacité à identifier visuellement le visage des personnes connus ou familiers : lésion temporo-basale bilatérale ou unilatérale droite (**gyrus fusiforme**) - **Agnosie topographique** = trouble de la reconnaissance des lieux : atteinte temporo-basale bilatérale ou unilatérale droite (**gyrus para-hippocampique**)

TROUBLE PHASIQUE

Aphasie = trouble acquis du langage secondaire à des lésions cérébrales
- Cause : **lésion vasculaire, tumorale, traumatique, infectieuse** ou **dégénérative** des aires du langage
- Aires et circuits impliqués :
  - **Aire de Wernicke** : décodage phonologique du message acoustique traité par le gyrus de Heschl
  - **Région temporale antérieure** : traitement sémantique de l'information
  - **Faisceau arqué** (fibres associatives longitudinales) : transfert des informations acoustiques
  - **Aire de Broca** : programmation phonologique, adressé au cortex moteur primaire
  - **Thalamus** et **noyaux gris centraux** : contrôle et programmation
  - **Cortex préfrontal** (notamment **cortex cingulaire** et **aire motrice supplémentaire**) : initiation

Définitions

- **Paraphasie** = erreur de langage oral : **phonémique** (modification d'un phonème) ou **sémantique** (lien de sens), ou en l'absence de proximité phonémique ou sémantique, **paraphasie verbale** (mot existant) ou **néologisme** (mot inventé)
- **Paragraphie** = erreur de langage écrit
- **Manque du mot,** palliée par des **circonlocutions** ou des **périphrases**
- **Trouble de syntaxe** :
  - **Agrammatisme** = omission des mots grammaticaux et simplification des phrases
  - **Dysyntaxie** = usage incorrect des mots grammaticaux en accord, genre ou nombre
- **Perte de cohérence** ou **trouble de la conduite du discours** : atteinte de l'organisation de la pensée
- **Dysarthrie** : trouble de la parole par atteinte des organes bucco-phonatoires ou de leur commande
- **Trouble de la prosodie** : intonation dans ses fonctions linguistiques ou émotionnelles (voix monocorde...)

Evaluation

- Débit de l'expression spontanée : **non fluent** (diminué) ou **fluent** (normal), voire **logorrhéique** (augmenté)
- Dénominations d'images : recherche d'un **manque du mot**
- Description d'une image ou construction d'une phrase à partir de mots donnés : recherche d'un **trouble de la syntaxe**
- Désignation d'une image parmi d'autres (de même catégorie ou non) : évaluation de la **compréhension des mots**
- Exécution d'ordres simples ou complexes : évaluation de la **compréhension des phrases**
- Répétition de mots puis de phrases de longueur croissante : recherche de **trouble de la boucle audio-phonatoire** et de **paraphasies phonémiques**
- **Exploration du langage écrit** (lire, écrire et épeler) de mots réguliers, irréguliers et de non-mots (logatomes)
- Retentissement fonctionnel : **difficultés quotidiennes** (téléphoner, faire ses courses...), **conséquences psychologiques et familiales, activités de loisirs, statut professionnel**

Syndromes

Aphasie de Broca	- Expression non fluente, laborieuse - Paraphasies phonétiques, phonémiques, agrammatisme - Compréhension normale	- **Aire de Broca** (***pars opercularis*** et ***triangularis*** de la **3ème circonvolution frontale F3**)
Aphasie de Wernicke	- Expression fluente, logorrhée - Paraphasies phonémiques, sémantiques, néologismes, jargon - Compréhension atteinte	- **Aire de Wernicke** (**partie postérieure du gyrus temporal supérieur T1**)
Aphasie de conduction	- Expression fluente - Paraphasies phonémiques, avec atteinte plus importante de la répétition que de l'expression spontanée - Compréhension normale	- **Faisceau arqué** ou **gyrus supra-marginalis**
Aphasie globale	- Expression non fluente - Sévère, jusqu'au mutisme - Compréhension sévèrement atteinte	- **Lésion corticale étendue** ± des **noyaux gris** - Lésion double (**Broca + Wernicke**)
Aphasie transcorticale motrice	- Expression non fluente - Mutisme - Répétition normale ou écholalie - Compréhension normale	- **Aire motrice supplémentaire** ou sa connexion avec l'aire de Broca
Aphasie transcorticale sensorielle	- Expression fluente - Paraphasies phonémiques, sémantiques - Répétition normale ou écholalie - Compréhension atteinte	- **Cortex postérieur** à l'aire de Wernicke

- **Alexie** sans agraphie : **AVC du territoire de l'artère cérébrale postérieure gauche**
- **Anarthrie pure** (désintégration phonétique, aphémie, apraxie de la parole) : trouble de la programmation et de la réalisation des mouvements articulatoires par **atteinte isolée de l'aire de Broca**
- **Aphasie sous-corticale** : atteinte des noyaux gris centraux et du thalamus
- **Syndrome de Gerstmann** : **agraphie, acalculie, indistinction droite-gauche** et **agnosie digitale** par **lésion pariétale inférieure gauche**

TROUBLE PRAXIQUE

Apraxie = perturbation des gestes, non expliquée par une atteinte motrice, sensitive ou intellectuelle
- **Apraxie idéo-motrice** = gestes sans objets (pantomimes, symboliques) : lésion pariétale gauche
- **Apraxie idéatoire** = manipulation des objets : lésion du carrefour temporo-pariétal gauche
- **Apraxie dynamique** ou **motrice efférente** = trouble de la programmation de séquences gestuelles : lésion pré-frontale
- **Apraxie de l'habillage** : lésion pariétale uni- ou bilatérale

Evaluation

- **Difficultés quotidiennes** : lenteur, erreurs dans l'utilisation d'ustensiles nouveaux ou requérant des séquences complexes, difficultés d'habillage, pour se laver, se raser...
- **Imitation de gestes sans signification uni- ou bi-manuels** : mains croisées par les pouces, les auriculaires, anneaux
- Réalisation de **séquences motrices digitales** ou **palmaires** : paume/poing/tranche
- Réalisation de **pantomimes uni-manuelles** (se brosser les dents, se peigner...) ou **bi-manuelles** (enfoncer un clou...)
- Réalisation de **gestes symboliques** (signifier que ça sent mauvais...)
- **Utilisation réelle d'objets** (couverts...)
- **Production de gestes engageant la musculature bucco-faciale** (siffler, claquer la langue) : apraxie bucco-faciale
- **Habillage** (mettre et boutonner une veste) : apraxie de l'habillage

TROUBLE VISUO-SPATIAL ET VISUO-MOTEUR

Apraxie constructive	**Apraxie constructive** = trouble de la relation du geste à l'espace : lésion pré-frontale ou pariétale - Evaluation : **copie d'une figure géométrique** (pentagone, cube, horloge, figure de Rey...)
Perte de l'orientation topo-graphique	= Incapacité à reconnaître l'environnement et à s'orienter : **trouble de l'analyse visuelle spatiale, trouble de reconnaissance des repères de l'environnement (agnosie topographique), perte de la mémoire des trajets** - Repose sur un réseau anatomique complexe, latéralisé à droite, incluant les régions pariétales, temporo-basales (gyrus para-hippocampique) et hippocampiques - Evaluation : - Désorientation dans les lieux nouveaux et dans les lieux familiers - Description ou réalisation d'un plan du logement ou d'un lieu connu - Reconnaissance de monuments célèbres
Négligence unilatérale	= **Hémi-inattention, héminégligence, agnosie spatiale unilatérale** : incapacité de rendre compte, répondre ou de s'orienter vers les stimuli controlatéraux à une lésion, non expliqué par un déficit sensoriel ou moteur - Concerne le plus souvent l'hémi-espace gauche (corporelle et/ou extracorporelle) par une lésion hémisphérique droite (lobule pariétale inférieur, cortex temporal supéro-externe (gyrus temporal supérieur), plus rarement cortex préfrontal dorso-latéral, thalamus ou noyau caudé) - **Syndrome d'Anton-Babinski** : héminégligence gauche, hémi-asomatognosie (impression de non-appartenance de l'hémicorps gauche) et anosognosie → lésion massive fronto-pariétale droite - Evaluation : - **Défauts d'exploration** du côté gauche : toilette, rasage, habillage... - **Défauts d'exploration de l'espace extracorporel** gauche : aliments, objets, interlocuteurs... - **Dessin spontané** et **sur copie** - **Bissection de lignes**, **repérage de symboles** distribués sur une page (épreuve de barrage) - **Dénomination d'images**, **lecture et dictée de phrases**, **évocation de lieux connus** - Recherche d'une **extinction visuelle** ou **tactile** (stimulus non perçu lors de la stimulation bilatérale, alors qu'il est perçu lors de la stimulation unilatérale)
Syndrome de Balint	= Manifestation complète et sévère des troubles visuo-spatiaux et visuo-moteurs - **Ataxie optique** : incapacité à atteindre une cible sous contrôle visuel (préhension d'un objet...) - **Apraxie oculaire** (paralysie psychique du regard) : incapacité à orienter volontairement son regard vers un stimulus situé dans un champ visuel périphérique - **Simultagnosie** : incapacité visuo-perceptive à interpréter une scène dans sa globalité

TROUBLE EXECUTIF COGNITIF ET COMPORTEMENTALE : SYNDROME FRONTAL

<table>
<tr><td colspan="3">Fonction exécutive = ensemble des processus de contrôle permettant l'adéquation à son environnement et l'adaptation à des situations nouvelles : formulation d'un but, d'une hypothèse, anticipation, planification et sélection des séquences permettant d'atteindre ce but, inhibition d'autres solutions possibles, surveillance du déroulement du plan et flexibilité en fonction des réponses obtenues (adaptation, correction des erreurs)
- Dépend du cortex préfrontal : rôle d'intégration des comportements et des fonctions cognitives, connecté à l'ensemble des cortex associatifs rétro-rolandiques, au cortex limbique, aux noyaux gris centraux et aux thalamus
→ Lésion du cortex frontal interne et cingulaire antérieur : réduction des activités auto-initiées, indifférence affective (tableau « pseudo-dépressif »)
→ Lésion du cortex orbito-frontal : désinhibition, irritabilité, labilité de l'humeur, modification des conduites alimentaires, comportements d'utilisation et d'imitation (tableau « pseudo-psychopathique)
→ Lésion du cortex dorso-latéral : troubles des fonctions exécutives cognitives et de la récupération de la mémoire</td></tr>
<tr><td rowspan="3">Evaluation</td><td>Interrogatoire</td><td>- Désinhibition, perte des convenances/règles sociales : familiarité excessive (propos, gestes), modification du comportement lors des repas (gloutonnerie), impulsivité, irritabilité, grossièretés
- Absence d'initiative, adynamie, aspontanéité des gestes et du langage, voire mutisme akinétique
→ A différencier d'un syndrome dépressif : absence de douleur morale et de tristesse
- Trouble du comportement alimentaire : modification quantitative (boulimie) ou qualitative (sélectivité alimentaire), ingestion d'entités non comestibles (végétaux, objets)
- Emoussement des affects, voire indifférence affective, réaction inadéquate
- Comportement sexuel : indifférence ou désinhibition
- Réduction de l'hygiène corporelle, de la propreté du logement, comportement d'urination (mictions effectuées dans un lieu inapproprié), vestimentation négligée ou inadaptée (absence d'harmonie, inadéquation avec le contexte social ou la température)
- Stéréotypies idéiques et comportementales : instauration de routines, rituels, achats stéréotypés, collectionnisme
- Perte de l'autocritique, de l'évaluation des conséquences de ses actes ou propos
- Troubles du jugement, erreurs de gestion, inadéquation des décisions au contexte</td></tr>
<tr><td>Examen</td><td>= Difficultés aux épreuves non explicable par une perturbation cognitive plus élémentaire (aphasie...)
- Langage : réduit (réponses laconiques) ou logorrhéiques, réduction des stratégies de recherche active d'information
- Mémoire : erreurs lors d'épreuve de mémoire de travail et de mémoire à long terme, améliorée par l'indiçage et la reconnaissance
- Conceptualisation : difficultés lors d'épreuve de similitude (points communs entre plusieurs objets)
- Stratégie : « que faites-vous pour contacter quelqu'un dont vous avez oublié l'adresse ? ».. ;
- Jugement : demande d'opinion sur un événement connu du patient
- Résolution de problèmes basiques
- Consignes conflictuelles : taper deux fois quand on tape une fois, et une fois quand on tape deux fois
- Go/no-go : taper une fois quand on tape une fois et ne pas taper quand on tape deux fois
- Flexibilité mentale : capacité à passer d'une tâche cognitive à une autre (alterner chiffres et lettres...)
- Dépendance à l'environnement : comportement d'imitation, comportement d'utilisation
→ Evalué par le test BREF (Batterie rapide d'efficience frontale)</td></tr>
<tr><td>SC</td><td>- Préhension forcée (grasping reflex) : fermeture soutenue de la main lorsque l'on touche la paume du patient
- Aimantation : attraction de la main du malade vers l'objet présenté
- Préhension orale = réflexe de succion : lors de la stimulation de la région péribuccale</td></tr>
<tr><td>Cause</td><td colspan="2">= Pathologie du cortex préfrontal ou des circuits sous-cortico-préfrontaux
- Processus expansif frontal : tumeur, hématome sous-dural chronique, abcès
- AVC hémorragique ou ischémique (branches antérieures de l'artère cérébrale moyenne)
- Lacunes touchant les noyaux gris centraux
- Traumatisme crânien
- Dégénérative : dégénérescence fronto-temporale, paralysie supra-nucléaire progressive, maladie de Huntington, SEP
- Hydrocéphalie à pression normale</td></tr>
</table>

ITEM 148 : MENINGITE – MENINGO-ENCEPHALITE

- **Méningite** = inflammation des enveloppes méningées, majoritairement infectieuse, le plus souvent bactérienne ou virale
- **Méningo-encéphalite** = atteinte associée du parenchyme cérébral

Symptomatologie	**Syndrome méningé**	**Céphalées**	= Quasi-constantes, précoces - **Intenses, diffuses, continues ± paroxysmes**, mal soulagée par les antalgiques - ↗ au stimuli : **mouvement de tête, lumière** (photophobie), **bruit** (phonophobie)
		Vomissements	= Inconstants, généralement précoces - **Spontanés, en jet, survenant sans effort**, ± favorisés par le changement de position
		Raideur méningée	= **Contracture des muscles paravertébraux** due à la douleur de l'irritation méningée - **Attitude en « chien de fusil »** : couché sur le côté, dos tourné à la lumière, tête en hyper-extension vers l'arrière, membres semi-fléchis - Surtout de la nuque : - **Résistance invincible** et **douloureuse** à la **flexion** - Rotation et latéralité conservées, augmentent les céphalées - **Signe de Brudzinski** : flexion involontaire des membres inférieurs (cuisse et jambes) à la flexion forcée antérieure de la nuque - **Signe de Kernig** : impossibilité de s'asseoir sans fléchir les genoux, résistance douloureuse à l'extension complète du membre inférieur lorsque la cuisse est fléchie
		Autres	- **Hyperesthésie cutanée diffuse** - **Réflexes ostéo-tendineux vifs** - **Raie méningitique de Trousseau** : raie blanche, puis rouge, qui tarde à disparaître lors du dessin d'un trait sur la peau avec une pointe mousse
	Syndrome encépha-litique		= Isolé (encéphalite) ou le plus souvent associé à un syndrome méningé (méningo-encéphalite) - **Troubles de conscience** : de la somnolence au coma profond - **Syndrome confusionnel, troubles comportementaux** - **Signes de focalisation** : **déficit moteur** (mono- ou hémiplégie), **paralysie d'un ou plusieurs nerfs crâniens, aphasie, mouvements anormaux** (tremblements, myoclonies) - **Crises épileptiques partielles**, simples ou complexes, ou **généralisées**, jusqu'à **l'état de mal** - **Troubles neurovégétatifs** (souffrance du TC) : irrégularité du pouls, de la PA et de la température ➜ En cas de syndrome encéphalitique : **imagerie cérébrale** en urgence avant ponction lombaire
	Syndrome infectieux		- **Fièvre ± frissons, sueurs, myalgie** : variable selon l'agent infectieux - Infection associée : **pneumopathie, ORL, infection urinaire, digestive, éruption cutanée, cardiaque...** - **Purpura** ➜ évoquer une **méningite à méningocoque** : risque de **purpura fulminans** avec **purpura extensif ulcéro-nécrotique, hémorragies viscérales, choc septique** et **CIVD**
	Signes cliniques de gravité		➜ Hospitalisation en urgence en soins intensifs ou réanimation - **Purpura extensif** - **Signes encéphalitiques** - Troubles hémodynamiques : **sepsis grave, choc septique**
	Terrain particulier	Nourrisson	- A évoquer devant : enfant geignard, cris à la mobilisation, modifications du comportement, somnolence inhabituelle avec périodes d'agitation, refus répété du biberon, convulsions fébriles (même brèves et isolées) - Raideur de nuque remplacée par une **hypotonie axiale** - **Tension anormale de la fontanelle**
		Sujet âgé	- Signes cliniques frustes : **syndrome infectieux** au 2nd plan, avec **troubles du comportement** et **signes focaux** au 1er plan
Bilan complémentaire	*Indication*	PL d'emblée	- Dans la majorité des cas, avant toute antibiothérapie
		Imagerie cérébrale d'emblée	- **Signes de focalisation neurologique** ou **d'HTIC** - **Trouble de conscience** avec **Glasgow ≤ 11** - **Crises épileptiques** focales ou généralisées (> 5 ans) ou hémi-corporelles (< 5 ans)
		Antibiothérapie d'emblée	- **Purpura fulminans** : traitement en extrême urgence - Prise en charge hospitalière impossible dans les **90 minutes** - CI à la PL: - **Anomalie de l'hémostase, anticoagulant** ou **thrombopénie** - **Engagement cérébral** (mydriase unilatérale, hoquet, mouvements d'enroulement troubles ventilatoires) ou **effet de masse à l'imagerie cérébrale** - **Instabilité hémodynamique**

Bilan complémentaire	**Ponction lombaire**	Réalisation	→ En urgence avant instauration de l'antibiothérapie dans la majorité des cas - Après bilan biologique : - **Bilan d'hémostase** : CI si **TP < 50%** ou **ratio TCA > 1,5** - **NFS** : CI si **plaquettes < 50 G/L** - En asepsie stricte, avec une aiguille à mandrin au niveau du cul-de-sac lombaire, au niveau de l'espace intervertébrale L4-L5 ou immédiatement sus- ou sous-jacent, malade en position assise courbé en avant ou couché sur le côté
		Analyse	- **Macroscopie** : aspect normal en eau de roche - **Cytologie** : GR, GB, PNN, lymphocytes - **Biochimie** : protéinorachie, glycorachie, chlorurorachie, lactates - **Microbiologie** : examen direct, mise en culture, antibiogramme - Analyses complémentaires (tubes supplémentaires) : **Ag soluble pneumococcique, PCR virale** (entérovirus, HSV), **bactérienne** (méningocoque, pneumocoque, BK) ou **universelle**
		Limites	- Difficulté de réalisation : scoliose, calcification du ligament inter-épineux, agitation - **PL blanche** : absence d'écoulement du LCR par **déshydratation sévère** ou **compression médullaire sus-jacente** - **PL traumatique** avec LCR faussement hémorragique
		Complication	- **Décharge électrique** dans un membre par contact avec une racine nerveuse - **Hématome épidural rachidien**, avec risque de compression - **Syndrome post-PL** (hypotension du LCR par brèche méningée) : céphalée orthostatique, vision floue, acouphène non pulsatile à type de sifflement, hypoacousie, distorsion sonore, nausées/vomissements, risque de complication si prolongée (**hématome sous-dural, thrombose veineuse cérébrale**)
	Bio		- Bilan standard : **NFS, plaquettes, CRP, TP/TCA, ionogramme, créat, glycémie, bilan hépatique** - **Hémocultures + ECBU** systématiques - Selon le contexte : **sérologies spécifiques**
	Imagerie cérébrale	**Scanner cérébral**	- **Sans injection** : suffisant pour éliminer une contre-indication à la PL - **Avec injection** : en cas de contre-indication ou non disponibilité de l'IRM cérébrale
		IRM cérébrale sans et avec injection	= A but étiologique en cas de signes encéphalitiques - **Lésions en hypersignal T2 et T2-FLAIR**, volontiers des régions temporales et frontales, avec prise de contraste - Autres lésions selon l'agent infectieux : abcès... → Une IRM normale n'élimine pas le diagnostic d'encéphalite
	EEG		= Intérêt en cas de suspicion d'encéphalite - Tracé ralenti, avec ondes lentes, pointes ou pointes-ondes, d'aspect périodique ou pseudopériodique → Un EEG normal n'élimine pas le diagnostic d'encéphalite
Diagnostic étiologique	**Méningite purulente**		= **Hypercytose** > 1000/mm^3, avec **nette prédominance de PNN altérés, hyperprotéinorachie** > 1 g/L, **hypoglycorrachie, lactates** > 3,2 - Fréquent : **méningocoque, pneumocoque, *Haemophilus influenzae*** - Plus rarement : ***Listeria*, streptocoque, BGN, staphylocoque**
	Méningite à liquide clair		= **Hypercytose** > 100/mm^3 à **prédominance lymphocytaire** ou **panachée** (lymphocytes et PNN), **hyperprotéinorachie** modérée < 1 g/L, **hypoglycorrachie** (bactérienne) ou **normoglycorrachie** (virale) - Virus : **herpès, entérovirus, grippe, rougeole, oreillons**... - Bactérie : **listériose, tuberculose, Lyme, syphilis, leptospirose, brucellose, mycoplasme, rickettsiose** - **Méningite bactérienne débutante** ou **décapitée** - Parasite : **accès pernicieux palustre, toxoplasmose, cysticercose, trypanosomiase**... - Mycosique : **cryptocoque, *Candida, Aspergillus***
Cause bactérienne	Selon l'âge		- Nouveau-né < 3 mois : **streptocoque B** et ***E. coli*** ++, **autre entérobactérie, méningocoque, *Listeria*** - Enfant de 1 à 5 ans : **pneumocoque** ++, **méningocoque, *Haemophilus influenzae*** - Enfant > 5 ans et adulte jeune < 24 ans : **méningocoque** ++, **pneumocoque, *Haemophilus*** - Adulte > 24 ans : **pneumocoque** ++, **méningocoque, *Listeria***
	Selon le terrain		- Immunodéprimé : - Micro-organisme habituel : **pneumocoque, méningocoque**... - **Tuberculose** - Opportuniste : **mycobactérie atypique, cryptocoque, *Nocardia, Aspergillus*** - Asplénie : **pneumocoque** ++ - Neurochirurgie, valve de dérivation ventriculaire : ***S. aureus, S. epidermidis*** - Brèche ostéoméningée post-traumatique : **pneumocoque** ++

Cause bactérienne	**Méningite à méningocoque**		= 2ème cause la plus fréquente de méningite bactérienne : dans **90%** des cas entre **15 et 24 ans** - ***Neisseria meningitidis*** : diplocoque Gram négatif, aérobie, transmission par voie aérienne - Epidémiologie : à tout âge, sporadique ou épidémique, recrudescence hivernale - Arguments cliniques : **- Rhinopharyngite inaugurale** **- Herpès naso-labial, arthralgie, injection conjonctivale** - **Purpura pétéchial** (membres, tronc, muqueuse), **purpura fulminans** - PL : généralement **méningite purulente**
	Méningite à pneumocoque		= 1ère cause de méningite bactérienne : de pronostic plus grave - ***Streptococcus pneumoniae*** : diplocoque Gram positif, encapsulé - Recrudescence hivernale - Favorisé par un terrain particulier : **sujet âgé**, **pathologie chronique** (diabète, éthylisme chronique, myélome), **immunodéprimé**, **asplénie** - Cause secondaire : - **Brèche ostéoméningée post-traumatique** (parfois ancienne) - Foyer infectieux de voisinage : **pneumopathie, foyer ORL** (sinusite, otite…) - Arguments cliniques : **rhinorrhée, otite**, **pneumopathie** - PL : généralement **méningite purulente**
	Méningite à *Haemophilus influenzae*		= 1ère cause de méningite bactérienne du nourrisson et de l'enfant **< 6 ans non vacciné** - ***Haemophilus influenzae*** : bacille Gram négatif, intra- et extracellulaire - Arguments cliniques : **otite**, **épiglottite**, **arthrite**, **pneumopathie** - PL : souvent **méningite purulente**, parfois **formule panachée**
	Méningite et méningo-encéphalite à *Listeria*		- ***Listeria monocytogenes*** : bacille Gram positif, intracellulaire facultatif, transmission digestive (ingestion de produits laitiers crus notamment) - A tout âge, à évoquer surtout : - **Sujet âgé** **- Grossesse** **- Maladie chronique** : **diabète, alcoolisme, cancer, cirrhose** - **Immunodépression** : **corticothérapie**, **chimiothérapie**, **greffé**
		C	- Début progressif : **fatigue, douleurs abdominales, nausées, vomissements, céphalées** - **Syndrome méningé** parfois fruste, **fièvre** inconstante - **Rhombencéphalite** (atteinte du TC) : **paralysie des nerfs crâniens** (paralysie oculomotrice, faciale, trouble de déglutition), **syndrome cérébelleux, atteintes des voies longues, ataxie cérébelleuses, trouble de la vigilance, atteinte cardio-respiratoire**
		PC	- PL : typiquement **clair**, avec **pléiocytose lymphocytaire** ou **panachée**, **hyperprotéinorachie modérée**, **hypo/normoglycorrachie**, plus rarement **purulent**
	Méningite et méningo-encéphalite tuberculeuse		= **Tuberculose neuro-méningée** : par dissémination après primo-infection, ou à distance à partir d'une autre localisation, de diagnostic difficile, souvent retardé - Autres localisations (à rechercher) : **pulmonaire, oculaire, péricardique, urogénitale, hépatique**… - A évoquer si : - **Sujet originaire d'une zone d'endémie** - **Non vacciné** - **Immunodéprimé** - **Notion de contage** - **Tuberculose-maladie** associée (pulmonaire ou extra-pulmonaire)
		C	- Début progressif sur plusieurs jours/semaines, avec **fièvre modérée, sueurs, AEG, céphalées progressives, irritabilité, insomnie, troubles cognitifs** - **Signes méningés** souvent au 2nd plan - **Méningite basilaire** : **atteinte de nerf crânien** (oculomoteur, facial), **trouble neurovégétatif** (anomalie du rythme respiratoire, irrégularité du pouls et de la PA), **troubles de la vigilance** - Autres atteintes : **arachnoïdite**, **épidurite**, **infarctus localisé**, **hydrocéphalie**
		PC	- PL : typiquement clair (parfois trouble) avec **pléiocytose lymphocytaire**, **hyperprotéinorachie** > 1 g/L, **hypoglycorrachie** - Identification : **culture sur milieu solide de Löwenstein** ou **milieu liquide**, ou **PCR** - Imagerie cérébrale : prise de contraste méningée à la base du cerveau, tuberculomes, infarctus cérébraux d'angéite cérébrale
	Maladie de Lyme		= **Infection à *Borrelia burgdoferi***, spirochète transmis par piqûre de tique en zone d'endémie : atteinte neurologique en phase secondaire, plusieurs semaines/mois après contage - Antécédent d'**érythème chronique migrateur** - Tableau clinique : **atteinte pluri-radiculaire très douloureuse**, avec **méningite**, possible **paralysie des nerfs crâniens** (paralysie faciale surtout, volontiers bilatérale) - PL : clair, **pléiocytose** à **prédominance lymphocytaire**, hyperprotéinorachie, **normoglycorrachie** - Diagnostic : **sérologie ± PCR sanguine** et **sur LCR**

Cause bactérienne	**Syphilis**		= **Neurosyphilis** : méningite à *Treponema pallidum*, en phase secondaire ou tertiaire de la maladie
		C	- **Méningite chronique** - Atteinte des nerfs crâniens : **paralysie oculomotrice, atteinte optique** ou **auditive** - **Signe d'Argyll-Robertson** : abolition du réflexe photomoteur avec conservation de la contraction pupillaire à l'accommodation-convergence - **Tabès** (dégénérescence cordonale postérieure) : **douleur intense fulgurante des membres, ataxie, aréflexie ostéo-tendineuse** - **Infarctus cérébraux** par angéite - **Démence frontale** avec **mégalomanie**
		PC	- PL : clair, **pléiocytose lymphocytaire**, hyperprotéinorachie, **normoglycorrachie** - Diagnostic : **sérologie** (TPHA/VDRL) dans le sang et le LCR (inconstant)
	Autres		**= Leptospirose, brucellose, mycoplasme, *Chlamydia, Legionella, Coxiella burnetii, Rickettsia***
Cause virale	**Méningo-encéphalite herpétique**		= Réplication de **HSV 1** (95%) ou **HSV 2** (5%) : survenue à tout âge, en moyenne à **40 ans** ➝ Urgence diagnostique et thérapeutique : risque de séquelles graves
		C	- Début rapide : **syndrome grippal, asthénie, AEG** - **Syndrome infectieux** avec **fièvre** quasi-constante, souvent élevée - **Syndrome méningé** inconstant, parfois **céphalées** isolées - **Syndrome confusionnel, agitation, agressivité** - **Troubles mnésiques antérogrades marqués** (oubli à mesure) - **Crise épileptique partielle simple ou complexe** (illusion, hallucinations olfactives, gustatives ou auditives, crises végétatives), ± **généralisation**, ou **d'emblée généralisée** - Rare : **quadranopsie supérieure**, **hémiparésie**
		PL	- Typiquement clair, **pléiocytose lymphocytaire** (souvent < 500/mm^3), **hyperprotéinorachie** modérée < 1 g/L, **normoglycorrachie** ± faiblement **hémorragique** (10-1000 hématies/mm^3) - **Recherche de réplication virale HSV par PCR** systématique : faux négatif possible au début (jusqu'à 4 jours) ➝ renouvelé **entre J4 et J10** en cas de suspicion clinique ➝ Un LCR normal, avec PCR négative, n'élimine pas le diagnostic
		PC	- **IRM cérébrale**: hypersignaux T2 et FLAIR, principalement **temporaux** (antérieure évoluant vers la région moyenne et médiale) et **fronto-orbitaires**, souvent bilatéraux asymétriques - **EEG** : **ondes lentes** séparées par des intervalles réguliers, d'aspect **pseudopériodique** ou périodique, avec pointes ou pointes-ondes, prédominantes en temporale et frontale
	Autres méningites virales		= 1ère cause de méningite aiguë : évolution favorable en quelques jours, sans traitement spécifique - **Entérovirus** : **coxsackie A et B, échovirus, poliovirus** - **Myxovirus** et **paramyxovirus : grippe, rougeole, oreillons** - **Herpès virus : VZV, EBV, CMV, HHV6** - **Arbovirus** : *tick-borne encephalitis*, fièvre de la vallée du Rift, West-Nile, encéphalite japonaise - **Primo-infection VIH**
		C	- Notion de contage - **Syndrome pseudo-grippal** : courbatures, myalgies - Signes précédant/accompagnant, selon le virus en cause : **rhinopharyngite, bronchite, gastro-entérite, éruption cutanée, conjonctivite**
		PL	- Claire, pléiocytose lymphocytaire, hyperprotéinorachie modérée < 1 g/L, normoglycorrachie - **Identification virale par PCR** (**entérovirus**...) : peu d'intérêt
Cause parasitaire	**Accès pernicieux palustre**		= Quasi-exclusivement du à ***Plasmodium falciparum*** ➝ urgence thérapeutique et diagnostique
		C	- **Retour d'un séjour en zone d'endémie** (< 2 mois) - **Tableau neurologique fébrile** : **syndrome confusionnel, convulsions, coma, signes focaux** - **Atteinte multiviscérale** : **splénomégalie, hépatomégalie, ictère, insuffisance rénale, défaillance cardio-circulatoire et respiratoire**
		PL	- Clair avec pléiocytose lymphocytaire et hyperprotéinorachie modérée, normoglycorrachie
		PC	**- Frottis sanguin/goutte épaisse**
	Autres causes parasitaires		- **Toxoplasmose cérébrale** (patient VIH surtout) : processus expansif intracrânien - **Cysticercose cérébrale à *Taenia solium*** (Amérique latine, Afrique saharienne, péninsule ibérique) : crise d'épilepsie, hydrocéphalie, HTIC, méningite, avec calcifications cérébrales et hyperéosinophilie - Autres : **trypanosomiase, trichinose, bilharziose digestive**...

Autres causes		
Autres causes	Cause fongique	= **Cryptococcose, candidose, aspergillose, nocardiose** - Subaiguë ou chronique, chez un patient immunodéprimé - Contexte : AEG, autres localisations viscérales (cardiaque, pulmonaire, cutanée…)
Autres causes	**Méningite puriforme aseptique**	= Méningite à liquide clair ou discrètement trouble, avec hypercytose à PNN et culture stérile - **Méningite bactérienne décapitée** par antibiothérapie - **Méningite virale à un stade précoce** < 24h : hyperprotéinorachie < 1 g/L, normoglycorrachie - **Processus expansif intracrânien infectieux** (**abcès, empyème sous-dural**) ou **non infectieux** (**hématome intracérébral, tumeur cérébral** ou **extra-cérébrale** sus- ou sous-tentorielle) - **Méningite médicamenteuse** (rare) : irritation méningée directe par **injection intra-thécale** (**méthotrexate, cytarabine, corticoïdes, produit de contraste**) ou **hypersensibilité par injection systémique** (**AINS, cotrimoxazole, Ig IV**) - **Méningite inflammatoire**

Cause non infectieuse			
Cause non infectieuse	**Méningite inflammatoire**		= Généralement par **angéite du SNC** : tableau subaigu ou chronique - Principales causes : **maladie de Behçet, lupus, sarcoïdose, Gougerot-Sjögren**
Cause non infectieuse	**Méningite carcinomateuse**		= **Infiltration des leptoméninges par des cellules métastatiques** : pronostic sombre - **Cancer primitif** (généralement connu) : **poumon, sein, mélanome, lymphome, leucémie**
		C	- **Syndrome méningé** souvent au 2nd plan - **Atteinte pluri-radiculaire** et **des nerfs crâniens** : **paralysie faciale, paralysie oculomotrice, atteinte du nerf auditif** surtout - **Manifestations encéphalitiques** fréquentes
		PC	- **PL** : - Claire, hyperprotéinorachie élevée > 1 g/L, avec **hypoglycorrachie** - **Cellules anormales métastatiques** (inconstamment retrouvées) - **IRM cérébrale** : prise de contraste anormale des leptoméninges ou des nerfs crâniens
Cause non infectieuse	**Encéphalite auto-immune**		= **Encéphalite limbique** : atteinte préférentielle des structures temporales internes - **Encéphalite auto-immune paranéoplasique** : cancer pulmonaire à petites cellules, cancer testiculaire, cancer de l'ovaire, lymphome, thymome - **Encéphalite auto-immune non paranéoplasique**

TTT		
TTT	Mesures générales	- En urgence, en milieu hospitalier - **Isolement infectieux** en attente du diagnostic bactériologique - Traitement symptomatique : **antipyrétique, antalgique, correction hydro-électrolytiques**
TTT – *Méningites et méningo-encéphalites bactériennes*	**Antibio-thérapie**	- Débuté : - **Probabiliste** en cas d'indication urgente ou si liquide purulent à la PL - **Dès 1er résultats de la PL** si arguments pour une origine bactérienne (pléiocytose à PNN, hyperprotéinorachie > 1 g/L, hypoglycorrachie, ↗ lactates) ou examen direct positif - Si examen direct négatif : - Sans argument pour une listériose : **C3G** + **Gentamicine** si nourrisson < 3 mois - Arguments pour une listériose : **C3G + amoxicilline + gentamicine** - En l'absence de documentation : antibiothérapie initiale maintenue, durée = **14 jours**

Examen direct	Documentation	Antibiothérapie IV	Dose	Durée
Cocci gram positif	**Pneumocoque**	**Céfotaxime** ou **ceftriaxone** → Si CMI amoxicilline < 0,1 mg/L : relai par **amoxicilline** (à préférer) ou **maintien C3G**	**300** mg/kg/j **100** mg/kg/j ↘ si CMI de C3G < 0,5 mg/L	**10 à 14 jours**
Cocci gram négatif	**Méningocoque**	**Céfotaxime** ou **ceftriaxone** → Si CMI amoxicilline < 0,1 mg/L : relai **amoxicilline** ou **maintien C3G**	**200** mg/kg/j **75** mg/kg/j	**4 à 7 jours**
Bacille gram positif	**Listeria**	**Amoxicilline** + **Gentamicine**	200 mg/kg/j 3-5 mg/kg/j	**21 jours** 7 jours
Bacille gram négatif	***Haemophilus***	**Céfotaxime** ou **ceftriaxone**	200 mg/kg/j 75 mg/kg/j	**7 jours**
Bacille gram négatif < 3 mois	***E. coli***	**Céfotaxime** ou **ceftriaxone** + **Gentamicine** si < 3 mois	200 mg/kg/j 75 mg/kg/j 3-5 mg/kg/j	**21 jours** 2 jours

TTT	*Méningites et méningo-encéphalites bactériennes*	**Antibio-thérapie**	Autres causes bactériennes	- Méningite tuberculeuse : **quadrithérapie IREP** pendant 2 mois puis **bithérapie rifampicine + isionazide** pendant **7 à 10 mois** - **Maladie de Lyme** : **ceftriaxone IV** pendant 3-4 semaines - **Syphilis** : **pénicilline G** par voie IV pendant 2-3 semaines
TTT	*Méningites et méningo-encéphalites bactériennes*	**Cortico-thérapie**		**Dexaméthasone IV** : action anti-inflammatoire bénéfique si administrée avant l'antibiothérapie - **Dose unitaire** de 10 mg (adulte) ou 0,15 mg/kg (enfant) en IV **toutes les 6h pendant 4 jours** - 1ère injection avant ou concomitante de l'antibiothérapie - **Contre-indication : immunodéprimé**
TTT	*Méningites et méningo-encéphalites bactériennes*	**Cortico-thérapie**	Indication	- **Chez l'adulte** : **méningite à pneumocoque** ou à **méningocoque** - **Chez l'enfant** : **méningite à pneumocoque** ou à ***Haemophilus influenzae*** - Diagnostic présumé de méningite bactérienne avec antibiothérapie probabiliste chez l'adulte et le nourrisson de 3 à 12 mois → Arrêtée si non indiquée après examen direct ou documentation microbiologique
TTT	*Méningites et méningo-encéphalites bactériennes*	Mesures associées		- Méningite à pneumocoque/*Haemophilus* : recherche et traitement d'un **foyer pulmonaire ou ORL** - Méningite à pneumocoque : recherche d'une **brèche ostéoméningée** par TDM en cas d'antécédents de traumatisme crânien, d'intervention neurochirurgicale ou ORL, d'otorrhée ou rhinorrhée de LCR ou de méningite à pneumocoque récidivante - Méningite à méningocoque : **déclaration obligatoire** au MISP de l'ARS pour **antibioprophylaxie** et **vaccination des cas contact** - Méningite tuberculeuse : **déclaration obligatoire** - Méningite à pneumocoque chez l'enfant : **suivi audiométrique**
TTT	*Méningites et méningo-encéphalites bactériennes*	Evolution		- Surveillance clinique : céphalées, fièvres, hémodynamique, examen neurologique - **PL de contrôle** : - Evolution défavorable (fièvre, troubles neurologiques) : après **imagerie cérébrale** - Méningite à germe inhabituel
TTT	*Méningites et méningo-encéphalites bactériennes*	*Complication*	Complication générale	- **Choc septique** - **Purpura fulminans** - Autres : complications de décubitus, iatrogénie des antibiotiques
TTT	*Méningites et méningo-encéphalites bactériennes*	*Complication*	Complication neurologique	- **Hydrocéphalie aiguë** par cloisonnement méningé - **Thrombose veineuse cérébrale** - **Œdème cérébral** : effet de masse, engagement - **Abcès cérébral** - **Empyème sous-dural** - Autres : **encéphalite pré-suppurative, angéite cérébrale avec infarctus**
TTT	*Méningites et méningo-encéphalites bactériennes*	*Complication*	Séquelles	- **Troubles cognitifs** et **épilepsie** en cas d'encéphalite - **Surdité** - **Séquelles motrices** - **Hydrocéphalie à pression normale** retardée
TTT	*Méningites et méningo-encéphalites bactériennes*	*Prévention*	Méningite à méningocoque	- **Antibioprophylaxie des cas contact** (contact proche ou répété) en urgence, dans les 10 jours : **rifampicine** pendant 2 jours, ou en cas d'allergie **ciprofloxacine** (dose unique *po*) ou **ceftriaxone** (dose unique injectable) - **Vaccination** des cas contacts
TTT	*Méningites et méningo-encéphalites bactériennes*	*Prévention*	Méningite à pneumocoque	- **Vaccination des sujets à risque** : asplénie, drépanocytose, infection VIH, syndrome néphrotique, insuffisance respiratoire, insuffisance cardiaque, alcoolisme, hépatopathie chronique, atcds d'infection pulmonaire ou invasive à pneumocoque
TTT	Méningite et méningo-encéphalite virale	Méningo-encéphalite herpétique		→ Traitement en urgence absolue : dès suspicion clinique, avant résultat de la PCR - **Aciclovir IV** : **10-15** mg/kg/8h pendant **21 jours** si confirmé par PCR - Maintenu jusqu'à la 2nd PCR négative à J4-J10
TTT	Méningite et méningo-encéphalite virale	Autres		- **Encéphalite zostérienne (VZV)** : **aciclovir IV** - Autres méningites virales : **traitement symptomatique** simple

MENINGO-ENCEPHALITE HERPETIQUE

Méningo-encéphalite herpétique = polio-encéphalite aiguë nécrosante et **hémorragique** à *herpes simplex virus* (HSV), de type 1 (95%) ou 2 (5%), liée à la réplication du virus quiescent dans les ganglions nerveux céphaliques après primo-infection
- Touche de manière bilatérale et asymétrique les **lobes temporaux** ± **l'insula** et les **régions fronto-basales**
- 1/100 000 cas/an, âge moyen de survenue = 40 ans
- A HSV2 chez le nouveau-né et nourrisson (pic de fréquence en néonatal, puis entre 6 mois et 2 ans)

Diagnostic

C

- Début rapide : syndrome grippal, asthénie, AEG, trouble du comportement et de la personnalité
- **Syndrome infectieux** : **fièvre** quasi-constante (95%), parfois élevée
- **Syndrome méningé** : inconstant (50% des cas), rarement franc, limité à des **céphalées**
- **Syndrome encéphalitique** :
  - **Trouble de la vigilance** quasi-constant : fluctuant, jusqu'au **coma**
  - **Epilepsie** (90% des cas) : **crise temporale partielle** (illusion, hallucination surtout olfactive, gustative ou auditive), parfois **état de mal partiel** ou **crise généralisée**
  - **Syndrome confusionnel : trouble mnésique** avec oubli à mesure**, aphasie**
- Rare :
  - Atteinte du champ visuel : **quadranopsie supérieure**
  - Atteinte motrice (forme grave nécrotique ou oedémateuse) : **hémiparésie**

Formes cliniques
- **Forme méningée pure bénigne**
- **Forme grave** avec décès rapide
- **Forme récurrente** (5% des cas)
- Chez le nouveau-né : tableau de **sepsis grave** avec **atteinte multiviscérale**

DD

Encéphalite infectieuse
= Virale ou bactérienne : **VZV, EBV, fièvre Q, légionellose**
→ HSV est le 1er agent infectieux responsable d'encéphalite en France

Encéphalite auto-immune
- Début aiguë ou subaiguë : **trouble amnésique** (hippocampique), **crise d'épilepsie partielle temporale, troubles psychiatriques** et **troubles cognitifs**, généralement sans syndrome méningé
- **IRM :** œdème, hypersignal puis atrophie hippocampique, prise de contraste leptoméningée
- PL : - **Méningite lymphocytaire, hyperprotéinorachie** avec **synthèse intra-thécale d'Ac**
  - ± Auto-Ac : - **Anti-récepteur du N-méthyl-D-aspartate (NMDA)**
    - **Anti-canaux potassiques voltage dépendant (VGKC)**
- TTT : **immunoglobuline IV, échanges plasmatiques** ou **corticothérapie**

Encéphalite à Ac anti-NDMA	- Prédominance féminine, en moyenne à 30 ans - Manifestations associées : **dyskinésie bucco-linguo-faciale, mouvements dystoniques, dysautonomie** - D'origine paranéoplasique dans > 50% des cas : **tératome ovarien, testicule**
Encéphalite à Ac anti-VGKC	- Prédominance masculine, en moyenne à 60 ans - Manifestations associées : **crises toniques, myoclonies, hyponatrémie** - Moins souvent d'origine paranéoplasique

PC

Ponction lombaire
→ A réaliser en urgence devant tout tableau de méningo-encéphalite, après une imagerie cérébrale en cas de signe de focalisation

Biologie	- **Hyper-protéinorachie** modérée < 1 g/L - **Pléiocytose** à prédominance **lymphocytaire** (< 500/mm^3) - Souvent **faiblement hémorragique** (10 à 1000 hématies) par nécrose - **Glycorrachie normale**
Virologie	- **PCR HSV** : positive en 24-72h, à répéter entre J4 et J10 si négative → Le traitement probabiliste peut être interrompu seulement en cas de négativité d'un 2nd prélèvement entre J4 et J10 - ↗ **Interféron** : élévation précoce, non spécifique d'HSV (toute affection virale)

Scanner cérébral
→ Peu sensible (faible résolution en région temporale)
- A un stade avancé : hypodensité des lobes temporaux, œdème ± prise de contraste

IRM cérébrale
→ Bonne sensibilité (90-100% dans les 7 premiers jours)
- Signes précoces : hypersignaux T2 en temporal antérieur, progressant vers le lobe temporal moyen et interne, de manière bilatérale et asymétrique
- Prise de contraste : cortex hippocampique, para-hippocampique et insulaire
- A distance (3 mois-1 an) : atrophie d'un ou des 2 noyaux amygdaliens ± de l'hippocampe
→ La présence d'hypersignaux T2 temporaux persistant à 1-2 mois est de mauvais pronostic

EEG
- Activité lente focalisée ou diffuse, évocatrice si **caractère périodique** (ondes lentes stéréotypées séparées d'intervalles réguliers), d'apparition précoce

<table>
<tr><td rowspan="2">TTT</td><td colspan="2">→ La précocité du traitement est un facteur de bon pronostique : prescription systématique devant toute suspicion de méningo-encéphalite herpétique (sans attendre le résultat de la PCR)</td></tr>
<tr><td>Aciclovir</td><td>= Zovirax® : 10-15 mg/kg toutes les 8h, dilué dans 250 mL en IVL sur 90 minutes
- Durée : 21 jours
- Risque d'insuffisance rénale (dose-dépendante), généralement régressive : poursuite du traitement en divisant les doses de moitié ou en augmentant l'hydratation (500 mL)
- En cas de résistance (rare) : relai par ganciclovir (Cymévan®)</td></tr>
<tr><td>Séquelles</td><td colspan="2">= 6% de décès, 7% de séquelle (même sous antiviral)
- Séquelles mnésiques (souvent isolées) : syndrome amnésique pur type Korsakoff, trouble de l'apprentissage épisodique, préservation de la mémoire à court terme et rétrograde
- Epilepsie séquellaire
- Séquelles comportementales : syndrome de Klüver-Bucy</td></tr>
</table>

ITEM 165 : ATTEINTES NEUROLOGIQUES DU VIH

Neuropathie périphérique			- **Atteinte histologique du système nerveux périphérique** quasi-constante (95%) → **symptomatique** dans **15%** des cas
Neuropathie périphérique		**Poly-radiculonévrite aiguë**	= Possible à tous stade, principalement au stade précoce - **Atteinte motrice** bilatérale et symétrique, avec **aréflexie diffuse** - Réaction inflammatoire à la PL : **hypercytose** avec **hyperprotéinorachie** - TTT : **corticothérapie**
Neuropathie périphérique		**Poly-neuropathie axonale**	= A un stade avancé du déficit immunitaire - **Atteinte sensitive distale**, longueur-dépendante → Eliminer une origine médicamenteuse (**antirétroviraux**)
Neuropathie périphérique		**Mononévrite**	- A un stade précoce (le plus souvent) : **périphériques** (**nerf ulnaire**, **fibulaire commun**, **tibial**) et **crâniens** (**nerf facial**), d'évolution favorable - A un stade avancé : évolution souvent rapide et progressive
Neuropathie périphérique		**Poly-radiculonévrite Myéloradiculite**	- **Polyradiculonévrite** : atteinte de la queue de cheval ++ - **Myéloradiculopathie** : paraplégie hyporéflexique associée à des troubles sensitifs et sphinctériens → Parfois liée à **CMV** : **traitement antiviral en urgence**, recherche d'une **atteinte rétinienne**
Muscle		**Myopathie**	= Possible à tous stade de l'infection : lié au **VIH**, à **l'administration d'AZT**, à des **infections opportunistes**, à des **infiltrations tumorales**, à une **vascularite** ou par **dénutrition** - **Polymyosite proximale** : faiblesse musculaire, douleur, parfois difficultés à la marche avec chutes - Diagnostic : - ↗ **CPK** - **Syndrome myogène** à l'EMG - **Biopsie musculaire**
Système nerveux central	*Lié au VIH*	**Méningite aseptique**	- **Céphalées, fièvre, syndrome méningé modéré** ± **atteinte de nerf crânien** (V, VI, VII surtout) - PL : - **Méningite lymphocytaire** (< 800/mm^3) - Discrète **hyperprotéinorachie** (< 1 g/L) - Evolution favorable spontanée en quelques jours, possible récidive
Système nerveux central	*Lié au VIH*	**Encéphalo-pathie**	= **Infection des cellules micro-gliales et astrocytes** par le VIH : le plus souvent chez le patient immunodéprimé (CD4 < 200), parfois lors de la primo-infection - Début insidieux : - **Syndrome dépressif, trouble mnésique, ralentissement idéo-moteur, trouble de la concentration et de l'attention**, - **Démence sous-corticale** à un stade avancé - IRM : atrophie cérébrale, hypersignaux T2 bilatéraux et symétriques, péri-ventriculaires, prédominant dans les lobes frontaux et pariétaux - PL : **normal** ou **légère pléiocytose mononucléée** dans 20% des cas - TTT : **antirétroviraux** passant la barrière hémato-encéphalique
Système nerveux central	*Lié au VIH*	**Myélopathie**	- **Myélite aiguë** (rare) - **Myélite chronique** = **myélopathie vacuolaire** : dégénérescence vacuolaire de la substance blanche des cordons médullaires postérieurs et latéraux, prédominant au niveau de la moelle thoracique ± associée à une encéphalopathie à VIH
Système nerveux central	*Infection opportuniste*	**Toxoplasmose cérébrale**	= **Parasitose à *Toxoplasma gondii*** : manifestation inaugurale la plus fréquente de l'infection VIH méconnue avec la pneumocystose, généralement CD4 < 200/mm^3
Système nerveux central	*Infection opportuniste*	**Toxoplasmose cérébrale** — C	- Début aigu/subaigu : - **Céphalée** (70%) - **Signe focal, crise comitiale** (30%) - **Fièvre** (50%)
Système nerveux central	*Infection opportuniste*	**Toxoplasmose cérébrale** — PC	- IRM : **abcès multiples** prenant le contraste de manière nodulaire ou en cocarde, le plus fréquemment aux lobes frontaux et aux noyaux gris centraux - **Sérologie** : seulement VPN (95%)
Système nerveux central	*Infection opportuniste*	**Toxoplasmose cérébrale** — TTT	- **Pyriméthamine** (Malocide®) en association avec **sulfadiazine** (Adiazine®) ou **clindamycine** (Dalacine®) associé à de **l'acide folinique** - Durée : **3 à 6 semaines** - **Prophylaxie secondaire** : **Bactrim®** jusqu'à CD4 > 200 pendant > 6 mois → En cas de résistance au traitement : évoquer un **lymphome cérébral**

Système nerveux central	*Infection opportuniste*	**Cryptococcose**		= **Mycose à *Cryptococcus neoformans* : méningite chronique de la base du crâne** avec parfois méningo-encéphalite, généralement CD4 < 50/mm^3 - Complication : **hypertension intra-crânienne** (PL itératives), **récidive** (60%)
			C	- Début insidieux : **fièvre, céphalées** (isolées dans 70% des cas), **syndrome méningé** (40%), **vertige, irritabilité, ralentissement de l'idéation, crise comitiale, paralysie d'un nerf crânien**
			PC	- PL : - **Méningite lymphocytaire** avec hyperprotéinorachie modérée, **hypoglycorrachie** inconstante - **Cryptocoque à l'examen direct** (coloré à **l'encre de Chine**) ou en **culture** - **Ag cryptococcique** dans le sang ou le LCR
			TTT	- Traitement d'attaque : **amphotéricine B + fluorocytosine** pendant 2 semaines - Traitement d'entretien : **fluconazole** seul
		Encéphalite à CMV	C	- Début brutal/subaigu : **fièvre, trouble de conscience, trouble du comportement**, parfois **signes de focalisation** → Possible **atteinte multiviscérale : paralysie de nerf crânien, syndrome de la queue de cheval, méningo-radiculo-myélite, atteinte rétinienne, pulmonaire, digestive**
			PC	- IRM : prise de contraste méningée péri-ventriculaire (**ventriculite**) ± **hydrocéphalie** - PL : **CMV** en **PCR** ou **culture**
			TTT	- **Ganciclovir** ou **foscarnet** jusqu'à restauration immunitaire
		Leuco-encéphalite multifocale progressive		= Infection à **virus JC (papovirus)**, infiltrant les **oligodendrocytes** : généralement (mais non exclusivement) pour CD4 < 100/mm^3 → De mauvais pronostic
			C	- Encéphalite progressive sans fièvre : **signe de focalisation, crise convulsive, ataxie, troubles visuels**, parfois **troubles cognitifs** ou **troubles psychiatriques**
			PC	- IRM : hypersignal T2/FLAIR et hyposignal T1 de la substance blanche, sans effet de masse, ne prenant pas ou peu le contraste - PL : bio-cytologie normale dans 50% des cas, **PCR positive à JC virus**
			TTT	- TTT : **restauration immunitaire** sous antirétroviral
		Méningite		- **Tuberculeuse** : syndrome méningé d'apparition progressive, atteinte fréquente des nerfs crâniens, ou parfois manifestations psychiatriques, hyponatrémie - Autres méningites : **listériose, syphilitique**
	Néoplasie	**Lymphome primitif du système nerveux central**		- Début insidieux : **céphalées, troubles mnésiques, confusion**, puis **signes de focalisation** dans un second temps - IRM : lésions multiples, bilatérales, expansives, non spécifiques, à bords mali limités, prenant le contraste, avec un faible effet de masse, siégeant préférentiellement dans le corps calleux, les noyaux gris centraux, le thalamus, les régions péri-ventriculaires et le cervelet - Diagnostic confirmé par **biopsie stéréotaxique** - TTT : **chimiothérapie, restauration immunitaire** sous antirétroviral
Iatrogène	- INTI = - Didanosine, stavudine : **polyneuropathie** - Zidovudine : **myopathie mitochondriale** réversible → Ne doivent plus être utilisés - Inhibiteur de protéase = ritonavir, amprénavir : **céphalées, vertiges, paresthésies** - INNTI = efavirenz : **syndrome confusionnel, crises convusives**			
Orientation	→ **Céphalée/syndrome méningée** : cryptococcose, tuberculose ou méningite aseptique à VIH (diagnostic d'élimination) → **Syndrome neurologique focal** : toxoplasmose cérébrale, lymphome primitif du système nerveux central ou LEMP, ou parfois abcès tuberculeux, encéphalite à CMV ou à HSV → **Encéphalite** : encéphalite à VIH, encéphalite à CMV ou LEMP → **Trouble de la marche** : neuropathie, polymyosite ou myélopathie vacuolaire → **Troubles cognitifs progressifs** : encéphalopathie à VIH			

ITEM 296 : TUMEURS INTRA-CRANIENNES

Epidémiologie	Chez l'enfant			= 2ème cancer de l'enfant (**20%**) après les leucémies (30%) - **Sous-tentoriel** (90%) : **gliomes diffus, astrocytome pilocytique, médulloblastome cérébelleux** - **Sus-tentoriel** : **gliome, craniopharyngiome**
	Chez l'adulte			- Primitif = 6000 cas/an en France, dont 1/3 de tumeurs malignes : **méningiome** (40%), **gliome** (30%), **adénome hypophysaire** (10%), **lymphome primitif** (5%)... - **Métastase** : beaucoup plus fréquentes que les tumeurs primitives, souvent asymptomatiques, généralement tardives (sauf pour le **cancer du poumon :** révélatrice dans 20% des cas)
Anatomopathologie	Primitive	**Tumeur gliale**	**Tumeur astrocytaire**	- Grade I : **Astrocytome pilocytique** - Grade II : **Astrocytome diffus** - Grade III : **Astrocytome anaplasique** - Grade IV : **Glioblastome**
			Tumeur oligo-dendro-gliale	- Grade II : **Oligodendrogliome** - Grade III : **Oligodendrogliome anaplasique**
			Gliome mixte	- Grade II : **Oligo-astrocytome** - Grade III : **Oligo-astrocytome anaplasique**
				- Tumeur méningée : **méningiome** **- Lymphome primitif du SNC** - Tumeur de l'épendyme (**épendymome** : ventricule) et des plexus choroïdes (**papillome**) - Tumeur neuronale/glio-neuronale : **gangliogliome**, **tumeur neuro-épithéliale dysembryoplasique** (DNET) - Tumeur pinéale : **germinome** - Tumeur embryonnaire : **médulloblastome**, **tumeur neuro-ectodermique primitive** (PNET) - Tumeur sellaire : **adénome/carcinome hypophysaire**, **craniopharyngiome**
	Secondaire			**- Cancer primitif** : généralement **poumon** ou **sein** (> 50% des cas), ou **rein, digestif, mélanome**... → Confirmation histologique inutile si le cancer systémique est connu (surtout si évolutif et autres MT)
Diagnostic	C	**Syndrome d'HTIC**		= Processus expansif intracrânien ou blocage des voies d'écoulement du LCS (**hydrocéphalie**) - **Céphalées**, typiquement matinales, permanentes, d'aggravation progressive, avec **vomissements** - **Œdème papillaire** au FO, épisodes **d'éclipse visuel**, jusqu'à la cécité par **atrophie optique** - **Diplopie par atteinte du nerf VI** (sans valeur localisatrice) - **Trouble de la vigilance** et **du comportement**
			Chez le nourrisson	- **Macrocrânie** = périmètre crânien > 2 DS au dessus de la norme : constante dans les hydrocéphalies chroniques < 2 ans, souvent révélatrice - **Tension marquée de la fontanelle antérieure**, **disjonction des sutures** - **Regard en « coucher de soleil »** (déviation permanente vers le bas des globes oculaires, rétraction palpébrale supérieure), **atrophie optique** (BAV jusqu'à la cécité)
		Crise d'épilepsie		**= Crise épileptique partielle ou généralisée** : révélatrice de **20 à 40%** des tumeurs cérébrales - Plus fréquente en cas de tumeur corticale et d'évolution lente : **gliome de bas grade, méningiome**
		Déficit focal		= Liés à la **compression** ou **l'infiltration du parenchyme cérébrale** par la tumeur - Généralement subaigu, rapidement progressif, s'étendant en « tache d'huile » - Parfois brutal ou rapidement progressif : **hémorragie intra-tumorale** ou **kyste intra-tumoral**
		Troubles cognitifs		- **Confusion** ou **démence** : lésions multiples (**métastases**) ou étendue (**gliome infiltrant, lymphome**) - **Syndrome frontal** : tumeur frontale - **Troubles mnésiques** : tumeur du corps calleux
		Autres		- **Ataxie cérébelleuse** : tumeur du cervelet - **Atteinte multiple des nerfs crâniens** : tumeur du tronc cérébral
	PC	**IRM cérébrale**		→ Systématique en cas de suspicion de tumeur cérébrale : **sans** et **avec injection de gadolinium** - Localisation du processus expansif : sus-tentoriel, sous-tentoriel, intra- ou extra-parenchymateux - Caractéristiques : prise de contraste, homogénéité, œdème péri-lésionnel, calcifications, nécrose, hémorragie intra-tumorale - Recherche de complications : **hémorragie, hydrocéphalie, engagement, méningite tumorale** - **Spectro-IRM** : degré de prolifération cellulaire (rapport **choline/N-acétyl-aspartate**) - **IRM de perfusion** : néo-angiogenèse tumorale (volume sanguin cérébral relatif)
		Histologie		= Diagnostic de certitude : par **biopsie chirurgicale stéréotaxique** ou **après l'exérèse tumorale**

DD			- **Infection : abcès cérébral** (prise de contraste annulaire, contexte infectieux), **tuberculome, toxoplasmose** (ID) - **Forme pseudo-tumorale** d'une pathologie inflammatoire du SNC : **sarcoïdose, SEP, maladie de Behçet**...
Complications évolutives	**Hémorragie intra-tumorale**		- Plus fréquente en cas de métastase de **mélanome**, de **choriocarcinome** ou de **cancer rénal** - Tumeur parfois inaperçue → **IRM** à 6 semaines en cas d'hémorragie spontanée
	Hydrocéphalie	**Non communicante**	= Par **obstruction des voies d'écoulements du LCS** → PL contre-indiquée - Localisée à une partie du système ventriculaire : **hydrocéphalie tri-ventriculaire** (obstruction de l'aqueduc de Sylvius), **uni-** ou **biventriculaire** - Généralisée : **hydrocéphalie tétra-ventriculaire** par **obstruction des trous de Magendi et Luschka**
		Communicante généralisée	= Par **dissémination tumorale leptoméningée** ou **méningite tumorale** entravant la résorption du LCS → PL autorisée
	Engagement temporal		= Passage de l'uncus et de l'hippocampe dans la fente de Bichat, entre le bord libre de la tente du cervelet et le tronc cérébral - Suspecté si : - **Paralysie du III homolatéral** (souvent partielle) avec ptosis et mydriase aréactive - **Hémiparésie controlatérale**
	Engagement des amygdales cérébelleuses		= Engagement dans le trou occipital : complication gravissime des processus sous-tentoriels - Suspecté si : **port guindé de la tête, torticolis, modification du tonus postural (opisthotonos)** - Risque : **compression du bulbe** → **déficience respiratoire** majeure ou **mort subite**
	Méningite tumorale		= Extension aux espaces sous-arachnoïdiens d'une tumeur cérébrale primitive ou MT méningée - **Paralysie d'un ou plusieurs nerfs crâniens** - **Douleurs rachidiennes**, souvent associées à des **radiculopathies** et/ou une **aréflexie** - **Troubles de l'équilibre** - **Céphalées** (raideur méningée plus rare) - **Atteinte des fonctions cognitives** - Diagnostic : - **PL** (en l'absence de contre-indication) : recherche de **cellules tumorales** - **IRM cérébro-spinale**: prise de contraste méningée, péri-ventriculaire, dorsolombaire
Pronostic	Facteurs pronostiques		- Facteurs cliniques principaux des tumeurs cérébrales malignes : **âge** et **état fonctionnel du patient**
		Gliome	= 3 biomarqueurs associés à un pronostic favorable : - **Codélétion des chromosomes 1p et 19q** (translocation chromosomique déséquilibrée) - **Méthylation du gène MGMT** (enzyme de réparation de l'ADN) - **Mutation activatrice du gène IDH** (enzyme du métabolisme énergétique)
TTT	**Chirurgie**		= **Curative** pour les tumeurs bénignes et **améliore la durée de vie** pour les tumeurs malignes - Intérêt diagnostique et symptomatique (soulagement immédiat de l'HTIC et des déficits) - Diminution de la morbi-mortalité : techniques opératoires (neuro-navigation), repérage des régions fonctionnelles à préserver (IRM fonctionnelle, chirurgie en condition éveillée, stimulation per-op)
	Radiothérapie		= Traitement de choix des tumeurs cérébrales malignes - **Irradiation encéphalique totale** : lymphomes cérébraux ou métastases cérébrales multiples - **Radiothérapie externe focale conventionnelle** : gliomes diffus - **Radiothérapie conformationnelle** : diminue les doses délivrées aux structures cérébrales fragiles (tronc cérébral, voies optiques) - **Radiothérapie en condition stéréotaxique** (radio-chirurgie) : irradiation par de multiples faisceaux convergents (gamma-knife) de petites lésions circonscrites **< 3 cm** - **Radiothérapie cranio-spinale** : tumeur à haut risque de dissémination (médulloblastome...) → Effet secondaire potentiel : **œdème cérébral**, **insuffisance hypophysaire**, **démence post-radique**
	Chimio-thérapie		- Rôle limité par la barrière hémato-encéphalique : privilégier molécules de petites tailles, liposolubles - Tumeur les plus chimio-sensibles : lymphomes, germinomes et oligo-dendro-gliomes anaplasiques
	Cortico-thérapie		= **Corticothérapie oral** ou **IV** : à dose minimale efficace - Action **anti-tumorale** propre sur les lymphomes cérébraux primitifs - Action sur **l'œdème péri-tumoral** : ↘ HTIC, amélioration des déficits et crises comitiales → A éviter avant la biopsie (hors risque vital), surtout en cas de suspicion lymphome
	TTT symptomatique		- **Antiépileptique**: - En cas de crise inaugurale ou répétées, ou prophylactique en péri-opératoire (15j) - Non indiquée en l'absence de crise (sauf en cas de **métastase de mélanome**) - Privilégier des agents non inducteurs enzymatiques en cas de chimiothérapie - Autres : **antidépresseurs, anxiolytiques, anticoagulants, antalgiques, antiémétiques, protecteurs gastriques, anti-oedémateux** hors corticoïdes (Mannitol®, Diamox®)

Formes particulières	*Gliome*	**Astrocytome pilocytique** (grade I)			= Touche l'enfant, plus rarement l'adulte jeune, isolé ou dans un contexte de **neurofibromatose 1** - Préférentiellement le long de la ligne médiane : **voies optiques**, **noyaux gris** ou **cervelet**
			PC		- **Tumeur bien circonscrite**, hypodense en TDM, hyperintense en IRM T2, prenant le contraste dans 95% des cas, souvent avec une **composante kystique**
			TTT		- **Exérèse chirurgicale curative** - Radiothérapie ou chimiothérapie en cas d'inopérabilité
		Gliome diffus de bas grade (grade II)			= **Astrocytome diffus, oligodendrogliome** ou **oligo-astrocytome** - Classiquement chez l'adulte jeune (30-40 ans), le plus souvent révélée par une **crise d'épilepsie** - Evolution naturelle : extension progressive avec transformation anaplasique en grade III ou IV
			PC		- **Tumeur infiltrante**, hypodense en TDM, parfois avec **calcifications** (tumeurs oligo-dendro-gliales ++), hyposignal T1, **ne prenant pas le contraste**, hypersignal T2/FLAIR
			TTT		- **Exérèse chirurgicale** la plus complète possible si tumeur opérable - Tumeur inopérable : **biopsie** discutée, **radiothérapie** en cas d'évolutivité → Pronostic : médiane de survie = **5 à 10 ans**, très variable
		Gliome diffus malin			= **Gliome anaplasique** (grade III) et **glioblastome** (grade IV) : adulte plus âgé (50-60 ans), *de novo* ou par transformation maligne d'une tumeur de bas grade
			PC		**- Aspect hétérogène** avec **centre nécrotique (**hypodense à la TDM, hypersignal T2, hyposignal en diffusion) et un **contingent tissulaire périphérique**, avec une **prise de contraste inhomogène,** volontiers accompagnées d'un **œdème ± effet de masse**
			TTT	Gliome anaplasique	- **Chirurgie + radiothérapie focale** du lit tumoral - **Chimiothérapie** si délétion chromosomique 1p et 19q : à base **d'alkylant** (**nitroso-urée** ou **témozolomide**) néo-adjuvante ou adjuvante → de meilleur pronostic (médiane de survie = 8-10 ans) → Pronostic : médiane de survie = **3 à 4 ans**
				Glioblastome	- **Chirurgie + radiothérapie focale** avec **chimiothérapie** au **témozolomide** (poursuivie par plusieurs cycles adjuvants supplémentaires) → Récidive locale fréquente : médiane de survie = **12 à 18 mois**
	Méningiome				= Développé dans l'espace sous-dural aux dépens des cellules arachnoïdiennes - Pic d'incidence de 60 à 70 ans, prédominance féminine (2/1) - Parfois dans le cadre d'une **neurofibromatose 2** (méningiomes multiples associés à des neurinomes)
			C		- Souvent asymptomatique : découverte fortuite - Méningiome **de la convexité** : **hémiparésie, troubles sensitifs hémi-corporels, épilepsie** - Méningiome **du sinus caverneux** : **atteintes des nerfs crâniens (V1 et V2** et **oculomoteurs** ++) - Méningiome **olfactif** (lame criblée de l'ethmoïde) : **anosmie, syndrome frontal** - Méningiome **de la faux du cerveau : paraparésie spastique progressive**
			PC		- Lésion homogène durale, très bien circonscrite, parfois polylobées, fréquemment **calcifiée**, **prise de contraste massive et homogène**, avec **épaississement dural en continuité** en « queue de comète », possible hyperostose de la voûte en regard
			TTT		- **Surveillance simple** : lésion asymptomatique de découverte fortuite - **Chirurgie** : selon la taille/localisation du méningiome et son retentissement clinique - **Radiothérapie focalisée** : si méningiome inopérable évolutif ou récidive non réopérable → Tumeur hormono-sensible : éviter les traitements oestroprogestatifs
	Métastases cérébrales		PC		- **Lésions nodulaires, multiples** ou **unique** (30%), **prenant le contraste** de façon homogène ou annulaire, généralement accompagnées d'œdème et d'un effet de masse important - **Volontiers hémorragiques**, surtout dans les **mélanomes ++**, **choriocarcinome** et **cancer rénal** - Siège préférentielle = à la zones de jonctions cortico-sous-corticales (très épileptogène)
			TTT		- **TDM thoraco-abdomino-pelvien** si primitif non connu → **PET-scanner** si négatif - **Chirurgie** : en cas de lésion unique avec cancer primitif contrôlé - **Radiothérapie** : **radio-chirurgie** (lésions unique ou multiples < 3 cm) ou **irradiation totale** - **Chimiothérapie** : surtout dans les cancers chimio-sensibles (pulmonaire à petites cellules, sein) → Pronostic très mauvais : médiane de survie = **3 à 4 mois**
	Hémangio-blastome cérébelleux				= **Tumeur vasculaire bénigne** de **caractère kystique** : - Parfois dans le cadre d'une **maladie de Von-Hippel-Lindau** (angiome rétinien, phéochromocytome, kystes pancréatiques, cancer du rein) - Possible syndrome paranéoplasique : **polyglobulie** (sécrétion d'EPO)

ITEM 335 : ACCIDENT VASCULAIRE CEREBRALE

AVC = survenue brutale d'un déficit neurologique focal : pathologie très fréquente, potentiellement grave
- **150 000 cas/an** (dont ¼ de récidive) et **62 000 décès/an**, dans 75% des cas > 65 ans, prédominance masculine
- 1ère cause de handicap moteur acquis de l'adulte, 2ème cause de démence et 3ème cause de décès (1ère cause chez la femme)

Pathologies vasculaires cérébrales d'origine artérielle ou veineuse :
- **Ischémie cérébrale artérielle** (80%) : transitoire (**accident ischémique transitoire AIT**) ou constitué (**infarctus cérébral**)
- **Hémorragie cérébrale** ou **intraparenchymateuse** (20%) dont 25% **d'hémorragie méningée** (5% des AVC → PEC différente)
- **Thrombophlébite cérébrale** (rare)

→ Le pronostic dépend principalement de la qualité de prévention primaire et 2ndr, et de la rapidité de PEC à la phase aiguë

Physiopath

Infarctus cérébral : - Zone centrale : **nécrose immédiate**
- Zone périphérique **de « pénombre »** : perturbations réversibles si débit sanguin rétablit rapidement

- 2 mécanismes : - **Thrombotique** ou **thromboembolique = occlusion artérielle**
  - **Hémodynamique** (rare) = ↘ perfusion cérébrale due à une chute de la PA : régionale (**sténose aiguë pré-occlusive** sur athérosclérose par hématome sous-plaque, **dissection**) ou systémique (**ACR**)

→ En cas d'ischémie hémodynamique, l'infarctus cérébral touche volontiers une zone jonctionnelle entre 2 territoires

Manifestation

- **Déficit neurologique** : perte de fonction (motricité, sensibilité, vision, audition, langage…)

→ Toute manifestation productive (clonies, phosphènes, douleurs…) doit faire remettre en cause le diagnostic

- **Focal** : perte de fonction correspondant à la lésion d'une structure anatomique donnée
- **Brutale** : - Généralement sans prodrome et d'emblée maximale
  - Plus rarement : aggravation rapide sur quelques minutes (hémorragie intraparenchymateuse), paliers d'aggravations successives (sténose artérielle pré-occlusive) ou fluctuations initiales (lacunes)

→ **Infarctus de la circulation antérieure = carotidien** : **a. ophtalmique**, **cérébrale antérieure** ou **moyenne** (sylvienne)

→ **Infarctus de la circulation postérieure = vertébro-basilaire** : **a. vertébrale**, **cérébelleuse** ou **cérébrale postérieure**

INFARCTUS CEREBRAL CAROTIDIEN

- Symptômes déficitaires moteurs et sensitifs **controlatéraux** (sauf pour l'artère ophtalmique : cécité homolatérale)

Infarctus sylvien superficiel		- **Hémiplégie** à prédominance brachio-faciale - **Troubles sensitifs** dans le territoire paralysé - **Hémianopsie latérale homonyme** ou **quadranopsie** controlatérale à la lésion
	Hémisphère majeur	- **Aphasie : - D'expression, non fluente, de Broca** : en cas d'atteinte antérieur - **De compréhension, fluente, de Wernicke** : en cas d'atteinte postérieur - **Apraxie idéomotrice** et **idéatoire** en cas d'atteinte pariétale - **Syndrome de Gerstmann** en cas d'atteinte pariétale postérieur : **agnosie digitale, indistinction droite-gauche, acalculie, agraphie**
	Hémisphère mineur	= **Syndrome d'Anton-Babinski** : **anosognosie, hémi-asomatognosie** (de l'hémicorps paralysé) et **héminégligence spatiale, motrice** (de l'hémicorps controlatéral) et **visuelle** (de l'hémichamp controlatéral), **anosodiaphorie** (indifférence)
Infarctus sylvien profond		- **Hémiplégie massive proportionnelle** (atteinte de la capsule interne) - **Troubles sensitifs** généralement absent (sauf si atteinte des fibres sensitives de la capsule interne) - **Troubles de la vigilance** fréquents
Infarctus sylvien total		- **Hémiplégie massive proportionnelle + hémianesthésie + hémianopsie latérale homonyme** - **Aphasie globale** si atteinte de l'hémisphère majeur - **Déviation conjuguée de la tête et des yeux vers la lésion** (aire oculo-céphalogyre frontale) - **Trouble de conscience initiaux** fréquents - Risque **d'infarctus sylvien malin** avec signes d'HTIC et engagement
Infarctus cérébral antérieur		- **Hémiplégie** à prédominance crurale avec **troubles sensitifs** (atteinte du lobule para-central) - **Apraxie idéomotrice de la main** - **Syndrome frontal** : adynamie, syndrome dysexécutif - Atteinte bilatérale et complète : **mutisme akinétique, paraparésie/paraplégie, incontinence urinaire**
Infarctus choroïdien antérieur		- **Hémiplégie massive** et **proportionnelle** (atteinte du bras postérieur de la capsule interne) - **Hémianesthésie** à tous les modes (atteinte des radiations thalamiques) - **Hémianopsie latérale homonyme** (atteinte des radiations optiques)

- **Infarctus cérébral sylvien et antérieur** : thrombose de la terminaison de la carotide interne (« T » carotidien)
- **Syndrome optico-pyramidal** = infarctus antérieur ou sylvien + atteinte de l'artère ophtalmique par occlusion carotidienne : **cécité monoculaire** controlatérale à l'hémiplégie

INFARCTUS CEREBRAL VERTEBRO-BASILAIRE	*Infarctus sus-tentoriel*	**Infarctus postérieur superficiel**	- **Hémianopsie latérale homonyme** au 1er plan, souvent isolée - Parfois : - **Alexie/agnosie visuelle** si hémisphère majeur - **Trouble de la représentation spatiale** et **prosopagnosie** si hémisphère mineur
		Infarctus postérieur profond	**Syndrome thalamique** : - **Troubles sensitifs** à tous les modes de l'hémicorps controlatéral - Parfois : **douleurs intenses** (voire hyperpathie) d'apparition 2ndr - Rarement : **mouvements anormaux de la main**
		Infarctus postérieur bilatéral	- **Cécité corticale** - **Troubles mnésiques** : **syndrome de Korsakoff** par atteinte temporale interne bilatérale
	Infarctus sous-tentoriel		= **Lésions du tronc cérébral** et du **cervelet** par occlusion d'**artères perforantes du tronc basilaire** (infarctus paramédians ou latéraux) ou des **branches d'artères cérébelleuses**
		Infarctus du tronc cérébral	= **Syndrome alterne** : atteinte d'un nerf crânien du côté de la lésion et d'une voie longue, sensitive ou motrice, controlatérale à la lésion - **Syndrome de Weber** (pédoncule) : **paralysie III** + **hémiplégie** controlatérale touchant la face - **Syndrome de Millard-Grüber** (protubérance) : **PFP** + **hémiplégie** controlatérale épargnant la face - Paralysie de fonction oculomotrice : **Parinaud** (verticalité et convergence), **Foville** (latéralité) - **Bulbaire médian** : **paralysie du XII** + **hémiplégie** controlatérale respectant la face → Possiblement **étagé**, ou associé à des **infarctus hémisphériques d'aval (a. cérébrale post)**
		Infarctus du tronc cérébral – **Syndrome de Wallenberg**	= **Syndrome alterne sensitif** (le plus fréquent) : infarctus de la **partie latérale de la moelle allongée (rétro-olivaire)**, irriguée par l'**artère de la fossette** latérale, branche de l'**artère cérébelleuse postéro-inférieure PICA** - **Syndrome de Claude Bernard-Horner** homolatérale - **Hémi-syndrome cérébelleux** à **prédominance statique** homolatéral - **Atteinte du VIII vestibulaire** : syndrome vestibulaire avec nystagmus rotatoire - **Atteinte des nerfs mixtes IX et X** : trouble de phonation et déglutition, paralysie de l'hémi-voile et de l'hémi-pharynx (signe du rideau) homolatéral - **Atteinte du V** : anesthésie de l'hémiface homolatéral - **Anesthésie thermoalgique** de l'hémicorps controlatéral épargnant la face
		Infarctus du tronc cérébral – **Infarctus grave du TC**	= **Occlusion complète du tronc basilaire** : - **Coma**, jusqu'au décès - **Atteinte motrice bilatérale** voire ***locked-in syndrome*** par infarctus bilatéral du pied de la protubérance : quadriplégie et diplégie faciale, conscience normale
		Infarctus cérébelleux	- **Hémisyndrome cérébelleux** homolatéral à la lésion (parfois asymptomatique) - Infarctus de grande taille : risque vital par **compression du tronc cérébral** par l'œdème cérébelleux ou **hydrocéphalie** par compression du 4ème ventricule
LACUNE			= Petits infarctus profonds par **occlusion d'une artériole perforante** par **lipo-hyalinose** : **HTA ++, micro-embols, SAPL…**
	Tableau clinique évocateur		- **Hémiplégie motrice pure** (capsule interne) - **Hémianesthésie pure** d'un hémicorps ou à prédominance chéiro-orale (thalamus) - **Dysarthrie + main malhabile** (pied de la protubérance) - **Hémiparésie + hémi-ataxie** (protubérance ou substance blanche hémisphérique) → Ne sont jamais retrouvés : **trouble du champ visuel**, **vertige**, **diplopie**, **nystagmus**, **aphasie**
	Etat lacunaire		= Répétition d'AVC lacunaires : **syndrome pseudo-bulbaire** (trouble de déglutition et phonation (voix nasonnée), rires et pleurs spasmodiques), **marche à petit pas, troubles sphinctériens, troubles cognitifs**
ACCIDENT ISCHEMIQUE TRANSITOIRE			**AIT** = épisode bref, typiquement < 1h, de dysfonction neurologique due à une ischémie focale cérébrale ou rétinienne, sans lésion cérébrale identifiable en imagerie → situation d'urgence = **syndrome de menace cérébrale** - **30%** des infarctus cérébraux sont précédés d'un ou plusieurs AIT - **10%** victime d'un AIT présente un infarctus cérébral dans le mois qui suit (risque maximal les 1er jours : **50%** à 48h)
	AIT probable		= Installation rapide (< 2 minutes) d'un ou plusieurs symptômes, régressifs en < 24h - **AIT carotidien** : **cécité monoculaire**, **aphasie**, **troubles moteurs** et/ou **sensitifs** unilatéraux - **AIT vertébro-basilaire** : **troubles moteurs** et/ou **sensitifs** bilatéraux ou à bascule, touchant la face et/ou les membres, **hémianopsie latérale homonyme**, **cécité corticale**
	AIT possible		= Symptômes compatibles, mais ne devant pas faire retenir le diagnostic d'AIT en 1ère intention - **Vertige, diplopie, dysarthrie, troubles de déglutition, perte d'équilibre, symptômes sensitifs** isolés d'une partie d'un membre/d'une hémiface, ***drop attack*** (dérobement des jambes sans PC) → Le diagnostic d'AIT devient probable si ces signes s'associent entre eux ou aux signes d'AIT probable
	Non évocateur		= **Perte de connaissance, confusion, amnésie aiguë, faiblesse généralisée transitoire**

AIT

PEC

→ Bilan et traitement identique à un AVC : **imagerie cérébrale** en urgence, **aspirine** en urgence, **bilan étiologique**

Score ABCD2

= Risque d'AVC à 48h : risque faible (0-3) = 1%, risque modéré (4-5) = 4% ou risque élevé (6-7) = 8%
- **Age > 60 ans** (+1)
- **Durée** : < 10 min (+0), 10-60 min (+1) ou > 60 min (+2)
- ***Blood pressure*** : PA > 140/90 (+1)
- **Diabète** (+1)
- **Clinique** : déficit moteur unilatéral (+2), trouble du langage isolé (+1) ou autre (+0)

DD

- **Hypoglycémie**
- Cause neurologique : **aura migraineuse, crise épileptique partielle** (ou déficit post- critique)
- Autres : **VPPB, maladie de Ménière, glaucome, pathologie rétinienne, lipothymie, hystérie**…

Etiologie des AVC ischémiques

= Causes multiples, parfois associées, ou d'**origine indéterminée** dans **25%** des cas

Macroangiopathie

Athérosclérose (30%)

= **Sténose > 50% d'une artère en amont de l'infarctus** associée à des FdRCV
- Infarctus par différents mécanismes : **thrombo-embolique** le plus souvent (thrombus de plaque à l'origine d'une occlusion d'une artère distale), **thrombotique** (occlusion au contact de la plaque) ou **hémodynamique** (rare, sur sténose serrée)

Localisation privilégiée
- Circulation antérieure :
  - **Origine des carotides internes**
  - **Siphons carotidiens**
  - **Origine des artères sylviennes**
- Circulation postérieure :
  - **Origine des a. vertébrales**
  - **Tronc basilaire**
- **Origine des artères perforantes**

Dissection artérielle cervico-encéphalique

= **Clivage par un hématome de la paroi de l'artère**, le plus souvent **carotide extra-crânienne**, parfois **vertébrale extra-crânienne,** rarement **intracrânien** : **sténose** voire **occlusion**

→ 1ère cause d'AVC ischémique chez le **sujet jeune** (20%)
- Origine :
  - **Post-traumatique** (choc, hyperextension, voire mineure) ou **spontanée**
  - Parfois sur **artère pathologique** : **maladie du tissu conjonctif** (Ehler-Danlos…) ou **dysplasie fibro-musculaire**
- **Ischémie d'aval** : variable selon le territoire concerné
- **Céphalées** : **périorbitaire** sur dissection carotidienne, **postérieure** sur dissection vertébrale

Signes locaux évocateurs

= En cas de **dissection carotidienne** : signes homolatéraux à la dissection
- **Cervicalgie/céphalée** : signe essentiel, à rechercher chez le sujet jeune
- **Syndrome de Claude Bernard-Horner** douloureux
- **Paralysie des nerfs crâniens bas (IX, X, XI)** par atteinte de la carotide interne
- **Acouphène pulsatile** (accélération flux sanguin de la carotide intra-pétreuse)

Autres (rare)

- **Syndrome de vasoconstriction réversible**
- **Artérite : Horton, Takayasu, sarcoïdose, lupus, Gougerot, Behçet, endocardite**…

Microangiopathie

Infarctus « lacunaire » (20%)

= Petit infarctus profond de diamètre **< 15 mm** : occlusion d'une artériole sur une artériopathie locale = **lipohyalinose**, favorisée principalement par l'HTA
- Localisation préférentielle : **noyaux gris centraux, capsule interne, pied de la protubérance**
- Suspecté chez un patient hypertendu avec clinique évocatrice

Autres (rares)

- **CADASIL** (*Cerebral Autosomal Dominant Arteriopathy with Subcortical Infarcts and Leuko-encephalopathy*): début vers 40 ans, migraine, AVC lacunaires, jusqu'à la démence vasculaire
- **Artérite primitive du SNC** ou **secondaire** touchant les petites artères distales : évoqué en cas de sténoses artérielles multiples et diffuses

Cardiopathie emboligène (20%)

= Atteinte morphologique/fonctionnelle du myocarde : le plus souvent sur **FA** (> 50%)

→ A évoquer en cas d'AVC ischémiques simultanés ou distincts dans des territoires artériels différents

A risque emboligène élevé > 5%/an
- **Prothèse valvulaire mécanique**
- **Rétrécissement mitral avec FA**
- **FA ou flutter avec FdR**
- **Thrombus OG/VG**
- **Maladie de l'atrium**
- **IDM à la phase aigue** ou **récent** < 4 semaines
- **Akinésie segmentaire étendue du VG**
- **Cardiomyopathie dilatée**
- **Endocardite infectieuse**
- **Myxome de l'OG**

A risque emboligène modéré/mal déterminé
- **Rétrécissement mitral sans FA**
- **Rétrécissement aortique calcifié**
- **Calcifications annulaires mitrales**
- **Bioprothèse valvulaire**
- **Foramen ovale perméable**
- **Anévrisme du septum inter-auriculaire**
- **Endocardite non bactérienne**

Autre (rare)

- **Etat prothrombotique** : **hémopathie** (Vaquez, thrombocytémie essentielle…), **CIVD, SAPL**…
- **Maladie métabolique** (rare) : **drépanocytose, maladie de Fabry, mitochondriopathie**…

HEMORRAGIE INTRA-PARENCHYMATEUSE

- La symptomatologie ne répond pas à une systématisation artérielle et dépend de la localisation de l'hémorragie
- Début brutal, d'emblée maximale dans 1/3 des cas ou rapidement progressive en 10 à 30 minutes dans 2/3 des cas
- Signes évocateurs : - **Céphalées** plus fréquentes et plus sévères, avec **nausées** et **vomissements**
  - **Trouble de la conscience** plus précoce (**HTIC** ou **hémorragie étendue**)

→ La symptomatologie clinique seule ne permet pas de différencier un AVC ischémique d'un AVC hémorragique

Hématome profond (noyaux gris)	- **Hématome capsulo-lenticulaire**: hémiplégie controlatérale, hémianesthésie, aphasie (si dominant) - **Hématome thalamique** : hémianesthésie/hypoesthésie controlatérale au 1er temps, globale ou dissociée, troubles de la vigilance et des fonctions supérieurs, parfois déficit moteur controlatéral
Hématome superficiel lobaire	- **Hématome frontal** : syndrome frontal, hémiparésie inconstante - **Hématome pariétal** : troubles sensitifs, négligence voire syndrome de l'hémisphère mineur - **Hématome temporal** : quadranopsie supérieure, aphasie de Wernicke (si dominant) - **Hématome occipital** : HLH, agnosie visuelle, alexie (si dominant)
Hématome du cervelet	- Ataxie cérébelleuse ± vertiges, généralement sans déficit moteur/sensitif → Urgence : risque **d'hydrocéphalie aiguë** ou **d'engagement des amygdales cérébelleuses**
Hématome protubérantiel	- **Massif : décès** avec **quadriplégie, coma** avec **myosis bilatéral** et **troubles végétatifs** - **Petite taille : syndrome alterne** ou **déficits bilatéraux**

Cause

HTA chronique 50%	= Hémorragie 2[ndr] à la **rupture des artérioles perforantes** due à une HTA chronique : - Typiquement profonde : capsulo-thalamique > capsulo-lenticulaire > cérébelleuse - Arguments diagnostiques : > 50 ans, HTA chronique et localisation typique → aucune investigation neuroradiologique supplémentaire nécessaire
Malformation vasculaire 5-10%	= Plus fréquente chez le sujet jeune < 50 ans (1/3 des cas) - **Rupture d'une malformation artério-veineuse**, d'un **cavernome** (malformation cryptique, invisible à l'angiographie, isolé ou multiple = **cavernomatose**) ou d'un **anévrysme**
Trouble de l'hémostase	- Congénital : **thrombophilie** - Acquis : **AVK** (10%), **antiagrégant plaquettaire, alcoolisme chronique**...
Tumeur cérébrale	= 5-10% : souvent révélatrice de la tumeur, généralement maligne (**MT, glioblastome**...)

- **Traumatique**
- **Angiopathie amyloïde** (sujet âgé ± maladie d'Alzheimer) : **hémorragie lobaire** récidivante avec **déficit cognitif**
- **AVC : transformation hémorragique d'un AVC ischémique** ou **thrombophlébite cérébrale**
- **Endocardite infectieuse** : rupture d'**anévrisme mycotique**
- Angiopathie : **vascularite cérébrale, Moya-Moya, CADASIL**
- **Méningo-encéphalite herpétique**
- Toxique : **cocaïne** (poussée d'HTA, spasme)
- **Idiopathique** dans 20% des cas

Confirmation diagnostique

Scanner cérébral sans injection

	Dans les 1ères heures	Après 6h
Infarctus	- **Normal** dans la plupart des cas - **Hyperdensité artérielle** (thrombus) : aspect de « trop belle artère » - **Effacement des sillons corticaux** - **Dédifférenciation substance blanche/ grise** : atténuation du manteau cortical de l'insula, et du noyau lenticulaire	= **Hypodensité** : - Systématisée au territoire artériel infarci - Maximale en 48 à 72h - Entraîne après plusieurs mois une dilatation du ventricule en regard et une atrophie localisée du parenchyme
Hémorragie	- Hématome : **hyperdensité spontanée** homogène, généralement arrondie - **Hémorragie méningée, œdème péri-lésionnel, effet de masse, hydrocéphalie** associé - Evolution : **résorption** de la périphérie vers le centre, puis **cicatrice** hypodense	

IRM cérébral

= Protocole d'urgence par 4 séquences : examen de référence, à privilégier si accessible
- **Diffusion (DWI)**:- Hypersignal de l'infarctus précoce (en quelques minutes), persistant 3 semaines,
  - **Coefficient de diffusion (ADC)** : ↘ en cas d'œdème cytotoxique (restriction de diffusion)
- **T2/FLAIR** : - Visualisation de l'infarctus récent (3 à 6 heures)
  - Identification d'AVC anciens et d'anomalies de la substance blanche (leuco-encéphalopathie)
- **T2*** (écho de gradient) : visualisation de lésion hémorragique intra-parenchymateuse (hypodensité)
- ***Time of flight*** (3D-ToF) : recherche d'une occlusion artérielle intracérébrale

± Séquence de perfusion (non obligatoire) : visualisation des zones hypo-perfusées → la soustraction perfusion-diffusion permet d'identifier les zones de pénombre (réversibles)

→ Le début de l'AVC ne peut pas être daté par l'IRM (possible seulement à l'anamnèse)

TTT

Unité neuro-vasculaire
- = *Stroke units* : lits de soins intensifs avec moyens diagnostiques et thérapeutiques spécialisés
- Diminution prouvée de la morbi-mortalité post-AVC : 1 décès ou handicap évité/20 patients

Mesures générales

Positionnement
- **Alitement strict** avec **redressement de la tête à 30°**, prévention des attitudes vicieuses
- **Mise au fauteuil** seulement après exclusion d'une sténose artérielle serrée

Surveillance clinique
- = **Score NIHSS** = prédictif du pronostic vital et du pronostic fonctionnel à moyen terme
- Etat neurologique/42 points (11 items côtés de 0 à 2, 3 ou 4) : de mauvais pronostic si **> 20**

Contrôle de la TA
- = **Urapidil, labétalol** ou **nicardipine IV** : traitement progressif (éviter les doses de charge)
- Indication (respect d'une HTA compensatrice) :
  - **AVC ischémique** : PA **> 220/120**
  - **Thrombolyse** : PA **> 185/110**
  - **AVC hémorragique** : PA **> 140/80**

- Lutte contre les ACSOS : hyperthermie > 37,5° (paracétamol), hypoxie (oxygénothérapie), hypercapnie, hyperglycémie > 10 mmol/L (insulinothérapie), hypoglycémie < 0,5 g/L (sérum glucosé), hyponatrémie (SSI)
- Recherche systématique de **trouble de déglutition** : **suspension de l'alimentation oral ± SNG** si prolongé
- Scope de la **fréquence cardiaque** : recherche de trouble du rythme
- **Nursing** : prévention d'escarres, soins de bouche...
- **Kinésithérapie** et **orthophonie** précoce : prévention d'attitude vicieuse et limitations articulaires, déglutition

AVC ischémique

Thrombolyse intraveineuse
- = En cas d'infarctus cérébral : si **< 4h30** suivant l'installation des 1er signes (ou 3h > 80 ans)
- Risque élevé **d'hémorragie cérébrale** (6%) et **d'hémorragie systémique** (gastrique...)

Critères
- Déficit neurologique brutal dont l'heure de début est exactement connue
- Après IRM ou scanner cérébral éliminant une hémorragie cérébrale
- En l'absence de CI : coagulopathie, anticoagulant, AVC, TC ou chirurgie récente, infarctus cérébral massif (troubles de la vigilance, NIHSS > 25...), HTA > 185/110

Modalité
- = **rt-PA altéplase** (*recombinant tissue-Plasminogen Activator*) : sur VVP attribuée
- 0,9 mg/kg en 1h IVSE dont 10% de la dose en bolus IVD, dose totale < 90 mg

Suivi
- **Surveillance obligatoire** en **unité neuro-vasculaire** pendant > 24h
- **Scanner cérébral** sans injection systématique à 24h (élimine une hémorragie)

Thrombectomie
- = Possible jusqu'à la **6ème heure** : en centre spécialisé de neuroradiologie interventionnelle
- Bénéfice démontré de la thrombectomie (en complément ou non de la thrombolyse IV) en cas d'occlusion proximale : carotide, 1er cm de l'artère sylvienne ou tronc basilaire

TTT anti-thrombotique
- = Dès l'arrivée (ou après 24h et un scanner éliminant un saignement en cas de thrombolyse)
- Prévention d'une récidive précoce : **aspirine** 160-300 mg/j ou **clopidogrel** en 2nd intention
- Prévention de complication thromboembolique : **HBPM préventive** en cas d'alitement dû au déficit du membre inférieur (débuté > 24h en cas de thrombolyse)

Héparine curative
- → Rarement prescrite à cause du risque hémorragique (15%)
- Discuté si : **cardiopathie emboligène à haut risque, dissection artérielle**
- CI : infarctus cérébral étendu, AVC hémorragique, endocardite infectieuse

AVC hémorragique
- Prise en charge neuro-réanimatoire non spécifique : lutte contre les ACSOS...
- **Antagonisation** :
  - AVK : **PPSB + vitamine K** → objectif d'INR < 1,5
  - AOD : **PPSB** (facteurs non activés) ou **Feiba®** (activés), **idarucizumab** si dabigatran

Neuro-chirurgie
- Infarctus cérébral malin du sujet jeune : **craniectomie de décompression**
- Hématome volumineux superficiel (temporal, frontal et cérébelleux ++) avec trouble de conscience
- Hématome ou infarctus cérébelleux avec compression du tronc cérébral ou du 4ème ventricule à risque d'engagement ou avec hydrocéphalie aiguë

→ Avis neurochirurgical si : hématome lobaire du sujet jeune, effet de masse important avec dégradation neurologique, hématome de la fosse cérébrale postérieure, hydrocéphalie ou suspicion de malformation vasculaire, d'anévrysme ou de cause tumorale

Complication
- **Récidive d'AVC** : occlusion artérielle, migration embolique ou accident hémodynamique
- **Transformation hémorragique d'un AVC ischémique** : survient dans **60%** des cas, surtout si anticoagulé
- **Crise épileptique** : aucun traitement préventif, traitement à discuter en cas de 1ère crise isolée

Œdème cérébral
- = **Œdème cytotoxique** par anoxie tissulaire, puis **vasogénique** par rupture de la barrière hémato-encéphalique : apparaît vers la 24e heure et maximal à **J4**
- **Osmothérapie** en cas d'HTIC sévère ou d'engagement
- **Craniectomie de décompression** en cas d'AVC ischémique étendu « malin » : réservé aux patients < 60 ans avec NIHSS > 16 et troubles de la vigilance (à discuter > 60 ans)

Diagnostic étiologique	AVC ischémique			- Imagerie : - Infarctus jonctionnel unilatéral : évocateur d'une **sténose artérielle** - Infarctus cortico-sous-cortical bilatéral : évocateur d'une **cardiopathie emboligène** - Infarctus sous-cortical < 15 mm + leuco-encéphalopathie : évocateur **d'infarctus lacunaire**
		Bio		- Bilan standard : **NFS, plaquettes, iono, créatininémie, CRP, glycémie, bilan lipidique, TP/TCA**
		PC	Macro-angiopathie	- **Echo-Doppler des TSA** - **Angioscanner** ou **angio-IRM** à l'admission
			Microangiopathie	- Tableau clinique et radiographique évocateur, sans autre cause évidente
			Cardiopathie emboligène	- **ECG** à l'admission, **scope-ECG** ou **holter-ECG** si négatif - **ETT** rapide en l'absence de cause évidente : valvulopathie, anévrisme VG… - **ETO** en cas de bilan initial négatif
				- Selon le contexte : **PL, biopsie cutanée/musculaire, AAN, bilan de thrombophilie**…
	AVC hémorragique			- **IRM cérébral** systématique : éliminer une malformation vasculaire, recherche d'une tumeur cérébrale → A répéter à distance de l'accident (révélation possible d'une lésion causale après résorption du sang) - **Bilan de coagulation** : **NFS, plaquettes, TP/TCA** - **Angiographie des artères crâniennes = angio-TDM/IRM** : si aucun argument en faveur d'une HTA
Prévention	Prévention primaire			- **HTA** = principal facteur de risque : RR = 4, contexte d'HTA chronique dans > 50% des AVC - Autres FdRCV : **tabac** (RR = 2), **hypercholestérolémie** (RR = 1,5), **diabète** (RR = 1,5) - Autres : **alcool, migraine, contraception orale, obésité, syndrome métabolique, sédentarité, SAOS**
		Sténose carotidienne serrée asymptomatique		= Bénéfice modeste : risque d'AVC faible (1%/an), risque opératoire de **3%** - Endartériectomie discutée si sténose **> 60%** avec espérance de vie > 5 ans
	AVC ischémique	Athéro-sclérose		- **Antiagrégant plaquettaire** (**aspirine** ou **clopidogrel**) : ↘ le risque de récidive de **20%** - **Statine** systématique si LDL > 1,0 g/L, si diabétique ou si antécédent coronarien - **Antihypertenseurs** si TA > 140/90 : privilégier **IEC** et **diurétiques** - **ADO/insuline** : objectif d'HbA1c < 8% pendant 6 mois puis < 7%
			Sténose carotidienne serrée symptomatique	= Sténose de carotide interne extra-crânienne **> 70%** - **Endartériectomie** = technique de référence : intervention préférentiellement dans les 15 jours suivant l'AVC ou l'AIT - Discuté au cas par cas si sténose de à 50 à 70% - **Angioplastie carotidienne** avec **stent** si patient à haut risque chirurgical ou sténose non accessible → Non recommandé si sténose de la carotide intracrânienne
		Lacunes		- **Traitement de l'HTA + antiagrégant plaquettaire**
		Cardiopathie emboligène		- **AVK** ou **AOD** si cardiopathie à risque embolique élevé (FA, prothèse valvulaire mécanique…) : à introduire **5 à 28 jours** après l'AVC (risque de resaignement) → En cas d'AVC massif, l'anticoagulation doit être différée de plusieurs semaines - **Antiagrégant plaquettaire** si cardiopathie à risque embolique modéré
		Autres		- **Dissection artérielle extra-crânienne** : **AVK** ou **aspirine** (selon la taille de l'infarctus et le degré de sténose) jusqu'à cicatrisation en **3 à 6 mois ± aspirine** au long cours - **Infarctus cérébral idiopathique** : **antiagrégant plaquettaire** au long cours
	AVC hémorragique			- **Traitement de l'HTA** - **Traitement endo-vasculaire** ou **chirurgical** d'une malformation vasculaire - **Correction d'un trouble de coagulation**
Pronostic	Mortalité			= **20%** à 1 mois et **40%** à 1 an - Mortalité précoce plus élevée en cas d'AVC hémorragie (effet de masse) - Surmortalité à distance : **risque coronarien** principalement (40% des décès à distance d'un AVC)
	Morbidité			→ **1/3** retrouvent l'état antérieur, **1/3** gardent des séquelles et **1/3** deviennent dépendants - Pronostic fonctionnel: majorité de la récupération dans les **3 premiers mois**, poursuivie jusqu'à **6 mois** - Facteur de bon pronostic : âge jeune, infarctus cérébral de petite taille ou peu sévère, entourage aidant, AVC hémorragique plutôt qu'ischémique à taille égale (refoulement sans destruction)
	Complication à distance			- **Récidive** : 9%/an, 30% de récidive à 5 ans - **Troubles cognitifs = démence vasculaire** - **Dépression post-AVC** (30% à 3 mois) - **Douleurs neuropathiques** - **Algodystrophie** - **Epilepsie vasculaire** - **Syndrome parkinsonien vasculaire** - **Mouvements anormaux** (chorée, tremblement)

THROMBOSE VEINEUSE CEREBRALE

<table>
<tr><td colspan="4">= Touchant un ou plusieurs sinus veineux (ou exceptionnellement une veine corticale) : rare (< 2% des AVC)
- Risque d'infarctus cérébral veineux : souvent avec une composante hémorragique, dont la topographie ne correspond pas à un territoire artériel</td></tr>
<tr><td>Symptomatologie</td><td colspan="3">= Installation aiguë (< 2 jours = 30% des cas), subaiguë (> 2 jours = 50% des cas) ou chronique (> 30 jours = 20% des cas)
- Céphalées subaiguës (HTIC) : - D'apparition subaiguë sur quelques jours/semaines
- Intense ou modérée, permanentes ou intermittentes, diffuses ou focalisées
- Associées à un œdème papillaire, voire à des troubles de conscience
- Isolées dans 25% des cas
- Crises épileptiques : partielles ou généralisées, rarement crises hémi-corporelles à bascules (très évocatrices)
- Déficit neurologique focal (inconstant) : - Déficit moteur à bascule : atteinte du sinus longitudinal supérieur
- Ophtalmoplégie douloureuse, exophtalmie : atteinte du sinus caverneux
- Aphasie : atteinte du sinus latéral gauche…
→ La triade céphalées + crises d'épilepsie + déficit neurologique focal est fortement évocatrice</td></tr>
<tr><td rowspan="4">Examens paracliniques</td><td colspan="2">Angio-IRM cérébrale</td><td>= Examen de référence : à réaliser devant toute suspicion de thrombose veineuse cérébrale
- Sinus thrombosé : - Hypersignal T1 et T2 et hyposignal T2* à la phase d'état
- Absence de flux dans le sinus occlus en ARM
- Signe du delta après injection de gadolinium : prise de contraste de la paroi du thrombosé en cas de thrombose du sinus longitudinal supérieur
- Retentissement cérébral : œdème vasogénique, infarctus veineux ± remaniement hémorragique
- Retentissement ventriculaire : hydrocéphalie aiguë
→ Orientation étiologique : tumeur cérébrale comprimant un sinus (méningiome), méningite chronique, pathologie locorégionale (ORL, mastoïdite)</td></tr>
<tr><td colspan="2">Angio-scanner cérébral</td><td>- Hyperdensité spontanée du thrombus dans le sinus thrombosé
- Signe du delta au niveau du sinus longitudinal après injection de produit de contraste
- Complication : infarctus hémorragique, hydrocéphalie aiguë</td></tr>
<tr><td colspan="2">Ponction lombaire</td><td>= Réalisé en l'absence de lésion intracrânienne focale
- ↗ de pression d'ouverture, hyperprotéinorachie, pléiocytose de formule variable, hématies
- Diagnostic étiologique : recherche de méningite
- Soulagement des céphalées liée à l'HTIC</td></tr>
<tr><td colspan="2">D-dimères</td><td>- Augmentés en cas de thrombophlébite aiguë ou subaiguë</td></tr>
<tr><td rowspan="3">Etiologie</td><td colspan="2">Causes et FdR généraux</td><td>- Période post-opératoire
- Grossesse et post-partum
- Contraception orale
- Affection hématologique
- Trouble de l'hémostase congénital ou acquis
- Infection : septicémie, endocardite
- Cancer, chimiothérapie
- Maladie inflammatoire : maladie de Behçet…
- Autre : déshydratation, cirrhose, syndrome néphrotique…</td></tr>
<tr><td rowspan="2">Causes et FdR locaux</td><td>Infectieux</td><td>- Infection de voisinage : otite, mastoïdite, sinusite, infection buccodentaire…
- Infection intracrânienne : abcès, empyème sous-dural, méningite</td></tr>
<tr><td>Non infectieux</td><td>- Traumatisme crânien : ouvert ou fermé, avec ou sans fracture
- Intervention neurochirurgicale
- Malformation vasculaire : fistule dure-mérienne
- Hypotension intracrânienne : syndrome post-PL…
- Cathétérisme jugulaire</td></tr>
<tr><td rowspan="2">TTT</td><td colspan="2">Anticoagulation curative</td><td>- Héparinothérapie curative en urgence (même en cas d'infarctus hémorragique) : amélioration symptomatique rapide
- Relai par AVK : maintenu au minimum 6 mois, selon la cause</td></tr>
<tr><td colspan="3">- Fibrinolyse in situ ou désobstruction mécanique : très rare, indication au cas par cas
- TTT étiologique : éradication d'un foyer infectieux, arrêt définitif de contraception orale…
- TTT symptomatique : antiépileptique si crise, antioedémateux (Mannitol®) si signes d'HTIC
→ Pronostic généralement favorable : mortalité < 10% avec récupération fonctionnelle dans > 80% des cas</td></tr>
</table>

Formes particulières		**Lymphome cérébral primitif**		= Généralement de **type B à grandes cellules** (90%), avec un pic de fréquence à 60 ans - Favorisé par **l'immunodépression** (VIH, immunosuppresseurs…) - **Atteinte hémisphérique**, **méningée** et/ou de la **chambre postérieure de l'œil** (uvéite)
Formes particulières		**Lymphome cérébral primitif**	PC	- Lésion unique ou multiples, volontiers **péri-ventriculaires**, avec une **prise de contraste intense et homogène** (aspect « cotonneux », en nappe), avec **effet de masse** et **œdème péri-lésionnel** - Immunodéprimé : souvent multiples, prise de contraste annulaire (DD = toxoplasmose cérébrale)
Formes particulières		**Lymphome cérébral primitif**	TTT	- **Corticothérapie** (à éviter si possible avant la biopsie) - **Chimiothérapie** à base de **méthotrexate** IV à hautes doses ± **Radiothérapie totale** chez les sujets jeunes (risque de démence iatrogène chez les sujets âgés) → Pronostic : taux de rémission élevé (80%), rechutes fréquentes, **20 à 30%** de guérison
Formes particulières	*Tumeur de l'enfant*	**Médullo-blastome**		= Tumeur de l'enfant (70% < 20 ans), typiquement du **cervelet** (vermis) : **ataxie cérébelleuse + HTIC** - Dissémination très précoce dans les méninges et hors du SNC (**MT osseuse** principalement)
Formes particulières	*Tumeur de l'enfant*	**Médullo-blastome**	PC	- Masse homogène, en hypersignal T2, isosignal T1, prise de contraste homogène - Bilan d'extension : **IRM crânio-spinale, ponction lombaire**
Formes particulières	*Tumeur de l'enfant*	**Médullo-blastome**	TTT	- Association d'une **chirurgie** suivie d'une **radiothérapie cranio-spinale** si > 5 ans - **Chimiothérapie** discutée si exérèse incomplète ou dissémination méningée/systémique → Pronostic : médiane de survie **= 5 à 10 ans**
Formes particulières	*Tumeur de l'enfant*	**Astrocytome du cervelet**		= Chez l'enfant de 10 à 15 ans : tumeur bénigne, bien limitée, souvent kystique - **Syndrome cérebelleux cinétique** homolatéral, **HTIC** progressive - TTT : **exérèse complète** (souvent réalisable) → guérison définitive fréquente
Formes particulières	*Tumeur de l'enfant*	**Ependymome du 4ème ventricule**		= Tumeur insérée sur le plancher du 4ème ventricule : de mauvais pronostic - **Syndrome cérébelleux statique**, **hydrocéphalie** avec **HTIC** précoce
Formes particulières	*Tumeur de l'enfant*	**Gliome du tronc cérébral**		= Tumeur infiltrante, révélée par une **atteinte des nerfs crâniens** - Mauvais pronostic : **inaccessible chirurgicalement**, souvent traité par **radiothérapie**
Formes particulières	*Tumeur hypophysaire*	**Adénome hypophysaire**		= Adénome **non sécrétant** (25%) ou **sécrétant** (**prolactine, GH, LH/FSH, ACTH, TSH**)
Formes particulières	*Tumeur hypophysaire*	**Adénome hypophysaire**	C	- **Syndrome d'hypersécrétion hormonale** et/ou **d'insuffisance anté-hypophysaire** - **Syndrome tumoral** : HTIC, hémianopsie bitemporale, atteinte des paires crâniennes par envahissement du sinus caverneux
Formes particulières	*Tumeur hypophysaire*	**Adénome hypophysaire**	PC	- **Bilan hormonal** : selon le tableau clinique et la taille de l'adénome - **IRM hypophysaire injectée** : tumeur en isosignal T1 et hypersignal T2, rehaussée après injection + étude des rapports avec les structures de voisinage - **Examen ophtalmologique** avec champ visuel
Formes particulières	*Tumeur hypophysaire*	**Adénome hypophysaire**	TTT	- Adénome à prolactine : **agoniste dopaminergique** (bromocriptine, cabergoline) - Autres adénomes : **chirurgie** en 1ère intention - **Hormonothérapie substitutive** selon les déficits endocriniens
Formes particulières	*Tumeur hypophysaire*	**Cranio-pharyngiome**		= **Tumeur dérivée de l'épithélium pharyngée de la poche de Rathke** (vestige du **tractus pharyngo-hypophysaire primitif**), essentiellement chez l'enfant - Imagerie : **lésion supra-sellaire**, généralement calcifiée

Neuro-fibromatose de type 1	= **Maladie de Rechlinghausen** : mutation du **gène NF1** (chromosome 17), entraînant des anomalies des cellules dérivées de la crête neurale, à transmission **autosomique dominante** - **Neurofibromes cutanés** et **sous-cutanés (neurinomes : plexus médullaire…) multiples** - **Tumeurs du SNC** : **méningiome, gliome du nerf optique, astrocytome, glioblastome, épendymome** - **Tumeur de l'iris** : **nodules de Lisch** - **Phéochromocytome** - **Rhabdomyosarcome** - Signes associées : - Signes cutanés : **taches « café au lait », lipomes** - Signes radiologiques : **ostéite fibro-kystique**
Neuro-fibromatose de type 2	= Mutation du **gène NF2** (chromosome 22), transmission **autosomique dominante** : 10 fois moins fréquente - **Neurinomes** : **neurinome bilatéral du VIII**… - **Méningiomes**

ITEM 330 : TRAUMATISME CRANIEN

Traumatisme crânien : lésion de la boîte crânienne et de la méninge ou de l'encéphale
- TC mineur = 40/100 000 habitants/an, TC sévère = 10 000/an → 1ère cause de mortalité et de handicap sévère du sujet jeune
- Circonstances : **AVP** ++ (à l'origine de 70% des décès), **accident domestique** (chute), **accident sportif**, **agression**...

Physiopathologie

- **Impact direct** : déformation ou rupture des enveloppes (**plaie du scalp, fracture du crâne**), avec transmission de l'énergie du choc au parenchyme cérébral sous-jacent (**contusion, attrition**)
- **Phénomène d'accélération/décélération** : lésions lobaires focales par impact sur les reliefs du crâne (surtout frontal et temporal = **lésion de contrecoup**) et lésion d'étirement/cisaillement des axones et vaisseaux (**lésions axonales diffuses**)

Lésion primaire	= Conséquence directe de l'impact, immédiatement présente après le traumatisme : inévitable - Superficielle : **contusion** ou **plaie du scalp**, **lésion osseuse** ou **durale**, **plaie cranio-cérébrale** - Parenchymateuse : **contusion cérébrale**, **attrition cérébrale** (dilacération cérébrale avec hématome intra-parenchymateux), **lésion axonale diffuse**
Lésion secondaire	= Développée de façon retardée, en quelques heures : à dépister et traiter - **Augmentation d'un saignement** extra-dural, sous-dural, méningé ou intra-parenchymateux - **Œdème cérébral** : - **Vasogénique** : extracellulaire par perméabilité de la barrière hémato-encéphalique - **Cytotoxique** : intracellulaire par dysfonction des pompes ioniques cellulaires - **HTIC** : risque **d'ischémie** par diminution de la perfusion cérébrale, risque **d'engagement cérébral** - **Agression cérébrale secondaire d'origine systémique (ACSOS)** : hypotension artérielle, hypoxie, hypercapnie ou hypocapnie, hyperthermie, anémie, hypoglycémie ou hyperglycémie

PEC initiale

PEC pré-hospitalière	- **Examen neurologique rapide de référence** (4 paramètres notés) : **perte de connaissance**, **état de conscience** (Glasgow), **existence d'un déficit moteur** et **état des pupilles** - Conditionnement : immobilisation de l'axe rachidien, liberté des VAS, ventilation efficace...
Orientation	- Patient comateux (Glasgow **< 8**), obnubilé (Glasgow **< 11**) ou polytraumatisé → **centre spécialisé multidisciplinaire** avec scanner, neuro-réanimation et neurochirurgie - Patient conscient avec Glasgow < 15 → **centre hospitalier** avec scanner - Patient conscience avec Glasgow normal → **centre médical de proximité** pour évaluation clinique
Sévérité	**- TC grave** = **Glasgow ≤ 8** : mortalité = 20 à 80%, séquelles = 10 à 50% des cas **- TC intermédiaire** = **Glasgow ≤ 13** : mortalité = 10 à 15%, séquelles = 50% des cas **- TC léger** = **Glasgow = 14-15** : mortalité < 1%, séquelles dans < 10% des cas → Le score de Glasgow manque de sensibilité pour les TC légers : risque de lésion intracrânienne malgré un Glasgow 15 (8%), x2 si 14, x4 si 13 → **groupe de Masters**

PEC du traumatisé crânien grave

= Coma (Glasgow < 8) : **lésion de la formation réticulée ascendante activatrice** ou **lésion neurologique diffuse**
→ Tout traumatisé crânien grave est un polytraumatisé et un traumatisé du rachis jusqu'à preuve du contraire

Evaluation clinique initiale	- Examen neurologique et général complet, avec **score de Glasgow-Liège** (réflexes du tronc cérébral) - Respiration: - **Périodique de Cheynes-Stokes** = cycle amplification-décroissance de la respiration-pause respiratoire : lésion haute du TC (mésencéphale) ou du diencéphale - **Apneustique de Küssmaul** = pause respiratoire en inspiration: lésion protubérantielle basse - **Ataxique** = irrégulière avec pauses : arrêt respiratoire imminent
Mise en condition	- **Immobilisation** par **minerve rigide** et **matelas coquille**, **mobilisation en bloc tracté** - **Installation tête surélevée à 30°** pour améliorer le drainage veineux cérébral
PEC initiale	- **Intubation** et **ventilation artificielle** (avec respect de l'axe rachidien) - Hémodynamique stable en normovolémie : remplissage par **sérum salé isotonique à 0,9%**, exclusion de tout soluté hypotonique (Ringer...) ± **noradrénaline** si besoin - **Neurosédation** par **benzodiazépine** et **antalgie** par **sufentanil**

ACSOS

Hypoxémie	Saturation **≥ 90%** PaO2 **> 60 mmHg**	**Hypocapnie** **Hypercapnie**	PaCO2 = **35 à 40 mmHg** $EtCO_2$ = **30 à 35 mmHg**
Hypotension	PAS **> 110 mmHg** PAM **> 80 mmHg**	**Hypoglycémie** **Hyperglycémie**	Glycémie = **8 à 10-11 mmol/L** = **1,4 à 1,8-2 g/L**
Hyperthermie	Température = **35 à 37°C**	**Anémie**	Hb **> 9-10 g/dl**

En cas d'HTIC sévère	= Signe clinique d'engagement (anisocorie...) ou critères Doppler - **Osmothérapie** : **Mannitol 20%** ou **sérum salé hypertonique IV** en 15-20 minutes - HTIC réfractaire : **thiopental**, **soustraction de LCS**, voire **volet chirurgical de décompression**

PEC du traumatisé crânien grave

Bilan

- Bilan du polytraumatisé : **RP, Rx du bassin** et **FAST-écho**
- **Doppler trans-crânien** : mesure des vitesses de flux dans l'artère cérébrale moyenne

Scanner cérébral

= Non injecté, en urgence dès que le patient est stabilisé : exploration de **l'encéphale** (en coupes osseuses et parenchymateuses), du **rachis** ± **thoraco-abdomino-pelvien**
- **Avec injection** possiblement : **séquences vasculaires** (dissection carotidienne ou vertébrale, anévrisme traumatique…) et **perfusion cérébrale** (mort cérébrale)
- Risque de lésion secondaire inaperçu si réaliser précocement (dans les 1ère heures) : a répéter à titre systématique ou en cas de modification clinique

Score de Marshall = Classification pronostique du risque de mortalité

Œdème diffus	Lésion focale
- Grade 1 : aucune lésion visible - Grade 2 : déplacement ligne médiane **< 5 mm** et/ou lésion visible de petite taille - Grade 3 : citerne de la base comprimée/absente - Grade 4 : déplacement ligne médiane **> 5 mm**	- Grade 5 : lésion visible de grande taille évacuée - Grade 6 : lésion visible de grande taille non évacuée

Surveillance

→ **Hospitalisation en service de réanimation adapté**, proche d'un service de neurochirurgie
- **Mesure de la PIC** (suivi de l'HTIC) : recommandé si scanner anormal ou si scanner normal avec 2 critères/3 parmi âge **> 40 ans**, déficit moteur ou épisode d'hypotension artérielle (PAS < 90 mmHg)
- **Examen clinique neurologique** ± **Doppler trans-crânien** répété

Indication neurochirurgicale formelle

- Hématome extra-dural symptomatique
- Hématome sous-dural aigu **> 5 mm** avec déplacement de la ligne médiane > 5 mm
- Hydrocéphalie aiguë
- Embarrure ouverte

PEC du traumatisé crânien modéré ou léger

SF

- Circonstances du traumatisme : mécanisme, cinétique, forces de décélération
- Plaintes fonctionnelles immédiates et évolution, notion de malaise responsable du traumatisme
- Existence d'une perte de connaissance (commotion cérébrale) avec ou sans intervalle libre

SC

- **Examen neurologique complet** : conscience (score de Glasgow), signes de focalisation, syndrome méningé, crise convulsive, réflexes du tronc, troubles neurovégétatifs (bradycardie, instabilité de la PA…)
- **Examen du crâne et de la face** : plaie du scalp, déformation de la voûte par un fragment embarré, issue de matière cérébrale par une plaie cranio-cérébrale, plaie jugale, traumatisme oculaire…

Groupes de Masters

Groupe	Critères	Conduite
1	- Asymptomatique - Céphalées régressives - Sensations ébrieuses - Plaie du scalp superficielle	→ Risque faible **Surveillance ambulatoire**
2	- Perte de connaissance initiale - Céphalée progressive - Intoxication - Histoire du trauma peu précis - Crise comitiale précoce - Vomissements - Amnésie - Polytraumatisme - Lésions faciales sévères - Fracture de la base - Age **< 2 ans** - Suspicion de maltraitance - FdR : anticoagulant, antiagrégant plaquettaire, âge > 70 ans, alcool, atcds neurochirurgicaux, surveillance ambulatoire non fiable	→ Risque modéré **Scanner cérébral** à 6h et/ou **Surveillance hospitalière** pendant 24h
3	- Altération ou dégradation de la conscience (Glasgow < 15) - Signes neurologiques focaux - Aggravation rapide - Plaie pénétrante, écoulement de LCS, embarrure	→ Risque élevé : **Scanner cérébral** immédiat

PC

Scanner cérébral sans injection
- Indication d'emblée : déficit focalisé, Glasgow < 15, suspicion d'embarrure, plaie pénétrante ou fracture ouverte, convulsion, ≥ 2 vomissements, coagulopathie ou **anticoagulant**
- Indication sans délai (dans les 4 à 8h) : amnésie rétrograde, perte de connaissance si mécanisme traumatique à risque ou âge > 65 ans, **traitement antiagrégant plaquettaire**

- Bilan : **NFS, plaquettes, TP, TCA, iono, glycémie, urée/créatininémie** ± **alcoolémie** et recherche de toxique

Surveillance

= Clinique toutes les 30 minutes jusqu'à Glasgow 15, puis toutes les 30 minutes pendant 2h, toutes les heures pendant 4h puis toutes les 2h : Glasgow, FC, TA, température, examen neurologique
- Indication de surveillance en hospitalisation : anomalie TDM, Glasgow < 15, impossibilité de réaliser un scanner, persistance de vomissements ou céphalées importantes, traitement anticoagulant ou antiagrégant plaquettaire, intoxication éthylique, isolement social, surveillance non fiable

→ Toute détérioration doit faire pratiquer un scanner cérébral (même si déjà réalisé)

LESIONS CRANIOENCEPHALIQUES	*Lésion des enveloppes*	**Embarrure osseuse**		= Enfoncement de la voûte crânienne en regard de l'impact - Complication : **lésion cutanée, compression** ou **contusion cérébrale, brèche méningée** - **TDM en fenêtre osseuse** : topographie, taille, lésions sous-jacentes → **Embarrure fermée** = aucune urgence → **Embarrure ouverte** = **plaie cranio-cérébrale** → **urgence chirurgicale**
		Plaie cranio-cérébrale		= **Issue de matière cérébrale à travers un orifice osseux traumatique** → **urgence chirurgicale** - Classiquement **plaie par projectile** (arme à feu) ou **objet contendant dans les AVP** - **TDM** indispensable : importance des délabrements cérébraux - TTT: - Chirurgical : **parage chirurgical des plans cutanés, sous-cutanés, osseux** avec **excision des parties nécrotiques, ablation des corps étrangers** puis **réparation étanche** - Sous **triple antibiothérapie** : **C3G + aminoside + métronidazole**
		Fistule de LCS		= **Rhinorrhée** (fistule de l'étage antérieur), **otorrhée** (fracture du rocher), **pneumocéphalie** - Liquide clair, s'écoulant goutte à goutte spontanément, lors de **manœuvre de flexion antérieure en position assise (Dandy)** ou **d'hyperpression abdominale (Queeken-Stookey)**, avec test au glucose positif, tache humide limitée par une auréole rosée sur l'oreiller - Risque infectieux (même à distance) : **méningite, empyème sous-dural, abcès...** - TTT : - **Vaccination anti-pneumococcique** (**antibioprophylaxie** non recommandée) - **Réparation chirurgicale** en cas de fistule active ou de lésions osseuses importantes
	Complication infectieuse			- **Méningite post-traumatique** : à **pneumocoque** ++ → **antibiothérapie** + **plastie chirurgicale de la base** - **Abcès cérébral** (rare) = dû à un corps étranger ou à un fragment osseux embarré : HTIC, signes focaux, scanner injecté = aspect en « cocarde » → **ponction-lavage chirurgical** après prélèvements bactériologiques + **antibiothérapie** visant les germes anaérobies
Complication immédiate ou précoce	**Hématome extra-dural**			= Collection de sang entre la dure-mère et la voute du crâne : rare (1-4%) → urgence neurochirurgicale - **Temporo-pariétal** ++ dans 70% des cas, plus fréquent chez le sujet jeune < 40 ans - Origine **artérielle**: déchirure d'une branche de l'a. méningée moyenne (fracture de l'écaille temporale) - Origine **veineuse** : diploé osseux fracturé ou décollement d'un sinus dural
			C	- **Traumatisme crânien** généralement modéré (chute de sa hauteur, chute de vélo...) - **Intervalle libre** durant entre **6 et 24h** - Aggravation 2^{ndr} : **céphalées, HTIC, altération rapidement progressive de la conscience** - Evolution spontanée : **coma, déficit moteur controlatéral, engagement cérébral** → **décès**
			PC	- **Hyperdensité spontanée en lentille biconvexe**, responsable d'un effet de masse - Parfois en regard d'une **fracture** de la voute visible sur les coupes en fenêtre osseuse (20%)
			TTT	→ **Urgence neurochirurgicale absolue** : transfert en urgence par le SAMU en neurochirurgie - **TTT neurochirurgical** : **volet crânien, évacuation de l'hématome, hémostase** des vaisseaux méningés, incision systématique de la dure-mère pour vérifier l'espace sous-dural - Si aggravation très rapide ou délai de transport trop long : **évacuation de sauvetage** par **trou de trépan** avant transfert en neurochirurgie → Récupération sans séquelle dans les formes prises en charge précocement
	Hématome sous-dural aigu			= Collection de sang entre la dure-mère et l'arachnoïde (espace virtuel) : en n'importe quel point de la voute ou de la base du crâne, à tout âge mais plus fréquent > 40 ans - Origine : rupture de veines corticales « en pont » (ébranlement du cerveau) ou collection 2^{ndr} de contusions cérébrales (60-90% des cas) - FdR : anticoagulant, coagulopathie
			C	- **Traumatisme crânien** avec force de décélération importante (AVP, chute violente) - **HTIC** : **trouble de conscience** après un intervalle libre très bref ou inexistant - **Signes de souffrance focal** : hémiparésie, crise d'épilepsie partielle - **Signes de souffrance du tronc cérébral** : signe de Babinski bilatéral, déséquilibre neurovégétatif ventilatoire/hémodynamique - **Engagement cérébral** et **coma** rapide
			PC	- **Hyperdensité spontanée biconcave moulée à la surface corticale,** souvent d'épaisseur réduite mais très étendue en hauteur sur de multiples coupes - Lésions associées fréquente : **contusion cérébrale, lésions axonales diffuses, hématomes** - **Effet de masse** : déplacement des structures parenchymateuses (ventricule, ligne médiane)
			TTT	- Traitement médical : **réanimation neurologique** - **Evacuation neurochirurgical** en urgence par **craniotomie large** : en cas d'HSD de grande taille → Mortalité élevée (40-90%), séquelles très fréquentes

Complication immédiate ou précoce		**Contusion cérébrale**		= **Lésions céphaliques liées à la transmission de l'onde de choc** : - **Foyer de contusion cérébral** : destruction cellulaire, suffusion hémorragique, œdème secondaire - **Lésions axonales diffuses** : micro-sections à l'interface entre substance blanche et substance grise
			C	- **Troubles de la conscience,** jusqu'au **coma** selon l'étendue des lésions : coma d'emblée en cas de lésions axonales diffuses, ou aggravation secondaire en cas de contusion cérébrale
			PC	- **Collection intraparenchymateuse** spontanément hyperdense, unique ou multiple, entouré d'un halo hypodense par **œdème réactionnel**, généralement située en contrecoup de l'impact - Possible rupture intra-ventriculaire : **hémorragie intra-ventriculaire** associée - **Lésions axonales diffuses** : petits foyers hyperdenses disséminés, en hypersignal T2
			TTT	- **Traitement médical** : réanimation, neuro-protection, lutte contre l'HTIC ➔ Séquelles neurologiques fréquentes
		Hémorragie méningée traumatique		= Rarement isolée, généralement associée à un HSD ou une contusion hémorragique cérébrale - En cas d'hémorragie méningée isolée : évoquer une **rupture d'anévrisme** avec **TC secondaire**
			C	- **Céphalées** très intenses, holo-crâniennes ou rétro-orbitaires, avec **syndrome méningé**
			PC	- **Hyperdensité spontanée des espaces sous-arachnoïdiens** : sillons cérébraux de la convexité, citernes sous-arachnoïdiennes de la base, généralement en contrecoup de l'impact - Lésions associées ++ : **hématome sous-dural, hémorragie cérébrale**...
			TTT	- **Traitement médical** : antalgie, antiémétique - Evolution généralement spontanément favorable en quelques jours, sans séquelles
	Complication vasculaire	**Dissection artérielle**		= Survenue d'un **AVC ischémique** au décours d'un **traumatisme du rachis cervical** - Signes évocateurs : **cervicalgies, céphalées, syndrome de Claude Bernard-Horner** - **Angiographie IRM** (séquence axiale T1 avec saturation de graisse) : artère de calibre externe augmenté avec hypersignal en croissant de la paroi artérielle, lumière résiduelle rétrécie - TTT : **héparinothérapie curative**
		Fistule carotido-caverneuse		= Après **arrachement des branches collatérales de l'artère carotide interne intra-caverneuse** : rare, de révélation tardive - Diagnostic : **exophtalmie pulsatile** d'installation rapidement progressive, **syndrome du sinus caverneux** jusqu'à **l'ophtalmoplégie**, voire **BAV**, **souffle systolo-diastolique intracrânien** - **Angiographie** : diagnostic et **traitement endovasculaire** en urgence
		- **Rupture de la carotide interne dans le sinus sphénoïdal** (très rare) : **épistaxis foudroyant**		
Complications tardives		**Hématome sous-dural chronique**		= **Collection liquidienne limitée par une membrane** (caillots en liquéfaction) entre la dure-mère et l'arachnoïde par hémorragie sous-durale d'origine veineuse : évolution chronique **> 3 semaines** - Dans 90% des cas > 50 ans, avec une prédominance masculine - Sans notion de traumatisme crânien dans **50%** des cas - FdR : âge, coagulopathie, anticoagulant, intoxication éthylique chronique, atrophie cérébrale - Constitution en plusieurs étapes : **hémorragie initiale** inaperçue ➔ **constitution d'une membrane** par fibrinolyse de l'hématome et réaction inflammatoire ➔ **élargissement** par **saignements itératifs** provenant de la néo-vascularisation et par **phénomènes osmotiques** à partir du LCS de voisinage
			C	- **TC initial** : le plus souvent bénin, retrouvé dans 70% des cas - **Intervalle libre** de 15 jours à quelques mois, de 3 mois en moyenne - **Aggravation secondaire** généralement fruste : **céphalées progressives, troubles cognitifs** à type de lenteur d'idéation, **troubles mnésiques, syndrome confusionnel** (démence curable) - A la phase d'état : - **Signe déficitaire** : **hémiparésie progressive** avec troubles de la marche - **Crise comitiale** - Puis **signes d'HTIC** jusqu'au **coma**
			PC	- **TDM** : collection sous-durale hypo- ou isodense au parenchyme, parfois avec hyperdensité déclive réalisant un niveau liquide (saignement récent) ou aspect hétérogène (dépôts de fibrine) - **IRM :** iso-intense au LCS en T1 et T2, hyperintense en FLAIR
			TTT	- **Traitement neurochirurgical** (évacuation et lavage sous-dural) **:** si symptomatique (HTIC, déficit focal, trouble de la vigilance) ou effet de masse au scanner (risque d'engagement imprévisible) - **Corticothérapie** orale à discuter si clinique discrète, de petite taille, sans effet de masse - Complication : - **Récidive post-opératoire** (10%) - **Crise d'épilepsie séquellaire**

<table>
<tr><td rowspan="6">Complications tardives</td><td>Hydrome sous-dural</td><td colspan="2">= Collection sous-durale liquidienne de LCS par effraction de l'arachnoïde : retardé par rapport au traumatisme, souvent bilatéral → diagnostic différentiel de l'hématome sous-dural
- TDM : hypodensité juxta-osseuse en croissant, de même densité que le liquide ventriculaire
- Evolution spontanée généralement favorable sans traitement
- TTT uniquement si retentissement clinique (rare) : dérivation du LCS ou dérivation de la collection sous-durale, sans abord direct de l'hydrome (récidive immédiate)</td></tr>
<tr><td>Hydro-céphalie chronique</td><td colspan="2">= Secondaire à un trouble de résorption de LCS
- Triade classique : troubles des fonctions supérieures + trouble de la marche + troubles sphinctériens
- TDM : dilatation ventriculaire avec hypodensité en regard des cornes frontales et occipitales
- TTT : ponctions lombaires itératives, implantation d'un système de dérivation interne</td></tr>
<tr><td>Epilepsie séquellaire</td><td colspan="2">= Constitution d'une cicatrice gliale au niveau de la lésion cérébrale corticale
- Antiépileptique selon le type de manifestation (généralisée ou partielle) : seulement en cas de crise convulsive (ou possiblement envisagée en prévention cas de TC grave à haut risque épileptique)
- Arrêt de traitement progressif, envisagé seulement > 1 an en l'absence de nouvelle crise
→ Souvent rebelle à toute tentative d'arrêt</td></tr>
<tr><td rowspan="3">Séquelles</td><td>Syndrome subjectif des traumatisés crâniens</td><td>= Syndrome post-commotionnel : dans les semaines suivant le TC, après un TC léger n'ayant pas entraîné de troubles de conscience ou de déficit neurologique
- Plaintes fonctionnelles multiples : céphalées, sensation vertigineuse, insomnie, asthénie, irritabilité, troubles de l'attention, idées noires, agoraphobie
- Examen clinique et TDM normal
- PEC : anxiolytique, psychothérapie de soutien</td></tr>
<tr><td colspan="2">- Déficit neurologique 2^{ndr} à des lésions localisées, pouvant induire une dépendance physique ou psychique : déficit moteur, trouble de l'équilibre, aphasie, atteinte des paires crâniennes…
- Etat neurovégétatif avec perte de la vie de relation</td></tr>
<tr></tr>
<tr><td>Pronostic</td><td colspan="3">- Facteurs de mauvais pronostic principaux : âge > 35 ans, sexe féminin (moins bonne récupération), score de Glasgow bas, lésions associées, comorbidité, détérioration secondaire
- Facteurs pronostiques de décès à court terme : score de Glasgow (75% de mortalité si Glasgow 3 ou 4), déviation de la ligne médiane > 5 mm au scanner, ACSOS (1 paramètre altéré = mortalité x 2, 2 paramètres altérés = mortalité x 3)
- Facteurs radiologiques de mauvais pronostic : effacement des citernes de la base, déviation de la ligne médiane > 5 mm, hémorragie intra-ventriculaire importante, hématome des noyaux gris centraux, lésions axonales diffuses, lésions mésencéphaliques à l'IRM
- Facteurs biologiques de mauvais pronostic : PIC > 20 mmHg, DSC < 30 ml/min/100g, PPC < 50 mmHg</td></tr>
</table>

ITEM 336 : HEMORRAGIE MENINGEE

Hémorragie méningée = sous-arachnoïdienne = extravasation de sang sous-arachnoïdien non traumatique : 5% des AVC
- Incidence = 5-7/100 000, âge moyen = **50 ans**, prédominance féminine (60%), grave = **40%** de mortalité et **25%** de séquelles

Diagnostic	C	**Syndrome méningé aigu**		- **Céphalée soudaine, « explosive », d'emblée maximale, ictale, globale,** irradiant souvent dans la nuque (voire rachialgie isolée), parfois après un effort ou une exposition au soleil - Signes associés (inconstants) : - **Vomissements en jet, nausées, photophobie, phonophobie** - **Trouble de la vigilance** : obnubilation, jusqu'au coma - **Raideur nucale ± signes de Kernig** et **de Brudzinski**
			Présentation atypique	- Céphalée modérée, mais toujours d'apparition brutale - **Perte de connaissance initiale** avec récupération rapide - **Syndrome confusionnel aiguë** - **Crise épileptique** généralisée voire **état de mal**
		Signes associés		- **Irritation pyramidale** (inconstante, non localisatrice) : **ROT vifs, signe de Babinski bilatéral** - **FO** : **hémorragie rétinienne** et/ou **vitréenne** (**syndrome de Terson**), **œdème papillaire** d'HTIC - **Hyperthermie à 38°C** possible (par décharge sympathique)
		Signes de gravité		- **Trouble de conscience, coma**, voire **mort subite** par inondation sous-arachnoïdienne massive - **HTIC : paralysie du VI** (diplopie), **baisse de l'acuité visuelle, œdème papillaire, mydriase** - Signes végétatifs : **tachycardie, HTA, trouble de la repolarisation, trouble du rythme, instabilité tensionnelle, réaction de Cushing** (HTA, bradycardie, ataxie respiratoire), **bradycardie**, **ACR**
		Signes de localisation	Compression directe	- **Paralysie du III** (diplopie, ptosis, mydriase) : anévrisme de la carotide interne supra-clinoïdienne ou de l'artère communicante postérieure - **Amputation du champ visuel** par **atteinte du nerf II** : anévrisme carotidien - **Compression du tronc cérébral** : anévrisme du tronc basilaire
			Lésion associée	= **Hématome intra-parenchymateux** associé ou **ischémie 2ndr à un vasospasme** - **Hématome temporal** ou **spasme sylvien** : hémiparésie, hémianopsie, aphasie - **Hématome fronto-basal** (anévrisme de l'artère communicante antérieure, péricalleuse ou cérébrale antérieure) : **paraparésie**, **mutisme**, **syndrome frontal**
		Classification de Hunt-Hess		- **Grade 1** : Syndrome méningé modéré isolé - **Grade 2** : Syndrome méningé intense sans signe focal - **Grade 3** : Syndrome méningé avec trouble modéré de la vigilance et/ou signes focaux frustes - **Grade 4** : Trouble sévère de la conscience ou signes focaux francs ou troubles neuro-végétatifs - **Grade 5** : Coma profond, décérébration
	PC	**TDM cérébral non injecté**		- **Hyperdensité spontanée des espaces sous-arachnoïdiens** : citerne de la base, vallées sylviennes, sillons corticaux, scissure inter-hémisphérique ➔ affirme le diagnostic - Prédominance de l'hémorragie dans une région cérébrale, voire visualisation d'un anévrisme (rare calcification de la paroi anévrismale) : localise la rupture vasculaire - Recherche de complications précoces : **hématome intra-parenchymateux** associé, **inondation ventriculaire, ischémie cérébrale** par vasospasme, **hydrocéphalie aiguë, effet de masse** - **Normal** dans **20%** des cas : hémorragie discrète ou ancienne (Se = 98% à J0, 85% à J3, 50% à J7) ➔ Un scanner normal n'élimine pas le diagnostic d'hémorragie méningée
			Score de Fisher	= Pronostique du risque de survenue d'un vasospasme artériel - 1 : absence de saignement - 2 : dépôts **< 1 mm** d'épaisseur - 3 : dépôts **> 1 mm** d'épaisseur - 4 : hémorragie parenchymateuse/intraventriculaire
		IRM		En 2nd intention: suspicion de thrombophlébite cérébrale, hémorragie vue tardivement, grossesse...
		Ponction lombaire		= Indiquée en cas de scanner normal : après avoir éliminée une HTIC ou un trouble de coagulation - Liquide uniformément rouge/rosé, incoagulable, dans les 3 tubes, hypertendu - **Erythrocytes** abondants, avec rapport érythrocyte/leucocyte supérieur au sang (> 10^3) - **Formule leucocytaire** normale puis lymphocytaire, **hyperprotéinorachie** - **Surnageant xanthochromique** avec **pigments sanguins** après centrifugation (> 12ème heure) : **teint rosé/jaunâtre, oxyhémoglobine, bilirubine, méthémoglobine** et **ferritine** en spectrophotométrie ➔ Une PL normale dans les **6h** ne permet pas d'éliminer le diagnostic : attendre 6h si TDM normal ➔ La normalité d'une ponction lombaire **12h** après le début de la céphalée (notamment sans xanthochromie) élimine le diagnostic d'hémorragie méningée
		DD	**PL traumatique**	- Liquide coagulable, de moins en moins sanglant, pression normale - Rapport GR/GB identique au sang, surnageant clair sans pigment sanguin

Etiologie

Rupture d'anévrisme artériel intracrânien (85%)

= **Dilatation sacciforme,** ou plus rarement **fusiforme**, de l'artère, due à une zone de fragilité malformative par disparition de la média et fragmentation de la lame élastique interne :
- Localisation : **artère communicante antérieure** (40%), **carotide interne** (30%), **artère cérébrale moyenne** (20%) ou **système vertébro-basilaire** (10%)
- FdR d'apparition :
  - Modifiable : **HTA chronique**, **tabagisme**, **alcool**
  - **Antécédents familiaux** d'anévrysme cérébral au 1er degré
  - **Affection héréditaire du tissu conjonctif : polykystose rénal, neurofibromatose de type 1, syndrome de Marfan ou d'Elher-Danlos, coarctation de l'aorte**
- FdR de rupture :
  - **Taille** : risque faible < 10 mm, risque de **25%** > 25 mm
  - **Localisation vertébro-basilaire**

Autre cause (15%)

- **Idiopathique** (10%) = artériographie négative répétée à quelques semaines : de bon pronostic
- Lésion artérielle : **MAV**, **fistule cortico-durale, cavernome, thrombophlébite cérébrale, angiopathie amyloïde, syndrome de vasoconstriction réversible, dissection artérielle, maladie de Moyamoya** (chez l'enfant)
- Lésion inflammatoire : **anévrisme mycotique, borréliose, Behçet, angéite primaire, Wegener**
- Tumeur: **apoplexie pituitaire, neurinome, méningiome, hémangioblastome, gliome, métastase de mélanome**
- Autres : **coagulopathie, anticoagulant, toxique** (cocaïne), **accident de décompression, électrocution**

Hémorragie méningée non anévrismale péri-mésencéphalique
= Hémorragie méningée centrée sur la citerne située en avant du mésencéphale ± extension à l'origine des vallées sylviennes : cause non connue, de bon pronostic
- Diagnostic d'exclusion après angiographie ➔ ne nécessite pas de 2nd angiographie

Diagnostic étiologique

Angioscanner
= Généralement réalisé en urgence après confirmation du diagnostic au scanner non injecté
- Précise le **collet** et les **rapports vasculaires adjacentes** : Se et Sp ≈ **100%** si anévrisme **> 2 mm**

Angiographie cérébrale des 4 axes
= Examen de référence, non systématique si anévrysme identifié à l'angioscanner
- **Anévrisme artériel =** image arrondie d'addition : taille, rapports, forme sacculaire/fusiforme, collet
- Anévrismes multiples non rompues (20% des cas)
- **Vasospasme secondaire des artères cérébrales** : **rétrécissement concentrique du calibre**
- Malformation plus rare : **fistule artérioveineuse durale, malformation artério-veineuse**...

➔ Possiblement masqué par un spasme 2^ndr : répéter l'**angiographie** à **J8-J10** et à **3 mois** si normale

Autres
- **Hémoculture** si suspicion d'anévrisme mycotique (complication rare et grave d'une endocardite infectieuse)
- Recherche d'une affection congénitale : **écho rénale** (PKR), **biopsie de peau** (affection du collagène…)

TTT

Echelle clinique WFNS
- Grade I : Glasgow 15 sans déficit moteur
- Grade II : Glasgow 13-14 sans déficit moteur
- Grade III : Glasgow 13-14 avec déficit moteur
- Grade IV : Glasgow = 7-12 ± déficit moteur
- Grade V : Glasgow = 3-6 ± déficit moteur

Mise en condition

➔ **Transfert médicalisé immédiat en neurochirurgie ou en réanimation**
- **Repos au lit strict** avec isolement sensoriel (lumière, bruit), **position semi-assise, tête à 30°**
- Mise en place d'une VVP, arrêt des apports par voie orale ± **SNG** si trouble de la vigilance
- Bilan standard : **groupage, Rh, RAI, NFS, TP/TCA, iono, urée, créat, glycémie, ECG, RP**
- Contrôle des fonctions vitales : **intubation + ventilation assistée** si détresse respiratoire
- **Contrôle tensionnel strict** : éviter l'hypertension (but de **PA < 150/100**) et l'hypotension (**PAM > 80**)
- **Antalgie** : **antalgiques de classe I** ne perturbant pas l'hémostase (Perfalgan®)

➔ **Salicylés** et **AINS** contre-indiqués (saignement), et **morphiniques** à éviter (altération de l'examen)
- **Traitement sédatif** en cas d'agitation
- Autre : **antiépileptique** si besoin, **laxatif** (↘ la modification de PIC à la défécation), **IPP**

TTT préventif
- **Nimodipine** (inhibiteur calcique) = prévention du vasospasme : IV ou orale pendant 21 jours, suivi PA
- **Triple H thérapie** (discutée, parfois utilisée en cas de vasospasme) : **hypertension artérielle** (après sécurisation de l'anévrisme : PAM à 100-120), **hypervolémie** (difficile à obtenir), **hémodilution**

Surveillance
- Clinique : pouls, PA, conscience (1/h), température (/8h), examen neurologique pluriquotidien
- **Doppler trans-crânien** quotidien
- **Scanner cérébrale** à la moindre aggravation

Prévention du resaignement
= Exclusion précoce de l'anévrisme cérébral dans les **48 à 72h** : prévention du resaignement
- Choix selon l'état du patient, la localisation de l'anévrisme et l'aspect du collet
- **Neuroradiologie interventionnelle** (85%) : dépôt dans le sac anévrismal d'un matériel d'exclusion de l'anévrisme (**spire, coïls, ballonnet, micropores, colle**) ➔ à privilégier en 1ère intention
- **Chirurgie** (15%) : isolement du collet et exclusion de l'anévrisme par pose de clip sur le collet

➔ Retardé **> 2 semaines** si troubles de conscience, trouble neurovégétatif sévère ou spasme artériel

Pronostic

= **1/3 de décès** avant l'arrivée à l'hôpital, **60%** de mortalité à la phase initiale et **25%** de déficit invalidant
- FdR de mauvais pronostic : âge > 70 ans, HTIC initiale, trouble de conscience sévère, déficit focal initial, resaignement précoce (avant exclusion de l'anévrisme), vasospasme cérébral, anévrisme non accessible

Complication aiguë	**HTIC**		= Par association **d'hydrocéphalie**, **d'hématome** et/ou **d'oedéme cérébrale** - Risque d'**engagement sous-falcoriel**, **cérébélleux** ou **temporal** - PEC : osmothérapie, surveillance tensionnelle et électrolytique stricte, voire craniectomie
	Hydrocéphalie aiguë précoce		= **Obstruction des voies de circulation du LCS** par un caillot sanguin **< 72h** : **20%** des cas - **Asymptomatique** ou **aggravation d'une HTIC** (trouble de la vigilance, coma) - PEC : - **Dérivation ventriculaire externe** en urgence (avant tout geste d'embolisation) - Chez le patient conscient : possible alternative par **PL évacuatrice**
	Récidive hémorragique		= Fréquente en cas de rupture d'anévrisme : **30%** à 1 mois, risque maximal **entre J7 et J11** - Hémorragie souvent plus sévère que l'initiale : décès dans > 1/3 des cas
	Lésion cérébrale associée		- **Crise comitiale**, voire état de mal épileptique - **Hématome intra-parenchymateux** - **AVC ischémique** par **vasospasme aigu**
	Décharge catécho-laminergique		- **Trouble du rythme cardiaque, cardiopathie aiguë de stress, OAP neurogène** - Anomalies ECG : segment ST anormal, onde T cérébral - Anomalie biologique : ↗ troponine et BNP - **Anomalies** à l'**ETT**
Complicaton subaiguë	**Vasospasme cérébral**		= Vasoconstriction sévère et prolongée : survient dans **50%** des cas d'anévrisme rompu - Délai : apparaît **entre J4 et J10**, dure **2 à 3 semaines** - Survient au voisinage de l'anévrisme rompu, puis s'étend progressivement - FdR : importance de l'hémorragie méningée, hypovolémie, déshydratation, hypotension, âge < 50 ans - Conséquences : - Asymptomatique : objectivé aux examens complémentaires - Symptomatique (20 à 40% des cas) : **AVC ischémique**
		Prévention	- **Nimodipine** systématique pendant 3 semaines - Maintien d'une **PAS correcte** et d'une **hypervolémie** - Surveillance quotidienne par **doppler trans-crânien**
		Diagnostic	- A évoquer devant : **ré-aggravation des céphalées, syndrome confusionnel, aggravation des troubles de conscience, déficit neurologique, hyperthermie** - **Doppler transcrânien** : ↗ des vitesses circulatoires au niveau de l'artère spasmée - **Angio-TDM** ou **angio-IRM** selon la disponibilité : confirmation diagnostique - **Angiographie cérébrale** seulement en cas de possibilité de traitement endovasculaire
		TTT	- Sous **angiographie cérébrale : angioplastie mécanique** (ballonnet) ou **chimique** (**nimodipine** intra-artériel ± **papavérine**) → en urgence **< 3h** - **Triple-H thérapie** - Traitement par **nimodipine** prolongé pour une durée de **6 semaines**
	Autres		- **Hydrocéphalie aiguë retardée** : entre 3 jours et 3 semaines - **Rédicive hémorragique précoce** - **Hyponatrémie par SIADH** : précède souvent un vasospasme de 24-48h - **Complication de réanimation** : pneumopathie d'inhalation, ulcère de stress…
A distance	- **Hydrocéphalie chronique** (quelques semaines/mois après) - **Anosmie** en cas d'anévrisme de l'artère communicante antérieure - **Cécité** par **hémorragie intra-oculaire** : **vitrectomie** à distance - **Récidive hémorragique tardive** (anévrisme multiple) - **Déficit neurologique séquellaire** si AVC ischémique ou hémorragique associé - **Epilepsie séquellaire** : peu épileptogène (en dehors des lésions associées), non augmenté par une épilepsie initiale		
Prévention	**Anévrisme intracrânien non rompu**		- Prévalence = **2 à 5%** dans la population générale, < 10 mm dans 90% des cas - Taille critique de menace de rupture = **5 mm** de grand axe
		Asympto-matique	= Découverte fortuite - **Risque hémorragique faible**, dépendant principalement de la taille de l'anévrisme (1%/an > 7 mm, 1‰/an < 5 mm) : traitement à discuter selon le rapport bénéfice/risque (risque opératoire = 5% à 5 ans), généralement en cas d'anévrisme **> 7 mm** chez le sujet jeune - Risque de rupture augmenté en cas d'antécédent de rupture d'un autre anévrisme : traitement systématique à distance de l'hémorragie méningée (6 mois à 1 an)
		Sympto-matique	- **Compression** par un anévrisme de grande taille : **paralysie du III, compression du nerf II, syndrome caverneux** (III, IV, VI, V1 et V2), **compression du tronc cérébral** - **Risque emboligène** : AVC ischémique → **Traitement chirurgical** ou **radio-interventionnel** systématique

MALFORMATION ARTERIO-VEINEUSE CEREBRALE

MAV = angiome cérébral : anomalie congénitale réalisant un shunt artério-veineux
- Plus rare que les anévrysmes (fréquence 10x inférieur), âge moyen de découverte = 20 à 40 ans
- Siège : **supra-tentoriel** dans 90% des cas ou **sous-tentoriel** dans 10% des cas
- **Maladie angiomateuse diffuse** (exceptionnelle) : **angiomes cutanés** et **rétiniens** associés

Diagnostic	C	**MAV non rompu**	= Symptomatique avant la rupture dans **50%** des cas - **Epilepsie généralisée** ou **partielle** (30%) - **Céphalée** : généralement unilatérale, parfois pseudo-migraineuse (mais toujours du même côté) - **Déficits neurologiques : -** Brutal **: ischémiques** par vol vasculaire - Progressifs : **compression** - **HTIC** rare : angiome volumineux ou compriment l'aqueduc de Sylvius - **Souffle intra-crânien** perçu par le malade ou audible à l'auscultation du crâne
		Rupture de MAV	= Survient dans 70% des cas : **hémorragie cérébro-méningée** ou **intra-parenchymateuse** isolée (rarement hémorragie méningée isolée) - **Syndrome méningé** : céphalées, nausées, vomissements, raideur de nuque - **Signes neurologiques** de localisation (selon le siège de l'hématome)
	PC	**Scanner cérébral non injecté**	- **Hémorragie intra-parenchymateuse** (hyperdensité spontanée) ± **hémorragie méningée** - **Calcifications séquellaires** d'hémorragies antérieures dans 15% des cas - MAV parfois visualisable si volumineuse, le plus souvent masqué par l'hématome
		IRM cérébrale	- MAV parfois visible pendant l'hémorragie, mais le plus souvent masquée par l'hématome → Clichés à distance de l'épisode aigu
		Artériographie cérébrale	- **Visualisation de la MAV** - **Bilan complet des 4 axes** : anévrisme cérébral sacculaire associé (10% des cas)
	Evolution		= De meilleur pronostic que la rupture d'anévrisme : - Risque de resaignement à court terme faible (10% les 6 premières semaines) - Aucun risque de spasme artériel (sauf si hémorragie méningée importante) - Mortalité de **10%** à la phase aiguë
TTT			**TTT médical** : identique à la rupture d'anévrisme **TTT curatif** : généralement à distance de l'hémorragie - **Immédiate** en cas d'hématome avec aggravation progressive de l'état neurologique : **évacuation de l'hématome** - 3 techniques : - **Chirurgie** : **exérèse** si possible complète - **Embolisation** : **oblitération endovasculaire** après cathétérisme hypersélectif des pédicules nourriciers - **Radiothérapie stéréotaxique** (en 2nd intention) : oblitération de l'angiome en 12 à 24 mois

ITEM 337 : MALAISE, PERTE DE CONNAISSANCE

<table>
<tr><td rowspan="7">Définitions</td><td>Malaise</td><td>= Plainte subjective : indisposition, gêne trouble, sensation pénible vague d'un trouble des fonctions physiologiques</td></tr>
<tr><td>Perte de connaissance</td><td>= Suspension de conscience de courte durée (quelques secondes/minutes)
- Spontanément réversible</td></tr>
<tr><td>Syncope</td><td>= Perte de connaissance brève, de quelques minutes, avec une perte du tonus postural et un retour rapide à l'état de conscience normal → hypoperfusion cérébrale globale et passagère</td></tr>
<tr><td>Lipothymie</td><td>= Durée d'hypoperfusion trop brève pour entraîner une perte de connaissance</td></tr>
<tr><td>Crise comitiale</td><td>= Décharge hypersynchrone de neurone : perte de connaissance si la décharge a lieu dans les 2 hémisphères simultanément
- Absence, perte de contact de quelques dizaines de secondes
- Crise généralisée tonicoclonique (CGTC) avec perte de connaissance prolongée durant quelques dizaines de minutes (crise (3 minutes) et confusion post-critique)</td></tr>
<tr><td>Pseudo-crise épileptique</td><td>= Caricature de crise d'épilepsie, de plusieurs dizaines de minutes, sans perte de connaissance : d'origine psychique</td></tr>
<tr><td colspan="2">→ Diagnostic différentiel selon le lieu de reprise d'une conscience claire :
- Syncope : reprise de conscience claire sur les lieux de la perte de connaissance, avant l'arrivée des secours
- Crise d'épilepsie généralisée : reprise de conscience progressive dans le camion des secours ou aux urgences</td></tr>
</table>

CRISE COMITIALE

<table>
<tr><td rowspan="6">CRISE D'EPILEPSIE GÉNÉRALISÉE TONICOCLONIQUE</td><td rowspan="2">C</td><td>Arguments diagnostiques</td><td colspan="2">- Début soudain, sans prodrome
- Perte de connaissance prolongé : plusieurs dizaines de minutes (crise, coma puis confusion post-critique) avec reprise de conscience progressive
- Séquence en 3 phases : - Tonique : hypertonie en extension des 4 membres, cyanose
- Clonique : secousses régulières puis espacées
- Résolutive : hypotonie et respiration bruyante</td></tr>
<tr><td>Eléments inconstants</td><td colspan="2">- Morsure du bord latérale de langue (pathognomonique) à la phase tonicoclonique
- Aura épileptique (prodrome) : crise partielle puis généralisée
- Chute traumatique et perte d'urine : sans valeur diagnostique</td></tr>
<tr><td>PC</td><td colspan="3">- EEG (dans les heures ou 24h suivant ++) : ondes lentes résiduelles → un EEG normal n'exclut pas le diagnostic
- Non nécessaire si patient épileptique connu ou si diagnostic certain</td></tr>
<tr><td rowspan="3">TTT</td><td colspan="3">- Pendant la crise : position latérale de sécurité, oxygénothérapie
- Au décours de la crise : aucun traitement en urgence, clonazépam (Rivotril®) 1 mg IV si 2ème crise</td></tr>
<tr><td colspan="2">Si malade épileptique connu</td><td>Si 1ère crise</td></tr>
<tr><td colspan="2">- Rechercher un facteur déclenchant : manque de sommeil, alcoolisation, fièvre, mauvaise observance thérapeutique
- Réévaluer le traitement si besoin</td><td>- Bilan biologique standard + EEG
- Scanner cérébral (ou IRM si accessible)
→ En urgence si symptômes associés (céphalées, déficit neuro), même si crise circonstancielle (alcoolisation…)</td></tr>
<tr><td rowspan="3">PSEUDO-CRISE EPILEPTIQUE</td><td>C</td><td colspan="3">- Absence de véritable perte de connaissance (difficile à affirmer)
- « Perte de connaissance » très prolongée, avec plusieurs dizaines de minutes de mouvements anormaux
- Mouvements des membres anarchiques, corps arc-bouté (opisthotonos), mouvements du bassin, cris
- Presque toujours en public (conjoint, parents…)
- Contexte biographique (abus sexuels, conflit familial/conjugal, bénéfice 2ndr) et antécédents psychiatriques
- Résistance à l'ouverture des yeux
- Généralement absence de blessure ou de pertes d'urines</td></tr>
<tr><td>PC</td><td colspan="3">- Eviter les examens complémentaires itératifs
- En cas de pseudo-crises alternant avec des crises authentiques : vidéo-EEG (avec épreuve de suggestion : hyperpnée, stimulation lumineuse intermittente)</td></tr>
<tr><td>PEC</td><td colspan="3">- Eviter les actes invasifs (intubation…)
- Benzodiazépines à la phase aiguë
- Psychothérapie à distance</td></tr>
</table>

AUTRES MALAISES ET PERTES DE CONNAISSANCES		
Malaise sans perte de connaissance	**Attaque de panique**	- Episodes de plusieurs dizaines de minutes, sans perte de connaissance vraie - Vive anxiété, sensation de mort imminente - Symptômes somatiques : oppression thoracique, « tête vide », palpitations, striction laryngée, sueurs, tremblements, vue brouillée… - **Crise de tétanie** : hyperventilation, paresthésie des extrémités et péribuccales (parfois latéralisées) et spasme carpopédal (« main d'accoucheur ») - PEC : **benzodiazépine IV** → soulagement rapide
	Ethylisme aigu	- Agitation, agressivité, somnolence ou coma - Diagnostic facile : haleine, habitude, contexte, alcoolémie → **Evoquer systématiquement** : hypoglycémie, intoxication médicamenteuse, trauma crânien associé → Une crise d'épilepsie généralisée peut survenir lors d'une alcoolisation aiguë ou un sevrage
	Hypoglycémie	- Jamais syncopale - **Malaise hypoglycémique** : sensation de faim, sueurs, céphalées, troubles visuels, pouvant régresser spontanément ou évoluer vers une confusion mentale, un trouble de la vigilance (somnolence, obnubilation, coma) et des convulsions épileptiques → Généralement diabétique connu et traité → Dosage systématique immédiat de la glycémie capillaire devant tout malaise atypique/inexpliqué
	AIT vertébro-basilaire	- Peut comporter des **sensations de malaise** : vertige, déséquilibre, céphalées postérieures, nausées, troubles visuels → jamais de perte de connaissance isolée
Malaise + PC	**Traumatisme crânien**	- Syncope simple ou convulsivante - Crise d'épilepsie généralisée tonicoclonique possible au décours → En l'absence de contexte de traumatique : possible traumatisme crânien 2ndr à une syncope ou une crise d'épilepsie généralisée
	Douleur thoracique	= Forme syncopale d'**angor** ou d'**embolie pulmonaire**
Autres (rares)	**Crise d'épilepsie partielle complexe**	**Crise d'épilepsie temporale** : dure 2-3 minutes, stéréotypée pour un même malade - Sensation épigastrique ascendante, arrêt d'activité avec rupture du contact, fixité du regard, mouvements de mâchonnement ou de déglutition, activité gestuelle simple (frottement…)
	Ictus amnésique	= Oubli à mesure, de plusieurs heures, avec questions itératives mais comportement adapté
	Narcolepsie-cataplexie	= Brusque accès de sommeil irrépressible, pluriquotidiens - Cataplexie = associés à des chutes par hypotonie

ITEM 338 : ETAT CONFUSIONNEL

Syndrome confusionnel = altération modérée de la vigilance entraînant une **désorganisation globale des fonctions cognitives et comportementales**

- Niveaux de conscience :
  - **Normal** : capable de focaliser, soutenir ou déplacer son attention
  - **Distractibilité** : fixation impossible de l'attention, mobilisée par tout nouveau stimulus
  - **Obnubilation** : répond et exécute les ordres avec lenteur
  - **Etat stuporeux** : réponses verbales ou gestuelles possibles aux stimuli extérieurs
  - **Coma** : réponses obtenues seulement par des stimuli nociceptifs

<table>
<tr><td rowspan="1">Diagnostic</td><td colspan="3">= Troubles de la conscience d'apparition brutale (quelques minutes/heures/jours), fluctuants
- Difficultés attentionnelles : - Trouble de la mémoire à court terme (« mémoire de travail ») et de l'encodage
- Caractère décousu et incohérent du langage spontané
- Désorientation temporo-spatiale constante
- Troubles du comportement : agitation, apathie, délire, perplexité anxieuse, méfiance, hallucinations
- Fluctuations des troubles, avec inversion du cycle nycthéméral au maximum : confusion et agitation s'aggravant significativement la nuit et dans l'obscurité, avec somnolence la journée
- Signe somatique non spécifique : tremblement myoclonique des extrémités, d'attitude et d'action, astérixis
- Amnésie lacunaire pour toute la durée de l'épisode confusionnel
- EEG : ralentissement global de l'activité électrique (non spécifique d'une étiologie)</td></tr>
<tr><td>DD</td><td colspan="3">- Aphasie de Wernicke : propos incohérents, absence de compréhension, mais sans trouble de la vigilance, sans fluctuation nycthémérale et avec respect des autres champs cognitifs
- Trouble psychotique aigu : propos diffluent, avec éléments psychiatriques au 1er plan
- Ictus amnésique : trouble aigu de l'enregistrement épisodique d'installation brutale, durant 6-8h, spontanément réversible, sans confusion ni désorientation temporo-spatiale et avec vigilance conservée
- Syndrome démentiel : trouble chronique (> 6 mois), d'apparition progressive, sans variation nycthémérale</td></tr>
<tr><td rowspan="8">PEC initiale</td><td>C</td><td colspan="2">- Interrogatoire de l'entourage et des secouristes : antécédents, traitements, contexte, mode d'installation
- Examen général : signes généraux, infectieux, métaboliques
- Examen neurologique : niveau de conscience, cotation du score de Glasgow, signes de localisation, signes méningés, orientation étiologique
- Examen du scalp : signes de traumatisme récent, cicatrices de lésion ou d'intervention</td></tr>
<tr><td rowspan="2">PC</td><td colspan="2">- Bilan minimal : ionogramme, calcémie, CRP, créatininémie, bilan hépatique, protidémie, NFS, TP/TCA, glycémie capillaire et veineuse, BU, saturation, ECG, RP
- Selon le contexte : dosage de traitement, alcoolémie, hémoculture en cas de fièvre, GDS, ECBU</td></tr>
<tr><td>Scanner cérébral</td><td>- En urgence : - Signes de localisation - Traumatisme crânien - Céphalées brutales - 1ère crise d'épilepsie - Modification de l'état de conscience
- En 2nd intention après exclusion des principales causes non neurologiques de confusion</td></tr>
<tr><td rowspan="4">TTT</td><td colspan="2">→ Hospitalisation immédiate généralement nécessaire
- Seul le traitement étiologique permet d'améliorer l'épisode confusionnel : régression en quelques jours</td></tr>
<tr><td>Mise en condition</td><td>- Maintien de la nutrition et de l'hydratation, si besoin par voie parentérale
- Installation au calme, en chambre individuelle, avec lumière tamisée et porte ouverte
- Surveillance régulière : conscience, constantes vitales</td></tr>
<tr><td>En cas d'agitation</td><td>- Mesures non médicamenteuses de réassurance en 1ère intention
- Sédatif par voie orale ou injectable : neuroleptiques ou benzodiazépines
- Contention physique : en dernière intention</td></tr>
<tr><td>Mesures associées</td><td>- Arrêt de tous les médicaments non indispensables
- Perfusion glucosé + vitamine B1-B6 (1g/jour) et vitamine PP (500 mg/jour) chez l'éthylique</td></tr>
<tr><td>Cause</td><td>Cause neurologique</td><td colspan="2">- Hémorragie méningée
- Méningite et méningo-encéphalite : bactérienne, virale, parasitaire, prion
- Processus expansif intracrânien : tumeur (primitive ou MT), abcès cérébral, hématome
- Infarctus cérébral : du tronc cérébral, des noyaux gris de la base ou de grande taille
- Thrombophlébite cérébrale
- Traumatisme crânien : hématome sous-dural, extra-dural et intra-parenchymateux
- Epilepsie : confusion post-critique, épilepsie partielle complexe, état de mal
- Toute pathologie neurologique chronique (SEP, Parkinson, Alzheimer…) avec un stress (fièvre…)</td></tr>
</table>

Cause	Cause générale	- Trouble hydro-électrolytique : - **Hyponatrémie** ou **hypernatrémie** - **Hypokaliémie** - **Hypocalcémie** ou **hypercalcémie** - Trouble glycémique : **hypoglycémie, décompensation acidocétosique** ou **hyper-osmolaire** - Endocrinopathie : **insuffisance surrénale aiguë, dysthyroïdie, insuffisance antéhypophysaire aiguë** - Viscérale : **insuffisance hépatique, insuffisance rénale, insuffisance cardiaque, insuffisance respiratoire** décompensée ou aiguë **- Anémie** **- Hypoxie/anoxie cérébrale** : arrêt cardio-respiratoire, état de choc - **Hypercapnie** **- Trouble de l'équilibre acido-basique** - **Hypothermie** - **Post-opératoire**
	Cause localisée	**= Syndrome douloureux, rétention urinaire, fécalome, embolie pulmonaire, trouble du rythme...** - Surtout chez le sujet âgé → toute confusion chez le sujet âgé nécessite un examen général
	Confusion fébrile	- **Infection pulmonaire** ou **urinaire**: **NFS, VS/CRP, fibrinogène, hémocultures, ECBU, RP** systématiques - **Méningite** ou **méningo-encéphalite** (signes méningés possiblement absents) - Confusion fébrile prolongée résistant au traitement : **foyer infectieux profond** = **endocardite, abcès** - Confusion avec hypothermie : évoque un **choc septique à BGN** - Autres causes fébriles : - Pathologie générale : **arthrite microcristalline, maladie de Horton** - Toxique : **neuroleptique, anticholinergique, sevrage alcoolique**
	Toxique	**- Alcool** : - **Ethylisme aigu** : possiblement avec d'autres causes intriquées (traumatisme, hypoglycémie...) - **Sevrage** : **pré-délirium** (sueurs, anxiété, tremblement) puis **delirium tremens** (confusion, délire onirique, agitation, trouble de la marche et de la parole, fièvre, déshydratation) **- Toxicomanie** : **cocaïne, opiacés** (pupilles en myosis), **LSD, amphétamine...** - **Intoxication au CO**
	Iatrogène	= Tout médicament est potentiellement une cause de confusion, notamment aux changements de posologie/associations **- Traitement à haut risque** : **anticholinergique, benzodiazépine, anti-épileptique, corticoïdes, L-dopa, agoniste dopaminergique, antihistaminiques H2, digoxine, fluoroquinolone, lithium** → Ataxie, dysmétrie, tremblement : évocateur de **cause iatrogène** ou **toxique** → Mydriase bilatérale : évocatrice d'une **intoxication aux anticholinergiques** ou **sympathomimétique** **- Sevrage : barbituriques, benzodiazépines, opiacés**
	Carence	- **Encéphalopathie de Gayet-Wernicke** (carence en B1): troubles oculomoteurs, signes cérébelleux, troubles de la marche - **Pellagre** (carence en PP) : atteinte cutanée (desquamation, glossite), signes extrapyramidaux, diarrhée - **Carence en vitamine B12** ou **folates** → Prévention systématique chez tout patient dénutri ou éthylique chronique : apport systématique en vitamine B1-B6 (1g/j) et PP (500 mg/j) IV
	Confusion psy-chiatrique	= Diagnostic d'élimination, parfois difficile chez un patient aux atcds psychiatriques
		En faveur d'une étiologie organique : - Onirisme avec hallucinations ou illusions (essentiellement visuelles) - Thème non spécifique - Délire onirique non systématisé - Sans idée d'influence ou d'automatisme mental
		En faveur d'une étiologie psychiatrique : - Polymorphisme des mécanismes délirants - Hallucinations auditives - Multiplicité des thèmes
	→ Les causes **métaboliques** et **toxiques** sont les plus fréquentes → Plusieurs causes peuvent être associées chez un patient	

Psychiatrie

ITEM 58 : FACTEURS DE RISQUE, PREVENTION, DEPISTAGE DES TROUBLES PSYCHIQUES

- En France : **20% de la population** souffre d'au moins un trouble psychiatrique = **12 millions de personnes**
- **Pathologies psychiatriques** = 3ème maladies les plus fréquentes, 1ère causes d'invalidité, associées à une mortalité élevée

FdR de troubles psychiatriques	Sociaux et environnementaux		- **Consommation de toxiques** - Environnement familial : **maltraitance** (carence affective, négligence, violences physiques et psychologiques, abus sexuel), **conflits**, **difficultés scolaires**, **changement social rapide, conditions de travail, deuil, isolement** - Environnement culturel : **précarité, situation économique défavorable** (malnutrition, mauvais accès aux soins et à l'éducation), **discrimination, exclusion, guerre, catastrophe naturelle**
FdR de troubles psychiatriques	Psychologiques		= ↘ des capacités d'ajustement au stress : - **Personnalité** (tempérament et caractère) - **Capacités cognitives** et **niveau intellectuel**
FdR de troubles psychiatriques	Biologiques		- Facteurs génétiques : **antécédents familiaux** - **Pathologies médicales non psychiatriques**
FdR de troubles psychiatriques	*Selon les périodes de la vie*	**Enfant/ adolescent**	- Anténatal : tout facteur altérant le développement pendant la grossesse (infection, toxique…) - **Troubles psychiatriques chez les parents** - **Conflits familiaux** : traumatisme, séparation, deuil - **Maltraitance** (de la négligence à l'abus sexuel) ou **carence affective** - **Précarité, malnutrition, non accès aux soins** - **Echec scolaire, exclusion** - **Consommation de toxiques**
FdR de troubles psychiatriques	*Selon les périodes de la vie*	**Adulte**	- **Stress professionnel** : mauvaises conditions de travail, surmenage, *burn out*, harcèlement - **Chômage, licenciement** avec **sentiment d'exclusion, précarité** - **Consommation de toxiques**
FdR de troubles psychiatriques	*Selon les périodes de la vie*	**Sujet âgé**	- **Déclin cognitif, maladie chronique, dépendance** - **Isolement social et familial** : deuil, veuvage - **Maltraitance, négligence** - **Précarité, malnutrition**
FdR de troubles psychiatriques	Exemples de la schizophrénie		- FdR environnementaux : **cannabis, infection/complication obstétricale pendant la grossesse, sexe masculin, statut migratoire, naissance en hiver, père âgé, statut socio-économique défavorisé…** - FdR psychologique : **stress maternel pendant la grossesse, maltraitance infantile** - FdR génétique : **antécédents familiaux**
Prévention	**Primaire** ↘ l'incidence		- **Campagnes de prévention et sensibilisation** : cannabis, alcool, maltraitance… - **Intervention en santé mentale sur le lieu de travail** : programmes de prévention du stress… - **Amélioration de la qualité de vie** et des conditions de travail, lutte contre l'isolement social, le chômage, les addictions, la précarité, les inégalités, l'échec scolaire…
Prévention	**Secondaire** ↘ la prévalence	Petite enfance	- Dépistage des **situations à risque de trouble de l'attachement et de maltraitance** : trouble psychiatrique chez la mère, notamment en péri-partum - Suivi rapproché par les PMI des mères ayant des antécédents psychiatriques
Prévention	**Secondaire** ↘ la prévalence	Enfance	- Surveillance du **développement psychomoteur** (retard d'apprentissage…), suivi social - **Accompagnement adapté** en cas de séparation, traumatisme, pathologie médicale… - Repérage des **situations de maltraitance** - Dépistage des troubles psychiatriques débutants et prise en charge précoce
Prévention	**Secondaire** ↘ la prévalence	Adulte	- Promotion des **règles hygiéno-diététiques et de bonne santé** - **Accompagnement** et **soutien psychologique** en cas de situations de vie difficile, de stress au travail, de pathologie médicale non psychiatrique - Dépistage et aide au sevrage de toute **substance addictive** - Dépistage des troubles psychiatriques et prise en charge précoce
Prévention	**Secondaire** ↘ la prévalence	Personne âgée	- Identification des **situations à risque de maltraitance, isolement, précarité** - Favoriser le **maintien d'une vie sociale** (structure d'accueil de jour) - Dépistage des **troubles cognitifs débutants** - Dépistage des troubles psychiatriques, en particulier des épisodes dépressifs caractérisés
Prévention	**Tertiaire** ↘ la morbi-mortalité		- Meilleur **optimisation thérapeutique** (médicamenteuse et psychothérapeutique) - **Amélioration de la conscience des troubles** et favoriser les **stratégies d'ajustement** face à la maladie - Favoriser une **meilleure adaptation socioprofessionnelle** des patients - **Promotion des droits et des soins**

ITEM 59 : CLASSIFICATION DES TROUBLES MENTAUX

Signes et symptômes psychiatriques		- **Signe** = observation clinique objective - **Symptôme** = expérience subjective décrite par le patient - **Syndrome** = ensemble de signes et symptômes formant un ensemble reconnaissable
Présentation	**Apparence**	- **Allure extravagante** ou **bizarre** - Hygiène corporelle : **incurie** (indifférence et manque de soin)
	Mimique	- Exagérée : **hypermimie** - Diminuée : **hypomimie**, voire **amimie** - En désaccord avec le contenu psychoaffectif : **dysmimie** (sourires immotivés ou inadaptés, paramimie, échomimie…)
	Activité psychomotrice	- Excessive : **accélération psychomotrice**, **impatience**, **hyperkinésie**, **tasikinésie-akathisie** (besoin impérieux de déambuler), voire **agitation** - Diminuée : **ralentissement psychomoteur, bradykinésie**, voire **attitude catatonique, catalepsie** (absence d'initiation motrice), **négativisme** (opposition à toute sollicitation) - Inadapté : **bizarreries, parakinésies, maniérisme, attitudes empruntées, stéréotypies**
Discours = langage + pensée	**Dynamique du discours**	- Augmentée : **logorrhée, abondant, volubile, tachyphémie** (rapide), voire **verbigération** - Diminuée : **pauvreté du discours, discours non spontané, bradyphémique** (lent), **réponse laconique, latence des réponses**, voire **mutisme**
	Rythme de la pensée	- Augmenté : **tachypsychie, fuite des idées, relâchement des associations, coq-à-l'âne, associations par assonance** - Diminué: **bradypsychie, monoïdéisme**, **anidéisme**, **alogie** (aucune production de pensée)
	Forme du discours	- Phonétique : **prosodie diminuée** (voix monocorde), **augmentée** ou **dysprosodique** - Lexico-sémantique : **écholalie**, **néologisme**, **paralogismes**, voire **schizophasie** - Syntaxique : **agrammatisme** - Continuité : **incohérences**, **diffluence** (avec pensée **tangentielle** (juste à côté), **circonlocutoire** (tourne en rond), **digressive** (digression sans logique apparente), **allusive** (discours métaphorique), **vague**, sans idée directrice), **discontinuité** (**fading**, voire **barrage**)
	Contenu	- **Idées délirantes** : thème, mécanisme, adhésion, systématisation, participation - **Idées anxieuses** : soucis, inquiétudes, anxiété anticipatoire, obsessions, phobiques - **Idées liées à l'humeur** : - **Négative** : culpabilité, regret, autodépréciation, dévalorisation, ruminations dépressives ou anxieuses, sentiment d'échec, idées noires, morbides, de **mort**, de **suicide**… - **Positive** : de **grandeur, optimisme démesuré**…
Perception	**Hallucinations**	= Perceptions sans objet - **Intrapsychique** (avec perte de l'intimité psychique) : **dévidement de pensée, diffusion de pensée, vol de pensée, écho de pensée, commentaires de pensée** ou **d'acte, acte imposé** - **Sensorielle** : **auditive** (± **attitudes d'écoute, soliloquie**), **visuelle, olfactive, gustative, tactile, cénesthésique**
	Illusions	= Perceptions déformées : **auditive, visuelle, olfactive, gustative, tactile, cénesthésique**
	Niveau de perception	- Augmentation de la perception sensorielle : **hypersensibilité, hyperesthésie sensorielle** - Diminution de la perception sensorielle : **hyposensibilité, hypoesthésie sensorielle**
	Modification	- **Déréalisation** = perception du monde modifiée : sentiment **d'étrangeté** ou **d'irréalité** - **Dépersonnalisation** = perception de soi-même modifiée
Cognition	**Attention**	- Diminuée : **hypoprosexie** (difficulté de concentration), **distractibilité** - Augmentée : **hyperprosexie** (polarisation attentionnelle exagérée sur un stimulus), **hypervigilance** (alerte attentionnelle)
	Mémoire	- Mémoire épisodique: **amnésie, paramnésie** (remémorisation décontextualisée ou déformée) - Mémoire de travail : **oublis, pertes, erreurs**
	Planification	**- Apragmatisme** = difficulté à initier une action par défaut de planification (incapacité à avoir l'idée de l'action)
	Cognition sociale	- Difficulté de **reconnaissance des émotions**, défaut de **théorie de l'esprit** (attribuer aux autres des pensées et des comportements différents des siens)

Signes et symptômes psychiatriques	*Affectivité*	**Emotion**	= Réponse affective immédiate à un stimulus - Plus intense : **hyperesthésie affective, hyperréactivité émotionnelle** - Diminuée : **hypoesthésie affective**, voire **anesthésie affective, émoussement affectif, affect abrasé** ou **restreint** - Qualité particulières : **anxiété, tension interne** - Discordante avec le contenu psychoaffectif : **discordance idéo-affective, réaction émotionnelle inappropriée, paradoxale, imprévisible** - **Anhédonie** = perte de la capacité à éprouver du plaisir
		Humeur	= Tonalité affective globale et durable, qui colore la perception du monde - Augmenté : **hyperthymie** (humeur euphorique, expansive, exaltée), souvent associée à une **hypersyntonie** (hypersensibilité au contexte ou à l'ambiance) - Diminué : **hypothymie** (humeur dépressive, douloureuse), voire **athymie** (absence d'humeur) - Changeante ou versatile : **labilité de l'humeur** - **Aboulie** = perte de l'élan vital : difficulté à initier une action planifiée (malgré l'idée de l'acte) par manque d'affect - **Athymhormie = athymie + aboulie**
		Motivation	- **Avolition** = manque de motivation pour réaliser un acte - **Craving** = envie extrême d'un comportement
	Fonctions instinctuelles		- Sommeil : **insomnie, hypersomnie, parasomnie** - Alimentation : **anorexie, hyperphagie** - Sexualité : **hyposexualité, hypersexualité, baisse de libido, libido exagérée** - Neurovégétatif = **signes sympathiques d'anxiété** ou **d'hyperréactivité neurovégétative :** palpitations, éréthisme cardiaque, tachycardie, tachypnée, douleur/gêne thoracique, sensation d'étranglement, d'étouffement, de souffle coupé, nausées, gêne abdominale, constipation, vertige, instabilité, sensation d'évanouissement, de tête vide, paresthésies, tremblements, tension/secousses musculaires, frissons, hypersudation, bouffées de chaleur
	Compor-tement		- **Evitements, compulsion** : comportement permettant de diminuer l'anxiété - **Comportements suicidaires** - Fonctionnement interpersonnel : **- Inhibé** : **clinophilie, retrait social** voire **asocialité** **- Désinhibé** : **ludisme, familiarité, causticité, hostilité** - **Altération du contrôle des impulsions** : **impulsivité, agressivité, accès de colère, raptus** (impulsion très brusque) avec risque d'atteinte aux mœurs, de conduite à risque ou hétéro-/auto-agressive - **Inadapté** : **bizarrerie comportementale, comportement insolite, étrange**
	Jugement et insight		- Jugement : **distordu**, avec **logique inappropriée** et **indécision**, jusqu'au **rationalisme morbide** - **Insight** = conscience de la maladie, capacité d'attribuer les expériences mentales inhabituelles à la pathologie → joue un rôle important dans l'adhésion au traitement
Trouble mental	Approche catégorielle		= Compilation de signes et de symptômes et classification en entités morbides (catégorielles) : buts - Formulation des hypothèses étio-pathogéniques - Etude d'épidémiologie et détermination de facteurs de risque - Prévoir le pronostic : évolution, mortalité et morbidité - Justifier une thérapeutique influençant le pronostic naturel
	Critères		- **Critère sémiologique spécifique** : symptômes et signes, organisés en syndromes - **Critère d'évolution temporelle** : rupture par rapport à l'état antérieur, durée d'évolution des troubles - **Critères fonctionnels** : **répercussion psychologique** (souffrance psychique, altération de la qualité de vie), **répercussion sociale** (notion de handicap psychique (≠ handicap mental : déficience intellectuelle)) - Elimination d'un diagnostic différentiel : psychiatrique (autre trouble mental expliquant mieux la symptomatologie), toxique (intoxication ou sevrage) ou médicale/générale → Le diagnostic psychiatrique est toujours clinique

Nosographie	Système nosographique		- **CIM-10** (Classification Internationale des Maladies) : par **l'OMS,** utilisé pour la cotation des actes - **DSM-5** (*Diagnostic and Statistical Manual*) : rédigé par **l'APA** (Association américaine de psychiatrie), utilisé en recherche psychiatrique
	Catégories nosographiques	**Catégorie principale**	- **Trouble du neuro-développement** = débutant durant le développement psycho-moteur chez l'enfant : trouble du spectre autistique, trouble déficit d'attention/ hyperactivité, trouble spécifique des apprentissages, déficience intellectuelle - **Trouble psychotique** = perte des limites du « moi » et altération marquée de l'appréhension et du contact avec la réalité - **Trouble de l'humeur** = perturbation de l'humeur - **Trouble anxieux** = anxiété sans altération de l'appréhension de la réalité - **Trouble somatoforme** = présence de symptômes physiques ne pouvant s'expliquer entièrement par une pathologie non psychiatrique - **Trouble dissociatif** = perturbation des fonctions normalement intégrées (conscience, mémoire, identité, perception de l'environnement) - **Addiction** = impossibilité répétée de contrôler un comportement en dépit de la connaissance de ses conséquences négatives → **MINI** (*Mini International Neuropsychiatric Interview*) : entretien de dépistage et diagnostique structurée permettant d'évaluer la présence de troubles psychiatriques (hors troubles somatoformes et dissociatifs)
		Spécification	- Définition plus précise du trouble psychiatrique en le rattachant à un **trouble mental spécifique** (trouble schizophrénique, trouble dépressif caractérisé...), et en le **caractérisant** (trouble schizophrénique paranoïde...)
		Comorbidité	= Psychiatrique, addictif et médicale non psychiatrique
Epidémiologie	→ **Prévalence sur la vie entière des troubles mentaux = 30%** - **25%** des consultations en médecine générale - Troubles les plus fréquents : - Trouble anxieux : - **Trouble phobique** = **15%** - **Trouble anxieux généralisé** = **8%** - Trouble de l'humeur : **trouble dépressif caractérisé** = **10%** - Trouble de l'usage d'une substance : **alcool** = **10%** - Troubles peu fréquents : - **Trouble schizophrénique** = **1%** - **Trouble bipolaire** = **1,5%**		
Pronostic	→ L'espérance de vie de patient souffrant de troubles mentaux est inférieure à la population générale - **Risque suicidaire** - **Retard au diagnostic et au traitement** : augmente la sévérité de la maladie - **Comorbidité addictive** très fréquemment associée - **Comorbidité médicale non psychiatrique** - **Réduction de l'accès aux soins**		

ITEM 60 : OFFRE DE SOINS EN PSYCHIATRIE

Santé mentale = enjeu majeur de santé publique : troubles fréquents, évolutifs, souvent chronique et invalidants
- Concerne 12 millions de Français, pour des coûts directs et indirects de 107 milliards d'euros (4% du PIB)
- Prévalence annuelle de 20%, 15% des invalidités, 30% des journées de vie perdues (par mortalité évitable ou invalidité)

Système de santé

= Ensemble des moyens organisationnels, structurels, humains et financiers destinés à réaliser les objectifs d'une politique de santé
- 4 fonctions essentielles : **prestation de services**, **création de ressources**, **financement** et **gestion administrative**
- 3 niveaux :
  - **Soins primaires** : soins de 1er recours, essentiellement ambulatoire, de proximité
  - **Soins secondaires** : services spécialisés dans le diagnostic et la PEC d'un domaine pathologique donné
  - **Soins tertiaires** : centres de référence, offrant les services de soins les plus spécialisés, souvent à vocation d'enseignement et de recherche
- Structures :
  - **Ambulatoire** : médecine générale, maisons de santé pluridisciplinaire, centres de soins…
  - **Intermédiaire** : hôpitaux de jours, centres d'accueil à temps partiels
  - **Hospitalier** : service d'hospitalisation temps plein des hôpitaux publics ou du secteur privé
- Financement du système de soin : **assurance maladie**

Réseau de soins	= Coordination formalisée de professionnels de santé et d'intervenants (travailleurs sociaux, personnel administratif…) sur le parcours d'un patient
Parcours de soins	= Organisation d'une prise en charge globale, continue et coordonnée des patients, orientés vers l'offre de soin la plus appropriée à leurs besoins - Médecin traitant et médecins spécialistes (avec un taux de remboursement maximal si le patient est adressé par le médecin traitant), ambulatoire ou hospitalier ➜ **L'assuré de 16 à 25 ans** ayant un médecin traitant déclaré peut consulter directement un psychiatre ou neuropsychiatre sans perte de bénéfice du taux habituel de remboursement
Secteur social et médico-social	= Populations « fragile » : situation de précarité, d'exclusion, de handicap ou de dépendance - Financement par de multiples acteurs : Etat, assurance maladie, collectivités territoriales

Organisation des soins en psychiatrie

Secteur publique (établissements publics de santé mentale) et **privé** (psychiatres libéraux, cliniques privées) :
- **80%** des lits et places en psychiatrie dans le secteur public (ou privé « participant au service public hospitalier » (PSPH))
- 13 000 psychiatres, dont 50% salariés, 35% libéraux et 15% mixtes
- ↗ du recours au système de soins psychiatriques (+ 56% de personnes suivies par un service de psychiatrie en 10 ans)

Secteur	= Zone géographique délimitée, au sein de laquelle une équipe multidisciplinaire de psychiatrie publique a la responsabilité de l'offre publique de soins psychiatriques (ambulatoire, intermédiaire et hospitalière) - Le **lieu de résidence du patient** détermine le lieu de prise en charge publique - Organisation sectorielle conçue pour une charge de population de **67 000 habitants/secteur** - But : **égalité des soins, désinstitutionalisation, continuité des soins** ➜ Le libre choix du médecin demeure le principe général d'organisation de soins
Inter-secteur	= Zone géo-populationnelle recouvrant le périmètre de plusieurs secteurs de psychiatrie générale, pour y développer des activités plus spécialisées - **Inter-secteur de psychiatrie de l'enfant et de l'adolescent** - Dispositifs intersectoriels : **psychiatrie d'urgence et de crise**, **psychiatrie** de **consultation-liaison**, **addictologie**, **psychiatrie de la personne âgée…**

Offre de soins pour l'adulte

➜ La psychiatrie est la seule discipline médicale disposant du droit de soin sans consentement (généralement par des services de psychiatrie publique, parfois par des établissements privés)

Ambulatoire

➜ **> 60% des patients suivis en psychiatrie ne sont jamais hospitalisés**

Consultation ambulatoire	**CMP = Centres médico-psychologiques** : structure pivot de la psychiatrie publique - Soins dispensés gratuitement - Compétences multiples : **médecins, psychologiques, travailleurs sociaux, ergothérapeutes, sociothérapeutes…** - **CAP = Centre d'Accueil Permanent** : réponse 24h/24 - **VAD = Visite à domicile** : offre de soins au domicile du patient - **Accueil en appartement thérapeutique** : à la sortie de l'hôpital, sur une durée limitée
Psychiatrie de liaison	= **Intervention en unités d'hospitalisation non psychiatrique (MCO)** - Souvent organisation intersectorielle - Parfois organisation spécifique dans un service d'accueil d'urgences des hôpitaux généraux ou dans des structures médico-sociales ou des EHPAD

<table>
<tr><td rowspan="12">Offre de soins pour l'adulte</td><td rowspan="4">Soins séquentiels</td><td colspan="3">= Prise en charge intensive en ambulatoire sans hébergement (sauf hôpitaux de nuits)</td></tr>
<tr><td>Hôpitaux de jours</td><td colspan="2">= Soins polyvalents et intensifs durant la journée, en 1 ou plusieurs jours par semaine
- Objectif : éviter la chronicisation de l'hospitalisation, préparer la réinsertion</td></tr>
<tr><td>Hôpital de nuit</td><td colspan="2">- Prise en charge thérapeutique en fin de journée
- Surveillance médicale de nuit ou en fin de semaine</td></tr>
<tr><td>CATTP</td><td colspan="2">= Centres d'Accueil Thérapeutique à Temps Partiel : activités thérapeutiques et occupationnelles afin de favoriser l'autonomie et la réadaptation sociale</td></tr>
<tr><td rowspan="3">Hospitalier</td><td>Hospitalisation temps plein</td><td colspan="2">= > 90% du temps complet : hospitalisation « traditionnelle » au sein de l'hôpital
- Rupture avec le milieu social et familial
- Localisée au sein des CHS (centre hospitalier spécialisé), CHG (centre hospitalier généralisé) ou CHR (centre hospitalier régional)</td></tr>
<tr><td>Centre de post-cure</td><td colspan="2">= Unités de moyens séjours, de transition entre l'hôpital et le retour au domicile
- Soins intensifs de réhabilitation, visant à limiter le handicap et à soutenir l'autonomie
- Peut durée plusieurs mois à quelques années</td></tr>
<tr><td>Centre d'accueil et de crise d'urgence</td><td colspan="2">= CAC ou U72 : structures hospitalières d'accueil des patients en situation de crise, souvent associée au service d'accueil des urgences des hôpitaux généraux
- Durée de séjour courte</td></tr>
<tr><td colspan="2" rowspan="2">Professionnels du dispositif de soins psychiatriques</td><td colspan="2">- Personnel médical : psychiatres
- Personnel non médical : cadres, infirmiers, aides-soignants, psychologues, assistants sociaux, personnel de rééducation (psychomotricien, orthophoniste, ergothérapeute), personnel éducatif (animateur, éducateur), secrétaires médicales, agents de services hospitaliers</td></tr>
<tr><td>Partenaires</td><td>- Autres professionnels de santé : médecins généralistes et spécialistes
- Partenaires sociaux et médicaux : hébergement (foyer occupationnel, foyer d'accueil médicalisé, maison d'accueil spécialisé), accompagnement en cité (SAVS ou SAMSAH), travail protégé (ESAT)
- Forces de l'ordre et juges
- Personnels pénitentiaires et conseillers de probation
- Association d'usagers ou de famille : UNAFAM (Union nationale des familles et amis des malades souffrant de troubles psychiatriques), FNAPSY (Fédération nationale des usagers en psychiatrie)</td></tr>
<tr><td colspan="2">Secteur privé</td><td colspan="2">- Psychiatrie libérale
- Cliniques privées : 13% de l'offre d'hospitalisation</td></tr>
<tr><td rowspan="7">Offre de soins en pédopsychiatrie</td><td colspan="4">Spécificités : - Priorité donnée aux liens entre l'enfant et son milieu familial et social (éviter séparation et rupture)
- Maintien de l'enfant dans le milieu scolaire
- Travail en partenariat avec les acteurs du monde de l'enfance : éducation nationale, services sociaux, associations de parents</td></tr>
<tr><td rowspan="3">Modalités de prise en charge</td><td>Ambulatoire</td><td colspan="2">- CMP : 1ère structure la plus utilisée en pédopsychiatrie
- Pédopsychiatrie de liaison (surtout aux urgences, en pédiatrie et en maternité)
- Hospitalisation à domicile
- Accueil familial thérapeutique</td></tr>
<tr><td>Soins séquentiels</td><td colspan="2">- Hôpitaux de jour : 2nd structure la plus utilisée en pédopsychiatrie
- Centre d'activité à temps partiel (CATTP)
- Hôpitaux de nuit : plus rarement utilisés</td></tr>
<tr><td>Hospitalier</td><td colspan="2">- Hospitalisation temps plein (structure de dernier recours)
- Centres de post-cure
- Centre de crise et centre d'accueil permanent (rares)</td></tr>
<tr><td colspan="2">Professionnels du dispositif de soins</td><td colspan="2">- Pédopsychiatre
- Personnel spécifique : personnel de rééducation (psychomotricien, orthophoniste), puéricultrice</td></tr>
<tr><td colspan="2">Lieux de prise en charge hors secteur</td><td colspan="2">- Centre médico-psycho-pédagogique (CMPP) : lieux de consultations et soins ambulatoires (identiques au CMP) avec en plus des personnels de l'Education national
- Centre d'action médico-sociale précoce (CAMPS) : lieux de soins ambulatoires pour les enfants jusqu'à 6 ans</td></tr>
</table>

Offre de soins spécifiques	**Psychiatrie d'urgence**	- Organisée en majorité par les hôpitaux généraux assurant un service d'accueil d'urgences - Autres : **équipes mobiles, permanence téléphonique, médecins/autres professionnels** en association (réponse téléphonique, déplacement à domicile)
	Psychiatrie de liaison	- Multidisciplinaire : psychiatre, psychologue, infirmiers - Intervention dans les services de médecin conventionnelle pour assurer les soins en santé mentale
	Addictologie	= Sous-spécialité regroupant divers intervenants : organisation généralement intersectorielle
	Psychiatrie du sujet âgé	= Sous-spécialité regroupant divers intervenants : organisation généralement intersectorielle - **Consultations de psychiatries de la personne âgée** (souvent à l'hôpital), **équipes mobiles de géronto-psychiatrie (EMPG), équipe de secteur, services hospitaliers**
	Secteur pénitentiaire	= Prise en charge de la population carcérale - Dans l'établissement pénitentiaire : psychiatrie de liaison par le secteur, consultation psychiatrique - **Service médico-psychologique régional (SMPR)** : situé dans l'enceinte de la prison - **Unité hospitalière spécialement aménagée (UHSA)** : hôpital accueillant uniquement une population carcérale
	Consultations de recours	- **Consultations spécialisées** : soins partagés avec les médecins généralistes, centres experts pour les patients bipolaires, schizophrènes, Asperger, trouble dépressif caractérisé résistant, trouble anxieux sévère, cellule d'urgence médico-psychologique - **Centre ressource autisme (CRA)** : implanté en CHU, dans chaque région

ITEM 56 : TROUBLES DE LA SEXUALITE

Sexualité normale	**Phase du désir** : idées et fantaisies érotiques, souhait d'avoir un rapport sexuel, sous commande cérébrale - Androgéno-dépendant chez l'homme et la femme **Phase d'excitation**: - **Erection** chez l'homme - **Lubrification vaginale, érection du clitoris** chez la femme (↗ vascularisation vaginale et de la vulve) - Résulte de **stimulations cérébrales** (visuelles, auditives, phantasmatiques) et/ou **périphériques**, notamment périnéales - Réponse sexuelle pelvi-périnéale : nécessite l'intégrité des composantes **sympathique spinale thoraco-lombaire** (T12-L2) et **parasympathique spinale sacrée** (S1-S3) et **somatique sacrée** (S2-S4) **Phase de plateau** : réalisation du **coït** ou poursuite de la stimulation **Phase d'orgasme** : sensation de **plaisir intense**, avec **contraction rythmique de la musculature striée périnéale** - Signes généraux : tension musculaire, polypnée, tachycardie, ↗ pression artérielle - Chez l'homme : éjaculation et expulsion saccadée du sperme → l'éjaculation n'est pas un prérequis pour l'orgasme **Phase de résolution** : diminution des phénomènes de la phase d'excitation - Chez la femme : plusieurs orgasmes possibles si la stimulation sexuelle ne s'interrompt pas - Chez l'homme : suivi d'une période réfractaire, dont la durée augmente avec l'âge

TROUBLE DE LA SEXUALITE DE L'HOMME

Troubles du désir	**Baisse de libido**	- Trouble psychiatrique : - **Episode dépressif caractérisé, trouble anxieux, addiction** - Plus rarement : **psychose, anorexie mentale…** - **Iatrogénie** : **antidépresseur ISRS, neuroleptique, agoniste LH-RH, anti-androgène**… - **Déficit androgénique** : principalement lié à l'âge - **Facteurs psychosociaux** : stress professionnel, personnel…	
	Excès et/ou déviation du désir	- Exagération des besoins sexuels : **satyriasis** - Risque de **délinquance sexuelle** - Eliminer une cause organique : **syndrome frontal** (post-AVC, traumatisme crânien…), **iatrogénie médicamenteuse** (agoniste dopaminergique…)	
Troubles de l'éjaculation	**Ejaculation prématurée**	= Délai **< 1 minute** après la pénétration vaginale (voire *ante-portas*, avant la pénétration) : incapacité à retarder l'éjaculation lors de toutes ou presque toutes les pénétrations vaginales - Conséquences personnelles : souffrance, gêne, évitement de l'intimité sexuelle, frustration - Généralement **d'origine comportementale** → Eliminer une pathologie génito-sexuelle ou une dysfonction érectile associée	
		TTT	- **PEC psycho-sexologique comportementale** : technique du *squeeze* (« *stop and go* »)… - **Antidépresseurs** : - **ISRS** : **paroxétine** 20 mg/j (Priligy®) à la demande - **Antidépresseur tricyclique** : **clomipramine** 10 mg/j, hors AMM - **Anesthésiques locaux** (lidocaïne crème) : 30 à 60 minutes avant le rapport
	Ejaculation retardée	= Ejaculation après une période d'excitation sexuelle subjectivement trop longue - Cause : **psychogène, neurologique** (SEP…), **iatrogène** (**antidépresseur, neuroleptique, tramadol**…)	
	Anéjaculation	= Absence d'éjaculation - Causes nombreuses : **psychogène, neurologique** (**para/tétraplégie**), **diabète, iatrogène** (**antidépresseur, neuroleptique, α-bloquant, chirurgie**)…	
	Ejaculation rétrograde	= Expulsion de sperme dans la vessie après la phase d'émission, avec présence d'une **spermaturie** après l'orgasme : défaut de fermeture du col de la vessie pendant l'émission de sperme - Cause : **neuropathie diabétique, para/tétraplégie, médicament (α-bloquant…)**	
	Ejaculation douloureuse	= Pendant ou immédiatement après l'éjaculation - Cause : **prostatite chronique, syndrome douloureux pelvien chronique**	
	Hémospermie	- Eliminer un **cancer de la prostate** chez l'homme âgé - Fréquent dans les suites de biopsies de prostate	
	Hypospermie	- Cause : **vieillissement, médicament** (**α-bloquant**), **mucoviscidose**…	
Troubles de l'excitation/ érection		- **Cause organique** : iatrogène (**chirurgie, antidépresseur, neuroleptique, β-bloquant, anti-HTA**…), diabète, athérome, affection neurologique (SEP, Parkinson, trauma médullaire…), déficit androgénique, dysthyroïdie… - **Cause psychogène**	

TROUBLE DE LA SEXUALITE DE LA FEMME

Troubles du désir	**Insuffisance/ absence de désir**		= **Anaphrodisie** : **désir sexuel hypo-actif** primaire (jamais éprouvé de désir) ou secondaire - **Cause psychogène** - **Cause organique** : dépression, médicament (**antidépresseur, neuroleptique, tamoxifène**...) - **Ménopause chirurgicale** - **Cause circonstancielle** : choc émotionnel, omission des préliminaires, dysfonction sexuelle du partenaire, conjugopathie, nudité mal acceptée, conditions sociales de la vie du couple, stérilité...
		TTT	- **Information sur la sexualité, sexothérapeute** - **Oestrogénothérapie** si anaphrodisie secondaire à la ménopause
	Aversion sexuelle		= Conduite visant à éviter d'avoir des rapports sexuelles - Cause : **névrose phobique** (à éliminer), **psychologique**
	Excès de désir		= Exagération des besoins sexuels (hypersexualité, nymphomanie), recherche permanente de nouveaux partenaires (comportements de séduction permanente) - **Trouble de la personnalité** : **histrionique, narcissique** - Troubles psychiatriques : **état maniaque, psychose** - Cause organique : - **Syndrome frontal** : tumeur frontale, épilepsie, syndrome démentielle... - **Intoxication alcoolique aiguë** - Iatrogène : **dopaminergique, antidépresseur** (virage maniaque), **corticoïdes**...
Trouble de l'excitation			= Insuffisance du degré d'excitation : origine organique ou psychique
Troubles de l'orgasme			- **Anorgasmie** = absence d'orgasme malgré une stimulation et une excitation adéquat - **Orgasme insatisfaisant** - **Orgasme retardé** : stimulation et excitation nécessaire jugées excessives
	Vaginisme		= Contraction musculaire prolongée ou récidivante des muscles du plancher pelvien, interdisant la pénétration vaginale - **Primaire,** souvent **d'origine psychologique** : rigorisme religieux, conformisme social, culpabilisation des plaisirs, traumatisme affectif (viol, inceste), tendance homosexuelle latente, rejet du partenaire - **Secondaire** → éliminer une **cause organique** : - Traumatisme gynécologique : **vaginite, ménopause** - Obstétricale : **déchirure, épisiotomie mal réparée** - Iatrogène : **cobalthérapie**
		TTT	- Prise en charge de lésions organiques - **TTT psychosomatique** (2-3 séances) **:** explication anatomique, exploration de son corps, auto-introduction avec bougies de Hégar de calibre croissant, exercices de contraction/relâchement
	Dyspareunie		= Douleurs déclenchées par les relations sexuelles : 3% des couples
		Dyspareunie superficielle d'intromission	- **Etroitesse pathologique** : **bride hyménéale, hypoplasie vaginale, atrophie vaginale, lichen scléro-atrophique** - **Post-chirurgicale** : **myorraphie trop serrée des releveurs** (cure de prolapsus), **cicatrice scléreuse du périnée** (épisiotomie, déchirure obstétricale) - **Herpès, eczéma vulvaire, fissure anale, mycose, bartholinite, condylome**
		Dyspareunie de présence	- **Vaginite** avec état inflammatoire important - **Mycose** avec prurit vulvaire - **Atrophie muqueuse** : ménopause, castration chirurgicale - **Sécheresse pathologique** des muqueuses génitales - **Raccourcissement vaginal post-opératoire**
		Dyspareunie profonde	= **Balistique**, ou **de choc** : toujours de cause organique - **Inflammation pelvienne** : **cervicite, annexite, cellulite pelvienne** - **Endométriose** - **Rétroversion utérine**
	Douleur génitale		= Sans rapport avec la pénétration, provoquée par une stimulation non coïtale : interférence avec la vie sexuelle

PARAPHILIE

Troubles paraphiliques ou **troubles de la préférence sexuelle** : sexualité atypique ou marginale, impliquant des objets inanimés, la souffrance ou l'humiliation de soi-même ou de son partenaire, ou des enfants ou autres personnes non consentantes, à l'origine d'une souffrance de l'individu ou d'une altération du fonctionnement socio-professionnelle

- Selon l'objet sexuel recherché : - Humain : **inceste, pédophilie, gérontophilie, nécrophilie…**
  - Non humain : **fétichisme, zoophilie…**
- Selon l'objectif recherché : - Plaisir de la vue : **exhibitionnisme, voyeurisme**
  - Plaisir de la souffrance : **sadisme, masochisme, asphyxiophilie**
  - Plaisir localisé : **bouche, urètre, anus**

Terrain	- Début en général à l'adolescence, évolution chronique, prédominance masculine (90% des cas) - Comorbidité psychiatrique : - **Autre(s) paraphilie(s)** souvent associée(s) - **Hypersexualité** - **Trouble de personnalité** - Rarement **trouble psychiatrique sévère** (< 5%) - FdR : **antécédents d'abus sexuels** dans 1/3 des cas	
Diagnostic	→ A la suite d'un **crime sexuelle** (viol, inceste, exhibitionnisme…) : **1/4** atteint de paraphilie - Durée du trouble **> 6 mois** - **Degré d'interférence** avec la capacité du sujet à avoir une activité sexuelle affective et réciproque - **Indispensable** pour aboutir à l'acte sexuel ou seulement **épisodique** (stress, consommation de toxique) - Sévérité : - **Léger** : aucun passage à l'acte - **Moyen** : passage à l'acte occasionnel - **Sévère** : passage à l'acte répété	
TTT	→ Dans la majorité des cas au décours d'une condamnation, dans le cadre d'une **injonction de soins** (emprisonnement en cas de refus de traitement par le patient)	
	Approche comportementale	= Remplacer le comportement inadéquat par un comportement plus adapté - **Technique d'aversion** : stimuli aversif (chimique (vomitif, nausée), électrochoc, imagerie aversive, honte - **Technique de l'évitement par anticipation**
	Approche analytique	= Compréhension du désordre sexuel et modification de l'imaginaire érotique

HYPERSEXUALITÉ

= **Fréquence excessive, croissante** et **non contrôlée** du comportement sexuel, le plus souvent non déviant, avec des **conséquences négatives** pour le sujet atteint

Cause	- Addiction comportementale : **addiction sexuelle** - Désinhibition d'origine psychiatrique : **épisode maniaque, conduite addictive** - Etiologie neurologique : **syndrome frontal, syndrome de Kleine-Levin** ou de **Klüver-Bucy, maladie de Parkinson traitée par agoniste dopaminergique, démence** - Consommation de toxique : **cocaïne, alcool, produite dopant à base de testostérone**

TROUBLE DE L'IDENTITÉ SEXUELLE

Transsexualisme (DSM-IV) = **dysphorie de genre** (DSM-V) : trouble de l'identité sexuelle, rare (1/100 000)
- Identification intense et persistante à l'autre sexe
- Expression d'un désir d'appartenir à l'autre sexe, adoption fréquente des conduites où l'on se fait passer pour l'autre sexe, désir de vivre et d'être traitée comme l'autre sexe, conviction de posséder les sentiments et réactions typiques de l'autre sexe
- Sentiment d'inconfort par rapport à son sexe, ou d'inadéquation par rapport à l'identité de rôle correspondante
- Non concomitante avec une affection responsable d'un phénotype hermaphrodite

→ Le sujet peut être attiré sexuellement par le sexe opposé, identique, les 2 ou aucun

→ **Le transsexualisme n'est pas considéré comme un trouble psychiatrique** (depuis 2010)

<table>
<tr><td></td><td colspan="3">- Problème d'état civil : passeport, mariage, héritage…
- Souffrance psychologique : possiblement à l'origine d'automutilation, de passage à l'acte suicidaire ou de dépression
- Discrimination et sentiment de rejet de la société</td></tr>
<tr><td rowspan="9">PEC</td><td colspan="3">= Multidisciplinaire : psychiatre, endocrinologue, chirurgien, psychologique, services sociaux
- Evaluation du patient longue : minimum 2 ans</td></tr>
<tr><td>Evaluation psychiatrique</td><td colspan="2">= Longue et répétée, doit inclure l'entourage
- Diagnostic précis du trouble de l'identité
- Recherche de CI : psychopathie (délire, fétichisme…), visée utilitaire (prostitution…)</td></tr>
<tr><td rowspan="2">Evaluation endocrino-logique</td><td colspan="2">- Recherche d'une affection susceptible d'entraîner ou favoriser le trouble de l'identité
- Bilan de l'intégrité du système endocrinien : caractères sexuels secondaires, OGE
- CI au TTT hormonal : adénome hypophysaire, AVC, diabète déséquilibré, HTA sévère…</td></tr>
<tr><td>TTT hormonal</td><td>- Homme : anti-androgène (effet réversible) puis œstrogènes (irréversible ou partiellement réversible)
- Femme : progestatif (effet réversible) puis testostérone (irréversible ou partiellement réversible)</td></tr>
<tr><td>PEC médico-sociale</td><td colspan="2">- Prise en charge à 100% (en France)
- « Real life test » : le sujet se présente comme un sujet de l'autre sexe, avec rédaction d'un certificat attestant que « le sujet se présente sous une apparence féminine/masculine pour des raisons exclusivement médicales »</td></tr>
<tr><td>Bilan psychologique</td><td colspan="2">- Tests de niveau (Binoit-Pichot) et de personnalité (Rorschach, MMPI)
- Comparaison de l'indice d'anxiété et d'échelle de masculinité-féminité à des profils types masculins et féminins</td></tr>
<tr><td rowspan="2">Transformation chirurgicale</td><td>Homme</td><td>- Castration bilatérale : ablation des testicules, des corps caverneux et spongieux
- Néo-vagin : peau pénienne retournée, grandes lèvres à partir du scrotum
- Néo-clitoris : lambeau en îlot neuro-vasculaire taillé au niveau du gland
- Urétrostomie périnéale</td></tr>
<tr><td>Femme</td><td>- Mammectomie et hystéro-ovariectomie non conservatrice
- Phalloplastie (peu satisfaisant sur le plan fonctionnel) : non exigée pour le changement d'état civil</td></tr>
</table>

ITEM 61 : TROUBLES SCHIZOPHRENIQUES

Schizophrénie = trouble psychotique chronique (perte de contact avec la réalité): pathologie fréquente et grave
- Physiopathologie mal connue : trouble du neuro-développement, débutant des années avant le début de la maladie, résultant de l'interaction entre des facteurs de vulnérabilité génétique et des facteurs environnementaux
- **Prévalence = 0,6 à 1%,** incidence de 15 nouveaux cas/100 000 personnes, légère prédominance masculine (x 1,4)
- Début classiquement chez l'adolescent ou l'adulte jeune **entre 15 et 25 ans**, plus tardif chez la femme (d'environ 5 ans)
- Emergence des symptômes généralement précédée de 2 à 5 ans par des **altérations cognitives** et des **symptômes prodromiques** : difficultés d'apprentissage et de développement

<table>
<tr><td rowspan="3">Physiopathologie</td><td>Hypothèse dopaminergique</td><td>- Syndrome positif : hyper-activation dopaminergique au niveau méso-limbique
- Syndrome négatif : hypo-activation dopaminergique au niveau de la voie méso-corticale</td></tr>
<tr><td>Hypothèse neuro-développementale</td><td>= Point final de processus développementaux, débutant des années avant le début de la maladie
- Perturbation entraînant des modifications de la maturation du cerveau : précoce (vie intra-utérine (épisode viral…) ou périnatal) ou tardive (au moment de l'adolescence)</td></tr>
<tr><td>Modèle stress/vulnérabilité</td><td>- Degré de vulnérabilité propre à chaque personne, dépendant notamment de facteurs génétiques
- Interaction avec des facteurs environnementaux : cannabis, complication obstétricale, urbanisation, migration…</td></tr>
</table>

<table>
<tr><td rowspan="17">SYNDROME POSITIF</td><td rowspan="17">Idées délirantes
90%</td><td colspan="3">= Altération du contenu de la pensée, entraînant une altération du contact avec la réalité
- Conviction inébranlable, inaccessible au raisonnement ou à la contestation par les faits : « évidence interne », plausible ou invraisemblable, généralement non partagée par le groupe socioculturel du sujet</td></tr>
<tr><td rowspan="7">Thème</td><td colspan="2">= Sujet principale sur lequel porte l'idée délirante : thématiques variables, unique ou multiples, pouvant s'associer entre elles de façon plus ou moins logique</td></tr>
<tr><td>Persécution</td><td>= Le sujet est attaqué, harcelé, trompé, persécuté ou victime d'une conspiration</td></tr>
<tr><td>Grandeur Mégalomaniaque</td><td>= Sentiment exagéré de son importance, de son pouvoir, de son savoir, de son identité ou de ses relations privilégiées avec Dieu ou une autre personne célèbre</td></tr>
<tr><td>Mystique</td><td>= Thème central religieux</td></tr>
<tr><td>Somatique</td><td>= Touchant au fonctionnement du corps : dépersonnalisation, dysmorphophobie, dislocation, dévitalisation, négation d'organe (syndrome de Cotard), troubles d'identité…</td></tr>
<tr><td>De référence</td><td>= Le sujet pense que certains éléments de l'environnement possèderaient une signification particulière pour lui, idée dans laquelle le sujet est lui même la référence</td></tr>
<tr><td>De filiation</td><td>= Le sujet est persuadé d'avoir d'illustres ascendants</td></tr>
<tr><td rowspan="5">Méca-nisme</td><td colspan="2">= Processus par lequel l'idée délirante s'établit et se construit</td></tr>
<tr><td>Interprétatif</td><td>= Attribution d'un sens erroné à une perception réelle</td></tr>
<tr><td>Hallucinatoire</td><td>= Construction d'une idée délirante à partir d'une hallucination</td></tr>
<tr><td>Intuitif</td><td>= Idée fausse admise sans vérification ni raisonnement logique, en dehors de toute donnée objective ou sensorielle (« révélation »)</td></tr>
<tr><td>Imaginatif</td><td>= Fabulation ou invention où l'imagination est au 1er plan</td></tr>
<tr><td>Systéma-tisation</td><td colspan="2">= Organisation et cohérence des idées délirantes
- Généralement non systématisée dans la schizophrénie = délire paranoïde : organisation floue, vague et peu cohérente des idées délirantes</td></tr>
<tr><td>Adhésion</td><td colspan="2">= Degré de conviction attaché aux idées délirantes, variable :
- Adhésion totale : conviction inébranlable, inaccessible au raisonnement et aux critiques
- Adhésion partielle : critique de ses propres idées délirantes</td></tr>
<tr><td>Retentis-sement</td><td colspan="2">= Emotionnel et comportemental : anxiété, risque suicidaire, risque de passage à l'acte hétéro-/auto-agressif…</td></tr>
<tr><td colspan="3">- Délire paranoïde = thématique et mécanisme polymorphe, non systématisé
- Délire paranoïaque = mécanisme intuitif et interprétatif, très systématisé</td></tr>
</table>

Syndrome			
SYNDROME POSITIF	**Hallucinations** 75%		= Perception sans objet : surtout présentes en phase aiguë
		Psycho-sensorielle	- **Hallucinations auditives** (50%) : **sons simples** (sonnerie, mélodie), ou plus souvent **hallucinations acoustico-verbales** (voix extérieure : généralement phrases courtes à connotation négative, avec **attitudes d'écoute**, **soliloquie**, mise en place de moyen de protection (musique, se boucher les oreilles), **distractibilité**…) - **Hallucinations visuelles** (30%) : **élémentaires** (lumières, tâches colorées, phosphènes, ombres, flammes, flashs…) ou plus **complexes** (objets, figures, scènes…) - **Hallucinations cénesthésiques** (sensibilité profonde) - **Hallucinations tactiles** (5%) : sensation de coup de vent, brûlure, piqûre, du corps d'un individu ou croit toucher des objets, pouvant être rapportés à des contacts manuels, des phénomènes d'électrisation ou la sensation d'être couvert de parasites - Autres : **hallucinations gustatives, olfactives**
		Intra-psychique	= Phénomène psychique, vécu dans la propre pensée du patient sans manifestation sensorielle, non objectivée dans le monde extérieure - **Voix intérieure :** murmure intrapsychique - **Automatisme mental :** production spontanée involontaire d'image et de sensation survenant malgré le sujet - **Syndrome d'influence :** action occulte dirigeant les pensées, les actes et les comportements du sujet - Impression de **vol, divulgation, devinement** ou de **transmission de la pensée** - Phénomène d'**écho de la pensée** : propres pensées répétées à voix haute
SYNDROME NEGATIF			= Signes cliniques traduisant un appauvrissement de la vie psychique
	Affectif		- **Emoussement des affects** : absence d'émotions dans l'expression du visage et dans l'intonation de la voix, regard fixe, corps figé, sourire rare, donnant une impression de froideur, de détachement, d'indifférence - **Anhédonie** possiblement associée (perte de capacité à éprouver du plaisir)
	Cognitif		- **Pauvreté du discours = alogie** : difficultés à converser avec réponses brèves, évasives, parfois interrompues
	Comport-emental		- **Aboulie** : diminution de la volonté, capacité à mettre en œuvre et maintenir une action - **Apragmatisme** : perte de l'initiative motrice, incapacité à entreprendre des actions - **Retrait social** : vie relationnelle pauvre, sans recherche de contact - Au maximum, le patient peut rester assis ou au lit (**clinophilie**) à ne rien faire en permanence, jusqu'à négliger son hygiène (**incurie = syndrome de Diogène**)
SYNDROME DE DESORGANISATION			= Perte de l'unité psychique entre idées, affectivité, et attitudes
	Cognitif	Altérations du cours de la pensée	- **Discours diffluent** (elliptique, sans idée directrice), **propos décousus** : discours hermétique, incompréhensible, pensée impénétrable - **Barrages** : brusque interruption du discours - **Fading** : ralentissement du discours et réduction du volume sonore
		Altérations du système logique	- **Ambivalence** : tendance à éprouver ou manifester simultanément 2 sentiments opposés - **Rationalisme morbide** : logique incompréhensible - **Raisonnement paralogique** : s'appuyant sur des intuitions, mélanges d'idées, analogies - **Altération des capacités d'abstraction** : interprétation des propos au 1er degré
		Altération du langage	- **Débit verbal variable** (très lent à très rapide), parfois associé à un **bégaiement intermittent** - **Maniérisme** (utilisation d'un vocabulaire précieux et décalé) - **Néologismes** (nouveaux mots) - **Paralogismes** (nouveau sens donné à des mots connus) - Au maximum **néo-langage, jargonophasie** ou **schizophasie** totalement incompréhensible
	Affectif		- **Ambivalence affective** ou **discordance idéo-affective** : coexistence de sentiments et d'émotions contradictoires, expression d'affects inadaptés aux situations
	Compor-temental		- **Maniérisme gestuel** : mauvaise coordination des mouvements - **Parakinésies** : décharges motrices imprévisibles, paramimies (déformant le visage) - **Syndrome catatonique**: - **Catalepsie** : flexibilité cireuse des membres avec maintien des attitudes imposées - **Négativisme** : attitude de résistance, voire d'opposition active - Troubles du comportement : **stéréotypies, impulsions, écholalie** ou **échopraxie**

Autres signes associés	**Altération des fonctions cognitives**			= Fréquentes **= 70%**, souvent sévères : précèdent souvent le début de la maladie, puis relativement stable au cours de l'évolution, à l'origine d'un retentissement fonctionnel possiblement important - **Fonctions exécutives** = processus de planification, autorégulation, gestion des conséquences avec rétrocontrôle : difficultés à organiser son travail et gérer ses priorités, difficultés à s'adapter à une nouvelle stratégie… - **Mémoire épisodique verbale** = expériences personnelles dans leur contexte temporo-spatial et émotionnel : difficultés à évoquer et réutiliser des souvenirs - **Attention** et **vitesse de traitement de l'information** : difficultés à se concentrer sur une tâche, sélectionner l'information pertinente parmi plusieurs informations… → D'autres domaines sont préservés, comme la mémoire implicite (procédurale)
		PEC		**- Evaluation neuropsychologique** **- Remédiation cognitive**
	Troubles de l'humeur			= Fréquents **= 80%** des cas, parfois présents à toutes les rechutes (= **trouble schizo-affectif**) - **Symptômes maniaques :** souvent observés lors des épisodes aigus - **Episode dépressif caractérisé post-psychotique** : le plus souvent au décours d'un épisode aigu
Diagnostic	Diagnostic positif (DSM-5)			A – ≥ 2 symptômes sur une **durée > 1 mois** (ou moins sous traitement), dont ≥ 1 symptôme positif **- Symptômes positifs : idées délirantes, hallucinations** **- Symptômes négatifs** **- Désorganisation (discours, comportement)** B – **Dysfonctionnement social** C – Evolution des signes **> 6 mois** D – ø Trouble de l'humeur ou schizo-affectif E – ø Affection médicale générale ou iatrogène F – ø Trouble envahissant du développement
	Formes cliniques	*Selon le mode de début*	**Aigu**	= Débute dans **50%** des cas par un **épisode psychotique aigu** : - Signes peu spécifiques quelques jours/semaines avant : **sentiment de malaise, fatigue, difficultés de concentration, angoisses, sentiment de déréalisation ou de dépersonnalisation,** parfois **idées suicidaires** - Parfois précédé d'un **évènement stressant** : rupture sentimentale, examen, problème de santé, consommation de cannabis… - **Episode aigu** : symptômes positifs et de désorganisation très marqués (syndrome négatif plus apparent au décours de l'épisode)
			Aigu – Autres formes de début aigu	- **Troubles de l'humeur** (**dépressif** ou **maniaque**) **atypiques** : associés à des bizarreries, préoccupations à thème sexuel ou hypocondriaque, hallucinations, stéréotypies - **Troubles du comportement** : gestes auto-/hétéro-agressifs impulsifs et bizarres, sans explication, fugue, suicide…
			Insidieux	= Manifestations, parfois très discrètes, évoluant sur plusieurs mois/années : - **Retrait social progressif** au 1er plan : **désintérêt** et **désinvestissement** des activités habituelles (sport, loisir, cercle d'amis), **fléchissement de l'activité** scolaire ou professionnelle, **intérêt exclusif vers le mysticisme ou l'ésotérisme** - **Modifications des traits de personnalités** : **agressivité, hostilité** envers les proches ou au contraire **indifférence, isolement** → Diagnostic souvent plus tardif, retardant considérablement l'accès aux soins
			Prodromes	= Symptômes non spécifiques dans les 2 à 4 ans avant le 1er épisode : - **Troubles cognitifs** : difficulté de concentration, rupture scolaire - Autres : **troubles du sommeil, anxiété, irritabilité, altération de la perception, affaiblissement de la volonté**
		Selon les symptômes		- **Schizophrénie indifférenciée** : sans prédominance d'un type de symptomatologie - **Schizophrénie paranoïde** : prédominance du syndrome positif - **Schizophrénie désorganisé** ou **hébéphrénique** : prédominance du syndrome de désorganisation - **Schizophrénie catatonique** (rare) : prédominance du syndrome catatonique (moteur) - **Schizophrénie héboïdophrénique** : conduites antisociales et impulsivité - **Schizophrénie pseudo-névrotique** : ruminations anxieuses
		Selon l'âge de début		- Débute classiquement chez **l'adulte jeune entre 15 et 35 ans** - Possible **début précoce < 18 ans**, voire **très précoce** < 13 ans - Possible **début tardif > 35 ans** (anciennement **psychose hallucinatoire chronique**) : plus fréquemment chez la femme (x 7), notamment vivant de manière isolée, avec une symptomatologie hallucinatoire riche et sans désorganisation, souvent de début insidieux

Diagnostic différentiel	Cause non psychiatrique		- Neurologique : **épilepsie, tumeur, encéphalite herpétique** ou **à Ac anti-NMDA, Huntington, lupus…** - Endocrinienne : **dysthyroïdie, altération de l'axe corticotrope…** - Métabolique : **maladie de Wilson, maladie de Niemann-Pick C…** - Infectieuse : **neurosyphilis, VIH, CMV, Lyme, paludisme, HSV, EBV, prion, neuro-cysticercose…** - Génétique : **micro-délétion 22q11** (phénotype pharyngé, troubles cognitifs)
	Cause iatrogène		- **Intoxication aiguë ou chronique au cannabis** - **Intoxication aux amphétamines** ou autres (**anticholinergiques, LSD, kétamine, phencyclidine…**)
	Cause psychiatrique		- **Trouble schizophréniforme** : durée **< 6 mois** - **Troubles de l'humeur** : syndrome dépressif ou maniaque associé → **Trouble schizo-affectif** : persistance des syndromes positifs, négatifs ou de désorganisation après la disparition des troubles thymiques → **Episode thymique avec caractéristiques psychotiques** : disparition complète des syndromes positifs, négatifs et de la désorganisation avec la disparition des troubles thymiques - **Troubles délirants chroniques** : syndrome positif uniquement, sans éléments de bizarrerie, généralement sans hallucination, syndrome de désorganisation ou syndrome négatif au 1er plan - **Troubles envahissant du développement**
Bilan	En 1ère intention	C	- **Examen clinique somatique complet** à la recherche de signes en faveur d'un diagnostic différentiel - Données cliniques : **poids, taille, IMC, périmètre abdominal, PA**
		Bio	- **Bilan standard** : **NFS, iono, glycémie, calcémie, bilan hépatique, TP/TCA** (si injection IM) - **Bilan spécifique** : **phosphorémie, magnésémie, TSH, toxiques sanguins et urinaires**
		PC	- **ECG** - **Imagerie cérébrale** (privilégier l'IRM) et **EEG** : surtout si signe d'appel ou manifestations atypiques
	En 2nd intention		→ Indiqué si clinique atypique ou résistance au traitement - **Ammoniémie, acides aminés sanguin/urinaire, cuprémie, cuprurie, céruléoplasmine** - **Sérologie VIH, TPHA/VDRL, bilan immunologique, ponction lombaire** - **Echographie abdominale** - Consultation ophtalmologique - **Consultation génétique (caryotype, FISH)…**
Pronostic			- **Evolution chronique** : - **Episodes psychotiques** ± espacées, favorisés par des facteurs de stress (drogue, rupture, deuil…) - **Intervalles libres** ± symptomatiques - **Déficit cognitif** variable, stabilisé généralement après 2 à 5 ans - **Formes résiduelles** : ↘ du syndrome positif et ↗ du syndrome négatif altérant le fonctionnement social - **Rémission complète** grâce au traitement dans **20 à 25%** des cas - **Invalidité sévère** dans **35%** des cas
	Facteurs de bon pronostic		- Sexe féminin - Environnement favorable - Bon fonctionnement pré-morbide - Début tardif - Bonne reconnaissance des troubles - Traitement antipsychotique précoce et bien suivi
Comorbidités	Psychiatrique		- **Troubles de l'humeur** (éléments dépressifs ou maniaques) : fréquemment associés à la phase aiguë de la schizophrénie ou au décours d'un épisode psychotique (20-75% des cas)
	Addiction		- **Tabac** (70%), **cannabis** (50%), **alcool** (10-50%) ou autres drogues
	Médicales		- **Anomalies cardio-métaboliques** (diabète, obésité, HTA, dyslipidémie) : prévalence de **30 à 60%,** favorisée par les effets indésirables des antipsychotiques, le manque d'exercice, le tabac…
	Morbi-mortalité		→ Baisse de l'espérance de vie avec mortalité = 2 à 3 fois la population normale : **comorbidités cardio-vasculaires, limitation de l'accès aux soins, suicide** (10% des décès)…
TTT			→ **Hospitalisation libre** si possible, ou sous contrainte **SPDT** ou **SPDRE**, en urgence ou non - Indication : épisode aigu avec troubles du comportement, risque suicidaire ou risque hétéro-agressif
	Traitement anti-psychotique		= **Neuroleptique** : antagoniste des récepteurs dopaminergiques D2 et sérotoninergiques 5-HT2 - De **1ère génération** : effets secondaires moteurs extrapyramidaux important - De **2nd génération** (ou atypique) : diminue les effets secondaires extrapyramidaux
		Episode aigu	- **Neuroleptique sédatif** : **cyamémazine** (Tercian®), **levomépromazine** (Nozinan®), **loxapine** (Loxapac®), **dropéridol** (Droleptan®), **halopéridol** (Haldol®) - **Benzodiazépines** associée si besoin : **diazépam, oxazépam, midazolam** (intranasal)
		Traitement de fond	- **Antipsychotique atypique** en 1ère intention : **amisulpride** (Solian®), **aripiprazole** (Abilify®), **olanzapine** (Zyprexa®), **quétiapine** (Xeroquel®), **rispéridone** (Risperdal®) - Adaptation selon l'efficacité, la tolérance et l'observance, à posologie minimale

TTT	**Traitement anti-psychotique**	Adaptation	Résistance au traitement	**- Clozapine** (Leponex®) : en cas de résistance à ≥ 2 antipsychotiques atypiques à posologie efficace pendant **4 à 6 semaines**
			Observance difficile	**- Antipsychotique d'action prolongée** (IM tous les 2 à 3 semaines) : **risperidone** (Risperdal Consta®, Xeplion®), **olanzapine** (Zypadheral®)
		Durée		- Après un épisode unique **: ≥ 2 ans** après rémission des symptômes psychotiques - Après un 2nd épisode ou une rechute : **≥ 5 ans** après rémission totale → Arrêt progressif **= < 10%** de la posologie/mois, en tenant compte des échéances scolaires ou professionnelles, sous surveillance médicale prolongée > 12 à 24 mois
		Effets secondaires		- Anti-dopaminergique : **syndrome parkinsonien, dyskinésies aiguës ou tardives, akathisie** - Anti-adrénergique : **hypotension orthostatique, allongement du QT, troubles du rythme cardiaque** - Anti-cholinergique : **sècheresse buccale, constipation, rétention urinaire** - Anti-histaminergique : **sédation, baisse de la vigilance, ↗ de l'appétit** - Effets métaboliques : **hyperprolactinémie, impuissance, frigidité, prise de poids** - **Dépression, risque suicidaire** - **Syndrome malin des neuroleptiques** - Sous clozapine : risque **d'agranulocytose médicamenteuse**
		Surveillance		- Pré-thérapeutique : **NFS, créat, bilan hépatique, glycémie, iono, bilan lipidique, ECG ± EEG** en cas d'antécédents épileptique - Surveillance clinique : température, TA, poids et IMC, mouvements anormaux
	Comorbidités thymiques			- **Antidépresseurs** lors des épisodes dépressifs - **Thymorégulateurs** (**acide valproïque, lithium**) dans les troubles schizo-affectifs
	Sismothérapie			= **Electro-convulsivo-thérapie** : en cas de schizophrénie catatonique, épisode thymique ou dans les formes résistantes au traitement - Autres traitements physiques : **stimulation magnétique trans-crânienne**...
Réhabilitation psycho-sociale	= Ensemble des actions mises en œuvre auprès des personnes souffrant de troubles psychiques au sein d'un processus visant à favoriser un fonctionnement autonome optimal dans leur milieu			
	Psycho-éducation			= Transmission au patient, et éventuellement à son entourage, d'un savoir permettant une compréhension et une maitrise de ses troubles - Préférentiellement en groupe (dizaine de séances de 1h-2h)
	Thérapie cognitivo-comportementale			= Vise à modifier les erreurs de raisonnements et d'interprétation à l'origine des idées délirantes et des hallucinations et leurs conséquences émotionnelles et comportementales - Thérapie individuelle, en une quinzaine de séances durant 30 minutes à 1h
	Remédiation cognitive			= Rééducation du fonctionnement cognitif : - Compétences neuropsychologiques : attention, mémoire, fonction exécutive, métacognition - Compétences sociales: reconnaissance des émotions, capacité d'attribution d'intention à autrui
	Entraînement aux habiletés sociales			= Développement des capacités de communication et des compétences sociales par des exercices portant sur des situations de la vie quotidienne
	Réhabilitation et cadre de soin			- **ALD n°23** : prise en charge à 100% - Hébergement : **foyer** ou **appartement thérapeutique, lieux de vie, accueil familial thérapeutique...** - Soins : **hôpitaux de jour, centre d'activité thérapeutique à temps partiel, CMP...** - Resocialisation : **foyers d'accueils médicalisés et occupationnels, foyer hospitalier** (de transition), **insertion par le logement, accompagnement à la vie sociale**, autre - Réinsertion professionnelle : **milieu protégé (ESAT), milieu ordinaire** ou autre (atelier thérapeutique, construction de projet) - Mesure de protection : **sauvegarde de justice, curatelle** ou **tutelle**

ITEM 62 : TROUBLE BIPOLAIRE

Trouble bipolaire = changements pathologiques de l'humeur et de l'énergie, augmentées (manie) ou diminuées (dépression) : maladie psychiatrique chronique, sévère, fréquente, **2ème maladie** la plus à risque de suicide (après **l'anorexie mentale**)
- Prévalence = **1 à 4%** de la population générale, âge de début classiquement entre **15 et 25 ans**, avec un sex ratio = 1
- En dehors des épisodes maniaques/dépressifs : **intervalles libres**, ou **altération des fonctions cognitives**, du **sommeil**, des **rythmes circadiens**, des systèmes immuno-inflammatoires, métaboliques, neuro-développementales et neurophysiologiques
- Diagnostic parfois difficile, souvent **tardif** (10 ans en moyenne), après plusieurs épisodes
- FdR : - **Génétique ++** : héritabilité de **70-80%** → **risque x 10** si un antécédent familial au 1er degré de trouble bipolaire
  - Environnemental : **traumatisme dans l'enfance** (sexuel, affectif ou émotionnel), **stress aigu** ou **répété**

→ Selon l'OMS, le trouble bipolaire fait partie des 10 maladies les plus invalidantes et coûteuses au plan mondial

<table>
<tr><td rowspan="12">Sémiologie psychiatrique</td><td rowspan="10">Syndrome maniaque</td><td colspan="3">= Persistance dans le temps ≥ 7 jours d'une augmentation pathologique de l'humeur et de l'énergie
- Installation brutale ou progressive, avec ou sans facteur déclenchant
- Prodrome fréquent (souvent le même pour un patient) : troubles du sommeil (insomnie sans fatigue)…</td></tr>
<tr><td rowspan="3">Perturbation de l'affectivité</td><td>Perturbation de l'humeur</td><td>- Humeur « gaie » : élevée, expansive, exaltée
- Peut être remplacée par une irritabilité</td></tr>
<tr><td>Psychologie maniaque</td><td>- Augmentation de l'estime de soi, idées de grandeurs, sentiment de toute-puissance, mégalomanie
- Altération ou absence de conscience du trouble</td></tr>
<tr><td>Perturbation des émotions</td><td>- Labilité émotionnelle (émotions versatiles)
- Hyperréactivité ou hyperesthésie : réactivité excessive de l'humeur
- Hypersyntonie : participation spontanée et adhésion très rapide à l'ambiance affective du moment</td></tr>
<tr><td rowspan="2">Accélération psycho-motrice</td><td>Accélération psychique</td><td>- Agitation psychique
- Tachypsychie (accélération des idées)
- Pensée diffluente, fuites des idées, coq-à-l'âne (changement rapide des idées sans lien apparent), jeux de mots, association par assonances
- Ludisme, contact familier, désinhibition</td></tr>
<tr><td>Accélération motrice</td><td>- Agitation motrice, hyperactivité motrice
- Augmentation d'activités à but dirigé (professionnel, social, sexuel)
- Logorrhée (↗ du temps) et tachyphémie (↗ de la vitesse)
- Hypermimie</td></tr>
<tr><td rowspan="4">Perturbations physiologiques</td><td>Perturbation du sommeil</td><td>- Insomnie partielle ou totale
- Réduction du besoin de sommeil, absence de sensation de fatigue
- Hypersthénie</td></tr>
<tr><td>Perturbation des fonctions cognitives</td><td>- Anosognosie partielle ou totale
- Hypervigilance, hyperréactivité
- Distractibilité, troubles de l'attention et de la concentration
- Hypermnésie</td></tr>
<tr><td>Perturbation des conduites alimentaires</td><td>- Anorexie ou hyperphagie
- Amaigrissement (même en cas de prise alimentaire augmentée)
- Risque de déshydratation</td></tr>
<tr><td colspan="2">- Augmentation de la libido, hypersexualité, avec comportements sexuels possiblement à risque
- Achats pathologiques, dépenses inconsidérées
- Comportements à risque : recherche de sensations fortes, prise de toxiques, conduites sexuelles à risque, vitesse
- Possibles actes médico-légaux (à prévenir)</td></tr>
<tr><td>Syndrome hypo-maniaque</td><td colspan="3">= Persistance dans le temps d'une augmentation pathologique de l'humeur et de l'énergie, mais de symptomatologie et retentissement fonctionnel moins importants que l'accès maniaque
- Rupture totale de l'état antérieur (souvent constaté par l'entourage), avec perturbation de l'affectivité, accélération psychomotrice et signes associés, présente tous les jours pendant ≥ 4 jours
→ Ne nécessite pas d'hospitalisation en milieu de soins spécialisés (contrairement à l'épisode maniaque)</td></tr>
<tr><td>Syndrome dépressif</td><td colspan="3">- Episode dépressif caractérisé ± avec caractéristiques évocatrices : survenue précoce < 25 ans, en post-partum, de début brutal, antécédent familial de troubles de l'humeur, mélancolique, saisonnier</td></tr>
</table>

Sémiologie psychiatrique	*Caractéristique de l'épisode*	**Caractéristique psychotique**	= Episode maniaque ou dépressif accompagné **d'idées délirantes** (à différencier des idées mégalomaniaques pseudo-délirantes) et/ou **d'hallucinations** (40-50%) - Mécanisme : **imaginatif, intuitif** et/ou **hallucinatoire**, moins souvent **interprétatif** - Thème : souvent **mégalomaniaque, mystique, prophétique**, avec ou sans syndrome d'influence, et possiblement érotomaniaque, de persécution… - **Systématisé**, mais **peu organisé** - **Adhésion** ou **critique** des idées délirantes variable - **Congruente à l'humeur** ou **non congruente**
		Caractéristique mixte	= **Apparition de symptômes** dépressifs ou maniaque au cours d'un épisode d'humeur opposé, durant de **quelques heures à quelques jours** → **risque suicidaire** majeur
		Caractéristique anxieuse	= **Episode maniaque ou dépressif** accompagné de **symptômes anxieux** - Sensation d'être tendu, énervé ou impatient de manière inhabituelle, de présenter des difficultés de concentration à cause d'inquiétudes, peur que quelque chose de terrible puisse arriver, impression de perte de contrôle → Associé à un **risque suicidaire augmenté**, une **durée plus longue du trouble** et un **risque augmenté de non réponse thérapeutique**
		Du post-partum	= **Au cours de la grossesse** et **jusqu'à 4 semaines après l'accouchement** (post-partum)
		Caractéristique catatonique	- Immobilité motrice : **catalepsie** (flexibilité cireuse catatonique) ou **stupeur catatonique** - **Activité motrice excessive** non influencée par les stimuli extérieurs et apparemment stérile - **Négativisme extrême** (résistance immotivée et maintien d'une position rigide) ou **mutisme** - **Mouvements volontaires particuliers** et **positions catatoniques** (maintien d'une position inappropriée ou bizarre), **mouvements stéréotypés, maniérismes** ou **grimaces** - **Echolalie** ou **échopraxie**
		Spécifique d'un épisode dépressif	- **Caractéristique mélancolique** : perte complète de la capacité à ressentir du plaisir - **Caractéristique atypique** : réactivité de l'humeur, et possiblement augmentation du poids ou de l'appétit, hypersomnie, impressions de pesanteur/lourdeur d'un ou plusieurs membres, sensibilité aux rejets interpersonnels
	Evolution des troubles	**Caractère saisonnier**	= **≥ 2 épisodes saisonniers au cours des 2 dernières années**, en l'absence d'épisodes non-saisonniers au cours de la même période - **Relation temporelle régulière** entre la survenue des épisodes maniaques, hypomaniaques ou dépressifs et une **période particulière de l'année** (automne, hiver…), et non lié à des facteurs de stress environnementaux en lien avec la période (anniversaire, traumatique…) - **Rémissions complètes** (ou virage de l'humeur) au cours d'une période particulière de l'année - Majorité d'épisodes saisonniers que non saisonniers
		Cycles rapides	= **≥ 4 épisodes de l'humeur sur les 12 derniers mois** (toute polarité confondue) - Associée à un pronostic plus sévère et une résistance thérapeutique plus élevée
Diagnostic	Critères (DSM-5)		A – Période nettement délimitée durant laquelle l'humeur est élevée, expansive ou irritable de façon anormale et persistante, et augmentation de l'énergie ou de l'activité orientée vers un but de manière anormale et persistante pendant **≥ 1 semaine** (presque tous les jours) ou **nécessitant une hospitalisation** B - ≥ 3 des symptômes suivant (≥ 4 si humeur seulement irritable) : - Augmentation de l'estime de soi ou idées de grandeur - Réduction du besoin de sommeil - Plus grande communicabilité que d'habitude, ou désir de parler constamment - Fuite des idées ou sensations subjectives que les pensées défilent - Distractibilité (rapportée ou observée) - Augmentation d'activité orientée vers un but (social, professionnel, sexuel) ou agitation psychomotrice - Engagement excessif dans des activités agréables, mais à potentiel élevé de risque C – **Altération marquée du fonctionnement sociale ou professionnelle, nécessité d'hospitalisation** ou **caractéristiques psychotiques** D – Episode non attribuable aux effets d'une substance ou d'une affection médicale générale → Episodes hypomaniaques : durée **≥ 4 jours**, d'intensité insuffisante pour entraîner une altération marquée du fonctionnement professionnel ou social ou une hospitalisation, sans caractéristique psychotique
	Formes cliniques		- **Type 1** : ≥ 1 **épisodes maniaques** ou **mixtes** (même en l'absence de trouble dépressif) - **Type 2** : ≥ 1 **épisodes hypomaniaques** et ≥ 1 **épisodes dépressifs majeurs** - **Type 3** = **virage maniaque** ou **hypomaniaque sous antidépresseur** : survenue d'un ou plusieurs épisodes maniaques ou hypomaniaque uniquement sous antidépresseur

Diagnostic différentiel	Affection médicale générale	- **Substance psychoactive : alcool ++, cannabis, amphétamines, cocaïne, hallucinogène** - Neurologique : **tumeur cérébrale, SEP, AVC, début de démence, épilepsie focale** - Endocrinien/métabolique : **troubles thyroïdiens, hypercorticisme, hypoglycémie, troubles ioniques...** - Iatrogène : **corticoïdes, antidépresseurs, interféron-α...**
	Affection psychiatrique	- **Trouble dépressif récurrent** (= unipolaire) - **Trouble de personnalité borderline** - **Trouble déficit de l'attention/hyperactivité** - **Schizophrénie, trouble délirant persistant** - **Trouble obsessionnel compulsif**
	Bilan	- **Bilan standard** : **glycémie, iono, calcémie, urée, créat, NFS, CRP, TSH, bilan hépatique, ECG** - **Recherche de toxiques urinaires** : cannabis, cocaïne, opiacés, amphétamines - Au 1er épisode ou sur orientation clinique : **scanner cérébral** (en urgence)/**IRM cérébrale, EEG**
Comorbidité		- **Addiction** (40-60%) : **alcool** (40%), **cannabis** (20%), **cocaïne** et **psychostimulant** (10%), sédatif - **Troubles anxieux** (40%) : notamment **trouble panique, phobie sociale** ou **phobie simple** - **Trouble déficit de l'attention avec hyperactivité** (30%) - **Trouble de personnalité** (30%), surtout **personnalité borderline** - **Troubles des conduites alimentaires** (15-30%) - **Trouble obsessionnel compulsif** (10-30%) - Comorbidité non psychiatrique : **syndrome métabolique, risque cardiovasculaire, SAOS...**
Evolution	A la phase aiguë	- **Guérison** en **3 à 6 semaines** sous traitement (contre **6 à 8 mois** sans traitement) : disparition des symptômes progressives → la normalisation du sommeil est un bon critère de guérison - Accès maniaque parfois suivi d'un **virage de l'humeur sur un mode dépressif**
	Au long cours	- **Rémission symptomatique** et **fonctionnelle** avec insertion familiale, professionnelle et sociale normale - Evolution sévère des troubles : apparition de **cycles rapides**, de **troubles psychiatriques associés** (addiction, troubles anxieux...) ou de **pathologie médicale**, notamment cardiovasculaire - Complication : - **Suicide** (15% des décès) - **Actes médico-légaux** (liés à la désinhibition psycho-comportementale) - **Désinsertion familiale** (3 fois plus de divorce), **professionnelle et sociale**
Prévention		→ Certains antécédents doivent faire évoquer le diagnostic de trouble bipolaire : - Antécédents de **≥ 3 épisodes dépressifs récurrents** - **Notion d'hypomanie**, souvent inaperçue - **Episode atypique déclenché par un antidépresseur** : non-réponse, aggravation des symptômes, agitation, hypomanie - Début d'un épisode durant le **post-partum** - Début des épisodes dépressifs récurrents **< 25 ans** - **Antécédents familiaux de troubles bipolaires, troubles dépressifs récurrents, addiction ou suicide** - **Antécédents personnels de tentative de suicide**
Stratégie thérapeutique		→ Indication d'hospitalisation si : - **Troubles du comportement majeurs** avec risque de conséquences délétères - **Risque suicidaire élevé** - **Forme sévère** et/ou **résistante au traitement** (pour réévaluation) - A discuter : **isolement** ou **soutien socio-familial non adapté, comorbidités** complexes
	A la phase aiguë	→ **Hospitalisation en urgence** en psychiatrie en milieu fermé (SDPT si besoin) - Recherche systématique de prise de toxique ou de cause médicale non psychiatrique, de contage (IST) - Arrêter tout traitement antidépresseur en cas d'épisode maniaque - **Thymorégulateur** : débuté le plus précocement possible, continué au long cours - **Traitement sédatif** en cas d'agitation : **benzodiazépine (diazépam** 10 mg x 4/jour, ou **lorazepam** 2,5 mg x 4/jour, par voie orale ou IM) et/ou **neuroleptique sédatif (loxapine** Loxapac® 50 mg IM) - En dernier recours : **isolement** et **contention des 4 membres** si risque auto- ou hétéro-agressif - **Sauvegarde de justice** (si dépenses ou achats excessifs) pour protection des biens en urgence - Prévention et surveillance du risque suicidaire et du risque hétéro-agressif
	Au long cours	→ Objectifs : stabiliser l'humeur, prévenir les rechutes, aider le patient à prendre conscience de sa pathologie et à accepter son traitement, préserver les capacités d'adaptation pour contribuer à l'autonomie et à la qualité de vie du patient, et dépister les comorbidités psychiatriques et médicales - **Prise en charge en ambulatoire** dans son secteur de psychiatrique - **Traitement médical** : poursuite du **thymorégulateur** avec suivi de la tolérance et de l'efficacité, et diminution/ arrêt des traitements à risque de dépendance (benzodiazépine, hypnotique...) - **Psychothérapie, psychoéducation, remédiation cognitive** - **PEC sociale** : ALD 23, prise en charge du handicap mental (MDPH), curatelle/tutelle

TTT			- **Maniaque** : - **Lithium**, **valproate** ou **antipsychotique atypique** en 1ère intention - **Association** en 2nd intention : lithium ou valproate + antipsychotique atypique - **Dépressif** : - **Lithium**, **lamotrigine** ou **quétiapine** en 1ère intention - Si déjà un thymorégulateur à posologie efficace : **ajout d'un ISRS** - Arrêt progressif des antidépresseurs conseillé au long cours (favorise rechutes et accélération des cycles) → Les **antidépresseurs tricycliques** ne sont pas recommandés (risque augmenté de virage de l'humeur)
THYMOREGULATEUR	**Lithium**		= **Teralithe®** 400 mg LP : - Seul thymorégulateur efficace dans la prévention du suicide : à privilégier si antécédent de TS **- Contrôle de la lithémie à 12h** de la prise (généralement le matin) : cible = **0,8 à 1,2 mEq/L** - Introduction : - Début à 1 cp/j x 2 jours, puis 2 cp/j x 4 jours et dosage à 12h de la lithémie - Si lithémie trop basse : ↗ 1 cp (si < 0,5) ou ½ cp (si < 0,8) et dosage à 4 jours - Si lithémie = 0,8 à 1,2 sur 3 prélèvements : bonne dose - Suivi de la **lithémie** : tous les **15 jours** x 2 mois puis tous les **3 mois** x 1 an puis tous les **6 mois**
		EI	- **Nausée, tremblement** - **SPUPD, trouble de repolarisation, hypothyroïdie, hyperleucocytose**
		CI	- CI absolue : **hyponatrémie**, **allaitement**, **IRC avec DFG < 85 mL/min** - CI relative : **IR modérée, hypothyroïdie, insuffisance cardiaque, grossesse, association** (carbamazépine, IEC, AINS, sulfamides hypoglycémiants, insuline)
		Suivi	- Bilan pré-thérapeutique : **NFS, iono, créat, protéinurie + glycosurie, TSH, β-hCG** chez la femme en âge de procréer, **ECG** ± **EEG** si antécédent de comitialité - Bilan annuel : **bilan rénal, TSH**
	Valproate de sodium		= Dépakote® 750 mg/j en 2-3 prises : initié par un médecin spécialiste du trouble bipolaire
		EI	- **Tératogène** : trouble grave du développement (40%), malformation congénitale (10%) - **Hépatite, hypofibrinogémie, thrombopénie,** ↗ **ammoniémie, alopécie, prise de poids**
		CI	- CI absolue : **grossesse** → à éviter chez l'adolescente ou la femme en âge de procréer - CI relative : **alcoolisme, hépatite aiguë/chronique**, **allaitement**
		Suivi	- Bilan pré-TTT : **NFS, bilan hépatique, β-hCG** chez la femme en âge de procréer - Surveillance : **NFS, bilan hépatique** réguliers pendant l'initiation, puis tous les 6 mois
	Anti-psychotique		= **Olanzapine, rispéridone, aripiprazole** ou **quétiapine** - Surveillance : **ECG avec mesure du QTc, IMC, glycémie, bilan lipidique, bilan hépatique**
	Carba-mazépine		= Indiqué surtout dans les états mixtes et les cycles rapides
		EI	- **Nausée, trouble du transit, hypotension, rash, alopécie** - **BAV, leucopénie, neutropénie, thrombopénie, agranulocytose, hyponatrémie**
		CI	- CI absolue : **BAV, atcd d'hypoplasie médullaire** ou **porphyrie aiguë intermittente** - CI relative : **association médicamenteuse, grossesse, allaitement**
	Electro-convulsivo-thérapie		= Amélioration rapide et à court terme des symptômes sévères après échec des autres traitements - Indication : - Troubles dépressifs sévères et/ou réfractaires aux thérapeutiques - Episode maniaque sévère ou prolongé - Mauvaise tolérance des psychotropes - Etat catatonique - Cycles rapides - Contre-indication aux traitements médicamenteux (grossesse, personne âgée...)
	Psycho-thérapie		- **Psychothérapie de soutien** systématique - **Thérapie cognitivo-comportementale** (haut niveau de preuve) : ménagement du rythme de vie selon la phase, correction des cognitions déformées, régulation de ses émotions - Autres **: psychothérapie psychanalytique, thérapie interpersonnelle, thérapie familiale et systémique, hypnose**
	Psycho-éducation		= **Programme d'information structurée** : proposé au patient et/ou à son entourage - Améliore la compréhension du trouble et de son traitement - Développement de la capacité à détecter les signes précurseurs de rechute
	Remédiation cognitive		= Méthodes rééducatives visant à pallier les conséquences des troubles cognitifs: troubles mnésiques, attentionnels, visuo-spatiaux, exécutifs, métacognitifs, social → présent chez **1/3** des patients - Après un **bilan neuropsychologique**

ITEM 63 : TROUBLE DELIRANT PERSISTANT

<table>
<tr><td colspan="4">= Délire chronique non schizophrénique : ancienne psychose paranoïaque, psychose hallucinatoire chronique et paraphrénie
- Prévalence faible = 0,2%, avec un sex-ratio = 1, début plus tardif (âge moyen de début = 40 ans)
- FdR : âge avancé, isolement, déficit sensoriel, atcds familiaux de troubles délirants, trouble de personnalité, immigration</td></tr>
<tr><td>Sémiologie psychiatrique</td><td colspan="3">Idée délirante = trouble du contenu de la pensée, entraînant une perte de contact avec la réalité : de type paranoïaque, pouvant être plausible (non bizarre), mais généralement non partagée par le groupe socioculturel du sujet
- Thème = généralement unique : persécution (le plus fréquent), grandeur ou mégalomanie, érotomanie, jalousie…
- Mécanisme : interprétatif, intuitif ou imaginatif, rarement hallucinatoire
- Systématisé : déroulé de façon logique et cohérente, généralement avec un thème et un mécanisme principal
- « En secteur » (n'envahit qu'un champ de la vie du sujet) ou « en réseau » (étendu à tous les domaines de la vie)
- Adhésion totale du sujet
- Participation affectif/retentissement : possiblement accompagné d'un épisode dépressif caractérisé (notamment dans les délires de persécution, jalousie et érotomanie)
Hallucinations : parfois présentes, au 2nd plan, en rapport avec le contenu du délire</td></tr>
<tr><td rowspan="11">Diagnostic</td><td>Critères (DSM-5)</td><td colspan="2">A – Présence d'une ou plusieurs idées délirantes pendant > 1 mois
B – Critère « A » de la schizophrénie non valide
C – Fonctionnement non altéré, comportement non bizarre en dehors du domaine du délire
D – Symptômes maniaques/dépressifs absent, ou brefs par rapport à la durée du délire
E – Le délire n'est pas la conséquence de l'utilisation d'une substance</td></tr>
<tr><td rowspan="9">Formes cliniques</td><td>Erotomaniaque</td><td>= Conviction erronée d'être aimé(e) par un individu, généralement une personne célèbre ou inaccessible
- Résulte au départ d'un mécanisme intuitif puis interprétatif
- Plus fréquent chez les femmes
- Evolution en 3 phases : phase longue d'espoir, phase de dépit puis phase de rancune (avec risque de passage à l'acte hétéro-agressif)</td></tr>
<tr><td>Jalousie</td><td>= Conviction délirante que son partenaire est infidèle
- Plus fréquent chez les hommes, favorisé par un contexte d'alcoolo-dépendance
- Risque d'agression physique, homicide ou suicide</td></tr>
<tr><td>Mégalo-maniaque</td><td>= Conviction délirante d'être doué d'un talent ou d'un pouvoir méconnu, ou d'avoir fait une découverte importante (« inventeur méconnu »)</td></tr>
<tr><td>Persécution</td><td>= Conviction délirante d'être victime d'un complot, d'un espionnage, ou d'être victime d'une conspiration visant à empêcher l'aboutissement des projets personnels</td></tr>
<tr><td>Somatique</td><td>= Idée délirante touchant des sensation ou fonctions corporelles
- Syndrome de Cotard : délire de négation d'organe</td></tr>
<tr><td>Hypochondrie</td><td>= Croyance inappropriée d'être atteint par une maladie</td></tr>
<tr><td>Quérulent/ processif</td><td>= Plaintes et revendications à l'égard des autorités (quérulente) ou succession d'actions judiciaires (processive)</td></tr>
<tr><td colspan="2">- Syndrome de Capgras = illusion des sosies : un proche est remplacé par un double
- Syndrome de Frégoli : un proche (généralement persécuteur) change son apparence
- Folie à 2 : délire, souvent de persécution, partagé par 2 sujets entretenant une relation étroite, avec une personne délirante (dominante) qui induit le délire chez une 2nd personne (dépendante et suggestible)</td></tr>
<tr><td colspan="2"></td></tr>
<tr><td>DD</td><td colspan="2">- Psychiatrique : schizophrénie, trouble schizo-affectif, trouble de l'humeur, trouble de personnalité (notamment paranoïaque, borderline ou antisocial), troubles obsessionnels compulsifs
- Non psychiatrique : toxique, iatrogène (L-dopa, baclofène…), neurologique (confusion, AVC, encéphalite, épilepsie focale, syphilis tertiaire…), maladie de Wilson, maladie de Niemann-Pick type C…</td></tr>
<tr><td rowspan="3">TTT</td><td>Hospitalisation en psychiatrie</td><td colspan="2">→ Indication : en cas de danger pour la sécurité des personnes ou de troubles à l'ordre public
- En cas de délire de persécution : l'hospitalisation accentue le sentiment de persécution et peut aggraver les comportements de revendication → favoriser la SPDRE à la SPDT (le tiers pouvant ensuite être désigné comme persécuteur par le sujet)</td></tr>
<tr><td>TTT médicamenteux</td><td colspan="2">- Antipsychotique en 1ère intention : atténue les convictions délirantes, l'angoisse et l'agressivité
- Antidépresseur en cas d'épisode dépressif caractérisé associé</td></tr>
<tr><td>Psychothérapie</td><td colspan="2">- Thérapie de soutien, comportementale, cognitive ou d'acceptation et d'engagement</td></tr>
</table>

ITEM 64 : TROUBLES ANXIEUX

TROUBLE ANXIEUX GENERALISE

TAG = symptomatologie anxieuse chronique (soucis excessifs et mal contrôlés) évoluant pendant **> 6 mois**
- Au niveau cognitif : attribution d'un caractère dangereux et menaçant aux stimuli environnementaux non menaçant
- **Prévalence = 5%**, prédominance féminine (2/1), début à tout âge, le plus souvent entre 35 et 45 ans
- Origine multifactorielle : - **Facteurs de vulnérabilité génétique** : tempérament anxieux, sensibilité au stress
  - **Facteurs environnementaux** : pression professionnelle, stress divers…

Diagnostic	**Anxiété et soucis excessifs**		= Symptômes continus, présents tous les jours (ou presque), dirigés sur **≥ 2 thèmes différents** : - **Appréhension continue**, non associée à un événement déclencher particulier - **Inquiétudes** et **ruminations** diverses concernant l'avenir, des petites choses ou des problèmes sérieux (problème de santé, risque d'accident, difficultés financières) - **Anxiété excessive**, non justifiée par des éléments réalistes et non contrôlable - **Problèmes de concentration** sur les taches courantes - **Insomnie** à type de **troubles de l'endormissement** - **Symptômes d'hypervigilance** : réactions de sursaut au moindre bruit ou à la moindre surprise
	Symptômes fonctionnels chroniques		- Expression clinique variée : **myalgies, céphalées, troubles du sommeil, troubles digestifs, hyperactivité végétative, asthénie, irritabilité, difficultés de concentration**… ➔ Retardent le diagnostic de TAG en orientant vers des spécialités médicales non psychiatriques
	Critères (DSM-5)		A : **Anxiété** et **soucis excessifs** (attente avec appréhension), survenant la plupart du temps durant > 6 mois, concernant un certain nombre d'événements ou d'activités B : Difficulté à contrôler cette préoccupation C : ≥ 3 symptômes sur une période **> 6 mois** : agitation ou sensation d'être survolté ou à bout, fatigabilité, difficultés de concentration ou troubles de mémoire, irritabilité, tension musculaire, perturbation du sommeil (difficultés d'endormissement ou sommeil interrompu, agité, non satisfaisant) D : Anxiété et soucis non liés à d'autres troubles psychiatriques (phobie, trouble panique, TOC, anorexie mentale, hypocondrie) ou à un état de stress post-traumatique
	DD		- Troubles anxieux réactionnels au stress : **état de stress post-traumatique, troubles de l'adaptation avec anxiété, trouble panique, TOC** - **Episode dépressif caractérisé**
	Comorbidité psychiatrique		- Autres **troubles anxieux** : **phobie sociale, trouble panique**… - **Troubles de la personnalité « anxieux »** : **personnalité dépendante, personnalité évitante** - **Abus** et **dépendance à une substance** - **Episode dépressif caractérisé**
Evolution	- Evolution **chronique**, avec possibles **fluctuations** (atténuation sur quelques jours/semaines)		
	Complication		- **Episode dépressif caractérisé** avec **risque suicidaire** - **Pathologie addictive** : alcool, benzodiazépine, cannabis… - **Répercussions socioprofessionnelles** : arrêt de travail, perte de productivité
TTT	**Psycho-éducation**		- Explication des symptômes, réassurance et information sur la pathologie - **Règles hygiéno-diététiques** : arrêt des excitants (café, tabac, alcool, autre toxique), bon équilibre alimentaire, RHD de sommeil, activité physique régulière, techniques de relaxation
	Psycho-thérapie		- **Thérapie cognitivo-comportementale** (efficacité prouvée) : stratégies centrées sur la gestion des émotions et des inquiétudes, apprentissage de techniques de relaxation - Autres : **thérapies psychanalytiques, familiales…**
	TTT psycho-pharmaco-logique	TTT de fond	- **Antidépresseurs** dans les formes sévères invalidantes : **ISRS** en 1ère intention (paroxétine) ou **IRSNA** (venlafaxine), à posologie identique à l'EDC, pour une durée de **6 à 12 mois** - **Buspirone** (Buspar®) : benzodiazépine sans effet sédatif ou cognitif, sans interaction avec l'alcool ➔ notamment chez le sujet âgé ou en cas de consommation massive d'alcool
		TTT ponctuel	= En cas de manifestations anxieuses intenses et invalidantes ou en attente d'une efficacité optimale des antidépresseurs - Anxiolytique rapide : **benzodiazépine** (maximum 12 semaines), **hydroxyzine** (Atarax®) - **β-bloquant** en cas de manifestations somatiques importantes
	➔ **L'hospitalisation en psychiatrie** n'est jamais nécessaire (hors phase très aiguë ou comorbidité dépressive)		

TROUBLE PANIQUE

Trouble panique = trouble anxieux caractérisé par la répétition des attaques de panique et par la peur de leur survenue
- **Prévalence = 1 à 3%**, prédominance féminine, âge de début typiquement entre 20 et 30 ans

Sémiologie psychiatrique	**Répétition des attaques de panique**	= Caractéristique principale du trouble panique : - Le plus souvent **spontanée** et **imprévisible** (sans facteur déclenchant) au début du trouble - De moins en moins spontané au cours du temps, lié à une **anxiété anticipatoire**
	Anxiété anticipatoire	- **Anticipation permanente de la survenue d'une attaque de panique** (« peur d'avoir peur ») - **Préoccupations** concernant les conséquences de l'attaque de panique (peur de mourir ou de devenir fou) pouvant modifier le comportement du patient - Complication : **isolement social, changement des habitudes de vie**
	Agoraphobie	= Peur de toutes les situations associées au risque d'attaque de panique : complique souvent un trouble panique, mais peut être retrouvé chez un patient sans trouble panique - **Crainte** de **l'ensemble des situations dans lesquelles il ne pourrait pas facilement s'échapper** ou **desquels il ne pourrait être secouru en cas d'attaque de panique** : espaces découverts, magasins, files d'attente, foules, lieux publics, endroits clos... - **Restriction d'autonomie** possiblement considérable
Diagnostic	Critères diagnostiques (DSM-V)	A – **Attaques de panique** récurrentes et inattendues B - ≥ 1 symptôme accompagnant une des attaques pendant **≥ 1 mois** : **crainte persistante d'avoir d'autres attaques de panique, préoccupations à propos des implications possibles** de l'attaque ou de ses conséquences, **changement de comportement** important en relation avec les attaques C – Attaques non dues aux effets physiologiques d'une substance ou d'une affection médicale générale D – Non expliqué par un autre trouble mental (phobie sociale, phobie spécifique, TOC, ESPT, trouble anxiété de séparation)
	Forme clinique	- **Trouble panique** avec ou sans **agoraphobie** - **Sévérité** : nombre d'attaques de panique (de quelques unes/an à plusieurs/jour)
	DD	- **Trouble anxieux** : phobie sociale, phobie spécifique, ESPT... - Cause médicale: - Cardiovasculaire : **angor, HTA, IDM, trouble du rythme paroxystique**... - Pulmonaire : **asthme**... - Neurologique : **épilepsie, SEP, crise migraineuse, AIT, pathologie de l'oreille interne** - Endocrinien: **hypoglycémie, dysthyroïdie, phéochromocytome, Cushing, hypoparathyroïdie**... - **Toxique** : **amphétamine, cocaïne, hallucinogène, cannabis** ou **sevrage** (alcool, benzodiazépine, opiacé...)
	Comorbidité	- Autre trouble anxieux : **phobie sociale**... - **Trouble de personnalité « anxieux » : personnalité dépendante, personnalité évitante** - **Abus/dépendance à une substance** - **Episode dépressif caractérisé**
Evolution		- Evolution généralement **chronique**, avec possible **amélioration partielle spontanée** au long terme (> 10-15 ans : disparition/espacement des attaques de panique mais persistance de l'anxiété anticipatoire et de l'agoraphobie) - Facteur pronostique : durée d'évolution du trouble, comorbidité psychiatrique, addiction, retentissement social
	Complication	- **Episode dépressif caractérisé** = **70%** des cas - **Pathologie addictive** = 30% des cas - **Répercussion socio-professionnelle** : besoin d'être accompagné, limitation des déplacements (crainte des transports en commun, des lieux publics, de l'éloignement du domicile...)
TTT	**Psycho-éducation**	- Explication des symptômes, réassurance et information sur la pathologie - **RHD** : arrêt des excitants (café, tabac, alcool...), bon équilibre alimentaire, RHD de sommeil, activité physique régulière, techniques de relaxation
	Psycho-thérapie	- **Thérapie cognitivo-comportementale** (à privilégier) : centrée sur **l'exposition** et la **désensibilisation** aux sensations physiques des attaques de panique, et aux situations redoutées - **Méthodes de relaxation**
	TTT psycho-pharmaco-logique – TTT de fond	- **Antidépresseur** dans les formes sévères : **ISRS** en 1ère intention, pendant **6-12 mois** → Action en **3 à 4 semaines**, indépendamment de symptômes dépressifs associés
	TTT psycho-pharmaco-logique – TTT ponctuel	- En cas de manifestations anxieuses intenses et invalidantes (lors des crises et sur quelques jours) : **benzodiazépine, hydroxyzine**
		→ Hospitalisation exceptionnelle, seulement en cas de manifestations anxieuses envahissantes ou de risque suicidaire

TROUBLE PHOBIQUE

Phobie = peur très intense, souvent incontrôlable, déclenchée par la confrontation à un objet ou une situation redoutée, non objectivement dangereuse, entraînant des conduites d'évitement
- Prévalence = **10 à 12%** pour la phobie spécifique et **5%** pour la phobie sociale
- Double étiologie :
  - **Terrain de vulnérabilité biologique** (facteurs génétiques)
  - **Influences environnementales** : événement de vie traumatisant, apprentissage social par imitation de modèles ou intégration de messages d'alertes

Sémiologie psychiatrique

Phobie spécifique

= Crainte irraisonnée et incontrôlable d'un objet ou d'une situation (phobogène)
- **Spécifique** = limitée à un seul objet bien défini, avec un mécanisme de conditionnement simple

Réaction à l'objet
- **Peur**, voire **attaque de panique**, déclenchée en présence de l'objet ou de sa représentation, parfois déclenchée par sa simple évocation mentale, disparaît en l'absence de l'objet/situation
- **Sidération**
- **Comportement d'évitement (fuite)**
- Attitudes de réassurance : **objet contraphobique** (réellement protecteur ou seulement symbolique rassurant)

En dehors de l'exposition
- **Anticipation anxieuse**
- **Hypervigilance** pour s'assurer de l'absence d'objet phobogène

Sous-type

Phobie typique
- **Phobie d'animal** = **zoophobie** (les plus fréquentes) : araignées, insectes, souris, serpents... → peut concerner tous les animaux
- **Phobie d'élément naturel** : orage, hauteur, vide, eau...
- **Phobie du sang** (et des injections et interventions chirurgicales) : réaction particulière avec **bradycardie** et très souvent **évanouissement**
- **Phobie situationnel** : tunnel, pont, lieux clos (claustrophobie), avion...

Phobie atypique

→ Dans le cadre d'un trouble psychiatrique : **TOC, épisode dépressif caractérisé, schizophrénie, trouble délirant persistant**
- **Nosophobie** = peur de contracter une maladie
- **Phobie d'impulsion** = crainte de réaliser impulsivement et sans le vouloir, en présence d'objets ou de situations, un acte immoral, dangereux, auto/hétéro-agressif

Chez l'enfant
- Très fréquente chez l'enfant, dans le développement normal : évolution des thématiques avec l'âge (créature imaginaire, phénomène naturel (orage, feu, eau...), obscurité, animaux...)
- **Pathologique** seulement si d'intensité importante, persistant de manière prolongée, ou avec un retentissement sur les activités de l'enfant

Phobie scolaire = Phobie de situation chez l'enfant : **globale** ou **partielle** (portant seulement sur certains composants : mathématique, lecture, temps de récréation...)

Phobie sociale

= **Crainte d'agir de façon embarrassante ou humiliante sous le regard et le jugement d'autrui**, accompagnée de **manifestations somatiques** (tachycardie, rougeur, polypnée, sueurs...) aggravant la crainte, jusqu'à **l'attaque de panique**
- **Phobie non spécifique** : mécanisme plus complexe, pouvant s'étendre à un très grand nombre de situations différentes (peur de parler ou de se produire en public, peur de rougir (éreutophobie), peur de manger ou boire en public...)

Conséquence
- **Anxiété anticipatoire** : anticipation d'être humilié par son propre comportement (rougir, bredouiller) et du jugement négatif d'autrui
- **Evitements multiples des situations sociales** altérant la qualité de vie

Formes cliniques
- **Forme limitée** à 1 ou 2 situations sociales
- **Forme généralisée** à toutes les situations sociales : toute interaction sociale est source d'un sentiment d'angoisse et de honte intense
- **Forme confrontante** : affrontement des situations grâce à des évitements plus subtils (froideur relationnelle, agressivité, ironie systématique)
- **Forme associée à une personnalité évitante** (les plus difficiles à traiter : mauvaise prise de conscience de la peur sous-jacente aux évitements)

Agoraphobie

= Peur des espaces d'où il pourrait être difficile de s'échapper ou dans lesquels il pourrait être difficile d'obtenir de secours en cas de problème : **foule, lieu isolé (claustrophobie)...**
- Généralement associé à un **trouble panique**

Diagnostic	Critères DSM-V		A – **Peur persistante et intense**, à caractère irraisonnée ou excessive, déclenchée par la **présence ou l'anticipation de la confrontation** à un **objet** ou une **situation spécifique** B – L'exposition au stimulus phobogène provoque de façon quasi-systématique une **réaction anxieuse immédiate**, possiblement sous forme d'une attaque de panique C – **Evitement** de/des situations phobogènes, vécu avec une anxiété avec une détresse intense D – **Evitement, anticipation anxieuse** ou **souffrance** perturbant de façon importante des habitudes vie, activités socio-professionnelles ou relations avec autrui et/ou sentiment de souffrance important E – Durée **≥ 6 mois**
	DD	Phobie spécifique	- **Peur banale** : signaux de danger adapté - **Agoraphobie** - **Trouble panique** : attaque de panique non limitées aux situations phobogènes - **Etat de stress post-traumatique** - **TOC**, notamment avec **phobie d'impulsion** - **Schizophrénie** ou autre trouble psychotique
		Phobie sociale	- **Agoraphobie, trouble panique** - **Trouble envahissant du développement**, **personnalité schizoïde** : les situations sociales sont évitées par manque d'intérêt - **Trouble anxieux généralisé** - **Episode dépressif caractérisé**
	Comorbidité		- **Dépendance/abus de substance** : alcool, benzodiazépine, cannabis… - **Episode dépressif caractérisé** - Autre **trouble anxieux**
Evolution	Phobie spécifique		- Apparition généralement durant l'enfance ou au début de l'adolescence - Disparition ou atténuation dans la majorité des cas au début de l'âge adulte - Si persistante à l'âge adulte : **évolution souvent chronique** (< 20% de rémission spontanée) - Peu de complication, sauf en cas de retentissement très sévère sur la vie du sujet
	Phobie sociale		- Apparition généralement entre 10 et 20 ans, de début insidieux ou brutal faisant suite à une expérience stressante ou humiliante - Evolution chronique, avec possible atténuation avec les années - Généralement source d'un **handicap fonctionnel** avec **réduction du soutien social, isolement, difficultés scolaires et professionnelles**
TTT	**Psycho-thérapie**		- **Thérapie cognitivo-comportementale** : **exposition *in vivo* graduée** ou **désensibilisation** (exposition de façon progressive mais prolongée aux objets ou situations redoutées) et **restructuration cognitive** - Phobie sociale : - **TCC de groupe** plus efficace (exercice d'exposition au « public », jeux de rôle…) - **Techniques d'affirmation de soi**
	Pharmaco-thérapie		→ Aucun traitement médicamenteux n'est efficace contre les phobies spécifiques - **Anxiolytique** : utilisation ponctuelle (ne modifie pas l'évolution du trouble phobique au long cours) - **Antidépresseur** (ISRS en 1ère intention) : en cas de phobie sociale sévère

TROUBLE OBSESSIONNEL COMPULSIF

TOC = association de 2 symptômes spécifiques, **obsessions** et **compulsions** : pathologie psychiatrique fréquente et invalidante
- Prévalence = **2%**, généralement du sujet jeune = 65% de début < 25 ans, dont 1/3 dans l'enfance, avec un sex ratio = 1
- Origine mal connue, probablement multifactorielle : **facteur génétique** (gènes codant pour les protéines des systèmes sérotoninergiques et dopaminergiques) et **facteurs environnementaux**
- Hypothèse physiopathologique : dysfonctionnement des boucles fronto-striato-pallido-thalamo-corticales, dans le sens d'une hyperactivité du circuit orbito-frontal et un hypofonctionnement de la boucle pré-frontale dorso-latérale

<table>
<tr><td rowspan="12">Sémiologie psychiatrique</td><td colspan="3">Obsession</td><td>= Irruption de pensées ou de représentations en désaccord avec la pensée consciente du sujet (mais perçue comme provenant de son esprit)
- Récurrentes et persistantes
- Ressenties comme intrusives et inappropriées par le sujet
- Source d'anxiété et d'inconfort, avec des efforts pour ignorer ou réprimer ces pensées, impulsions ou représentations ou pour neutraliser celles-ci par d'autres pensées ou actions
→ Reconnaissance du caractère pathologique non systématique : variable selon les patients (insight faible/nul dans 30% des cas) et les situations (↘ lors de la survenue d'obsessions)</td></tr>
<tr><td colspan="3">Compulsion</td><td>= Comportement répétitif (se laver, ordonner, ranger, vérifier…) ou actes mentaux (compter, répéter des mots…) que le sujet se sent poussé à accomplir en réponse à une obsession ou selon certaines règles qui doivent être appliquées de manière inflexible
- Destinées à neutraliser ou diminuer le sentiment de détresse, ou à empêcher un événement ou une situation redoutée
- Excessive, ou sans relation réaliste avec ce qu'elle est sensée neutraliser
- Non source de plaisir (au-delà du soulagement de l'angoisse)
→ Rituel = compulsion à caractère rigide et stéréotypé, obéissant à des règles idiosyncrasiques, ayant un caractère conjuratoire</td></tr>
<tr><td colspan="3">Evitement</td><td>= Vis-à-vis des situations favorisant l'émergence d'obsessions ou compulsions</td></tr>
<tr><td rowspan="9">Thématique</td><td colspan="2">Contamination</td><td>- Obsessions de contamination
- Compulsions/rituels : - De lavage : des mains, du corps entier, des objets…
- D'évitement : ne pas toucher, port de gant…</td></tr>
<tr><td colspan="2">Symétrie
Erreur</td><td>- Obsession : ordre, symétrie, exactitude
- Compulsion : souci extrême de l'ordre, de la symétrie, de l'exactitude, grande rigidité dans l'enchaînement des actions, leur réalisation selon des critères idiosyncrasiques (alignement des objets, symétrique, marche sur des lignes droites…)</td></tr>
<tr><td rowspan="6">Pensées interdites</td><td colspan="2">- Obsession : pensée interdite
- Compulsion : vérification, rituels mentaux (mots répétés…)…</td></tr>
<tr><td>Catastrophe</td><td>= Survenue d'un accident du fait de la responsabilité du sujet : mettre le feu ou être à l'origine d'un accident par négligence…</td></tr>
<tr><td>Impulsion agressive</td><td>= Crainte de perdre le contrôle de soi, peur de commettre un acte répréhensible contre son gré, crainte de violence envers autrui ou soi-même, images de violences ou d'horreur, peur de laisser échapper des obscénités ou des insultes, peur de voler des choses…
→ Sans passage à l'acte</td></tr>
<tr><td>Thématique sexuelle</td><td>= Contenu sexuel jugé répréhensible par la personne : homosexualité, inceste…</td></tr>
<tr><td>Thématique religieuse</td><td>= Préoccupations liées au bien et au mal, à la moralité, au sacrilège, au blasphème, associé possiblement à des prières, des rituels religieux compulsifs ou des rituels mentaux</td></tr>
<tr><td>Thématique somatique</td><td>= Peur d'être atteint d'une maladie, obsession portant sur l'aspect d'une partie de son corps</td></tr>
<tr><td colspan="2">Accumulation</td><td>- Obsession : peur de perdre un objet important
- Difficultés à se débarrasser d'objets sans valeur artistique ou sentimentale, tendance à accumuler des objets
→ Si isolé (non associé à d'autres thématiques) = accumulation compulsive (syllogomanie)</td></tr>
</table>

Diagnostic	Critères DMS-V		A – Présence **d'obsession** et/ou **compulsion** (rarement purement obsessionnel ou compulsif) B – Les symptômes durent **≥ 1h/jour** au patient, ou entraînent une souffrance cliniquement significative ou une altération socio-comportemental C – Non du aux effets physiologiques d'une substance ou d'une affection médicale générale ➞ Dans le DSM-V, le TOC n'est plus caractérisé comme un trouble anxieux, mais dans une catégorie à part (TOC et apparentés)
	Formes cliniques		- Selon la qualité de l'insight : **bon, mauvais** ou **absent** - **Forme typique** : chez l'adulte jeune - **Forme à début précoce** chez l'enfant : généralement similaire à la forme de l'adulte ➞ Certains rituels apparaissent au cours du développement normal (rituel d'endormissement…)
	DD		- Pathologie neurologique (atteinte des noyaux gris centraux) : **syndrome Gilles de la Tourette, chorée de Huntington, PANDAS** (*Paediatric Auto-immune Disorders Associated with Streptococcus Infections*) - Mouvements anormaux = **tics** : mouvements ou vocalisations répétitives involontaires, non dirigés vers une but, non précédés d'obsession - **Schizophrénie** : idée délirante ➞ caractère égosyntonique (sans lutte intérieure) et conviction inébranlable - **Trouble anxieux** : **trouble anxieux généralisé, phobie spécifique, hypocondrie** - **Trouble de la personnalité obsessionnelle-compulsive** : fonctionnement de la pensée centré sur des préoccupations liées à l'ordre, au perfectionnisme et au contrôle, avec un caractère égosyntonique
	Comorbidité		- **Episode dépressif caractérisé** et **troubles anxieux** - **Tics** associés dans 25% des cas - Autre trouble du spectre obsessionnel-compulsif : **trichotillomanie, excoriation compulsive, accumulation compulsive, dysmorphophobie** - Trouble de la personnalité : **obsessionnelle** (30%), **évitante, dépendante**
Evolution			- Evolution généralement péjorative en l'absence de prise en charge : ↘ des tentatives de résistance aux symptômes, mise en place d'évitements de plus en plus importants, isolement social… - Sévérité variable : légère (impact modéré sur le fonctionnement social) à sévère (grande difficulté dans la réalisation des actes de la vie quotidienne) - Evolution intermittente chez **20%** des patients - Facteurs pronostiques : durée de la maladie, âge de début, qualité de l'insight, trouble dépressif caractérisé
	Complication		- **Episode dépressif caractérisé** - **Risque suicidaire** (10% de tentative de suicide)
TTT	**Psycho-éducation**		- Rassurer le patient sur le fait qu'il ne va pas perdre le contrôle ou devenir fou, nommer le trouble, la nécessité d'un traitement médicamenteux et son délai d'action long (6 à 12 semaines) - **Rencontre de l'entourage** : importance de ne pas participer aux rituels, ne pas faciliter l'évitement et ne pas répondre aux demandes de réassurances répétées (contribuant au maintien du trouble)
	Psycho-thérapie		**Thérapie cognitivo-comportementale** : 50% de patients répondeurs - Méthode : **exposition avec prévention de la réponse**, aux conditions déclenchant les obsessions anxieuse (in vivo et en imagination) et lutte contre les compulsions - Possible séances de « rappel » régulières en cas de réussite
	TTT psycho-pharmaco-logique	TTT de fond	**Antidépresseur ISRS** : efficace à **posologie élevée** (double de la posologie habituelle), avec un délai d'efficacité long de **6 à 12 semaines** - Maintenir le traitement ≥ 12 semaines avant de conclure à un échec - Traitement à dose maximale pendant **1 à 2 ans**, puis diminution à posologie efficace **Antidépresseur tricyclique** (**clomipramine**) : après échec de 2 ou 3 ISRS En cas de résistance à plusieurs essais d'antidépresseurs : association **ISRS + tricyclique** ou **antidépresseur + antipsychotique de $1^{\text{ère}}$ génération** (à faible posologie)
		TTT ponctuel	= En cas de manifestations anxieuses intenses et invalidantes : **anxiolytique** (action uniquement sur l'anxiété, sans effet sur les obsessions et compulsions)
			- Stimulation cérébrale profonde = technique expérimentale dans les TOC résistants : implantation intracérébrale d'électrodes de stimulation haute fréquence au niveau des boucles fronto-striatales ➞ Hospitalisation en psychiatrie seulement en cas de risque suicidaire majeur

ETAT DE STRESS POST-TRAUMATIQUE

Etat de stress post-traumatique (ESPT) = trouble stress post-traumatique (TSPT) = survenue de symptômes caractéristiques à la suite de l'exposition directe et personnelle à un traumatisme
- Prévalence = **5 à 10%**, ↗ dans les populations exposées (zone instable ou en guerre...), prédominance féminine (2/1)
- **Traumatisme** = événement au cours duquel le sujet ou d'autres personnes ont pu être menacé de mort, trouver la mort ou encourir des blessures graves, entraînant chez le sujet une réaction de frayeur, un sentiment d'horreur et d'impuissance : **agression physique** ou **sexuelle, guerre, détention militaire, génocide, internement ethnique** ou **politique**...

→ L'événement traumatique doit être responsable d'un fort sentiment de débordement associé à un vécu d'impuissance
→ Peut aussi concerner les **personnes ayant été brutalement informées** qu'un tel événement est arrivé à l'un de leur proche
→ **Ne concerne pas l'exposition par l'intermédiaire d'un média** (télévision, film...)

Sémiologie psychiatrique	**Syndrome de répétition**	= **Revécu involontaire, vivace** et **angoissant** de certains aspects de l'expérience traumatisante : - **Reviviscence** ou ***flashbacks*** (le sujet agit ou ressent les mêmes émotions que lors du traumatisme) : images ou expériences sensorielles qui s'imposent au sujet de manière intrusive et répétitive - **Cauchemars traumatiques**
	Conduites d'évitement	- **Evitement des stimuli** rappelant le traumatisme : personnes, lieux, situations, circonstances qui ressemblent ou sont associées au traumatisme - **Evacuation de tout souvenir rattaché au traumatisme** (ne pas y penser, ne pas en parler) - **Rumination excessive de certains questionnements** (pourquoi l'événement est arrivé au sujet, qu'est ce qu'il aurait fallu faire pour l'empêcher, comment se venger)
	Hyper-activation neuro-végétative	- **Hypervigilance permanente** - **Réactions de sursaut exagérées** - **Irritabilité**, avec **accès de colère** - **Difficultés de concentration** - **Troubles du sommeil** : difficulté d'endormissement ou sommeil interrompu
	Altération négative des cognitions et de l'humeur	- **Distorsions cognitives** : culpabilité et ruminations concernant le sujet ou d'autres personnes, dans un état quasi-permanent de peur, honte, colère ou culpabilité - **Indifférence émotionnelle** : **difficulté à éprouver des sentiments**, **détachement** vis à vis des autres, **abandon des activités**, voire **amnésie** de certains éléments significatifs du traumatisme
Diagnostic	Critères diagnostiques	A : **Exposition à un événement traumatique** : le sujet a vécu, été témoin ou été confronté à un événement durant lesquels des individus ont pu mourir, être très gravement blessé, menacé de mort ou de grave blessure, et la réaction du sujet s'est traduite par une peur intense, un sentiment d'impuissance ou d'horreur (ou un comportement désorganisé ou agité chez l'enfant) B : Evénement traumatique **constamment revécu** C : **Evitement persistant des stimuli** associés au traumatisme, émoussement de la réactivité générale D : Présence de symptômes persistants traduisant une **activation neuro-végétative** E : Durée des symptômes **> 1 mois** F : **Souffrance cliniquement significative** ou **altération du fonctionnement social ou professionnel**
	Formes cliniques	- **Evolution aiguë < 3 mois** ou **chronique ≥ 3 mois** - Avec **survenue différée** : apparition **> 6 mois** après l'événement traumatique - **Forme pédiatrique** : symptomatologie différente (symptôme de reviviscence sous forme de répétitions de la scène traumatique sous forme de jeux répétitifs, de dessins ou de rêves effrayants...)
	Comorbidité psychiatrique	- **Abus de substance ou dépendance** : consommation d'alcool, drogues, nicotine ou psychotropes - **Episode dépressif caractérisé** : idée de honte ou de culpabilité associée → **risque suicidaire** - Autres troubles anxieux : **trouble panique, TOC**
Diagnostic différentiel	DD – **Etat de stress aigu**	= **Trouble stress aigu** = apparition d'une symptomatologie similaire dans les jours suivant le traumatisme, mais ne perdurant pas plus **d'1 mois** - Evolution **souvent spontanément résolutive** - **Symptomatologie dissociative** possible : **mutisme, errance, état de détachement, dépersonnalisation, déréalisation** voire **amnésie lacunaire** → FdR d'évolution vers un ESPT - FdR d'ESPT suite à un événement traumatique:- Sévérité, durée et proximité de l'exposition - Qualité du soutien social - Atcds personnels/familiaux de trouble psychiatrique - Sexe féminin et niveau socio-économique bas
	DD	- **Trouble de l'adaptation**: événement stressant moins sévère, non traumatisant, sans phénomène de reviviscence - **TOC** : possibles idées ou images intrusives, sans lien avec un événement traumatique - **Troubles hallucinatoires** : idées délirantes, anosognosie, sans critique des expériences de reviviscence

<table>
<tr><td rowspan="2">Evolution</td><td colspan="3">- Durée variable : guérison complète en 3 mois dans 50% des cas
- Réactivation possible des symptômes en réponses à un rappel de l'événement traumatisant, des stress liés à la vie ou à un nouvel événement traumatisant
- Risque de désinsertion progressive, de repli ou de complication (épisode dépressif caractérisé...)</td></tr>
<tr><td>Facteurs pronostiques</td><td colspan="2">- Qualité du soutien social
- Antécédent personnels et familiaux de troubles psychiatriques
- Antécédents d'événements traumatiques, notamment durant l'enfance</td></tr>
<tr><td rowspan="3">Prévention</td><td colspan="3">- Intervention précoce auprès des personnes exposées à un événement traumatisant (defusing et debriefing) : par une cellule d'urgence médico-psychique (CUMP), sans efficacité prouvée
- Aucun traitement médicamenteux n'a montré d'efficacité après exposition à un événement traumatisant</td></tr>
<tr><td>Defusing</td><td colspan="2">= « Déchocage psychologique » : immédiatement après l'événement traumatisant
- Vise à réduire la charge émotionnelle et identifier les personnes les plus vulnérables</td></tr>
<tr><td>Debriefing</td><td colspan="2">= > 72h après l'événement traumatisant : intervention unique, précoce et individuelle
- Repérage et traitement des patients présentant des manifestations aiguës de stress (notamment une symptomatologie dissociative)
- Information sur les modalités évolutives des symptômes
- Mise à disposition d'un soutien psychologique (verbalisation des émotions violentes ressenties...)</td></tr>
<tr><td rowspan="4">TTT</td><td>Psycho-thérapie</td><td colspan="2">= Traitement de 1ère intention, d'efficacité supérieure à un traitement médicamenteux :
- Thérapie cognitivo-comportemental : centrée sur le traumatisme, avec gestion de l'anxiété, lutte contre les évitements cognitifs ou comportementaux, techniques de relaxation, exposition graduée aux stimuli, restructuration cognitive
- Thérapie d'exposition prolongée : technique de désensibilisation vis-à-vis de l'événement traumatisant par exposition, imaginaire ou réelle, progressive et répétée
- Eye Movement Desensitisation and Reprocessing (EMDR) : stimulation des processus de traitement de l'information afin de contextualiser les souvenirs de l'événement traumatique (le patient évoque des éléments de souvenir pendant que son attention est focalisée sur des stimuli bilatéraux visuels)</td></tr>
<tr><td rowspan="2">TTT psycho-pharmaco-logique</td><td>A la phase aiguë</td><td>- Limiter l'usage des benzodiazépines (↗ le risque de ESPT)
- Utilisation possible d'hypnotiques pour traiter les troubles du sommeil</td></tr>
<tr><td>A la phase constituée</td><td>- Antidépresseurs ISRS en cas de symptômes sévères ou chroniques</td></tr>
<tr><td colspan="3">→ L'hospitalisation en psychiatrique peut être indiquée en cas de symptômes sévères ou de risque suicidaire</td></tr>
</table>

TROUBLE DE L'ADAPTATION

Trouble de l'adaptation = syndrome de réponse au stress (traumatisme, événement de vie stressant...) avec des symptômes réactionnels à un ou des événement(s) de vie auquel le sujet n'arrive pas à s'adapter
- Prévalence = **1%**, survenue à tout âge mais plus fréquent chez le sujet âgé, prédominance féminine (70%) chez l'adulte
- FdR principal : **trouble de la personnalité** constituant une vulnérabilité psychique limitant les capacités d'adaptation

Sémiologie psychiatrique	**Evénement stressant**	= **Facteur de stress identifiable** = changement imposant au sujet de s'adapter : professionnel ou personnel, unique ou multiple, récurrent ou continu, concernant le patient seul ou un groupe plus large - Evènement stressant : **transition de vie** (mariage, rupture sentimentale, changement de métier, difficultés financières...), **annonce d'une pathologie invalidante ou à pronostic défavorable**... - Chez l'enfant : **séparation des parents, entrée au lycée, échec à l'examen**... - **Parfois d'apparence non stressant** (surtout chez le patient vulnérable) : naissance, déménagement...
	Symptômes	= **Symptômes émotionnels** ou **comportementaux** ne remplissant pas les critères diagnostiques d'un autre trouble psychiatrique caractérisé, avec **altération du fonctionnement psycho-social** - **Anxieux** : **sensation de tension, difficultés de concentration et d'attention, ruminations, irritabilité, signes physiques** (céphalées, sensation d'étau thoracique, troubles fonctionnels digestifs...) - **Dépressifs** : **tristesse de l'humeur, culpabilité, trouble des fonctions instinctuelles** (alimentation, sommeil...), **idées suicidaires**... - **Comportementaux** : **isolement, absentéisme, abus de médicaments** (anxiolytiques) ou de **substances** (tabac, alcool, stupéfiants), **fugue, comportements suicidaires...** → Apparition dans les **3 mois** suivant le début du facteur de stress et disparition **< 6 mois** après l'arrêt → Symptômes non préexistant à l'événement déclenchant
Diagnostic	Critères diagnostiques DSM-IV	A – Développement de symptômes émotionnels et comportementaux en réaction à un ou plusieurs facteur(s) de stress identifiables, dans les 3 mois suivant B – Cliniquement significatif : - Souffrance marquée, disproportionnée par rapport au facteur de stress - Altération significative du fonctionnement social ou professionnel C – Ne répond pas aux critères d'un autre trouble psychiatrique spécifique D – **Hors deuil** E – Persistance < 6 mois après disparition du facteur de stress ou de ses conséquences
	Formes cliniques	- **Avec humeur dépressive** (le plus fréquent) : humeur triste, pleurs répétés, troubles cognitifs affectant la concentration et la mémoire, sans remplir les critères d'épisode dépressif caractérisé - **Avec anxiété** (plus fréquent chez la personne âgée) : attaque de panique et/ou anxiété généralisée, avec manifestations somatiques (céphalées, troubles digestifs, cardiovasculaires ou respiratoires) - **Avec anxiété et humeur dépressive** - **Avec perturbation des conduites** (plus fréquent chez l'adolescent) : comportements à risques (alcoolisation), d'opposition ou d'hétéro-agressivité, sans trouble de la personnalité antisociale - **Avec perturbation des conduites et des émotions**
	DD	- **Réaction adaptée au stress** : intensité des symptômes inférieurs et sans altération du fonctionnement - **Etat de stress aigu** ou **état de stress post-traumatique** : délai d'apparition, durée et symptomatologie différente - **Episodes dépressif caractérisé** ou **trouble anxieux**
	Comorbidité psychiatrique	- **Trouble de personnalité** (15%) - **Usage de substances** (7%)
Evolution	Complication	- **Risque suicidaire** (2 à 4% de tentatives de suicide), surtout chez l'adolescent (10% de TS) - **Episode dépressif caractérisé**, surtout chez l'adulte et la personne âgée - Chez l'adolescent : **trouble de l'humeur, personnalité pathologique**
	Evolution	- Transitoire, cédant dans les 6 mois après la fin du facteur de stress : **75%** sans complication ni séquelle - Risque de **chronicisation**, ou de **troubles thymiques ou anxieux caractérisés** - Facteurs de mauvais pronostic : durée d'évolution des symptômes, troubles du comportement ou trouble de la personnalité associé, trouble lié à l'usage de substance
TTT	- Généralement spontanément résolutif à 6 mois de l'arrêt du facteur de stress	
	Psycho-thérapie	- **Thérapies d'intervention brève** : thérapie centrée sur la recherche de solutions s'appuyant sur les capacités d'adaptation et le réseau de soutien familial et social du patient - **Thérapie cognitivo-comportementale**
	TTT médical	- **Anxiolyse par benzodiazépines** (durée < 12 semaines) : en cas de symptômes anxieux invalidants - **Hypnotique** type zolpidem (Stilnox®) ou zopiclone (Imovane®) : en cas de troubles du sommeil
	→ **L'hospitalisation** n'est nécessaire qu'en cas de risque suicidaire ou d'environnement très négatif	

TROUBLES ANXIEUX DE L'ENFANT

Attachement	**Attachement mère-enfant**	- **Attachement *secure*** : bases fondamentales sûres, permettant à l'enfant de s'éloigner de sa mère - **Attachement *insecure*** : - **Ambivalent** : hésitation entre colère et contentement - **Avec évitement** : aucune notion de réconfort vers leurs parents - **Désorganisé** : souvent chez les enfants battus, reproduits à l'âge adulte → Rôle important dans les relations futures → Les attachements *insecure* sont plus à risque de trouble anxieux et dépressif
Manifestations anxieuses selon l'âge	0 à 6 mois	- Peur des **stimuli sensoriels intenses** - Peur de la **perte de soutien**
	6 à 12 mois	- Peur de la **séparation** - Peur des **figures étrangères**
	2 à 4 ans	= Pensée pré-opératoire, sans distinction imaginaire/réalité : - Peur des **créatures imaginaires, agresseurs potentiels** - Peur du **noir**, peur de la **séparation**
	5 à 8 ans	= Mise en place d'une pensée opératoire et d'un raisonnement concret - Peur des **catastrophes naturelles, accidents corporels**, peur **induite par les médias** - Peur de **disparaître** vers 7 à 8 ans → Apparition de **phobies spécifiques** (peur du sang, peur du noir) → Les TOC peuvent commencer dès l'âge de 7-8 ans
	> 8 ans	- Intérêts centrés sur la réussite scolaire : **phobie scolaire** prédominante
	Adolescent	- Intérêts centrés sur ses paires : **phobie sociale, agoraphobie, trouble panique**
TTT	- **Thérapie systémique** ++ - Très peu de thérapie individuelle - Peu de médicaments ayant l'AMM chez l'enfant : **fluoxétine, sertraline**	

ITEM 64 : TROUBLE DEPRESSIF

Episode dépressif caractérisé : affection psychiatrique courante, 1ère cause de perte d'année de vie en bonne santé
- Contexte : - **Intégré dans différentes entités nosographiques** : trouble dépressif récurrent, trouble bipolaire
  - **Comorbidité** d'un autre trouble psychiatrique (trouble anxieux, addiction) ou d'une affection médicale générale
  - **Isolée** dans un contexte réactionnelle à un évènement de vie
- \> 100 millions de cas/an dans le monde, prévalence ponctuelle = **5%,** touche **11%** des hommes et **22%** des femmes en France
- Survenu du 1er épisode possible à tout âge, très souvent observé juste avant 30 ans, prédominance féminine (2/1)
- Associée à un risque élevé de suicide : 30 à 50% des tentatives de suicides, 80% des suicidés

Sémiologie psychiatrique	**Perturbations psycho-affectives**	Perturbation de l'humeur	- **Humeur dépressive, triste** (symptôme majeur) : sentiment pénible, douloureux, envahissant, quasi-constant dans le temps, indépendamment des circonstances, prédominant le matin dès le réveil, avec une tendance à s'améliorer dans la journée
		Psychologie dépressive	- **Dévalorisation** : perte de l'estime de soi, doutes, autodépréciation, conduisant à un sentiment d'incapacité, d'inutilité - **Culpabilité** : reproches pour des actes quotidiens banals ou passés, sentiment d'une dette envers sa famille, d'être un poids pour les siens, auto-accusation - **Incurabilité** - **Idées suicidaires : attrait de la mort** quasi-constant, avec **simples pensées centrées sur la mort** (idées de mort) ou **idées suicidaires** avec ou sans plan précis
		Perturbation des émotions	= **Anhédonie** (symptôme majeur) : perte d'intérêt ou du plaisir - Presque toujours rapportée, à degré divers, jusqu'à **l'aboulie** ou **l'apragmatisme** - Dans tous les domaines de vie (vie affective et socioprofessionnelle)
	Perturbations psycho-motrices		→ Ralentissement psychomoteur et agitation peuvent alterner ou être associés - **Ralentissement psychique** : **bradypsychie** (ralentissement des idées), **ruminations, monoïdéisme** - **Ralentissement moteur** : **bradykinésie, hypomimie/amimie, bradyphémie** (lenteur du discours), **voix monocorde, clinophilie** jusqu'à la **prostration, incurie, aboulie** (incapacité à exécuter des actes planifiés et prendre des décisions), **apragmatisme** (incapacité à entreprendre des actions) - **Agitation** : déambulations permanentes, incapacité à s'asseoir, état de tension interne
	Perturbations physiologiques	**Perturbation du sommeil**	- **Insomnie** : **réveils nocturnes** surtout ± **difficultés d'endormissement** liées à l'anxiété - **Hypersomnie** possible (> 10h de sommeil/nuit) - **Sensation de sommeil non réparateur**
		Fatigue	**- Asthénie, sensation de perte d'énergie** : prédominante le matin, possiblement présente en permanence
		Modification de l'appétit et du poids	- **Perte d'appétit** (**anorexie**) fréquente - Possible **augmentation de l'appétit** et/ou **modification des habitudes alimentaires** - Variation de poids : le plus souvent **perte de poids**
		Symptômes cognitifs	- **Difficultés de concentration, troubles de la mémoire, indécision, déficit d'attention** : d'aspect variable selon l'intensité et le fonctionnement habituel du sujet
			- Baisse de libido, hyposexualité - Plainte somatique **: troubles neurovégétatifs, digestifs, urinaires, cardiovasculaires, polyalgies…**
Diagnostic	Critères DSM-5		A - **≥ 5 symptômes** sur une période **≥ 2 semaines**, avec un changement par rapport à l'état antérieur - Humeur dépressive toute la journée, presque tous les jours - Diminution marquée de l'intérêt ou du plaisir - Perte ou gain de poids significatif (5%) ou diminution/augmentation de l'appétit - Insomnie ou hypersomnie - Agitation ou ralentissement psychomoteur - Fatigue ou perte d'énergie - Sentiment de dévalorisation ou de culpabilité - Diminution de l'aptitude à penser ou à se concentrer, ou indécision - Pensées de mort récurrentes, idées suicidaires ou tentative de suicide B – **Détresse cliniquement significative** ou **altération du fonctionnement** C – Non imputable aux effets d'un substance ou d'une affection médicale générale D – ø Critère de trouble schizoaffectif, schizophrénie, trouble schizophréniforme ou autre psychose E – ø Episode maniaque ou hypomaniaque

Diagnostic	Intensité		- **Léger** : symptômes juste suffisant au diagnostic, avec peu de retentissement - **Modéré** : plus de symptôme que nécessaire, avec un retentissement modéré - **Sévère** : quasiment tous les symptômes, avec un retentissement social majeur
	Formes cliniques	**Caractéristique mélancolique**	**Mélancolie = épisode dépressif très sévère**, associée à un risque suicidaire élevé : **souffrance morale profonde, retentissement moteur majeur, mutisme** - **Anhédonie** et/ou **anesthésie affective** (manque de réactivité aux stimuli habituellement agréables) associée à des **symptômes dépressifs marqués**
		Caractéristique psychotique	= Associé à la présence **d'idées délirantes** et/ou **d'hallucinations** - Thème : souvent de **ruine, incapacité, maladie, mort, indignité, culpabilité** - Congruente ou non à l'humeur dépressive **- Syndrome de Cotard** : mélancolie délirante, associant des idées de négation d'organes, négation du temps (immortalité) ou de négation du monde
		Caractéristiques mixtes	= **≥ 3 symptômes maniaques** ou **hypomaniaques** présents, pendant la majorité des jours d'épisode dépressif caractérisé
		Caractéristiques atypiques	- **Réactivité de l'humeur**, qui s'oppose à l'humeur triste quasi-constante - Autres symptômes : - **Augmentation de l'appétit, prise de poids importante** **- Hypersomnie** **- Sensation de membres lourds** **- Sensibilité au rejet dans les relations interpersonnelles**
		Avec détresse anxieuse	= Associé à des **signes d'anxiété** au 1er plan : sensation d'énervement ou de tension intérieure, d'agitation inhabituelle, difficulté à se concentrer à cause de l'inquiétude, peur que quelque chose de terrible n'arrive, impression de perte de contrôle - Risque majeur de passage à l'acte suicidaire = **raptus anxieux**
		Autres	- **Avec catatonie** : **catalepsie** (flexibilité cireuse), **négativisme**, **stéréotypies, impulsions, écholalies, échopraxies** - **Avec début dans le péri-partum**
	Trouble dépressif		- **Trouble dépressif caractéristique isolé** - **Trouble dépressif caractéristique récurrent** : ≥ 2 EDC séparés d'une période sans symptômes de **> 2 mois** - **Trouble dépressif persistant** : humeur dépressive persistant **≥ 2 ans** (ou **≥ 1 an chez l'adolescent**) - **Trouble dysphorique prémenstruel** : symptômes dépressifs, associés à une labilité émotionnelle marquée, une anxiété ou des symptômes physiques (tension des seins, douleurs articulaires ou musculaires) au cours de la plupart des cycles menstruels - **Trouble dépressif induit** par une substance, un médicament ou du à une autre affection médicale
	DD		- **Réponse normale à une perte significative** (deuil, ruine financière, désastre naturel...) - **Troubles de l'humeur** : trouble bipolaire type 1 ou 2, trouble cyclothymique - **Psychose chronique** : trouble schizoaffectif, schizophrénie, psychose chronique non dissociative - Pathologie médicale : - Neurologique : **maladie de Parkinson, SEP, démence, lésions cérébrales...** - Générale : **hypothyroïdie, hypercorticisme, maladie systémique, infectieuse...** - Iatrogène : **corticoïdes, interféron, β-bloquants, L-dopa...** - Toxique : **alcool, cannabis, cocaïne...** → réévaluer à 2-4 semaines du sevrage
	Bilan initial		- **Bio** : **NFS, ionogramme, glycémie, créatininémie, bilan hépatique, TSH, β-hCG, recherche de toxiques** - **ECG** (QT), **EEG** de référence, voire **TDM/IRM cérébrale** si 1er épisode sévère ou sans facteur déclenchant
	Comorbidité		- **Comorbidité anxieuse = 50 à 70%** des cas : trouble panique, anxieux généralisé, obsessionnel compulsif, phobie sociale, état de stress post-traumatique - **Comorbidité addictive = 30%** des cas : **alcool, toxique** (cannabis, cocaïne...) - Comorbidité psychiatrique autre : **schizophrénique, trouble de conduite alimentaire, trouble du contrôle des impulsions, troubles de la personnalité**
Evolution			- Episode dépressif caractérisé **isolé** sans rechute = **50%** des cas - **Récurrence** d'épisodes dépressifs caractérisés avec une fréquence variable = **35%** des cas **± Rémission partielle** : persistance de symptômes dépressifs résiduels, mais ne remplissant pas les critères d'EDC - **Chronicité** avec évolution d'un épisode dépressif caractérisé sur une durée > 2 ans = **15%** des cas - Complications : **suicide ++, désinsertion professionnelle, récurrences dépressives, comorbidité psychiatrique**
	Facteur de mauvais pronostic		- Sexe féminin - Antécédents familiaux de trouble de l'humeur - Age de début précoce - Nombre d'épisodes passés - Durée plus longue de l'épisode - Persistance de symptômes dépressifs résiduels - Comorbidité psychiatrique ou non psychiatrique

Orientation	Hospitalisation		→ Libre ou sous contrainte selon la capacité du patient à donner son consentement - **Episode dépressif caractérisé sévère** - **Caractéristique mélancolique, psychotique** ou **atypique** - **Risque suicidaire élevé** - A discuter : comorbidité psychiatrique (addiction, trouble anxieux sévère), isolement socio-familial, altération des capacités d'autonomie et d'observance, résistance actuelle ou passée au traitement, état médical général préoccupant, ou chez le sujet jeune ou le sujet âgé
	Ambulatoire		**- Consultations rapprochées** et **régulières** = 1 fois/semaine initialement : réévaluation de l'état clinique, de la réponse thérapeutique et du risque suicidaire
TTT	**Psycho-thérapie**		- **Psychothérapie de soutien** : toujours indiquée - **Psychothérapie structurée** (en monothérapie dans les formes légères, ou en association aux antidépresseurs) : **thérapie cognitivo-comportementale** ou **thérapie interpersonnelle** (fort niveau de preuve), **ou thérapie d'inspiration psychanalytique, thérapie familiale,**
	Anti-dépresseur		= Recommandé pour les formes modérées à sévères - **Antidépresseur ISRS** en 1ère intention : augmentation progressive jusqu'à la posologie efficace, évaluation de l'efficacité après **> 2 semaines** de traitement à dose efficace - Association possible à un **anxiolytique** (**benzodiazépine**) ou un **hypnotique** sur une durée limitée (< 4 semaines) en attente de l'effet de l'antidépresseur en cas d'anxiété importante et/ou d'insomnie - Surveillance clinico-biologique, notamment du risque suicidaire et du risque de virage de l'humeur - En cas de non réponse : ↗ posologie, changement de molécule, combinaison de traitements, stratégie de potentialisation, stratégies non médicamenteuses → **Trouble dépressif résistant** : échec de **≥ 2 antidépresseurs** à dose efficace pendant **≥ 6 semaines**
		Durée	- **Episode isolé** : **6 mois** à **1 an** après la rémission clinique → Risque maximal de rechute dans les **6 à 8 mois** suivant l'arrêt du traitement - **Episodes récurrents** = **≥ 3 épisodes** : traitement de maintien par **antidépresseur** ± **psychothérapie** (pendant 18 à 24 mois)
		Instauration chez l'enfant/adolescent	- Après 4 à 6 consultations pour confirmer le diagnostic - Initiation plus progressive, suivi plus rapprochée (risque de levée d'inhibition)
		Instauration chez le sujet âgé	- Posologie adaptée à la fonction rénale et hépatique - Initiation plus progressive, avec surveillance des interactions médicamenteuses
	Electro-convulsivo-thérapie		= Induction de crises d'épilepsies par le passage trans-crânien d'un courant électrique durant quelques secondes, sous brève anesthésie générale et curarisation - Indication : - Forme sévère d'épisode dépressif : **caractéristique mélancolique** ou **psychotique** - **Résistance** ou **contre-indication** à un traitement médicamenteux - En **12 séances** (2 à 3 séances/semaine) ± **ECT d'entretien** (1/mois durant plusieurs mois)
	Autres		- **ALD 23** (PEC 100%) uniquement en cas d'épisode dépressif récurrent ou persistant - **Réadaptation socio-professionnelle** **- Stimulation magnétique transcrânienne** (en cours d'évaluation)

ITEM 64 : TROUBLE DE LA PERSONNALITE

Trouble de la personnalité = traits de personnalité peu nombreux, particulièrement marqués et induisant une altération du fonctionnement social et une incapacité à s'adapter aux différentes situations de la vie
- **Facteur de vulnérabilité** de troubles psychiatriques : essentiellement dépressif, anxieux ou addictif
- **Expression égosyntonique** (intégrée dans la façon d'être du sujet, difficilement identifiable par le sujet, quasi-anosognosique), à travers des **modalités relationnelles** à l'autres, des **styles cognitifs** et/ou une **impulsivité**
- Prévalence = **10%** : de 1 à 3%/personnalité pathologique, plus fréquemment **personnalité borderline** (6%)
- **Non exclusifs** : 50% des patients concernés ont ≥ 2 troubles de la personnalité
- Diagnostic généralement **chez l'adulte > 18 ans** (possible avant 18 ans si tous les traits sont présents pendant > 1 an)

Personnalité

Personnalité = fonctionnement psychologique stable et unique d'un individu, résultant de l'intégration de facteurs cognitifs, émotionnels et pulsionnels
- **Traits de personnalité** = fonctionnement psychologique, perception de l'environnement et façon de gérer ses relations interpersonnels : relativement stable dans le temps
- Associe : - **Tempérament** = aspects biologiques, innées et stables de la personnalité
  - **Caractère** = dimensions déterminée par les expériences de vie et l'apprentissage social, susceptible de varier

→ **Personnalité normale** : souple, adaptable, évoluant au gré des expériences

Classification

Approche dimensionnelle

= De tradition psychologique et statistique : description de **traits de personnalité**, indépendants les uns des autres, en continuité du normal au pathologique
- Nombre de dimensions variables, entre 3 et 7 dimensions
- **Modèle « *Big Five* »** : extraversion, amabilité, application, stabilité émotionnelle, ouverture à l'expérience

Approche catégorielle

= De tradition médicale : description d'entités cliniques pertinentes, avec utilisation d'un seuil de personnalité pathologique

A	**Psychotique**	- **Personnalité paranoïaque** - **Personnalité schizoïde** - **Personnalité schizotypique**
B	**Emotionnelle**	- **Personnalité antisociale** - **Personnalité borderline** - **Personnalité histrionique** - **Personnalité narcissique**
C	**Anxieuse**	- **Personnalité évitante** - **Personnalité dépendante** - **Personnalité obsessionnelle-compulsive**

Diagnostic

Critères DSM-V

A – **Modalité durable de l'expérience vécue et des conduites déviant** notablement de ce qui est attendu dans la culture de l'individu dans ≥ 2 domaines : **cognition, affectivité, fonctionnement interpersonnel** et **contrôle des impulsions**

B – Modalités durables et rigides, envahissant des situations personnelles et sociales diverses

C – Entraîne une **souffrance cliniquement significative** ou une **altération du fonctionnement socio-professionnel** ou dans d'autres domaines

D – Mode **stable** et **prolongé**, 1ère manifestations à **l'adolescence/début de l'âge adulte**

E – Non expliqué par un autre trouble mental, un effet physiologique d'une substance ou une pathologie médicale générale

Comorbidité

→ Chaque trouble de la personnalité prédispose à de nombreuses comorbidités psychiatriques, en particulier : **addiction, trouble anxieux** et **trouble de l'humeur**
- **Troubles mentaux** de plus mauvais pronostic si associé à un trouble de personnalité
- **Risque suicidaire majeur** en cas d'autres troubles psychiatriques associés

PEC

- Impact marqué sur la qualité de vie des patients et leur insertion socio-professionnelle
- Evolution variable selon les comorbidités : stable, s'aggravant ou s'améliorant avec l'âge
- Prise en charge complexe : **psychothérapie**, choisit selon le trouble de personnalité et les caractéristiques du patient
- **Risque suicidaire élevé**, notamment en cas de trouble de la personnalité du cluster B

Trouble de la personnalité psychotique	**Paranoïaque**		- **Méfiance généralisée à l'égard d'autrui**, dont les intentions sont perçues comme malveillantes - **Hypertrophie du « moi »** - **Altération du jugement** et **rigidité** - **Montre très peu d'émotions** → Evolution le plus souvent fluctuante avec souvent une accentuation des traits paranoïaques avec l'âge, et parfois le développement d'un **trouble délirant chronique**
Trouble de la personnalité psychotique	**Paranoïaque**	DD	- **Trouble délirant chronique de persécution** ou **schizophrénie** : présence de symptômes psychotiques persistant - **Personnalité schizotypique** : distorsion cognitive ou excentricité
Trouble de la personnalité psychotique	**Schizoïde**		- **Tendance à la solitude** due à l'**absence d'intérêt pour autrui et pour les relations sociales** - **Réactivité émotionnelle peu marquée** - **Episodes psychotiques très brefs** (quelques heures) lors de certains événements de vie, avec **idées délirantes de persécution** ou **hallucinations** → Peut précéder une **schizophrénie**
Trouble de la personnalité psychotique	**Schizoïde**	DD	- **Trouble psychotique** : éléments psychotiques persistants - **Trouble envahissant du développement** (trouble autistique léger, syndrome d'Asperger…) : perturbation des interactions sociales plus marquée, comportements stéréotypés - **Personnalité schizotypique** : distorsion cognitive et excentricité - **Personnalité paranoïaque** : méfiance, hypertrophie du moi, trouble du jugement
Trouble de la personnalité psychotique	**Schizotypique**		- **Altération des compétences sociales**, avec **tendance à la solitude**, **relations sociales pauvres** ou **manifestations anxieuses** en situation sociale - **Vie psychique relativement riche**, avec des champs d'intérêts particuliers et « originaux » (science-fiction, ésotérisme, superstition, phénomènes paranormaux ou magiques…), excentriques - **Discours parfois flou, digressif** ou **vague** - Peu d'intérêt pour les relations sentimentales et/ou sexuelles - **Affects pauvres**, difficilement accessibles - **Episodes psychotiques très brefs** (quelques heures) lors de certains événements de vie, avec aggravation des distorsions cognitives préexistantes → Evolution le plus souvent stable, avec une faible proportion d'évolution vers une schizophrénie ou un autre trouble psychotique
Trouble de la personnalité psychotique	**Schizotypique**	DD	- **Trouble psychotique** - **Personnalité schizoïde** (souvent associée)
Trouble de la personnalité émotionnel	**Antisociale**		= **Psychopathie, sociopathie** ou **personnalité dyssociale** - **Impulsivité**, avec **tendance au passage à l'acte**, et **absence de culpabilité** - **Incapacité à se conformer aux normes sociales** - **Mépris** et **transgressions répétées des droits d'autrui** - **Tendance à la manipulation d'autrui** pour en obtenir des bénéfices - **Evolution chronique**, avec souvent diminution de l'impulsivité avec l'âge, et survenue fréquente de troubles dépressifs, parfois sévères, en milieu de vie → Biographie marquée par l'instabilité, souvent avec des **contacts avec la police ou la justice**, voire des **condamnations**, et des **comportements transgressifs** répétés dans l'enfance (agression, destruction, vol…) pouvant faire porter un diagnostic de **trouble des conduites** < 15 ans
Trouble de la personnalité émotionnel	**Borderline (état-limite)**		- **Instabilité affective** : instabilité émotionnelle, sentiment envahissant de vide, tendance à l'humeur dépressive - **Instabilité de l'image du soi = distorsions cognitives** : sentiment de **déréalisation** ou de **dépersonnalisation**, voire **symptômes psychotiques**, notamment en période de stress - **Instabilité interpersonnelle majeure** : relations intenses et instables, alternant entre les 2 extrêmes, de l'idéalisation au rejet, avec peur intense d'être abandonné - **Troubles de comportement** liés à l'impulsivité : **automutilation, conduites à risque, tentatives de suicides répétés**
Trouble de la personnalité émotionnel	**Borderline (état-limite)**	FdR	- Antécédents de **violence physique** (en particulier sexuelle) ou **psychique** - Antécédents de **négligence** dans l'enfance
Trouble de la personnalité émotionnel	**Borderline (état-limite)**	Comorbidité	- **Abus de substance** - **Trouble de l'humeur** unipolaire ou bipolaire - **Trouble anxieux** - **Trouble du comportement alimentaire** - **Risque suicidaire élevé = 10% de décès par suicide**

<table>
<tr><td rowspan="4">Trouble de la personnalité émotionnel</td><td rowspan="2">Histrionique</td><td colspan="2">- Labilité émotionnelle
- Quête affective excessive
- Hyper-expressivité des affects
- Théâtralisme et suggestibilité
- Parfois associée à une dépendance affective
→ Essaie d'attirer l'attention et d'obtenir des compliments via leur apparence physique, et une attitude parfois provocante et séductrice inappropriée</td></tr>
<tr><td>Comorbidité</td><td>- Trouble de l'humeur
- Trouble anxieux
- Addiction
- Tentatives de suicide fréquentes, souvent intégrée dans la quête affective</td></tr>
<tr><td rowspan="2">Narcissique</td><td colspan="2">- Sens grandiose de leur propre importance
- Surestimation de leurs capacités, avec volonté de puissance et de succès illimité
- Se juge supérieur, spécial ou unique, s'attend à être reconnu, admiré et traité avec respect
- Mauvaise tolérance de la critique
- Dévalorisation et sous-estimation des autres, manque d'empathie
- Souvent perçu comme prétentieux, arrogant et méprisant</td></tr>
<tr><td>Comorbidité</td><td>- Troubles de l'humeur
- Addiction
- Risque d'isolement social important</td></tr>
<tr><td rowspan="8">Trouble de la personnalité anxieux</td><td rowspan="3">Evitante</td><td colspan="2">- Inhibition relationnelle et sociale
- Mésestime de soi
- Sensibilité exacerbée au jugement négatif d'autrui
- Conduites d'évitement de situations nécessitant des contacts sociaux ou exposant au regard d'autrui
→ Tendance à l'atténuation avec l'âge</td></tr>
<tr><td>Comorbidité</td><td>- Trouble anxieux, addictif, dépressif</td></tr>
<tr><td>DD</td><td>- Phobie sociale généralisée : symptômes phobiques
- Personnalité schizoïde</td></tr>
<tr><td rowspan="2">Dépendante</td><td colspan="2">- Besoin excessif d'être pris en charge par autrui
- Tendance à se dévaloriser, ne pas se sentir capable d'assumer ses responsabilités
- Sollicitation à l'excès d'un tiers pour décider à leur place
- Relations sociales souvent déséquilibrées, limitées à de rares personnes</td></tr>
<tr><td>Comorbidité</td><td>- Trouble anxieux, addictif, dépressif
- Surmortalité par suicide faible</td></tr>
<tr><td rowspan="3">Obsessionnelle -compulsive</td><td colspan="2">- Méticulosité, souci du détail, de l'ordre
- Rigidité, perfectionnisme, patients souvent consciencieux et scrupuleux
- Tendance à la procrastination et prudence excessive
- Valeurs morales ou éthiques contraignantes
- Relations formelles
- Expriment leurs émotions avec contrôle et peu de spontanéité
- Sans obsessions ni compulsions
→ Tendance à l'aggravation avec l'âge</td></tr>
<tr><td>DD</td><td>- TOC : présence d'obsessions et compulsions</td></tr>
<tr><td>Comorbidité</td><td>- Trouble anxieux (trouble anxieux généralisé, TOC, phobie), trouble de l'humeur
- Trouble addictif plus rare, risque suicidaire relativement faible</td></tr>
</table>

ITEM 65 : TROUBLES ENVAHISSANTS DU DEVELOPPEMENT

<table>
<tr><td colspan="4">Troubles envahissants du développement (TED) = anomalies du développement apparaissant dans l'enfance, avec altération du développement harmonieux des fonctions cognitives intervenant dans la communication et la socialisation
- Associé ou non à un retard mental
- Prévalence < 1% (7 enfants/1000), dont 2-3/1000 avec retards mentaux, prédominance masculine (4/1)
- Classification : - Trouble du spectre autistique (TSA) : autisme infantile, syndrome d'Asperger, autisme atypique
- TED non spécifié</td></tr>
<tr><td>Physiopathologie</td><td colspan="3">= Trouble neuro-développemental d'origine multifactorielle :
- Facteur génétique fort : formes familiales (micro-délétions et mutations ponctuelles), facteurs génétiques additifs
- Anomalie cérébrale structurelle (étude d'imagerie) : différences de volume global et de certaines zones (gyrus fusiforme, amygdale), différences d'épaisseur du cortex et de la SB, atypicités d'activations des réseaux entre le cortex préfrontal, l'amygdale, les aires temporales et le gyrus fusiforme, anomalies de connexion au sein de la SB
- Anomalie de la perception sensorielle et de l'intégration : hypersensibilité à certains bruits, incapacité à atténuer le bruit ambiant, hypersensibilité au toucher épicritique au niveau de la tête et du tronc, résistance à la douleur, comportements visuels atypiques (évitement, hyperfixité…), déficit du traitement multi-sensoriel…</td></tr>
<tr><td rowspan="9">Symptomatologie</td><td colspan="3">Triade diagnostique des troubles du spectre autistique : - Anomalie des interactions sociales réciproques
- Anomalies de la communication (verbale et non verbale)
- Intérêts restreints et comportement stéréotypé
- Développé avant l'âge de 3 ans
- Envahissant : perturbation sévère du fonctionnement de l'individu</td></tr>
<tr><td rowspan="8">Réciprocité sociale</td><td colspan="2">= Compétences sociales : processus par lesquels 2 individus interagissent et stratégies de communication mises en œuvre pour entretenir leurs échanges
- Consiste à savoir repérer les indices verbaux et non verbaux renseignant sur les intentions de l'autre, interpréter correctement ces indices, apporter une réponse appropriée et avoir envie d'interagir</td></tr>
<tr><td>Compétences cognitives — Appétence à la socialisation</td><td>- 1ère condition de maintien de la relation sociale</td></tr>
<tr><td>Compétences cognitives — Attention conjointe (ou attention partagée)</td><td>= Attirer l'attention de l'interlocuteur sur une objet extérieur à l'aide d'échanges de regards, et comprendre lors l'interlocuteur veut attirer l'attention sur quelque chose
- Manifestation très tôt chez le nourrisson : accroche du regard, sourires-réponses, expression du visage, puis gazouillis, imitation, manifestation motrice d'enthousiasme
- Pointage (montrer du doigt) = emblématique de l'attention conjointe : pointage instrumental < 6 mois (= montre un objet qu'il veut ou un lieu où il veut aller) et pointage proto-déclaratif ou communicatif < 14 mois (montre avec enthousiasme un objet : chien, camion de pompier…)
- Petit enfant : usage spontané de gestes instrumentaux (oui/non de la tête, «coucou» ou «au revoir» de la main, lève les bras pour réclamer le portage)</td></tr>
<tr><td>Compétences cognitives — Partage de plaisir</td><td>= Signes de réciprocité sociale : échanges de regards, mimiques expressives, sourire-réponse adapté à la circonstance, cri de surprise</td></tr>
<tr><td>Compétences cognitives — Reconnaissance des émotions</td><td>= Empathie cognitive : capacité à décoder les émotions primaires et complexes de l'interlocuteur à partir d'expressions faciales, indices dans la tonalité de la voix et postures corporelles</td></tr>
<tr><td>Compétences cognitives — Théorie de l'esprit</td><td>= Attribution d'un état mental (intention, croyance, connaissance) à une autre personne, et conception que cet état mental peut être différent du sien</td></tr>
<tr><td>Anomalie d'attention conjointe</td><td>- Signes précoces : - Absence de pointage instrumental < 6 mois
- Absence de pointage proto-déclaratif < 14 mois
- Nourrisson trop calme, pouvant rester seul des heures, gazouillant peu ou pas
- Absence, rareté ou caractère fluctuant du contact oculaire
- Enfant souvent sérieux et impénétrable, ou avec une seule mimique en toute circonstance, plutôt solitaire, indifférent aux autres enfants ou les observant de loin sans chercher à interagir avec eux</td></tr>
<tr><td>Anomalie d'empathie et de théorie de l'esprit</td><td>= Difficulté à utiliser des codes sociaux de façon adaptée et pertinente
- Défaut d'ajustement et de motivation sociale, isolement relationnel
- Maladresse sociale</td></tr>
</table>

Symptomatologie	**Troubles du langage verbal et non verbal**	Anomalie de l'apparition	- **Retard d'apparition du langage**, jusqu'à **l'absence de langage verbal** - **Apparition tardive d'un langage d'emblée complexe** classiquement décrit
		Anomalie de l'aspect général	- **Prosodie anormale**, **guindée** ou **monocorde** ou **bizarre**, avec pauses inhabituelles dans la phrase, phrasé mécanique ou modulé de manière inhabituelle - **Tonalité de voix inhabituelle** ou de modulations inadaptées au sens de la phrase
		Anomalie du contenu	- **Langage très peu développé : vocalises, cris, écholalies** (immédiates ou différées), **stéréotypies verbales** (répétition de bout de phrases sans intention d'en partager le sens) - **Langage idiosyncrasique** : invention d'un nouveau mot pour désigner un objet et utilisation de ce mot de façon stable, en rapport avec le contexte où l'objet est désigné pour la 1ère fois, sans rapport avec sa fonction ou sa forme, ni une déformation initiale (assimilable au « parlé bébé ») - **Inversion pronominale** : remplacement du «je» par le «tu» ou «il» ou par son prénom → Possible chez l'enfant sans trouble, mais disparition rapide avec acquisition du « je » - **Choix des mots atypique, parler typé** avec langage guindé ou inadapté à l'âge (langage adultomorphe) ou désuet (d'une autre époque) - **Langage stéréotypé** : langage désuet, avec expressions et locutions complexes
		Anomalie de compré-hension	- **Déficit d'accès à l'implicite** : incompréhension des sens sous-entendus et non littéraux - Accès limité aux informations et sens contenu dans la **tonalité de voix** ou dans le **phrasé** - Non-compréhension des informations dans les **expressions faciales** et **corporelles** - **Troubles de la pragmatique du langage** : restriction d'accès au 2nd degré, au langage imagé et à l'implicite (incompréhension des proverbes, pris au pied de la lettre)
	Compor-tement stéréotypé	**Stéréo-typie**	= **Mouvements répétitifs** du tronc, de la tête, du buste ou des membres supérieurs : **balancement de la tête, battements ou enroulement des mains, frottement** … - Moyen de lutte contre l'anxiété, d'expression d'un sentiment intense (frustration, colère, satisfaction) ou moyen de se stimuler - Parfois **auto-mutilante** (morsure, se frappe…)
		Auto-stimulation	= « Jeu » avec le système sensoriel par stimulation - **Visuelle** : regarder une ficelle secouée, une source lumineuse, un objet coloré… - **Auditive** : poser les mains sur les oreilles pour écouter les variations de bruit, jouer avec un bâton de pluie, frotter, taper une surface et écouter… - **Tactile** : se palper, se frotter, caresser ou frotter un objet à texture particulière - **Olfactive** : sentir, renifler - **Vestibulaire** : balancements, tourner
	Intérêts restreints		- **Intérêt restreint** = ensemble restreint d'activités peu élaborés, envahissants et sans but de socialisation - **Intérêt spécifique** = activité plus élaborée, mais concernant un domaine restreint, très envahissant (occupant tout le champ psychique de l'individu), qui en a une connaissance encyclopédique → A différencier d'une **marotte** ou d'un **hobby** : caractère envahissant monolithique, absence de partage du plaisir, impossibilité à s'adapter à son interlocuteur si celui-ci n'est pas intéressé
	Autres symptômes		- **Adhésion inflexible à des routines, intolérance au changement** (besoin d'immuabilité) - **Attachement idiosyncrasique à des objets insolites** - **Peurs inhabituelles** par rapport à son âge - Particularités sensorielles : **indifférence à la douleur ou à la température, hyperréactivité au bruit**
Diagnostic	Diagnostic positif		- Observation clinique : évaluation de la qualité de communication et de socialisation, existence de stéréotypies ou d'intérêts restreint → mise en perspective avec le niveau développemental - **Echelle ADI-R** (*autism diagnostic interview*) : entretien structuré, réalisé avec les parents - **Echelle ADOS** (*autism diagnostic observation schedule*) : entretien semi-structuré réalisé avec l'enfant, avec réalisation de tâches (construction, description, narration, jeux, faire semblant) - **Echelle PEP-R** (*psycho-educational profile*) et **CARS** (*childhood autism rating scale*) : entrevue semi-structurée adaptée aux jeunes enfants (relation sociale, adaptation au changement, communication verbale et non verbale, utilisation du corps de l'autre, utilisation d'objets, investissements sensoriels, imitation, réponse émotionnelle, peur et anxiété, niveau d'activité) - **Echelle de Vineland** : évaluation du comportement socio-adaptatif par un questionnaire administré aux parents, non spécifique de l'autisme
	Critères DSM-V de trouble du spectre autistique		A – Difficultés persistantes sur le plan de la **communication** et des **interactions sociales**, passé ou présent B – **Comportements stéréotypés** ou **intérêts restreints**, passé ou présent C – Symptômes présent depuis la petite enfance D – Limitation ou altération du fonctionnement quotidien E – Aucun retard du développement intellectuel ou retard du langage

Diagnostic	Critères DSM-V de trouble du spectre autistique		Spécifier : - **Niveau cognitif** et de **développement du langage** - Sévérité : stade 1, 2 ou 3 - Associé ou non à une **pathologie médicale, génétique** ou **développementale** - Associé ou non à une **comorbidité psychiatrique** : TDAH, trouble de l'humeur, trouble anxieux, syndrome de Gilles de la Tourette… - Associé ou non à des **troubles moteurs, comportements explosifs, automutilant, catatonie**
	Formes cliniques		- Présentation très hétérogène : de l'individu sans contact visuel ou verbal, avec des stéréotypies, jusqu'aux formes frustes avec langage à priori normal et fonctionnel, mais difficultés majeures de socialisation (parfois de diagnostic très tardif, à l'âge adulte)
		Autisme infantile	= **Autisme de Kanner** : - **Syndrome autistique** sévère avec atteinte majeur de la communication et de la relation interpersonnelle, stéréotypies importantes et envahissantes - Associé à un **retard global des acquisitions**
		Syndrome d'Asperger	- **Triade du spectre autistique** : altération de la réciprocité sociale, troubles de communication verbale et non verbale, intérêts spécifiques - **Langage élaboré**, voire **très riche**, avec anomalies de la prosodie et de la gestuelle - **Absence de retard cognitif** (souvent très intelligent) - **Maladresse** et **troubles praxiques**
		Autisme de haut niveau	- **Triade du spectre autistique** : altération de la réciprocité sociale, troubles de communication verbale et non verbale, intérêts spécifiques - **Retard de langage,** avec atteinte de la communication verbale - **Niveau cognitif normal** ou **élevé**
	Comorbidité		- **Retard global de développement** ou **retard mental** = **40%** des cas : peut aggraver les manifestations autistiques - **Symptômes obsessionnels-compulsifs** et **tics chroniques** (40%) - **Troubles anxieux** : phobie spécifique (40%), phobie ou anxiété sociale, anxiété généralisée - **Symptômes anxio-dépressifs** (20%) - **Trouble de déficit attentionnel/hyperactivité** - **Troubles du langage** - **Anomalies du développement psychomoteur** (dyspraxie, dysgraphie, problème de posture de tonus musculaire et de latéralisation) et **troubles neuro-visuels** - **Epilepsie** (25%) : risque encore plus élevé en cas de retard mental associé - **Troubles du sommeil**
	DD	Enfant	- **Surdité congénitale** ou **dans la petite enfance** : communication non verbale et contact visuel présents, réciprocité sociale, partage du plaisir - **Retard mental simple** : disparition des stéréotypies et jeux répétitifs avec l'âge ou la stimulation - **Trouble du langage** : compensé par la communication non verbale et les capacités relationnelles - **Trouble oppositionnel sévère** ou **comportement explosif** avec émotionnalité négative - Syndromes génétiques, neurologiques et neuro-dégénératifs : **syndrome d'alcoolisation fœtale, syndrome de Prader-Willi, syndrome de Digeorge, syndrome de l'X fragile, maladie métabolique (mitochondriale, lysosomale)** - **Trouble désintégratif de l'enfance** et **syndrome de Rett** : origine neurologique (génétique pour le syndrome de Rett, chez la fille), perte des capacités sociales et de communication **> 3 ans** - **Carence grave de stimulation et affective = autisme « construit »** : par carences permanentes, répétées, importantes et sur une certaine durée de temps
		Adulte	- **Trouble de la personnalité** (notamment schizotypique, obsessionnel-compulsif) - **Trouble déficit de l'attention/hyperactivité** associé à une maladresse sociale et une anxiété
Evolution	Morbi-mortalité		- **Surmortalité** : **convulsions** ou **autre trouble neurologique**, **cause cardiovasculaire, accident** (et cause respiratoire chez les patients avec retard mental) - **Surmorbidité** : trouble spécifique de la communication limitant l'expression des besoins, moindre sensibilité à la douleur, défaut de dépistage de comorbidité, développement de symptômes schizophréniques après l'adolescence
	Devenir social		- Forme légère sans retard : **isolement social**, **emplois sous-qualifié** du fait de leur présentation inhabituelle et des stratégies sociales inefficaces - Forme sévère ou avec retard : souvent **institutionnalisé**
	Facteurs de bon pronostic		- Sexe féminin (associé à de meilleures compétences sociales) - Absence de retard mental, bon niveau verbal - Prise en charge précoce des troubles

TTT	= Le plus précoce possible, adaptée aux spécificités du patient, multidisciplinaire et coordonnées, intensive et continue			
TTT	Bilan			- Systématique : - **Examen de la vision** et **de l'audition** - **Consultation neuro-pédiatrique** - **Consultation génétique** avec **caryotype, recherche d'X fragile** et **bilan métabolique** - **Imagerie cérébrale** et **EEG de veille-sommeil**
TTT	*Thérapie validée*	**Thérapie comportementale intensive**		= **Méthode ABA** (*applied behavior analysis*) ou **méthode TEACH** (*treatment and education of autistic and related communication handicaped children*) - Programme structuré, codifié et intensifs de 20-40h/semaine, avec 1 intervenant/enfant - Apprentissage de comportements utiles à la communication et adaptés socialement par l'utilisation de stimulation, répétition et renforcement positif
TTT	*Thérapie validée*	**Thérapie développementale**		= ***Floor-time*, Denver Model, 3i, *Relationship development intervention*** - Méthode intensive (40h/semaine), codifiée, moins structurée, basée sur la motivation de l'enfant en continue pour initier des échanges réciproques (jeu…)
TTT	*Thérapie validée*	Prise en charge axée sur le langage et la communication	Trouble important du langage oral	**Rééducation orthophonique spécialisée** : langages alternatifs visuels - **Méthode PECS** : communication par utilisation d'images et pictogrammes - **Méthode MAKATON** : vocabulaire fonctionnel en signe (issus de la langue des signes) et en pictogrammes, en utilisant autant que possible la parole
TTT	*Thérapie validée*	Prise en charge axée sur le langage et la communication	Bon niveau de langage verbal	- **Programmes d'entraînement aux habiletés sociales** et/ou **d'affirmation de soi** : thérapie de groupe structurée et adaptée à chaque tranche d'âge - **Rééducation orthophonique** - **Thérapie cognitivo-comportementale** : axée sur les interactions sociales
TTT	*Thérapie validée*	TTT des comorbidités et symptômes envahissants		- **Guidance, thérapie cognitivo-comportementale** : symptômes obsessionnels, rigidité cognitive, intolérance au changement, symptômes anxieux et phobiques - **Ergothérapie** : réduction de la gêne liée à la malhabileté - **Psychomotricien** : diminution des troubles de tonus ou de posture
TTT	*TTT*			→ Aucun traitement curatif : uniquement symptomatique - **Mélatonine** : régulation des cycles de sommeil pour obtenir un rythme normal - **Antipsychotique = risperidone** : en cas d'agressivité et hyperactivité importante ou d'automutilations graves - **Antidépresseur** : en cas d'épisode dépressif caractérisé ou de troubles obsessionnels sévères - **Méthylphénidate** : en cas de TDAH associé, selon le bénéfice/risque (aggrave les TOC, tics…)
TTT	*Environnement*	**Guidance des parents et aidants**		= **Programmes de guidance parentale et des proches** : programme structurée, en groupe de parents, axés sur la compréhension des symptômes, l'évitement ou la résolution des situations à risque et la mise en place d'une communication adaptée
TTT	*Environnement*	**Aménagement en milieu scolaire**		= Accueil en milieu scolaire dès que possible : depuis la loi de 2005 - **Projet d'accompagnement personnalisé (PAP)** : aménagements simples, hors MDPH - **Projet personnalisé de scolarisation (PPS)** : aménagements pratiques à réaliser - Présence d'un **Aide de Vie Scolaire (AVS)** : aide à l'organisation, la prise de note, la compréhension et l'interaction de l'enfant avec ses pairs - Classes à petits effectifs dédiées aux enfants ayant des besoins spécifiques : **classe ULIS**
TTT	*Environnement*	**Aménagement professionnel**		- **Travail en milieu ordinaire** ± **aménagements de poste** et des **horaires** de travail - **Emploi protégé**
TTT	*Environnement*	**Lieux de vie**		- **Domicile familial** - **Foyer d'accueil médicalisé** : hébergement et soins médicaux - **Foyer de vie** : hébergement sans vocation de soin
TTT	*Structures de PEC*	**Centre de Ressource Autisme (CRA)**		= Centres de consultation, évaluation et orientation dédiés aux **troubles autistiques** - Missions : information, coordination des soins, accompagnement dans les démarches, dépistage, soutien, formation de la famille, conseils
TTT	*Structures de PEC*	**Structures médico-éducatives**		- **SESSAD Autisme** (service d'éducation et de soins à domicile) : PEC multidisciplinaire et intégré au milieu scolaire, au domicile et dans les locaux de la structure - **Instituts médico-éducatifs (IME), instituts médico-pédagogiques (IMP), instituts médico-éducatifs et professionnels (IMPRO)**
TTT	*Structures de PEC*	**Structures de soin**		- **Hôpital de jour** : soins sous forme d'ateliers et activités, avec une équipe pluridisciplinaire (psychiatres, psychologiques, psychomotriciens, orthophonistes…) - **CMP, CMPP** et **CAMSP** : coordination de PEC, accompagnement à la mise en place des droits, orientation vers des structures adaptées, liaison avec l'école

TTT	**Dispositions administratives**	- Auprès de la **MDPH** : - **AEEH** : allocation d'éducation de l'enfant handicapé - **PCH** : prestation de compensation du handicap - **AJPP** : allocation journalière de présence parentale - Auprès de la **Sécurité sociale** : **ALD (PEC à 100%)**
Stratégie thérapeutique	Forme peu sévère	= Problème de flexibilité, difficultés d'organisation ou de planification, difficultés à entrer en relation avec les autres, stratégies sociales étranges ou inefficaces - **Soutien et guidance individuelle**, **TCC**, **groupes d'entraînement aux habiletés sociales** - **Guidance de l'entourage** - **Aide à l'insertion professionnelle** - Si besoin : **reconnaissance du handicap à la MDPH, PEC à 100%**
	Forme modérément sévère	= Difficultés marqués de communication verbale et non verbale, activités restreintes, difficulté à changer d'activité ou de centre d'intérêts - PEC intensive multimodale : **aide à la communication, aménagement du quotidien, aide à l'autonomie dans la socialisation** - **Accompagnement à la maison et sur le lieux d'occupation** (école, travail...) - **Reconnaissance du handicap à la MDPH** et **PEC à 100%** - Si besoin : ouvertures de droits pour une **allocation spécifique** ou des **aménagements du travail**
	Forme sévère	= Trouble sévère de la communication, absence de langage, comportement très inhabituel et répétitif - PEC très intensive : **aide au langage, aide à l'autonomie au quotidien**, voire **lieu de vie adapté** - **Reconnaissance du handicap à la MDPH**, ouverture de droits pour **allocation spécifique**, voire si besoin **allocation complémentaire pour les aidants**
Prévention	Primaire	**Consultation de conseil génétique** en cas d'atteinte génétique identifiée
	Secondaire	**Programmes de dépistage** chez les enfants à risque : - Apparentés au 1er degré d'une personne présentant un trouble de la communication - Atypicités du comportement à la crèche ou au jardin d'enfant

ITEM 66 : TROUBLE DU COMPORTEMENT DE L'ENFANT

- **Troubles neuro-développementaux : trouble déficitaire de l'attention/hyperactivité**
- **Troubles de l'impulsion et des conduites : trouble oppositionnel avec provocation, trouble des conduites, trouble explosif intermittent, personnalité antisociale, pyromanie, kleptomanie…**

Adolescence normale

Critères endocriniens = apparition de la puberté et des caractères sexuels 2ndr : 10-11 ans (fille) ou 12-13 ans (garçon)
Période de changement dans la vie psychique et sociale de l'enfant : « adultification »
- Processus d'autonomisation : exploration, expérimentation
- Processus d'intégration des changements corporels, des pulsions sexuelles
- Processus de séparation avec les repères identitaires de l'enfance, pour une individuation propre : mise à distance des parents, intérêt grandissant pour ses pairs, création de nouveaux liens amicaux forts…

Crise adolescente	- **Conduites problématiques**, s'inscrivant dans le processus de développement normal, de valeur pathologique seulement si répétées et graves - **Danger potentiel** (1ère cause de mortalité adolescente : accident de la route), mais non pathologique

Physio-psychopathologie

Hypothèse environnementale	- **Facteurs toxiques** et **périnataux** : prématuré, hypotrophie, complication obstétricale, alcool, tabac, toxique, malnutrition - Faible niveau socioéconomique, faible éducation des parents - Grossesse précoce, séparation précoce, absence de père, parents souffrant de troubles mentaux, violence familiale, maltraitance, règles éducatives trop rigides ou inexistantes/ambivalentes - Habitat urbain, minorité sociale, exclusion sociale et scolaire, culture violente et compétitive
Hypothèse neuro-développementale (TDAH)	- **Retard au développement cortical** et des **fonctions cérébrales** - **Fonction attentionnelle** = intensité, sélectivité et flexibilité de l'attention : atteinte variable, touchant l'attention soutenue, l'attention sélective et l'attention partagée
Hypothèse cognitive (TOP, TC)	- Trouble du contrôle des **fonctions exécutives** (manque de flexibilité mentale), défaut de **traitement de l'information** et de **cognition sociale** (insensibilité affective, défaut d'empathie)
Hypothèse génétique	- **Terrain biologique** déterminé génétiquement et épigénétiquement, sans gène spécifique identifié : **hérédité** importante (**60** à **75%** pour le TDAH)
Frise d'évolution	- Dans l'enfance : développement d'un **TDAH** et/ou d'un **TOP** - Dans l'adolescence : passage d'un **TDAH** ou un **TOP** à des **troubles des conduites** - A l'âge adulte : développement d'une **personnalité antisociale**

Sémiologie

Hyperactivité		- **Activité excessive, désordonnée, mal contrôlée, peu productive ni efficace**, ne correspondant pas à ce qui est normalement attendu pour l'âge ou ce qui est demandé - **Instabilité motrice** : ne peut pas rester assis, se lève souvent, court beaucoup, grimpe souvent… - **Sensation d'agitation intérieure** - **Sommeil** souvent agité
	Manifestations	- Agitation motrice permanente : bouge mains pieds, jambes, têtes, se tortille - Incapacité à rester en place - Bruyant dans ses activités, maladroit, brutal - Prise de risque sans notion du danger
Impulsivité		- **Actions ou paroles impérieuses**, sans possibilité de différer, sans anticiper au préalable les conséquences négatives ou positives - **Manque de planification mentale**, prise de décision trop rapide, prise de risque en conséquence
	Manifestations	- Précipitation pour répondre, sans attendre la fin de la question - Incapacité en groupe à attendre son tour, rester dans la file - Coupe la parole, interrompt souvent les autres, impose sa présence - Logorrhée, ne tenant pas compte du contexte ou des gens
Inattention		- **Incapacité de soutien de l'attention**, de **persévérance** - **Distraction par d'autres stimuli sensoriels extérieurs** (auditif, visuel…), **non inhibé**
	Manifestations	- Incapacité à faire attention aux détails, fautes d'étourderie dans ses devoirs ou ses activités - Incapacité à soutenir son attention, arrêt rapide des activités, aucune persévérance - Difficultés à écouter, retenir et faire ce qu'on lui dit, refus de se conformer aux consignes - Difficultés d'organisation - Oubli ou perte de ses jouets, habits, outils de travail… - Distractibilité par des stimuli externes, rêverie, « dans la lune »

Sémiologie	**Opposition-provocation**		- **Bafouement des règles et des normes sociales** et/ou des **droits fondamentaux** des autres, de manière intense, persistante et répétitive - Sans comportements hétéro-agressifs
		Manifestations	- **Emotions colériques, irritabilité de l'humeur** : perte du contrôle de soi, accès de colère, susceptibilité, facilement contrarié - **Caractère vindicatif, désir de vengeance** : souvent fâché, rancunier, méchant, vindicatif - **Opposition, défiance systématique de l'autorité** : discute souvent l'autorité de l'adulte, s'oppose souvent et volontairement aux consignes, fait exactement l'opposé pour contrarier la demande de l'autre, accuse les autres au lieu de se responsabiliser
	Conduites antisociales		- **Bafouement des règles et des normes sociales** et/ou des **droits fondamentaux** des autres - **Manque d'empathie** - **Comportements hétéro-agressifs délibérés** : bagarres, attaques physiques ou psychologiques...
		Manifestations	- **Agression des gens/animaux** : fait souffrir psychologiquement ou physiquement, intimide, malmène, menace, brutalise, tyrannise, fait du chantage, agresse, actes médico-légaux... - **Destruction des biens des autres** : mis le feu, détruit, cassé, provoque des dégâts matériels - **Attitude fourbe, sournoise**, essaie de charmer, vol, mensonge - **Violation de la loi, non respect de l'autorité ni des règles** de façon délibérée - **Absentéisme scolaire, fugue** - **Accès de colère** très intenses et fréquents, susceptible, souvent contrarié, fâché, rancunier - **Irresponsabilité**, accuse les autres d'être responsable de ses fautes et mésactions - **Manque de remords, de culpabilité et d'empathie** - **Froideur, traits de personnalité narcissique**
Diagnostic différentiel	Psychiatrique		- **Trouble de l'apprentissage** (dysphasie, dyspraxie, dyslexie...) - **Trouble anxieux, dépression externalisée, trouble de l'humeur bipolaire** - **Syndrome de dysrégulation émotionnelle** -**Trouble de personnalité borderline, antisociale, histrionique** - **Tics, syndrome de Gille de la Tourette** - **Retard mental, trouble du spectre autistique**
	Somatique		- **Déficit sensoriel : surdité, malvoyance** - **Intoxication** ou **sevrage** d'une substance - **Cause iatrogène** : corticoïdes, hormones thyroïdiennes, neuroleptiques avec akathiasie... - **Cause neurologique** : maladie neuro-dégénérative, traumatisme crânien, épilepsie... - **Cause endocrinienne** : hyperthyroïdie, hypercorticisme, hypo ou hyperglycémie...
Bilan	- **Questionnaire de Conners** (enfants de 3 à 17 ans) : version pour les parents et pour les enseignants - **Echelle d'Achenbach** ou **CBCL** (enfants de 4 à 16 ans) : rempli par les parents - **Bilan ORL** et **ophtalmologique** : éliminer un déficit sensoriel - **Tests psychométriques** : QI, épreuves attentionnelles - **Bilan orthophonique** - Sur point d'appel : **bilan biologique, EEG, IRM cérébrale, polysomnographie, caryotype/biologie moléculaire**		
PEC	Hospitalisation		Indication rare : - Réalisation d'une observation clinique complète en dehors du milieu habituel - Séparation de l'adolescent et de son milieu - Traitement des périodes de crises aiguës
	Psycho-éducation		= **Obligatoire**, quelque soit le trouble, dès le diagnostic
	Intégration scolaire	**Scolarité en milieu ordinaire**	- TDAH : placer l'enfant devant, proche du tableau, loin d'une fenêtre, seul, pauses régulières, 1 consigne à la fois, alléger l'emploi du temps... - Aménagement pédagogique : **PAI**, **PPRE** (programme personnalisé de réussite éducative), **PPS** (via la MDPH), **aide de vie scolaire**
		Structure psycho-pédagogique	- **ITEP = institut thérapeutique éducatif et pédagogique** : scolarité aménagée avec prise en charge éducative et psychothérapeutique → Demande parentale avec certificat médical à la MDPH
	Prise en charge socio-éducative		- **AEH = allocation enfant handicapé** : aides financières donnée par le Conseil Général, via la MDPH - **AEA = aide éducative et administrative** (travailleur social à domicile) : demande par les parents auprès des services sociaux de leur secteur - **IP = information préoccupante** : si idée de réalisation d'une **enquête sociale** dans le milieu familial et social de l'adolescent, pour mise en place d'une **aide éducative en milieu ouvert (AEMO)** ordonnée par le **conseil général** ou le **juge des enfants**

TROUBLE DEFICITAIRE DE L'ATTENTION-HYPERACTIVITE

= **TDAH** : prévalence = **5%** des enfants et adolescent, prédominance masculine (3/1)
- Début parfois très précoce dans l'enfance, dès l'âge de la marche
- Chez la fille : souvent sans hyperactivité, avec inattention prédominante
- FdR : - **Naissance prématuré, hypotrophie** (PN < 1,5 kg), **tabac** ou **alcool lors de la grossesse**
  - **Trajectoire de vie difficile** dans la petite enfance : abus, négligence éducative et affective, maltraitance...

Diagnostic

- 3 syndromes : **inattention + impulsivité + hyperactivité**
- Début avant la puberté **< 12 ans**
- Symptômes persistants **> 6 mois**, présent dans **≥ 2 domaines** de la vie (familial, scolaire, extrascolaire, amical) et **altérant le fonctionnement** social, scolaire et familial, avec une **souffrance psychologique**
- Difficultés d'interaction sociale et conflits très fréquents

Forme clinique	- **Trouble attentionnel prédominant** - **Troubles hyperactif/impulsif prédominants** : surtout chez l'enfant d'âge préscolaire - **Forme combinée** : présence des 3 troubles à degrés égaux
Comorbidité (80% des cas)	- **Trouble des apprentissages** (50 à 80% des cas) - **Trouble anxieux** (30% des cas), **trouble de l'humeur** - **Trouble oppositionnel avec provocation** (50% des cas), **trouble des conduites** (25% des cas) - **Tics, syndrome de Gille de la Tourette, addiction, TOC**

Evolution

- Majorité des cas : **disparition des troubles à l'âge adulte** (60%) ou **persistance de difficultés attentionnelles modérées**
- **Retard dans le développement des capacités langagières, motrices et sociales**

Complications	- **Sociale** : conflits intrafamiliaux, interactions familiales négatives, difficultés d'intégration, moqueries, harcèlement, conflits et rejet des pairs - **Scolaire/professionnelle** : difficultés d'apprentissage scolaire, échec scolaire, déscolarisation, difficultés de formation et d'intégration professionnelle, retard et assiduité moindre, épanouissement et accomplissement professionnel moindre - **Psychiatrique** : trouble du sommeil, trouble anxieux, épisode dépressif, risque suicidaire, abus ou addiction à des substances, troubles des conduites, personnalité antisociale

TTT

Psychothérapie

- **Thérapie cognitivo-comportementale**
- Neuropsychologue/orthophoniste : **remédiation cognitive** en individuel ou en groupe
- **Guidance** familiale et du patient, **soutien psychologique**
- **Psychothérapie groupale cognitivo-comportementale** pour les parents : **programmes d'entrainement aux habiletés parentales (PEHP)**
- **Thérapie familiale systémique** si besoin

Methylphénidate

= **Psychostimulant** dérivé des amphétamines : en 2nd intention, efficace chez **70%** des patients
- A libération immédiate (Ritaline®) ou prolongée (Ritaline LP®, Quasym®, Concerta®)
- Prescription initiale et annuelle en milieu hospitalier, sur ordonnance hospitalière sécurisée, rédigée en toutes lettres, avec délivrance maximale de 28 cp, renouvelable tous les 28 jours par le médecin traitant

EI	- **Tics, labilité thymique, symptômes dépressifs, recrudescence anxieuse** - **Perte d'appétit, sècheresse buccale, nausée, céphalées, vertiges** - **Retard à l'endormissement, somnolence** - **Retard de croissance** (réversible) - **Trouble du rythme cardiaque** - Variations tensionnelles brutales : **pic hypertensif** ou **chute tensionnelle** - **Crampes, dyskinésies, trouble de l'accommodation, convulsion**
CI	- Episode dépressif non traité - Grossesse/allaitement - Epilepsie non stabilisée - Angor, tachycardie, trouble du rythme - Trouble anxieux sévère non traité - Thyrotoxicose - Glaucome - Anévrisme vasculaire
Bilan pré-thérapeutique	- **ECG** recommandé - Mesure taille, poids, IMC - Si besoin : **avis cardiologique, EEG, bilan thyroïdien** (TSH, T3, T4)
Suivi tous les 6 mois	- Recherche d'effets secondaires psychiatriques et médicaux - **Taille, poids, vitesse de croissance, appétit** - Constantes cardio-tensionnelles : **pouls, TA** - **ECG** à chaque modification de posologie ou en cas de signes de trouble du rythme

TROUBLE OPPOSITIONNEL AVEC PROVOCATION

= **TOP** : prévalence = **3%** des adolescents, prédominance masculine (1,4/1)
- Apparition généralement dans l'enfance, au moment de l'entrée à l'école
- Précède généralement l'apparition du trouble des conduites

Diagnostic		- Syndrome d'opposition-provocation : **comportement défiant + humeur irritable + caractère vindicatif** - Sur une **durée prolongée > 6 mois** - En dehors des relations dans la fratrie - Formes cliniques : TOP avant ou après 10 ans
Diagnostic	FdR	- Succession de figures parentales et de ruptures - Négligence - Règles éducatives inconsistantes et ambivalentes ou trop rigoureuses et rigides - Tempérament très réactif, intolérance à la frustration
Diagnostic	Comorbidité	- **TDAH** - **Abus de substances toxiques**
Evolution		- Evolution le plus souvent (mais non systématique) vers un **trouble des conduites**
Evolution	Complications	- **Sociale** : isolement social, rapprochement avec des individus similaires, rapports conflictuels intrafamiliaux et avec les autorités - **Professionnelle** : échec scolaire, difficultés d'insertion professionnelle, chômage - **Médicale** : traumatisme physique, IST, abus de substance - **Psychiatrique** : trouble des conduites, trouble anxieux, épisode dépressif, risque suicidaire
TTT	**TTT pharmaco-logique**	→ Aucun traitement spécifique des TOP **Neuroleptique** : **- Rispéridone** : > 5 ans, en comprimés **- Cyamémazine, levomépromazine, halopéridol, tiapride** : > 3 ans, en gouttes **- Cyamémazine** : > 6 ans, en comprimés - En 2nd intention, couplé à une prise en charge psychothérapeutique en cas d'agressivité permanente - En 1ère intention dans le cadre de l'urgence et de la crise clastique
TTT	**Psycho-thérapie**	- **Thérapie cognitivo-comportementale** - **Guidance éducative, soutien psychologique** des parents - **Thérapie familiale systémique** très fréquemment indiquée

<table>
<tr><th colspan="3">TROUBLE DES CONDUITES</th></tr>
<tr><td colspan="3">= TC : prévalence = 1,5%, nette prédominance masculine (4/1)
- Apparition dans l’enfance, parfois dès l’entrée en maternelle, avec révélation progressive dans la moyenne enfance, et surtout lors de l’adolescence (< 16 ans)
- Débute souvent par des symptômes de troubles oppositionnels avec provocation</td></tr>
<tr><td rowspan="4">Diagnostic</td><td colspan="2">- Syndrome de conduites antisociales : agression envers les gens ou les animaux + destruction de biens + vols, mensonges, arnaques + violation sérieuse des règles familiales, sociales ou légales
- Enfant partie prenante, et non victime de son comportement
- Sévérité : - Légère : cause peu de mal à autrui, perturbations peu nombreuses
- Modérées : effet léger/grave sur autrui, nombre important de problèmes
- Sévère : nombreuses perturbations, dommages considérables avec blessures sérieuses, vandalisme, vols…</td></tr>
<tr><td>Formes cliniques</td><td>- Avant ou après 10 ans
- Circonscrit au milieu familial ou non
- Type mal socialisé : absence de relations amicales stables (isolé, rejeté, impopulaire, incapable de garder des amitiés proches et réciproques durables)
- Type bien socialisé : relations amicales durables avec ses pairs, sans que le trouble soit circonscrit au milieu familial</td></tr>
<tr><td>FdR</td><td>- Enfant au tempérament difficile, peu contrôlable, peu docile, distractible, non persévérant, impatient, réactions émotionnelles fortes, pessimiste, solitaire
- Capacités intellectuelles verbales plus faibles que la moyenne
- Famille rejettante, négligeante, règles éducatives trop changeantes ou inconsistantes ou trop rigides et sévères, parents isolés
- Placements répétitifs en institutions ou famille d’accueil
- Difficultés dans les relations sociales des parents (antisociale, addiction, criminalité…)
- Rejet des autres, voisinage violent, copinage avec d’autres adolescents délinquants</td></tr>
<tr><td>Comorbidité</td><td>- TDAH, TOP (de mauvais pronostic)
- Trouble des apprentissages
- Trouble anxieux, trouble de l’humeur
→ Si associé à un épisode dépressif : trouble mixte des conduites et des émotions
- Abus ou dépendance à des substances</td></tr>
<tr><td rowspan="2">Evolution</td><td colspan="2">- Atténuation ou rémission spontanée
- Constitution d’un trouble de la personnalité antisociale
- Facteurs de mauvais pronostics : - Début précoce < 10 ans
- Garçon
- Taux d’hétéro-agressivité
- TDAH/ TOP associé</td></tr>
<tr><td>Complications</td><td>- Sociale et professionnelle : échec scolaire, suspension, exclusion, isolement social ou rapprochement avec des individus similaires, marginalisation, délinquance, criminalisation, conséquences judiciaires
- Médicale : traumatisme physique, IST, toxicomanie IV, abus de substance
- Psychiatrique : trouble de personnalité antisociale, abus/addiction à des substances, trouble de l’humeur, trouble anxieux, stress post-traumatique, risque suicidaire</td></tr>
<tr><td rowspan="2">TTT</td><td>TTT pharmaco-logique</td><td>→ Aucun traitement spécifique des TC
- Neuroleptique : en 2nd intention, couplé à une prise en charge psychothérapeutique, ou en 1ère intention dans le cadre de l’urgence et de la crise clastique</td></tr>
<tr><td>Psycho-thérapie</td><td>- Thérapie cognitivo-comportementale
- Guidance éducative, soutien psychologique des parents
- Thérapie familiale systémique très fréquemment indiquée</td></tr>
</table>

ITEM 67 : TROUBLES PSYCHIQUES DE LA GROSSESSE ET DU POST-PARTUM

Troubles psychiques de la grossesse et du post-partum = tous les états de trouble psychiatrique lié à la période périnatale s'étendant de la **conception** jusqu'à la **1ère année** après l'accouchement
- Profonds remaniements somatiques et psycho-socio-biologiques, facteur de stress majeur pour la mère
- Possible apparition, exacerbation ou atténuation des troubles psychiatriques

FdR	→ A dépister lors de **l'entretien du 4ème mois**	
	Facteurs de vulnérabilité psychique	- **Antécédents de troubles psychiatriques** personnels ou familiaux - **Antécédents d'abus** ou de **maltraitance** dans l'enfance - Age : **adolescence** ou **grossesse tardive > 30 ans** - Contexte de la grossesse : **mère célibataire, difficultés conjugales, grossesse non désirée** - **Précarité socio-économique, isolement**
	Facteurs culturels	- **Femmes migrantes** principalement : barrière de la langue, représentations culturelles et rituels différentes autour de la maternité et de la grossesse
	Facteurs gynéco-obstétricaux	- **Primiparité** - **Découverte** ou **suspicion de malformation ou de pathologie fœtale** - **Grossesse compliquée** : diabète gestationnel, hypertension gravidique… - **Accouchement dystocique, césarienne** (surtout en urgence ou sous AG), **prématurité**

Troubles psychiatriques préexistants	**Trouble psychiatrique**	= **Trouble bipolaire, trouble dépressif récurrent, schizophrénie** - **Tendance à l'atténuation des troubles psychiatriques préexistants** lors de la grossesse - **Post-partum** : période à risque important de **décompensation** → La grossesse doit faire l'objet d'un projet thérapeutique : envisagée en cas de trouble équilibré depuis plusieurs mois, suivi en secteur spécialisé par un psychiatre et un obstétricien → En post-partum : prévention des décompensations psychiatriques et des troubles de l'attachement		
	Addiction	- **Information sur les risques de la prise de toxiques** pendant la grossesse, en évitant tout culpabilisation et stigmatisation - Evaluer l'avantage du **sevrage** ou de la **substitution** - A la naissance : surveillance pédiatrique du nouveau-né, accompagnement des interactions précoces, suivi par les services de PMI et sociaux		
	Traitement psychotrope	→ **Tous les traitements psychotropes traversent la barrière placentaire** - Evaluer le rapport bénéfice/risque de tout traitement psychotrope - Traitement prescrit à posologie efficace : possible augmentation ou diminution lors de la grossesse (modification pharmacocinétique physiologique) - Ne jamais arrêter brutalement un traitement lors de la découverte d'une grossesse : risque de **sevrage** ou de **décompensation du trouble** sous-jacent - **Surveillance du nouveau-né** si le traitement est poursuivi jusqu'à l'accouchement		
		Anxiolytique	- Privilégier : **oxazépam** et **lorazépam** (demi-vie courte) ou **hydroxyzine**	
		Antidépresseur	→ Ne pas prescrire de **paroxétine** pendant le 1er trimestre (risque malformatif)	
			Pendant la grossesse	- ISRS : **fluoxétine, sertraline, citalopram, escitalopram** - IRSNA : **venlafaxine** - Tricyclique : privilégier la **clomipramine**
			Pendant l'allaitement	- ISRS : **paroxétine, sertraline** - Tricyclique : **clomipramine**
		Anti-psychotique	- **Halopéridol, chlorpromazine, olanzapine** : les plus documentés, à privilégier - En cas d'inefficacité ou de mauvaise tolérance : **amisulpride**	
		Thymo-régulateur	- **Lamotrigine, olanzapine** : les plus documentés = à privilégier - **Lithium** : tératogène au 1er trimestre (**malformations cardiaques**) → utilisation possible selon le rapport bénéfice/risque, après discussion avec la patiente et sous suivi strict multidisciplinaire obstétrical, psychiatrique et pédiatrique → Contre-indication formelle de **l'acide valproïque**	
		Electro-convulsivo-thérapie	= Indication privilégiée en cas de trouble de l'humeur ou de trouble psychotique sévère lors d'une grossesse - Prévention systématiquement associée de la MAP après 24 SA : **tocolyse**	

<table>
<tr><td rowspan="9">Trouble psychique pendant la grossesse</td><td colspan="2">Nausées/ vomissement gravidiques</td><td>- Physiologique dans 50% des cas : sans retentissement sur l'état général, disparaît au 2ème trimestre
- Majoration ou pérennisation des vomissements : cause psychologique, après avoir éliminé un trouble organique (hyperthyroïdie, affection hépatique, HTIC...)
- Risques : perte de poids, déshydratation, troubles hydro-électrolytiques</td></tr>
<tr><td rowspan="2">Troubles anxieux</td><td colspan="2">= 5 à 15% des femmes : plus fréquent au 1er et au 3ème trimestre
- Inquiétudes et préoccupations se rapportant directement à la grossesse : modifications corporelles, risque de malformation foetale, angoisse de l'accouchement, capacité à s'occuper du bébé
- Manifestation : crainte permanente, crises d'angoisse, conduite d'évitement ou de réassurance, obsessions, rituels, irritabilité, envies alimentaires, troubles du sommeil
- Aggravation fréquente en post-partum
- Risque d'évolution vers un épisode dépressif caractérisé</td></tr>
<tr><td>PEC</td><td>- Accompagnement par des méthodes de préparation à l'accouchement : information sur le déroulement de la grossesse et de l'accouchement, techniques de relaxation
- Psychothérapie selon la sévérité
- Anxiolytique en dernier recours
- Suivi : réévaluation des symptômes dans le post-partum</td></tr>
<tr><td rowspan="2">Troubles de l'humeur</td><td colspan="2">= 10 à 20% des femmes : généralement d'intensité légère ou moyenne
- Symptomatologie non spécifique de la grossesse, hormis la culpabilité centrée sur le fœtus et le sentiment d'incapacité maternelle
- Risque majeur d'évolution vers un épisode dépressif caractérisé du post-partum</td></tr>
<tr><td>PEC</td><td>- Suivi psychothérapeutique ambulatoire, prolongé en post-partum
- Association avec un antidépresseur ou un anxiolytique uniquement si symptômes sévères</td></tr>
<tr><td rowspan="3">Déni de grossesse</td><td colspan="2">= 3 grossesses/1000 : refus non volontaire de reconnaître l'état de grossesse > 22 SA (déni partiel), parfois jusqu'à l'accouchement (déni total)
- Complaisance somatique = peu de modifications corporelles au cours de l'évolution de la grossesse : poursuite de ménorragies, aucune ou peu d'augmentation du volume mammaire, aucune ou faible augmentation du volume abdominal et de poids
- Découverte de la grossesse souvent fortuite
- FdR obstétrical : manque de suivi médical, accouchement en conditions d'urgence</td></tr>
<tr><td>DD</td><td>- Grossesse masquée : dissimulation volontaire, principalement chez l'adolescente ou en cas d'environnement hostile à la grossesse</td></tr>
<tr><td>PEC</td><td>- Surveillance psychologique de la mère et des interactions précoces mère-bébé</td></tr>
<tr><td colspan="3"></td></tr>
<tr><td rowspan="8">Troubles psychiques du post-partum</td><td colspan="3">→ Complications psychiatriques plus nombreuses dans le post-partum que pendant la grossesse</td></tr>
<tr><td rowspan="3">Post-partum blues</td><td colspan="2">= Baby blues : état non pathologique, à risque d'évolution vers un trouble dépressif si prolongé ou sévère
- Concerne de 30 à 80% des accouchées
- Survient entre le 2ème et le 5ème jour après l'accouchement, avec un pic au 3ème jour
- Durée de quelques heures jusqu'à 4 à 10 jours</td></tr>
<tr><td>C</td><td>- Anxiété, irritabilité, labilité émotionnelle, dysphorie
- Troubles du sommeil, fatigue, plaintes somatiques
- Crises de larme, susceptibilité, crainte d'être délaissée ou de ne pas pouvoir s'occuper du bébé</td></tr>
<tr><td>PEC</td><td>- Aucune indication de traitement médicamenteux
- Relation mère-enfant, relation avec les soignants, mobilisation de l'entourage, information sur le caractère fréquent et provisoire, attitude chaleureuse et compréhensive
- Surveillance : si les symptômes persistent > 2 semaines ou s'intensifient = épisode dépressif caractérisé du post-partum</td></tr>
<tr><td rowspan="3">Troubles anxieux</td><td colspan="2">= Période propice à l'aggravation des troubles anxieux, notamment des TOC
- Isolés ou associés à d'autres symptômes du post-partum
- Apparition ou expression de troubles anxieux préexistants</td></tr>
<tr><td>Phobie d'impulsion</td><td>= Angoisse de passage à l'acte à l'égard du bébé, jusqu'à la phobie infanticide
- La mère reconnaît le caractère déraisonnable de ses pensées</td></tr>
<tr><td>Etat de stress post-traumatique</td><td>= Après un accouchement ayant eu lieu en urgence et/ou avec des complications obstétricales</td></tr>
</table>

<table>
<tr>
<td rowspan="11">Troubles psychiatriques du post-partum</td>
<td rowspan="7">Troubles de l'humeur</td>
<td colspan="3">= 10-20% des femmes : souvent 1er épisode dépressif caractérisé, souvent d'intensité légère ou modérée
- Survenue : - Prolongation des symptômes du post-partum blues après 15 jours
- Apparition dans l'année suivant l'accouchement, le plus souvent dans les 3 à 6 semaines</td>
</tr>
<tr>
<td rowspan="6">Episode dépressif caractérisé du post-partum</td>
<td colspan="2">- Humeur triste, sentiment de découragement et d'incapacité dans la fonction maternelle
- Plaintes somatiques insistantes : céphalées, douleurs abdominales…
- Anxiété importante s'exprimant par des phobies d'impulsion, des craintes de faire du mal au bébé et un évitement du contact avec le bébé
- Forte culpabilité, avec minimisation des troubles, voire dissimulation
- Troubles des interactions mère-bébé
- Retentissement sur le bébé (souffrance psychique) : troubles du comportement (agitation, apathie), retard du développement psychomoteur, troubles fonctionnels (sommeil, alimentation), pathologie médicale (coliques, eczéma…)
→ Evaluer le risque suicidaire et d'infanticide</td>
</tr>
<tr>
<td>Caractéristique mixte</td>
<td>- Signes d'hypomanie : tachypsychie, insomnie sans fatigue, hyperréactivité émotionnelle…</td>
</tr>
<tr>
<td>Caractéristique psychotique</td>
<td>- Idées délirantes de thème centré sur le bébé (idée de substitution, d'empoisonnement, d'envoûtement) ou sur la filiation (négation du couple, de la maternité)
- Risque suicidaire ou risque d'infanticide majeur
→ A différencier de la psychose puerpérale</td>
</tr>
<tr>
<td>Pronostic</td>
<td>- Risque de récidive dépressive au cours d'une nouvelle grossesse ou en dehors de la périnatalité
- Parfois 1ère manifestation d'un trouble bipolaire
- Impact important sur le développement psychique de l'enfant</td>
</tr>
<tr>
<td>Prévention</td>
<td>- Qualité des échanges avec l'équipe obstétricale, généraliste et psychiatre
- Suivi des post-partum blues
- Assistance sociale si besoin</td>
</tr>
<tr>
<td>TTT</td>
<td>→ Hospitalisation si trouble sévère ou risque suicidaire ou d'infanticide : privilégier l'hospitalisation conjointe mère-enfant, sauf en cas de défaillance maternelle grave ou de danger immédiat pour le bébé
- Psychothérapie individuelle avec consultation thérapeutique mère-bébé
- Antidépresseur ± anxiolytique (ou thymorégulateur si caractéristique mixte)
- Arrêt de l'allaitement conseillé
- Sismothérapie : si tableau mélancolique
- Suivi ambulatoire pluridisciplinaire : psychiatre, pédiatre, MG, PMI</td>
</tr>
<tr>
<td rowspan="4">Psychose puerpérale</td>
<td colspan="3">= Episode psychotique bref du post-partum : 1-2 naissances/1000
- Début le plus souvent brutal, dans les 4 semaines suivant l'accouchement, avec pic de fréquence à J10</td>
</tr>
<tr>
<td>C</td>
<td colspan="2">- Prodrome : post-partum blues sévère et/ou avec éléments de confusion ou de bizarrerie
- Agitation avec troubles de l'humeur et éléments confusionnels, labilité des symptômes
- Idées délirantes : thématique centrée sur la maternité, l'accouchement, le bébé ou le conjoint
- Manifestations thymiques marquées : alternance de phases mélancoliques et de phases maniaques avec agitation
- Syndrome confusionnel : désorientation temporo-spatiale, perturbation du rythme circadien
- Risque suicidaire ou d'infanticide majeur</td>
</tr>
<tr>
<td>Evolution</td>
<td colspan="2">- Accès isolé dans 70% des cas
- Récidives aux décours de grossesses ultérieures dans 20% des cas
- Trouble psychiatrique chronique (schizophrénie ou trouble bipolaire) dans 10% des cas</td>
</tr>
<tr>
<td>PEC</td>
<td colspan="2">→ Urgence thérapeutique
- Hospitalisation en milieu spécialisé, avec ou sans consentement
- Assurer la sécurité du bébé : séparation mère-enfant avec rapprochement progressif surveillé
- Antipsychotique atypique ± anxiolytique
- Arrêt de l'allaitement
- Sismothérapie : selon la gravité, le risque suicidaire ou le risque d'infanticide
- Psychothérapie individuelle maternelle et consultations thérapeutiques mère-bébé dès la sortie d'hospitalisation
- Suivi maternel prolongé, multidisciplinaire (psychiatre, pédopsychiatre, pédiatre, MG, PMI)</td>
</tr>
</table>

ITEM 69 : TROUBLES DES CONDUITES ALIMENTAIRES

Alimentation : fonction instinctuelle des mammifères, indispensable à la survie
- **Conduite alimentaire** : versant comportemental des mécanismes de régulation énergétique et nutritionnel, sous l'influence de facteurs physiologiques, psychologiques, comportementaux et environnementaux
- **Trouble du comportement alimentaire** (TCA) = perturbation significative et durable de la prise alimentaire
- Etiopathogénie : - Facteur de vulnérabilité : **terrain génétique/biologique** préexistant
  - Facteur déclenchant : **régime alimentaire strict, événement de vie, puberté, oestrogènes...**
  - Facteur d'entretien : **déséquilibre biologique** induit par le trouble, **bénéfices relationnel et psychologique**

ANOREXIE MENTALE

- Prévalence = **0,6%**, débute dans 85% des cas entre 15 et 25 ans (âge en ↘) avec 2 pics à 12-13 ans et à 18-20 ans
- Prédominance féminine (8/1), plus fréquent chez les caucasiennes, à niveau socio-économique moyen/aisé
- Mortalité élevée= **4 à 10%** avec un risque de **1%/an**, trouble psychiatrique le plus à risque de suicide
- 2 types : - **Type restrictif** : restriction alimentaire ± hyperactivité physique → évolue souvent vers une forme purgative
  - **Type purgatif** : avec crises de boulimie, vomissements ou laxatifs

Symptomatologie			
	- Début surtout chez les adolescents, souvent au moment de l'apparition des transformations corporelles de la puberté - Mode d'entrée possible sous forme d'un **régime restrictif** (du fait d'un léger surpoids pré-morbide) - Groupe à risque : **sportif, mannequin, danseur...**		
	Perte de poids		- Plus ou moins rapide, banalisée par la patiente - Associée à un **sentiment de réassurance initiale**, une **impression d'absence de fatigue**, **d'euphorie** - Stratégies palliatives à la prise de poids : **exposition au chaud, augmentation de l'exercice physique**
		Conséquences	- **Effacement des aspects sexués du corps** - **Troubles trophiques** : **altération des phanères** (peau sèche, ongles cassants, chute de cheveux), **hypertrichose, lanugo, acrocyanose, oedèmes carentiels** - **Hypométabolisme** : **hypotension, bradycardie, hypothermie**
	Restrictions		= De survenue progressive : **quantitative** (calories) et **qualitatives** (aliments gras et sucrés) - **Restriction sélective** : évitement initialement des aliments caloriques (gâteaux, pâtisseries, beurre, crème...), puis sur les viandes, les féculents, aboutissant à des règles inflexibles - **Anomalies du comportement alimentaire** : tris alimentaire, réduction de la taille des bouchées, manipulation et découpage de la nourriture, lenteur excessive des repas, rituels alimentaires - **Pesée** et **vérification de leur silhouette** dans un miroir plusieurs fois par jour
	Autres stratégies de contrôle du poids		- **Hyperactivité physique, exposition accrue au chaud** (n'est pas une conduite purgative) - **Vomissements provoqués** : plus fréquent, pratiquement spontanés après quelques mois - **Prise de laxatifs** (fréquent) : **troubles digestifs**, risque **d'hypokaliémie** - **Prise de diurétique** : risque de **troubles ioniques** et **d'insuffisance rénale fonctionnelle** - Autres médicaments : **coupe-faim, hormone thyroïdiennes, dérivés d'amphétamines...** - **Potomanie** = consommation excessive, souvent compulsive, de liquide non calorique : objectif de purification et de remplissage, risque **d'hyponatrémie, convulsions, coma**
	Distorsions cognitives		- **Absence de conscience du trouble** (insight), **déni** - **Perturbation de l'image du corps** : se ressent trop gros malgré un poids en dessous de la normale - **Envahissement** et **préoccupations excessives** autour du **poids** et de **l'alimentation** - **Croyances erronées sur le fonctionnement digestif et les aliments** - **Evitement alimentaire** induit par des distorsions cognitives (aliments contaminants, nocifs...) - Anomalies neuropsychologiques des fonctions exécutives : **altération de la flexibilité cognitive**
	Aménorrhée		= Primaire ou secondaire, par pan-hypopituitarisme d'origine hypothalamique, avec **infertilité** associée - Parfois **absente au début du trouble** : facteur de gravité si présent - Possiblement **masquée par un traitement oestroprogestatif** - Souvent vécue comme sans importance par la patiente
	Traits associés		- **Trait obsessionnel** fréquent : perfectionnisme, ascétisme, inflexibilité, recherche de contrôle - **Difficultés dans la gestion des émotions** - **Trouble de l'estime de soi** - **Dépendance importante au milieu familial**, avec **réaménagement de la dynamique familiale** afin de rendre possible le maintien du trouble alimentaire - **Surinvestissement intellectuel**, au **détriment des champs relationnels et affectifs** - Altération de la sexualité : **désinvestissement sexuel**, plus rarement **hyperactivité sexuelle**

<table>
<tr><td rowspan="1">Retentissement médical</td><td colspan="3">- Ostéoporose : carence en vitamine D et hypercatabolisme osseux par carence oestrogénique
- Amyotrophie
- Œdèmes carentiels (10%) : surtout dans les formes boulimiques
- Troubles hydro-électrolytiques : hyponatrémie, hypokaliémie, hypocalcémie
- Insuffisance rénale fonctionnelle
- Hypoglycémie, avec malaise et perte de connaissance
- Anémie carentielle (fer, B9, B12) dans 15% des cas
- Thrombopénie, leucopénie et lymphopénie : risque infectieux majoré
- Atteintes cardiovasculaires : trouble du rythme (arythmie, bradycardie extrême), hypotension
- Troubles digestifs : brûlures oesophagiennes, retard à la vidange gastrique, hypertrophie des glandes salivaires, érosions dentaires (surtout si vomissements), constipation, cytolyse hépatique</td></tr>
<tr><td rowspan="9">Diagnostic</td><td colspan="3">- Dépistage par le questionnaire Scoff-F = ≥ 2 réponses positives : vous faites vous vomir ? vous inquiétez vous d'avoir perdu le contrôle de ce que vous mangez ? avez-vous récemment perdu plus de 6 kg en 3 mois ? pensez-vous que vous êtes grosses alors que les autres vous trouvent mince ? diriez-vous que la nourriture domine votre vie ?
- Echelle d'évaluation : EAT (Eating Attitude Test), EDE (Eating Disorder Examination), EDI (Eating Disorder Inventory)</td></tr>
<tr><td>Critères DSM-V</td><td colspan="2">A – Restriction alimentaire (sans critère de poids) ± amaigrissement
B – Peur intense de prendre du poids, malgré une insuffisance pondérale
C – Dysmorphophobie : altération de la perception du poids ou de la forme du corps
D – Déni de la maigreur et de la gravité des troubles, influence excessive du poids/de la forme sur l'estime
→ L'aménorrhée n'est plus un critère diagnostique d'anorexie mentale</td></tr>
<tr><td rowspan="3">Forme spécifique</td><td>Chez l'homme</td><td>= Plus rare (10%), incidence en augmentation, de mauvais pronostic
- Tableau clinique identique, à l'exception d'une recherche d'un corps plus musclé et sans graisse (et non uniquement maigre), aménorrhée remplacée par des troubles de l'érection
- Trouble de la personnalité, trouble de l'identité sexuelle et parfois éléments psychotiques</td></tr>
<tr><td>Forme pré-pubère</td><td>- Prédominance du refus alimentaire et d'une hyperactivité comportementale
- Risque de retard staturo-pondéral et d'aménorrhée primaire</td></tr>
<tr><td>Forme atypique</td><td>- Comportement de contrôle du poids, sans forcément de perte importante : généralement dans certaines professions où le poids ou l'apparence sont des critères déterminants (danseur, mannequin, jockey...)</td></tr>
<tr><td rowspan="2">DD</td><td>Trouble organique</td><td>- Tumeur cérébrale : tumeur du tronc cérébral, craniopharyngiome
- Hémopathie : leucémie
- Maladie digestive : maladie de Crohn, achalasie, maladie coeliaque
- Endocrinien : hyperthyroïdie, diabète, pan-hypopituitarisme, insuffisance surrénale</td></tr>
<tr><td>Trouble psychiatrique</td><td>- Trouble obsessionnel-compulsif
- Trouble psychotique chronique : idée délirante d'empoisonnement, forme hébéphrène...
- Phobie alimentaire
- Trouble dépressif caractérisé majeur
- Trouble de la personnalité : surtout état-limite, évitant ou obsessionnelle</td></tr>
<tr><td>Comorbidité</td><td colspan="2">- Trouble dépressif caractérisé dans 70% des cas, plus rarement trouble bipolaire
- Trouble obsessionnel-compulsif (surtout rangement, vérification et lavage)
- Phobie sociale
- Trouble anxieux généralisé
- Trouble de conduite et comportements d'automutilation (scarification, brûlure), essentiellement dans le cadre d'une personnalité borderline
- Addiction : surtout au psychotrope ou psychostimulant</td></tr>
<tr><td rowspan="2">Evolution</td><td colspan="3">- Evolution spontanée : mortalité par suicide ou cachexie, chronicisation du trouble, parfois rémission spontanée (souvent dans les formes adolescentes de début précoce)
- Sous traitement : - Evolution favorable (rémission partielle ou totale) dans 50% des cas
- Passage à la chronicité : 30% des cas à 5 ans, 20% au delà de 10 ans
- Rechute fréquente : 40% dans l'année suivant une hospitalisation
- Evolution chronique (20-30%) : fluctuations pondérales, succession d'épisodes anorexies, avec ou sans épisodes boulimiques, et passage d'une forme restrictive à une forme purgative
- Mortalité = 10% dans les 10 ans après le 1er épisode : déséquilibre métabolique, trouble cardiaque, infection, suicide</td></tr>
<tr><td>Facteur de mauvais pronostic</td><td colspan="2">- Forme à début tardif ou extrêmement précoce
- Sexe masculin
- Déni de la maladie, surtout si persistant > 4 ans
- Vomissements associés
- Perte de poids importante/poids initial très faible
- Délai de prise en charge important
- Comorbidités psychiatriques
- Mauvaise qualité de vie relationnelle et sociofamiliale</td></tr>
</table>

<table>
<tr><td>PEC</td><td colspan="3">Principe : - La plus précoce possible : prévention de l'évolution vers une forme chronique et des complications médicales
- Multidisciplinaire, ininterrompu et prolongée ≥ 1 an après rémission minimum
- Objectifs pondéraux, nutritionnels et psychothérapeutiques fixés individuellement : souvent contractualisée
- Durée moyenne d'un programme de soin = 3 à 4 mois</td></tr>
<tr><td rowspan="4">Bilan</td><td>Int</td><td colspan="2">- Antécédents médicaux psychiatriques et non psychiatriques
- Histoire pondérale, % de perte de poids et cinétique de la perte de poids (poids maximal et minimal atteint)
- Evaluation des restrictions et autres comportements associés, et des comorbidités
- Evaluation de l'environnement social et familial</td></tr>
<tr><td>C</td><td colspan="2">- Poids, taille, IMC, courbe de croissance chez l'enfant et l'adolescent
- Evaluation du stade pubertaire de Tanner, recherche d'une aménorrhée (fille) ou d'une impuissance (garçon)
- Examen général : FC, TA, température, signes de déshydratation, état cutané et des phanères, oedèmes, acrosyndrome, recherche de complications musculaires, neurologiques et endocriniennes, examen psychiatrique</td></tr>
<tr><td>Bio</td><td colspan="2">- Bilan standard : NFS, ionogramme complet, urée, créatinine, clairance de la créatinine
- Bilan métabolique : calcémie, phosphorémie, 25-OH-vitamine D
- Bilan hépatique : ALAT, ASAT, PAL, TP
- Bilan nutritionnel : albumine, préalbumine
- TSH seulement si doute sur une hyperthyroïdie</td></tr>
<tr><td>PC</td><td colspan="2">- ECG : recherche de trouble du rythme, signe d'hypokaliémie
- Ostéodensitométrie si > 6 mois d'aménorrhée, puis tous les 2 ans si anormale ou aménorrhée persistante
- Impédancemétrie (% de masse grasse)
- Imagerie cérébrale à discuter selon le contexte</td></tr>
<tr><td rowspan="7">TTT</td><td rowspan="6">CRITERES D'HOSPITALISATION</td><td colspan="2">→ Hospitalisation libre, sous contrainte (accord parental ou ASPDT), voire OPP si refus des parents et risque vital</td></tr>
<tr><td>Gravité clinique</td><td>- Perte de poids ≥ 20% en 3 mois ou IMC < 14
→ Hospitalisation en USI si IMC < 12
- Malaises, chutes ou perte de connaissance
- Vomissements incoercibles
- Echec de la renutrition ambulatoire
- Restriction extrême (refus de manger ou boire)

- Amyotrophie importante avec hypotonie axiale
- Déshydratation
- Hypothermie < 35°C ou hypotension < 90/60
- Bradycardie < 40/min ou tachycardie de repos > 60/min si IMC < 13</td></tr>
<tr><td>Gravité paraclinique</td><td>- Anomalie ECG
- Hypoglycémie symptomatique < 0,6 g/L ou asymptomatique < 0,3 g/L
- ASAT ou ALAT > 10N
- Trouble hydro-électrolytique: - Hypokaliémie < 3
- Hyponatrémie < 125 ou hypernatrémie > 150
- Hypophosphorémie < 0,5
- Hypomagnésémie
- Insuffisance rénale < 40 mL/min
- Leucopénie < 1 G/L ou neutrophile < 0,5 G/L</td></tr>
<tr><td>Psy</td><td>- Risque suicidaire, automutilations répétées
- Comorbidité psychiatrique sévère
- Idéations obsédantes intrusives, incapacité à contrôler les obsessions
- Incapacité à contrôler les comportements compensatoires
- Nécessité d'une renutrition par SNG</td></tr>
<tr><td>Social</td><td>- Echec de prise en charge ambulatoire
- Patient peu coopérant, motivation insuffisance, soins ambulatoires difficiles
- Entourage indisponible : problèmes familiaux, ø famille, épuisement familial
- Stress environnemental (critiques, isolement)</td></tr>
<tr><td>Chez l'enfant ou l'adolescent</td><td>- Perte de poids ≥ 2 kg/semaine
- IMC < 13,2 à 15-16 ans
< 12,7 à 13-14 ans
- Ralentissement idéique et verbal, confusion
- Syndrome occlusif
- Hypothermie < 35,5°C ou hyperthermie
- Hypotension < 80/50 ou hypotension orthostatique
- Hypoglycémie < 0,6 symptomatique ou non, ou acétonurie à la BU
- ASAT ou ALAT > 4N
- Créatinine > 100
- Thrombopénie < 60</td></tr>
<tr><td colspan="2">1ère mesures aux urgences</td><td>- Repos au lit, réchauffement si nécessaire
- Eviter toute perfusion, ou si besoin NaCl 0,9% sur VVP (sans sucre), VVC à éviter
- Proposer une alimentation normale, limiter les apports hydriques à 1L/jour
- Nutrition entérale si nécessaire, sans décision précipitée
- Supplémentation systématique en phosphate</td></tr>
</table>

<table>
<tr><td rowspan="7">TTT</td><td colspan="3">Aspect psycho-thérapeutique</td><td>But : favoriser l'adhésion aux soins, accepter la renutrition, corriger les distorsions cognitives et attitudes dysfonctionnelles, renforcer l'estime de soi, améliorer les relations interpersonnelles
- Thérapie cognitivo-comportementale principalement : efficacité prouvée
- Psychothérapie de soutien systématique
- Thérapie familial surtout chez l'enfant/adolescent
- Autre : entretien motivationnel, thérapie systémique, thérapie psychanalytique…
→ Maintenue au moins 1 an après amélioration clinique significative</td></tr>
<tr><td colspan="3">TTT psycho-pharmacologique</td><td>→ Aucun traitement spécifique de l'anorexie mentale : PEC des comorbidités psychiatriques
Antidépresseur si trouble dépressif caractérisé, TOC ou trouble anxieux : uniquement si
- Non amélioré par la reprise pondérale ou secondaire à la reprise pondérale
- Après avoir atteint un poids minimal requis</td></tr>
<tr><td rowspan="4">Aspect nutritionnel</td><td colspan="3">Objectif pondéral : déterminé selon l'âge, les antécédents pondéraux et le poids permettant de restaurer le fonctionnement de l'axe hypothalamo-hypophysaire, discuté avec la patiente
- Peut être limité initialement à l'arrêt de la perte pondérale
- Phase de reprise : au moins 1 kg/mois en ambulatoire</td></tr>
<tr><td rowspan="2">Renutrition</td><td colspan="2">= 1ère phase : obtention et maintien d'un poids (ou d'une vitesse de croissance chez l'enfant) et d'un statut nutritionnel adapté
- Prudente et progressive → risque de syndrome de renutrition inappropriée
- Suivi : bilan hydro-électrolytique avec phosphorémie
- Correction systématique en phosphore, vitamines et oligoéléments si dénutrition sévère
- Parfois avec assistance nutritive : nutrition entérale discontinue d'appoint par SNG
- Hospitalisation en réanimation si renutritition de patients avec IMC très bas</td></tr>
<tr><td>Syndrome de renutrition inapproprié</td><td>= Rupture de l'équilibre métabolique, adapté à la dénutrition sévère, avec augmentation du métabolisme glucidique (surtout en cas d'apport massif de glucose IV), consommation accrue de phosphore et entrée intracellulaire de magnésium et potassium
- Asthénie, paresthésies, syndrome confusionnel
- Rétention hydrosodée avec état hyper-osmolaire
- Risque de trouble du rythme cardiaque et de crise comitiale
- Biologie : - Cytolyse hépatique
- Hypophosphorémie, hypokaliémie, hypomagnésémie
- Trouble de l'hémostase
- Hyperglycémie ou hypoglycémie
- Carence vitaminique</td></tr>
<tr><td>Rééducation nutritionnelle</td><td colspan="2">= 2ème phase : réintroduction d'une alimentation souple, hédonique et sociale
- Alimentation quantitativement et qualitativement correcte
- Comportements alimentaires adaptés</td></tr>
<tr><td>PEC à moyen et long terme</td><td colspan="3">- Suivi régulier prolongé : contrôle du poids, de l'état nutritif, de l'état clinique général et psychiatrique
- Aide psychothérapique (individuelle ou en groupe) au long terme
- Aide non médicale : associations de malades ou de familles de malade, groupe de soutien…</td></tr>
</table>

BOULIMIE

- **Prévalence = 1 à 1,5%**, prédominance féminine (3/1), surtout entre 16 et 25 ans, en zone urbaine

Symptomatologie

- Touche surtout chez la femme jeune, de bon niveau intellectuel et/ou social
- Débute souvent dans les suites d'un régime restrictif et/ou à la suite de vomissements provoqués
- Peut débuter secondairement à un traumatisme ou une perte

Crise de boulimie	- Débute par un **craving** : compulsion irrépressible et angoissante de faim - **Absorption d'une quantité anormalement élevée et rapide d'aliments**, très difficile à contrôler, principalement **hypercaloriques** (gras et sucrés) - Fin de la crise par des **vomissements provoqués**, avec **sensation de soulagement** (lutte contre la prise de poids et la pesanteur gastrique), avec souvent une **fatigue intense avec somnolence** - **Sentiment de culpabilité** au décours
Stratégies de contrôle du poids	- **Vomissements provoqués** : la plus fréquente, mais non systématique, généralement cachés - **Consommation de laxatifs** ou de **diurétiques** - **Restriction alimentaire inter-crise**, visant à compenser les apports caloriques des crises - **Poids normal**, avec des **fluctuations pondérales rapides** (± 2-5 kg/semaine)
Distorsion cognitive	- **Trouble de l'image du corps**, avec préoccupations concernant le poids et les formes corporelles - **Envahissement** et **peur excessive** de prendre du poids - **Confusion entre les signaux émotionnels, d'anxiété et de faim** - Phénomène de **renforcement négatif** lié à la culpabilité → Le patient a conscience de son trouble, et en souffre
Dys-ménorrhée	- **Dysménorrhée secondaire** ou **troubles des cycles menstruels** possibles, même si normo-pondérée - Exceptionnellement **aménorrhée secondaire** et **ostéoporose**
Traits associés	- **Symptômes anxio-dépressifs**, voir trouble anxieux généralisé ou trouble dépressif caractérisé - Associations possibles avec des **addictions** et des **troubles du contrôle des addictions (alcool ++, toxiques, automutilation, kleptomanie...)** - **Trouble de la personnalité** type **borderline, trouble de l'estime de soi** - **Forte impulsivité, difficulté de gestion des émotions, difficultés d'adaptation sociale** - **Dysfonction sexuelle**
Retentis-sement médical	- **Syndrome pseudo-occlusif** - Conséquences des vomissements répétés : **hypertrophie des glandes salivaires, érosions dentaires, oesophagite peptique, syndrome de Malory-Weiss** - **Prise de poids**, exceptionnellement **obésité** - **Mauvais état nutritionnel**, voire **dénutrition** - **Ostéoporose** (surtout si aménorrhée) - **Ingestion de corps étrangers** au cours des vomissements répétés, **pneumopathie d'inhalation** - Troubles hydro-électrolytiques : **hyponatrémie, hypokaliémie, hypocalcémie** - **Insuffisance rénale fonctionnelle, oedèmes**

Diagnostic

- Trouble souvent caché, avec un retard diagnostic important
- Auto-questionnaire de dépistage : **BULIT-R** (*Bulimia Test-Revised*), **BITE** (*Bulimic Investigatory Test Edinburgh*), **SCOFF**

Critères DSM-V	A – Survenue **d'épisodes récurrents d'hyperphagie incontrôlée** : absorption alimentaire largement supérieure à la moyenne **en < 2h**, avec impression de perte de contrôle et impossibilité de s'arrêter B – Mise en œuvre de **comportements compensatoires** visant à éviter la prise de poids : vomissements provoqués, prise de laxatifs ou de diurétiques, jeûnes, exercice excessif C – Fréquence moyenne **≥ 1/semaine** sur une période durant > **3 mois** D – **Perturbation excessive de l'estime de soi** par la forme du corps et le poids E – Non au cours d'un épisode d'anorexie mentale
Formes spécifiques	- **Restriction alimentaire primaire** - **Restriction alimentaire secondaire**, affects négatifs élevés
DD	- Médical : - Neurologique : **tumeur cérébrale, épilepsie** - **Syndrome de Klein-Levin** (hypersomnie périodique avec hyperphagie) - **Syndrome de Klüver-Bucy** (agnosie visuelle, hyperoralité, hypersexualité, hyperphagie) - Psychiatrique : - **Episode dépressif caractérisé atypique** - **Trouble de la personnalité borderline** - **Hyperphagie boulimique** : absence de comportement compensateur → **obésité**

	Comorbidité	- **Episode dépressif caractérisé** très fréquent = dans 60 à 80% des cas - **Trouble bipolaire** plus rarement - **Addiction** (40%) : **alcool, médicamenteuse**, notamment **anxiolytique** - **Trouble de la personnalité borderline** - **Tentative de suicide, comportements auto-agressifs** - **Troubles anxieux, phobie sociale**
Evolution		- Evolution plus rapidement résolutive que l'anorexie mentale : **70%** de rémission à 10 ans - **Mortalité** = **2%** à 10 ans
Evolution	Facteurs de mauvais pronostic	- Sévérité initiale - Présence de vomissements provoqués - Poids bas ou différent du poids physiologique - Obésité pré-morbide - Mauvaise estime de soi - Comorbidité psychiatrique - Environnement familial conflictuel, rigide ou moraliste
TTT		- La plus précoce possible, dans la majorité des cas en ambulatoire - Objectifs comportementaux et psychothérapeutiques définis individuellement **- Bilan clinique et paraclinique identique à l'anorexie** → Hospitalisation si : - Critères clinique/paracliniques et environnementales identiques à l'anorexie - Comorbidité psychiatrique sévère, risque suicidaire - **Crises boulimiques sévères** et/ou **fréquentes > 8/semaine**
TTT	**Aspect psycho-thérapeutique**	But : favoriser l'adhésion aux soins, réintroduire la notion de plaisir dans l'alimentation, corriger les distorsions cognitives et les attitudes dysfonctionnelles (notamment le renforcement négatif), apprendre les signes annonciateurs de crise et les techniques pour y remédier (désamorçage) - **Thérapie cognitivo-comportementale** : 40% de rémission, utilisation d'observations comportementales (carnet alimentaire) et des crises induites - **Psycho-éducation, affirmation de soi** - Autres : **psychothérapie de soutien, entretien motivationnel, thérapie d'inspiration psychanalytique, thérapie familiale ou systémique**
TTT	**Aspect psycho-pharmacologique**	- **Antidépresseur ISRS** : **fluoxétine** 60 mg/j principalement, à dose plus élevée que dans le trouble dépressif caractérisé, surtout lorsque la mise en place d'une TCC n'est pas possible - Autre (spécialisé) : **topiramate**
TTT	**Aspect nutritionnel**	- **Travail nutritionnel** et **diététique** : possible phase de renutrition initiale, alimentation selon des schémas réguliers avec une alimentation diversifiée et suffisante, modération alimentaire
TTT	PEC à moyen et long terme	- **Suivi régulier et prolongé** : contrôle du poids, état nutritif, état médical et psychologique - **Psychothérapie** poursuivie de façon prolongée (risque de rechute important) - Aide non médicale : **association de malades ou de familles de malade, groupe de soutien…**

HYPERPHAGIE BOULIMIQUE

Hyperphagie boulimique ou ***Binge Eating Disorder*** : boulimie sans conduite compensatoire
- Prévalence = **3 à 5%** avec une prédominance féminine moins marquée (2/1)

Symptomatologie		- Débute généralement dans l'enfance, souvent après un traumatisme ou un abus sexuel - Compulsions alimentaires fréquentes chez l'adolescent, parfois prodromique d'une hyperphagie boulimique - **Régimes** souvent **secondaires au début des troubles** (à l'inverse de l'anorexie mentale et de la boulimie)
	Crise de boulimie	- Phénomène de **craving** très important : sensation de faim compulsive et irrépressible - **Absorption d'une quantité anormalement élevée**, avec **sentiment de perte de contrôle** - Crise souvent **en cachette** - **Sentiment intense et douloureux de culpabilité** - **Conscience du trouble** avec **souffrance psychique** importante → Aucune stratégie de purge
	Distorsions cognitives	- « **Illusion de contrôle** » avec **comportement rigide d'hyper-contrôle**, alternant avec **des phases de transgression et de compulsions** - **Confusion entre les signaux émotionnels, d'anxiété et de faim** - **Renforcement négatif** lié à la culpabilité
	Traits associés	- **Symptômes anxio-dépressif**, voire **trouble dépressif caractérisé** ou **anxiété généralisée** - **Addiction** et **troubles du contrôles des impulsions** (alcool, toxique, automutilation, kleptomanie...) - Trouble de la personnalité type **dépendante, évitante** ou **borderline**, et plutôt **obsessionnel** et/ou **narcissique** chez l'homme - **Forte impulsivité**, difficulté dans la gestion des émotions, **trouble de l'estime de soi, dysfonction sexuelle, difficultés d'adaptation sociale**
	Retentis-sement médical	- **Surpoids** et **obésité** - Digestifs : **halitose, RGO, ballonnement, douleur abdominale, alternance diarrhée-constipation...** - **Stéatose hépatique** - **Mauvais état nutritionnel**, voire **dénutrition** - **Hypofertilité**, voire **infertilité** - **Répercussion indirecte = complication de l'obésité** : diabète, hyperlipidémie, hyperuricémie, SAOS...
Diagnostic		→ Dépistage systématique par l'interrogatoire chez tous les patients obèses
	Critères DSM-V	A – Survenu **d'épisodes récurrents d'hyperphagie incontrôlée** : prises alimentaires largement supérieure à la moyenne en < 2h, avec impression de perte de contrôles et impossibilité de s'arrêter B – ≥ 3 éléments : - Prise alimentaire beaucoup plus rapide - Prise alimentaire jusqu'à sensation de trop-plein abdominal désagréable - Absorption de grandes quantités d'aliments sans sensation de faim - Prises alimentaires solitaires du fait de la gêne occasionnée - Sensations de dégoût de soi, de dépression ou de culpabilité après avoir mangé C – **Sentiment de détresse** en lien avec l'existence de l'hyperphagie D – Episodes **≥ 1/semaine** pendant **> 3 mois** consécutifs E – **Absence de comportement compensatoire inapproprié**
	DD	- Atteinte médicale non psychiatrique : **tumeur cérébrale, épilepsie, syndrome de Klein-Levin** ou **de Klüver-Bucy** - Atteinte médicale psychiatrique : **boulimie, obésité morbide, épisode dépressif caractérisé atypique, trouble bipolaire, trouble de personnalité borderline, évitante ou dépendante**
	Comorbidité	- **Episode dépressif caractérisé, trouble bipolaire** - **Trouble anxieux, phobie sociale** - Addiction (moins fréquente)
		- Evolution peu connue : taux de rémission supérieur à l'anorexie ou la boulimie, **forme chronique** très fréquente - Facteur de mauvais pronostic : comorbidité psychiatrique, abus sexuel dans l'enfance, durée d'évolution du trouble
TTT		- **Psychothérapie** : **thérapie cognitivo-comportementale** principalement - Traitement médicamenteux: **antidépresseur ISRS, sibutramine, topiramate** - Prise en charge nutritionnelle et médicale de l'obésité

AUTRES TROUBLES DU COMPORTEMENT ALIMENTAIRE

PICA		= **Ingestion répétée de substances non nutritives** (plâtre, sable, plomb, cailloux…) pendant une période ≥ 1 mois - Principalement chez le jeune enfant - Hors pratique culturellement ou socialement admise
	Etiologie	- **Carence martiale** ou **en zinc** - **Négligence, carence affection parentale, trouble de l'attachement** - **Retard de développement** - Trouble psychiatrique : **autisme, schizophrénie**
	DD	- **Syndrome de Klein-Levin** ou **Klüver-Bucy** - **Carence en fer et en zinc** - **Anorexie mentale** - **Trouble factice (ingestion volontaire)** - **Equivalent de comportement auto-agressif** (geste autolytique, trouble de personnalité)
	Evolution	→ Risque de décès selon le type d'ingesta - **Trouble digestif** : **trouble du transit, occlusion intestinale, corps étrangers, fausses routes répétées** - **Saturnisme** - **Infection bactérienne** ou **parasitaire**
	TTT	- Traitement étiologique - **Approche comportementale, aménagement des lieux, renforcement de la surveillance** - Parfois **traitement neuroleptique**, surtout si trouble délirant associé
MERYCISME		= **Régurgitations répétées de nourritures** pendant une période ≥ 1 mois : aliments remastiqués, ré-avalés, recrachés - Peu fréquent, touche plus les garçons que les filles, le plus souvent chez les nourrissons
	Chez le nourrisson	- **Posture caractéristique** : tension et cambrure du dos et de la tête en arrière - **Mouvements de succion de la langue**, avec **impression de plaisir ressentie** - **Nourrisson irritable et affamé** entre les épisodes de régurgitation - Parfois **malnutrition** (du fait des régurgitations) - Possible **cassure de la courbe staturo-pondérale, perte de poids,** voire **décès**
	Etiologie	- **Retard mental** - **Problème psychosocial** : défaut de stimulation, carence de soins, conflits familiaux, niveau socioéducatif faible - **Anorexie** ou **boulimie** chez le jeune adulte
	DD	- Anomalie congénitale chez le nourrisson : **sténose du pylore, RGO** - Trouble digestif : **RGO, gastroparésie, hernie hiatale** - **Syndrome de Sandifer** (dystonie paroxystique lors de l'alimentation)
	Evolution	- Disparition souvent spontanée chez le nourrisson - Risque de **dénutrition**, **déshydratation**, **retard de développement**
	TTT	- Rémission possible spontanément - **Techniques comportementales** et de **relaxation**
Autres	**Orthorexie**	= **Règles très rigides autour des aliments supposés « sains » ou « écologiques »** - Souvent sur un terrain anxieux, ou obsession quasi-hypocondriaque de la maladie
	Vomissements induits	= **Vomissements provoqués en l'absence de compulsion alimentaire réelle** - Objectif de modification du poids, de la silhouette ou d'éviter certaines intoxications
	Phobie alimentaire	= **Peur, parfois extrême, de manger certains aliments** - Souvent sur un terrain anxieux ou hypocondriaque, ou sous-tendu par un traumatisme
	Compulsions nocturnes	= **Compulsions alimentaires survenant après un repas du soir normal ou la nuit** - Responsable d'une souffrance significative
	Grignotage pathologique	= **Prise alimentaire répétée de petites quantités d'aliments en dehors du repas** - Aliments identifié comme une source de plaisir, rôle anxiolytique
	Evitement de l'ingestion d'aliments	= **Manque d'intérêt pour l'alimentation,** avec dégoût, fondé sur les caractéristiques sensorielles de la nourriture **: incapacité persistante à attendre les besoins vitaux appropriés** - Perte de poids, dénutrition mais sans perturbation de l'image du corps

ITEM 70 : TROUBLE SOMATOFORME

Trouble somatoforme = ensemble de symptômes, signes, syndromes ou plaintes physiques pour lesquels aucune anomalie identifiable de type lésionnel ne peut être incriminé : **trouble de somatisation, trouble de conversion, trouble douloureux, hypochondrie, dysmorphophobie**

- Implique : - Une souffrance psychique avec altération du fonctionnement socio-professionnel
  - La non-imputabilité à un autre trouble psychiatrique ou non psychiatrique caractérisé
  - Une participation psychologique à l'étio-pathogénie du trouble
- Prévalence = **5 à 10%,** début classique à la fin de l'adolescence ou chez le jeune adulte, prédominance féminine (2/1)
- FdR : facteurs de stress (traumatisme, conflit relationnel...), stratégie d'ajustement au stress réduite (trouble de la personnalité...), antécédents familiaux de troubles somatoformes

Trouble psychosomatique = trouble médical non psychiatrique objectivable dont la dimension psychologique (notamment par facteur de stress) est déterminante dans la survenue et l'évolution

- Pathologies fréquemment impliquées : **asthme**, **eczéma**, **céphalées**, **colopathies**, **ulcère gastroduodénal**...

→ Souvent regroupés sous le terme de **trouble psychosomatique** au sens large = manifestations à expression essentiellement physique, mais dont le déterminisme et l'évolution sont fortement marqués par l'intervention de facteurs psychologiques ou psychopathologiques : « expression corporelle des tensions psychologiques »

Sémiologie		= Symptômes et signes cliniques d'allure non psychiatriques, reliés à un trouble mental, sans anomalie lésionnelle
	Plaintes fonctionnelles	**- Gastro-intestinale** **- Cardiovasculaire** **- Génito-urinaire et sexuel** **- Cutané** -...
	Signes d'allure neurologique	- Moteur : **altération de la coordination et de l'équilibre**, **faiblesse localisée**, **parésie**, **contracture**, **dystonie**, **tremblement**, **aphonie**, **diplopie**, **difficulté de déglutition**, **rétention urinaire**... - Sensorielle/sensitive (le plus souvent du côté **gauche**) : **diminution de sensibilité, cécité, surdité, hallucinations poly-sensorielles** - **Mouvements anormaux, convulsions, crises d'allure épileptique avec perte de connaissance** → Orientation : - Non respect de l'organisation anatomique du système nerveux - Influencé par la suggestion → Associé dans **30%** des cas à une maladie neurologique (**épilepsie, SEP** ou **myasthénie** principalement) : signes non expliqués entièrement par la maladie neurologique
	Symptômes douloureux	- **Symptôme douloureux aigu** (< 6 mois) ou **chronique** (> 6 mois) - Possiblement associée à une pathologie médicale, mais n'expliquant pas la sévérité et/ou le maintien de la douleur
Trouble psychiatrique	**Trouble de somatisation**	**Syndrome de Briquet** : association de multiples plaintes fonctionnelles polymorphes et durable - Symptômes ou signes cliniques touchant plusieurs domaines corporels **(≥ 3 domaines)** - Début < 30 ans, évolution sur plusieurs années - Absence de diagnostic différentiel après bilan adapté
	Trouble somatoforme indifférenciés et non spécifiés	= Trouble de somatisation n'atteignant qu'un seul domaine corporel, pour une durée **> 6 mois** (**trouble indifférencié**) ou **< 6 mois** (**trouble non spécifié**): troubles fonctionnels ou psychogènes - Gastro-entérologie : **colopathie fonctionnelle** ou **syndrome du colon irritable** - Cardio-pulmonaire : **spasmophilie, syndrome d'hyperventilation, tétanie normocalcique, précordialgie non angineuse** - Neurologique : **céphalées de tension** - Général : **fibromyalgie** (polyalgie idiopathique diffus), **syndrome de fatigue chronique** - Stomato : **syndrome algo-dysfonctionnel de l'appareil manducateur, glossodynie** - Génital : **vulvodynie, anodynie, algies pelviennes, syndrome douloureux prémenstruel**
	Trouble de conversion	= Symptômes ou signes cliniques d'allure neurologique - **Facteur psychologique de stress** déclenchant ou entretenant le trouble - Absence de diagnostic différentiel après bilan adapté
	Trouble douloureux	- **Symptôme douloureux** - **Facteur psychologique de stress** déclenchant ou entretenant le trouble - Absence de pathologie médicale expliquant la douleur ou l'intensité/le maintien des douleurs
	Hypocondrie	= Conviction erronée de présenter une pathologie médicale non psychiatrique, persistant malgré un bilan médical approprié et rassurant - Durée **> 6 mois**
	Dysmorphophobie	- Préoccupation portant sur un **défaut imaginaire de l'apparence physique**

Diagnostic	DD	- **Pathologie médicale expliquant les symptômes** : à éliminer - **Troubles factices = syndrome de Münchhausen** (exceptionnel) : production intentionnelle de signes ou symptômes physiques ou psychologiques pour jouer le rôle de malade - **Troubles psychosomatiques** : pathologie médicale non psychiatrique (lésion identifiable) pour lesquels des facteurs psychologiques jouent un rôle prépondérant dans le déclenchement ou l'entretien de la maladie
Diagnostic	Comorbidité	- **Trouble psychiatrique** : **trouble dépressif caractérisé, trouble anxieux, trouble de l'adaptation, trouble de personnalité, trouble dissociatif** - **Pathologie médicale non psychiatrique** fréquemment associée
Pronostic	Mortalité	- Principalement lié au **risque suicidaire** en cas de trouble dépressif associé - **Iatrogène**, lié à des investigations ou **interventions médicales ou chirurgicales** injustifiées
Pronostic	Facteur de mauvais pronostic	- Syndrome clinique sévère - Comorbidité psychiatrique ou non psychiatrique - Diagnostic tardif avec répétition d'examens paracliniques, hospitalisations et PEC aux urgences - Durée d'évolution longue - Difficulté pour reconnaître les facteurs de stress et émotionnels engagés
TTT		- **Hospitalisation courte en médecine** : parfois indiquée pour la réalisation d'examens complémentaires éliminant un diagnostic différentiel non psychiatrique - **Hospitalisation en psychiatrique** : comorbidité psychiatrique avec signes de gravité
TTT	**Education thérapeutique**	But : - Orienter le patient vers un suivi psychiatrique - Ne pas multiplier les investigations paracliniques contribuant à l'entretien des troubles - Reconnaître que les symptômes sont « véritables » - Nommer le trouble, rassurer sur le fait qu'il s'agit d'une maladie commune et reconnue - Recherche des facteurs de stress maintenant les symptômes - Discuter du traitement : médicaments souvent inefficace, traitement psychologique efficace - Maintenir une prise en charge collaborative avec le médecin orientant le patient et le psychiatre
TTT	PEC des comorbidité	- Trouble dépressif caractérisé, trouble anxieux : **antidépresseur, psychothérapie** - Trouble de l'adaptation, trouble de personnalité : **psychothérapie seule**
TTT	**Traitement spécifique**	- **Thérapie cognitivo-comportementale** : prise de conscience de la focalisation de l'attention sur les sensations corporelles, lutte contre les conduites d'évitement - **Relaxation** avec **exercices respiratoires, baisse de la tension musculaire, biofeedback** - **Méditation** avec **exercices d'entraînement attentionnel** - **Thérapie familiale** chez l'enfant/adolescent ou en cas de facteur de stress familial
TTT	**Traitement médicamenteux**	→ Efficacité relative dans certains troubles somatoformes : - Fibromyalgie : **antidépresseurs IRSNA** - Dysmorphophobie : **antidépresseur ISRS** - Trouble de conversion à type de déficit moteur : **stimulation magnétique transcrânienne (rTMS)** ciblant le cortex moteur
TTT	**Stratégie de réhabilitation**	- En cas de symptômes sévères : **prise en charge du handicap** → Ne pas sous-évaluer les répercussions fonctionnelles du trouble
Chez l'enfant		- Très fréquents : prévalence = **12%**
Chez l'enfant	FdR	- Facteurs de stress - Trouble anxieux ou dépressif, personnalité - Antécédents familiaux de troubles somatoformes - Faible niveau socio-économique (sauf pour le **trouble douloureux**, associé à un bon niveau d'étude) - Difficultés de communication intrafamiliale, réponse de la famille aux émotions
Chez l'enfant	Manifestations	- **Anorexie du nourrisson** - **Douleurs abdominales** et **vomissements** psychogènes - **Mérycisme** - **Coliques idiopathiques** - **Spasmes du sanglot** - **Manifestation asthmatique précoce** - **Céphalées** - **Enurésie, encoprésie** - **Nanisme psychogène** - **Syndrome de fatigue chronique**...

ITEM 141 : DEUIL NORMAL ET PATHOLOGIQUE

Deuil = réactions émotionnelles, cognitives, fonctionnelles, comportementales et socioculturelles face à la perte d'une personne proche (parent, épouse, amie...) : processus complexe dont l'évolution vers un apaisement et un réorganisation est indispensable pour traverser la difficulté existentielle
- **Risque suicidaire fortement augmenté** : risque x 50 chez l'homme et x 10 chez la femme dans la $1^{\text{ère}}$ semaine du deuil

DEUIL NORMAL	- Evolue en 3 phases (successivement ou simultanément), sur une durée < **6 mois à 1 an**, en moyenne **2 à 3 mois**		
	Phase de détresse initiale		- **Etat de choc, hébétude, incrédulité** - **Vie et action automatiques** - **Troubles du sommeil, de l'appétit, asthénie intense** - Recherche de la personne disparue : **illusions perceptives du défunt**
	Phase de tristesse		- **Symptômes dépressifs** : tristesse, anhédonie, ralentissement psychomoteur... - **Perturbation du fonctionnement social** - **Pensées centrées sur le défunt**
	Phase de résolution		- **Réorganisation** : acceptation et adaptation à la vie quotidienne
	Conséquences	Médicale	- **Risque augmenté de complication médicale** : décompensation de pathologie préexistante ou apparition de nouveaux troubles (notamment de pathologie cardiovasculaire) - **Symptômes physiques du deuil** : douleur, plainte digestive, fatigue, troubles du sommeil...
		Psycho-logique	- **Forte réactivité émotionnelle** : état de choc, souffrance, tristesse, peur, colère, angoisse, désespoir, mêlés à des émotions positives (joie, paix, soulagement) - **Stratégie d'adaptation** : rationalisation de la mort, humour, distraction, foi... - **Stratégie d'évitement** : recherche d'isolement, consommation d'alcool... - Manifestations psychiques : **rêves au sujet du défunt, sentiments de présence, impression d'entretenir une discussion avec le défunt**, voire **hallucinations auditives/visuelles**
		Social	- Exacerbation de conflits ou apaisement de blessures anciennes - Chez l'enfant : imitation de l'attitude du parent décédé (rassure l'autre parent...) - Construction de nouvelles relations
	Selon l'âge	**Enfant, adolescent**	= Caractéristiques différentes selon l'âge, la personnalité, le niveau de développement, la relation avec le défunt, l'éventuelle expérience de deuil - Réaction initiale modérée, avec effets ressentis tardivement - Manifestations différentes : **indifférence, colère, peur de l'abandon, troubles du comportement, hostilité** envers le défunt ou le parent survivant
		< 2 ans	- **Stress diffus, perte du langage**
		< 5 ans	- **Enurésie, troubles du sommeil, de l'appétit, du transit**
		5 à 12 ans	- **Troubles phobiques** ou **hypocondriaques, hypermaturité, chute des performances scolaires et des relations sociales**
		Adolescent	- **Trouble du comportement, symptômes physiques, fluctuations d'humeur**
		Personne âgée	- Deuils plus fréquents - Fragilité médicale, cognitive et sociale - Processus de réorganisation plus long, aggravé par l'isolement socioaffectif ➜ Le vieillissement n'est pas en soi un facteur de risque de deuil pathologique
DEUIL COMPLIQUÉ	= Anomalie dans le processus de déroulement du deuil ➜ **risque suicidaire**		
	Deuil compliqué persistant		= Symptômes cliniquement significatifs, disproportionnés pour sa culture et responsable d'une incapacité fonctionnelle importante, pendant une durée **> 12 mois** (ou **> 6 mois** chez l'enfant) - **Nostalgie** et **ruminations envahissantes** - **Réaction de détresse intense** - **Perturbations marquées des relations sociales**
	Deuil inhibé		= **Manifestations du deuil absentes**, mais avec intégration de la réalité de la perte ➜ Déclenchement ultérieur du deuil
	Deuil retardé		= **Manifestations du deuil absentes** - **Déni de la réalité du décès**, maintenue plus ou moins consciemment
	Deuil intensifié		- Manifestations du deuil **exacerbées**

DEUIL PATHOLOGIQUE

= Survenue d'un **trouble psychiatrique** au cours du deuil → **risque suicidaire**

Troubles dépressifs	→ Diagnostic différentiel difficile entre **deuil** et **dépression** - **Culpabilité** à propos de choses autres que les actes entrepris/non entrepris à l'époque du décès - **Idées de mort** chez le survivant ne correspondant pas au souhait d'être mort avec la personne décédée - **Sentiment morbide de dévalorisation, perte de l'estime de soi** - **Ralentissement psychomoteur** marqué - **Tristesse et émotions négatives** persistantes, sans périodes d'affects positifs - **Altération profonde et prolongée du fonctionnement** - **Hallucinations** autres que la voix/vision transitoire de l'image du défunt
Manies de deuil	= Symptomatologie identique à la manie classique - **Déni fréquent de la réalité ± idées délirantes**
Troubles anxieux	- **Trouble anxieux généralisé** - **Trouble panique**

Diagnostic différentiel

	Deuil normal	**Episode dépressif caractérisé**
Affect prédominant	Sentiment de vide et de perte lié à l'état de manque du défunt	Humeur dépressive persistante
Emotions négatives	Diminuant d'intensité avec le temps Fluctuantes, survenant par vagues associées à des pensées ou des souvenirs de la personne décédée	Intenses Douleur morale majeure et persistante, non liée à des pensées ou des préoccupations spécifiques
Emotions positives	Accompagnant la douleur du deuil	Incapacité à anticiper la joie ou le plaisir (anhédonie)
Contenu des pensées	Préoccupations et souvenirs concernant la personne décédée	Tendance aux ruminations autocritiques, fatalistes, culpabilisatrices ou pessimistes
Estime de soi	Préservée	Faible, voire effondrée, avec sentiment de dévalorisation et dégoût de soi
Idées suicidaires	Si présente : impliquant l'idée de rejoindre le défunt	Généralement associées à un sentiment de dévalorisation, d'indignité ou d'incapacité à faire face à la douleur

Principes d'accompagnement

FdR de deuil pathologique	- Type de relation avec le défunt : **enfant, conjoint…** - Circonstances du décès : **mort brutale, suicide…** - **Atcds psychiatriques,** notamment de troubles de l'humeur ou anxieux, ou **personnalité dépendante** - **Deuils répétés** - **Jeune âge** - **Isolement socio-affectif** - **Perturbation des rites funéraires** (non réalisé, personne non présente…) → Surveillance du deuil normal chez le patient à risque
Prévention	- Avant le décès : impliquer au maximum les proches aux soins de fin de vie - Après le décès : - Annoncer le décès sans brutalité, avec empathie - Consultation après quelques semaines chez les sujets à risque
TTT	- Deuil compliqué : **psychothérapie ciblée** - Deuil pathologique : - Episode dépressif caractérisé : - Léger : **soutien psychologique** - Modéré/sévère : **antidépresseur ISRS, psychothérapie** - Deuil maniaque : **thymorégulateur** - Troubles anxieux : **ISRS, anxiolytiques** → Les antidépresseurs n'entravent pas le processus du deuil

ITEM 346 : AGITATION ET DELIRE AIGU

AGITATION

Agitation = 10 à 15% des consultations psychiatriques aux urgences : généralement à la demande de l'entourage, voire des forces de l'ordre intervenues à domicile ou sur la voie publique

Diagnostic	**Etat d'agitation**		= **Activité motrice excessive**, associée à un **état de tension intérieure** - **Activité** généralement **improductive** et **stéréotypé** : marche de long en large, impossibilité de tenir en place, frottements des mains, tirailler ses vêtements, incapacité de rester assis... - **Tension psychique** : **propos, cris, irritabilité, anxiété** - Forme **contrôlable** (contact verbal possible) ou **incontrôlable** (patient inaccessible à la discussion) → Parfois **agitation intérieure isolée**, sans retentissement comportemental = forte anxiété avec hyperactivité productive de la pensée : **sidération anxieuse, tachypsychie avec fuite idéique**...
		DD	- **Hyperactivité** : motricité orientée vers un but - **Akathisie** : nécessité impérieuse de se déplacer, mouvements incessants des jambes
	C		- Circonstances de survenue : date d'apparition, apparition brutale en quelques heures, ou progressives sur plusieurs jours/semaines, événement récent (voyage, événement stressant...), prise de toxique - Antécédents psychiatriques et non psychiatriques
		Signes de gravité	- **Syndrome confusionnel** à l'origine de l'état d'agitation : perturbation de la conscience accompagnée de modifications cognitives, altération de la mémoire, désorientation temporo-spatiale, perturbation du langage, perturbation des perceptions - **Déshydratation sévère, troubles hydro-électrolytiques** - Défaillance organique : **sepsis, choc cardiovasculaire, détresse respiratoire aiguë**
		Symptômes non psychiatriques	- Neurologique : **myosis, mydriase, symptômes méningés, signes de localisation**... - Endocrinien/métabolique : **déshydratation, globe urinaire...** - Infection : **hyperthermie, symptômes méningés, dyspnée, cyanose, sueurs profuses**...
		Symptômes psychiatriques	- **Symptomatologie thymique** : dépressive ou maniaque - **Symptomatologie psychotique** : idées délirantes, hallucinations - **Symptomatologie anxieuse**
	Bio		- **Bilan standard** : **glycémie, ionogramme, calcémie, NFS, bilan de coagulation** (si nécessité de traitement IM) - Selon l'orientation : **alcoolémie, dosage urinaire de toxiques, bilan hépatique, bilan rénal, TSH**
	PC		- **ECG** si nécessité de traitement neuroleptique sédatif - Selon l'orientation : **PL, TDM cérébrale, EEG, ECBU, goutte épaisse, radiographie pulmonaire**...
Etiologie	**Chez le sujet âgé**	Evoquer en 1ère intention	- Iatrogène: - **Benzodiazépines** : à l'instauration ou au sevrage brutal - **Antidépresseur** : confusion, syndrome sérotoninergique ou virage maniaque - **Corticoïdes** - **Agonistes dopaminergiques** - **Anticholinergique** - Plus rarement : **antipaludéen (méfloquine), isionazide, interféron**... - Trouble hydro-électrolytique : **hypo/hypernatrémie, hypercalcémie**... - Trouble métabolique **hyperthyroïdie, hypoglycémie**... - Trouble neurologique : **AVC, hématome sous-dural, épilepsie, tumeur, démence**...
		Autres causes fréquentes	- **Infection urinaire, pulmonaire**... - **Globe vésical** ou **fécalome** - **Intoxication alcoolique aiguë** ou **sevrage alcoolique** (DT) - **Intoxication au CO** ou au **monoxyde d'azote** - Pathologie cardiovasculaire : **EP, IDM**
		Origine psychiatrique	→ A évoquer après un bilan clinique et paraclinique normal - **Episode dépressif caractérisé** avec **agitation anxieuse**, associé ou non à des symptômes psychotiques - **Episode maniaque, hypomaniaque** ou **mixte dans un trouble bipolaire** à début tardif ou induit par les antidépresseurs - **Attaque de panique** isolée ou dans un trouble panique - **Trouble délirant** à type de jalousie ou de persécution

Etiologie	**Chez l'adulte jeune**	Evoquer en 1ère intention	- **Intoxication aiguë à une substance psychoactive** : **alcool**, **cannabis**, hallucinogènes (**LSD**...) ou psychostimulant (**cocaïne**, **amphétamine**, **ecstasy**) - **Sevrage de substance psychoactive** : notamment **alcool**, **héroïne**, **autre opiacé** - Iatrogène médicamenteuse : **antidépresseur, corticoïdes**, ou plus rarement **benzodiazépine** (effet paradoxal plus fréquent), **antipaludéen** (notamment méfloquine)... - Métabolique/endocrinienne : **hypoglycémie, hyperthyroïdie** - Infectieuse : **méningo-encéphalite herpétique, neuro-paludisme** - Neurologique : **crise convulsive, AVC hémorragique, retard mental**... - **Intoxication au CO** ou au **monoxyde d'azote** - Cause cardiovasculaire : **IDM, EP**
		Origine psychiatrique	→ A évoquer après un bilan clinique et paraclinique normal - **Attaque de panique** (crise d'angoisse aiguë) isolée ou dans un trouble panique - **Episode maniaque, hypomaniaque** ou **mixte** d'un trouble bipolaire - **Episode dépressif caractérisé avec agitation anxieuse** - **Trouble psychotique bref** - **Trouble psychotique chronique débutant** : trouble schizophréniforme, schizophrénie, trouble schizoaffectif, trouble délirant persistant - **Crise clastique dans le cadre d'un trouble de la personnalité** (diagnostic d'élimination) : personnalité **borderline**, **antisociale** ou **histrionique** surtout - **Situation conflictuelle**
	Chez le sujet avec antécédents psychiatriques		→ Eliminer en priorité une pathologie organique, même si le diagnostic le plus probable est une décompensation du trouble psychiatrique connu - Cause iatrogène : - **Antidépresseur** : virage maniaque ou mixte**,** syndrome sérotoninergique - **Effet paradoxal des benzodiazépines** - **Antipsychotiques : dyskinésie aiguë** ou **akathiasie** - **Psychotrope anticholinergique** = antidépresseur tricyclique, neuroleptique type levomépromazine ou cyamémazine : **syndrome confusionnel**
TTT			→ **Hospitalisation** en urgence : avec consentement ou en SPDT ou SPDRE - Prévention du risque suicidaire et évaluation de la dangerosité pour autrui - **Surveillance somatique** aux urgences - **Evaluation de l'état psychiatrique** : à distance de l'état d'agitation, de la prise de toxique et de la sédation par benzodiazépine ou neuroleptique atypique
	Dimension relationnelle		→ Obligation médicale en 1ère intention - Contact verbal instaurant un climat de confiance, avec comportement empathique - Environnement le plus calme possible, chambre éclairée - Prévention du risque d'auto- et hétéro-agressif : enlever les objets dangereux, fermer les fenêtres... - Eviter au maximum les mesures de contention physique
	Benzo-diazépine		= A demi-vie courte : **oxazépam**, **diazépam**, ou autre anxiolytique type **hydroxyzine** - Contre-indiqué en urgence : insuffisance respiratoire, myasthénie - Si refus de traitement par voie orale : **traitement IM** en privilégiant une autre classe (benzodiazépine IM = de mauvaise biodisponibilité et de durée d'action longue)
	Anti-psychotique sédatif		**= Cyamémazine**, **levomépromazine** ou **loxapine** orale, ou si refus **halopéridol** ou **loxapine IM** - Réservé aux états d'agitation très sévère ou IM en cas de refus de benzodiazépine orale - Contre-indication absolue en urgence : anticholinergique (glaucome à angle fermé, adénome de prostate), QT long (ECG préalable indispensable) - Privilégier une monothérapie
	Contention		= En cas de risque de violence imminente (vers lui-même ou autrui) ou échec des autres moyens - En expliquant au patient les raisons de la mesure et en poursuivant la réassurance - Fouille pour supprimer tout objet potentiellement dangereux, enlever ceinture et pantalon - Patient saisi à chaque membre, tête maintenue sur le côté, couché sur le dos : maintien de chaque membre par une attache, ceinture ventrale bouclée puis attaches verrouillées - Tête du brancard surélevée (pour éviter le risque d'inhalation)
	Mesures associées		- Traitement étiologique de toute cause organique - **Traitement d'un trouble psychiatrique à distance de l'état d'agitation** (pour permettre une évaluation sémiologique correcte à distance de la situation d'urgence) - **Surveillance rapprochée** : fonctions vitales, état d'agitation

DELIRE AIGU

Idée délirante = croyance erronée fondée sur une déduction incorrecte concernant la réalité extérieure, fermement soutenue en dépit de l'opinion très généralement partagé et de tout ce qui constitue une preuve incontestable et évidente du contraire
- Caractère aigu si apparition récente **< 1 mois**

Diagnostic	Caractérisation de l'idée délirante		**Thème** = sujet principal du délire (le plus souvent de persécution) : thématique variante, unique ou multiple dans un même délire, s'associant de façon logique ou non **Mécanisme** = processus d'élaboration et de construction du délire : **interprétatif, hallucinatoire, intuitif** ou **imaginatif** **Systématisation** : organisation et cohérence des idées délirantes - Non systématisé = **paranoïde** : thèmes multiples (polymorphe), sans cohérence ni lien logique - Systématisée = **paranoïaque** : thème unique, organisation interne logique **Adhésion** : degré de conviction attaché aux idées délirantes - Adhésion totale : conviction inébranlable, inaccessible au raisonnement et à la critique - Adhésion partielle : critique de son délire par le patient **Retentissement émotionnel et comportemental** : niveau d'anxiété, risque suicidaire et de passage à l'acte hétéro-agressif
	Symptômes psychiatriques associés		- Autres symptômes psychotiques : **hallucinations, désorganisation** (cognitive, émotionnelle et/ou comportementale), **syndrome négatif** (cognitif, émotionnel et/ou comportemental) - **Symptômes thymiques**, d'apparition concomitante ou non aux symptômes psychotiques
Etiologie	→ Eliminer systématiquement une étiologie organique : - Chez le sujet âgé : évoquer une **cause iatrogène, hydro-électrolytique, métabolique, neurologique** ou **infectieuse** - Chez l'adulte jeune : évoquer une **cause toxique** (intoxication ou sevrage), **iatrogène, infectieuse, métabolique** ou **endocrinienne**		
	Origine psychiatrique	Présence de symptômes thymiques associés	- **Episode maniaque ou mixte avec caractéristiques psychotiques** dans le cadre d'un trouble bipolaire ou d'un virage maniaque sous antidépresseur : idées délirantes généralement de thème mégalomaniaque ou de persécution - **Episode dépressif caractérisé avec caractéristiques psychotiques** : idées délirantes congruentes à l'humeur, souvent à thème de culpabilité, ruine ou hypochondrie
		Présence d'autres symptômes psychotiques	- **Trouble psychotique bref** (bouffée délirante aiguë) : durée **< 1 mois** - **Trouble psychotique chronique**: - **Trouble schizophréniforme < 6 mois** - **Schizophrénie, trouble schizo-affectif > 6 mois** - **Trouble délirant > 1 mois** - **Psychose puerpérale** : symptômes psychotiques survenus dans le post-partum (hors épisode maniaque/mixte du post-partum avec caractéristiques psychotiques)
PEC	→ **Hospitalisation en milieu spécialisé**, avec ou sans consentement - **Prévention du passage à l'acte auto- et hétéro-agressif** - **Dimension relationnelle** : climat de confiance, calme, alliance thérapeutique, éviter les mesures de contention - **Traitement médicamenteux** : **benzodiazépine** par voir orale, **neuroleptique sédatif** par voie orale ou IM		
Evolution	→ Dans 1/3 des cas : **épisode isolé** → Dans 1/3 des cas : **récidives d'accès délirants ou d'épisodes maniaques** → Dans 1/3 des cas : évolution vers une **schizophrénie**		
	Eléments de bon pronostique		- Traitement neuroleptique précoce - Critique secondaire de l'épisode

Derniers recours	**Isolement**	= Placement du patient dans un espace dont il ne peut sortir librement et séparé des autres patients en phase critique, à visée de protection, dans un lieu dédié et adapté ± **Contention mécanique** : moyen, méthode, matériel ou vêtement empêchant ou limitant les capacités de mobilisation volontaire de tout ou partie du corps - Indication en dernier recours : en prévention d'une violence imminente ou après une violence, non maitrisable, sous-tendue par des troubles mentaux, avec un risque grave pour le patient ou pour autrui - Mesure limitée dans le temps, sur décision d'un psychiatre - Limitée à 12h initialement ± prolongé de 12h, puis de 24h - Ne concerne que les patients faisant l'objet de soins psychiatriques sans consentement - Surveillance rapprochée : surveillance horaire, voire continue, avec ≥ 2 visites médicales/24h

ITEM 347 : ATTAQUE DE PANIQUE

Attaque de panique = crise d'angoisse aiguë = épisode aigu d'anxiété, bien délimité dans le temps : situation très fréquente
- Peut survenir chez un sujet **en dehors de toute pathologie psychiatrique** et rester unique, ou **secondaire à un trouble psychiatrique**, notamment un **trouble panique**
- Prévalence = **3 à 5%** sur la vie entière, prédominance féminine (2/1), plus fréquent chez l'adulte jeune
- Facteurs étiologiques :
  - Biologique : **dysfonctionnement de régulation** de certains neurotransmetteurs
  - Psychologique : **auto-renforcement des cognitions catastrophistes**
  - Environnementaux : **inquiétude de l'entourage** (renforce les cognitions catastrophistes)

Sémiologie psychiatrique

Chronologie :
- Début brutal
- Intensité maximale atteinte rapidement (quelques minutes-secondes) en **< 10 minutes**
- Limitée dans le temps de quelques minutes à 1h, de durée moyenne = **20 à 30 minutes**
- Décroissance progressive avec soulagement, et parfois **asthénie post-crise**

Symptômes physiques	= Très variables selon les patients - Respiratoire (les plus fréquents) : **dyspnée** avec **sensation d'étouffement**, **blocage respiratoire**, **polypnée**, pouvant entraîner une **hyperventilation** - Cardiovasculaire: **tachycardie, palpitation, sensation d'oppression thoracique**, **douleur thoracique** - Neurovégétatif: **sueurs, tremblement, pâleur/érythème facial, sensation d'étourdissement/vertige** - Digestif : **douleurs abdominales, nausées, vomissements, diarrhée** - Autres : **pollakiurie**, **tremblements**, **impression de paralysie**...
Symptômes psychiques	= **Cognitions catastrophistes** : peur intense, sans objet, avec sensation de catastrophe imminente et sensation de perte de contrôle - Essentiellement « peur de mourir » ou « peur de devenir fou » ± Associé : - **Dépersonnalisation** : sentiment d'étrangeté, de ne plus être soi même, d'être détaché de sa propre identité physique (**désincarnation**) ou psychique (**désanimation**) - **Déréalisation** : sentiment que le monde est irréel, étrange
Symptômes comporte-mentaux	= Variable : - **Agitation psychomotrice** (le plus souvent) - **Inhibition psychomotrice**, jusqu'à la **sidération** - **Passage à l'acte auto-agressif** (rare)

Diagnostic

Critères DSM-V		- Période bien délimitée de crainte ou de malaise intense - Survenue brutale avec maximum en < 10 minutes de ≥ 4 symptômes : palpitation, tachycardie, sueurs, tremblements ou secousses musculaires, sensation d'étouffement, sensation d'étranglement, douleur ou gêne thoracique, nausée ou gêne abdominale, sensation de vertige, d'instabilité, de tête vide ou impression d'évanouissement, déréalisation ou dépersonnalisation, peur de perdre le contrôle ou devenir fou, peur de mourir, paresthésies, frissons ou bouffées de chaleur - 2 types : - **Attendue** = prévisible et réactionnelle : **exposition brutale à un stimulus phobogène**... - **Non attendue** : non prévisible et sans facteur déclenchant → évocateur d'un **trouble panique**
DD	**Etiologie médicale non psychiatrique**	- Cardiovasculaire : **angor, IDM, poussée d'insuffisance cardiaque, HTA, trouble du rythme**... - Respiratoire : **asthme, embolie pulmonaire, pneumothorax**... - Neuro : **épilepsie** (notamment crise partielle temporale), **crise migraineuse, AIT**... - Endocrinien : **hypoglycémie, phéochromocytome, hyperthyroïdie, syndrome de Cushing, hypoparathyroïdie, insuffisance surrénale aiguë**... → **Examen clinique** complet ± **examens paracliniques** orientés par la clinique, sans renforcer le patient dans sa conviction d'avoir une pathologie médicale générale
DD	**Cause toxique**	- **Prise de toxique** (élément déclencheur) : **alcool, cannabis, cocaïne, ecstasy** - **Iatrogène** : **corticoïdes, hormones thyroïdiennes, dérivés nitrés**... - **Contexte de sevrage** : **alcool, benzodiazépine**...

Evolution

Attaque de panique isolée	= Peut demeurer unique - Souvent **réactionnelle à une situation de stress**
Attaque de panique dans le cadre d'un trouble psychiatrique	- **Trouble panique** : **répétition d'attaques de panique**, imprévisibles et sans facteur déclenchant, avec développement d'une **anxiété anticipatoire** - Confrontation à une situation phobogène : **phobie sociale, phobie simple** - Confrontation à une situation évocatrice d'un événement traumatisant : **ESPT** - Acmé de rumination anxieuse ou dépressive : **trouble anxieux généralisé, épisode dépressif**...

<table>
<tr><td rowspan="6">TTT</td><td rowspan="4">En urgence</td><td colspan="2">→ Eliminer une urgence médicale générale ou une prise de toxique</td></tr>
<tr><td>Mesures non pharmaco-logiques</td><td>- Mise en condition : installation au calme (suppression des éléments anxiogènes, isolement), attitude empathique
- Réassurance du patient : absence de danger de mort, caractère spontanément résolutif
- Mesures de contrôle respiratoire : limiter l'hyperventilation, à l'origine d'une hypocapnie entretenant des symptômes physiques (sensation vertigineuse, paresthésie…)</td></tr>
<tr><td>Mesures pharmaco-logiques</td><td>= Anxiolytique : si crise prolongée ou symptômes intenses
- Benzodiazépine : - Par voie orale préférentiellement, à renouveler si nécessaire
- Molécule : - Alprazolam (Xanax®) 0,25 ou 0,5 mg
- Lorazépam (Temesta®) 1 ou 2 mg
- Diazépam (Valium®) 5 à 10 mg
- Chez l'enfant : plutôt un anxiolytique anti-histaminique (hydroxyzine)</td></tr>
<tr><td colspan="2">→ Hospitalisation seulement en cas de comorbidité psychiatrique lourde ou de risque suicidaire</td></tr>
<tr><td rowspan="2">A distance</td><td>Attaque de panique isolée</td><td>= Information et éducation thérapeutique :
- Apprendre au patient à reconnaître une attaque de panique en cas de récidive
- RHD simples de prévention : ↘ psychostimulant, hygiène du sommeil…</td></tr>
<tr><td>Trouble psychiatrique</td><td>- PEC du trouble psychiatrique à l'origine de l'attaque de panique
- Répétition d'attaques de panique : PEC du trouble panique</td></tr>
</table>

ITEM 348 : RISQUE ET CONDUITE SUICIDAIRE

Conduite suicidaire = **suicide, tentative de suicide, idées de suicide** ou **équivalent suicidaire**
- **Suicide** = acte délibéré d'en finir avec sa propre vie, entraînant le décès de l'individu
- **Tentative de suicide** = acte délibéré visant à accomplir un geste de violence sur sa propre personne avec intention de mourir, sans issue fatale : **avérée** (effectuée), **interrompue** (stoppée par un tiers) ou **avortée** (stoppée par l'individu lui-même)

→ Exclut les **conduites addictives**, les **automutilations répétées** (scarification) et les **refus de s'alimenter** et **refus de soins**
- **Idée suicidaire** = pensée de se donner la mort, élaboration consciente d'un désir de mort, qu'il soit actif ou passif
- **Menace suicidaire** = expression des idées suicidaires
- **Equivalent suicidaire** = conduite à risque mettant en jeu la vie du sujet sans qu'il en ait réellement conscience
- **Suicidant** (individu survivant à une tentative de suicide) ≠ **suicidé** (décédé) ≠ **suicidaire** (individu ayant des idées suicidaires)

Epidémiologie	**Idées suicidaires**	- 20% des garçons et 40% des filles entre 15 et 19 ans ont déclarés avoir eu des idées suicidaires - Prévalence vie entière = **13%** en population générale > 18 ans - FdR de passage à l'acte : chronicité des idées suicidaires et élaboration d'un plan suicidaire
	Tentatives de suicide	= Evaluée à partir des causes d'hospitalisation, d'enquêtes et par le réseau sentinelle - Prévalence = **5,5%** de la population de 15 à 85 ans, **150 000** à **200 000**/an - Prédominant chez les femmes (4/1) et chez les sujets jeunes (20-25 ans chez la femme, 15-19 ans chez l'homme), puis diminue avec l'âge - Principaux modes utilisés : **intoxication médicamenteuse volontaire, phlébotomie** - **1/3** de récidives (22% des hommes, 35% des femmes): 40% de récidive, dont 20% dans l'année suivante - **Réitération suicidaire** = mortalité par suicide après une 1ère TS : **1%** dans l'année, **10%** au cours de la vie
	Suicide	= Evalué à partir des certificats de décès : sous-estimé (incertitude sur l'intentionnalité de l'acte) - **10 000 décès/an** en France, avec une prédominance masculine (3/1), et surtout chez l'homme âgé - Nombre de suicide plus élevé chez l'homme entre 35-45 ans et chez le sujet âgé > 85 ans - **2ème** cause de mortalité chez les 15-25 ans et **1ère cause de mortalité** chez les 25-35 ans - Terrain à risque : veuf, et à moindre niveau personne divorcée - Mode : **pendaison** (homme ++), **armes à feu, intoxication médicamenteuse volontaire** (femme ++) - **Autopsie psychologique** : **95%** des suicidés présentent **au moins un trouble mental** lors du décès
CRISE SUICIDAIRE		= **Crise psychique** dans un contexte de vulnérabilité, avec **l'expression d'idées** et **d'intentions suicidaires** - Risque majeur = **tentative de suicide** et **suicide aboutit** (décès par suicide) - Dépassement des ressources d'adaptation du sujet, avec sensation d'être dans l'impasse et majoration des idées suicidaires, qui va progressivement apparaître comme l'unique solution permettant au sujet de sortir de l'état de crise - **Etat réversible** et **temporaire**, généralement progressif sur **6 à 8 semaines**
	1er temps	- **Symptômes dépressifs** et/ou **anxieux** non spécifiques - **Appétence alcoolique** et **tabagique** - **Retrait** par rapport aux marques d'affection et au contact physique - **Isolement**
	2nd temps	- **Sentiment de désespoir** - **Souffrance psychique intense** - **Réduction du sens des valeurs** - **Cynisme**, goût pour le **morbide** - **Recherche soudaine d'armes à feu** - Possible **accalmie** lors de l'évolution : craindre un **syndrome de Ringel** ou un **comportement de départ** (rédaction de lettres, dispositions testamentaires, dons…)
	Syndrome de Ringel	= Envahissement fantasmatique par des idéations suicidaires : à très haut risque - **Calme apparent**, **attitude de retrait**, **diminution de la réactivité émotionnelle**, de la **réactivité affective**, de l'**agressivité** et des **échanges interpersonnels**
Repérage		- Repérage de la crise suicidaire selon 3 axes principaux : - Expression d'idéations suicidaires ou d'intention suicidaire - Manifestations d'une situation de crise psychique - Contexte de vulnérabilité
	Chez l'enfant	= Apparition des troubles dépressifs à partir de **5 ans** chez l'enfant - Idées et intentions suicidaires **:** rarement exprimées - Signes de crise psychique : **plainte somatique** mal étiquetée, **repli, isolement,** troubles de **communication,** trouble des **apprentissages, hyperactivité, énurésie, encoprésie, blessures à répétition, préoccupations exagérées pour la mort,** tendance à être le **souffre-douleur des autres** - Facteurs de vulnérabilité: **isolement affectif, bouleversements familiaux, entrée au collège, maltraitance**

Repérage de la crise suicidaire	Chez l'adolescent		- Idées et intentions suicidaires : fréquemment évoquées, parfois motif suffisant d'intervention - Signes de crise psychique : **baisse des résultats scolaires, hyperactivité**, attirance pour la **marginalité, conduites excessives** ou **déviantes, conduites ordaliques** (remet sa survie au hasard), **anorexie** ou **boulimie, prises de risque inconsidérées** (sexuelles…), **violence** sur soi ou sur autrui, **fugue** - Facteurs de vulnérabilité : **isolement affectif, rupture sentimentale, échec** (notamment **scolaire**), **conflits d'autorité**
	Chez l'adulte		- Idées et intentions suicidaires : peu fréquemment exprimées, en dehors de la relation avec le médecin ou de façon très manifeste dans la famille - Signes de crise psychique : **ennui**, sentiment de **perte de rôle, d'échec, d'injustice**, d'être en **décalage, perte d'investissement** au travail, **difficultés relationnelles, difficultés conjugales, incapacité à supporter une hiérarchie, arrêts de travail à répétition** ou au contraire **surinvestissement** au travail, consultations répétées pour des **symptômes aspécifiques** (douleur, asthénie…) - Facteurs de vulnérabilité : **statut conjugal, social** et **professionnel précaire, ambiance délétère au travail** (± **harcèlement**), **toxicomanie, situation de violence, atteinte narcissique, émigration**
	Chez le sujet âgé		- Idées et intentions suicidaires : rarement exprimées - Signes de crise psychique : **repli sur soi, refus de s'alimenter, manque de communication, perte d'intérêt pour les activités, refus de soin** - Facteurs de vulnérabilité : **état dépressif caractérisé, affection médicale générale potentiellement handicapante ou douloureuse, conflits, changement d'environnement, veuvage**
	Chez le patient psychiatrique		- Idées et intentions suicidaires : expression très variable d'un sujet à l'autre, facile ou dissimulée - Signes d'augmentation du risque : **isolement** avec décision de **rupture de contact** (visite de l'infirmier de secteur…), **réduction** et **abandon des activités, exacerbation des différents signes de la maladie** → La maladie est en soi un facteur de vulnérabilité
Evaluation de la crise suicidaire	- Echelle d'évaluation du risque suicidaire (peu utilisé) : **échelle de désespoir de Beck…**		
	Risque	Eléments individuels	- **Antécédents personnels de tentative de suicide ++** - Diagnostic de **trouble mental** : **anorexie mentale, trouble de l'humeur, anxieux, de la personnalité** (cluster B surtout), **psychotique, addiction** (alcool ++, drogue)… - **Estime de soi** : faible ou fortement ébranlée - Tempérament et style cognitif : **impulsivité, rigidité de la pensée, colère, agressivité** - **Expression d'idées suicidaires** - Santé physique : **problème de santé physique handicapant** ou **douloureux**
		Eléments familiaux	- **Antécédents suicidaires familiaux** (suicides et tentatives de suicide) - Antécédents personnels de **violence**, ou **d'abus physique, psychologique** ou **sexuel**
		Evénement de vie	- **Elément déclencheur** : élément récent amenant le sujet en état de crise - Situation économique : **difficulté économique** - **Isolement social** : réseau social pauvre ou inexistant, problèmes d'intégration - **Séparation** ou **perte** récente - Difficultés dans le développement : **difficultés scolaires** ou **professionnelles, placement** durant l'enfance/adolescence en foyer d'accueil, **détention…** - **« Imitation »** suite au **suicide d'un proche** - Difficultés légales : **infractions, délits** - **Pertes, échecs** ou **événements humiliants**
		Facteur de protection	- **Résilience** = capacité à fonctionner de manière adaptée en présence d'évènements stressants et de faire face à l'adversité - **Soutien familial et social**, avoir des **enfants**, des **amis, croyance religieuse**
	Urgence		- **Niveau de souffrance élevé** : désarroi, repli sur soi, isolement relationnel, sentiment de dévalorisation, d'impuissance ou de culpabilité - **Degré élevé d'intentionnalité** : scénario suicidaire envisagé, dispositions préparées (matériel…), aucune autre alternative envisagée que le suicide (idées envahissantes, ruminations anxieuses, recherche d'aide et attitudes par rapport aux soins), intention communiquée à un tiers - **Impulsivité** : tension psychique, instabilité comportementale, agitation, attaque de panique, antécédents de passage à l'acte, de fugue ou d'actes violents - **Manque de soutien familial**
	Dangerosité		- **Dangerosité létale** du moyen considéré - **Accessibilité** au moyen considéré
	→ Le passage à l'acte reste souvent imprévisible		

Degré d'urgence	Urgence faible	Urgence moyenne	Urgence élevée
	- Bonne alliance thérapeutique - Volonté de parler, recherche de communication - Cherche des solutions à ses problèmes - Idées suicidaires sans scénario suicidaire précis - Envisage d'autres moyens pour surmonter la crise - Non anormalement troublé, mais psychologiquement souffrant	- Isolement - Besoin d'aide exprimée directement ou indirectement - Ne voit pas d'autre recours que le suicide - Idées suicidaires avec un scénario envisagé, mais dont l'exécution est reporté - Envisage le suicide avec une intention claire - Equilibre émotionnel fragile	- Isolement très marqué - Ralentissement ou agitation psychomotrice - Souffrance et douleur omniprésente ou complétement masquée - Sentiment d'avoir tout fait et tout essayé - Accès direct et immédiat à un moyen de se suicider - Décidé, avec un passage à l'acte planifié et prévu dans les jours suivants - Coupé de ses émotions, rationalisant sa décision, ou au contraire très émotif, agité ou anxieux

Prévention		
		→ **Réseaux d'accueil** et **d'écoute** (téléphonique...) : moyen privilégié de prévention, à tout niveau
	Prévention primaire	= Sujet avec ayant des facteurs de vulnérabilité de crise suicidaire - **Suppression des facteurs de risque et facteurs de décompensation** : traitement d'un état dépressif... - **Prévention du passage à l'acte** chez un patient à haut risque hospitalisé en psychiatrie
	Prévention secondaire	= Dépistage précoce de la crise suicidaire : concerne tous les médecins - **Evaluation de la crise suicidaire** (risque, urgence, dangerosité) auprès du patient et de son entourage - **Hospitalisation** systématique en cas de risque suicidaire important, éventuellement en SDT

TTT			
	Abord du patient		- Entretien dans un endroit calme, en toute confidentialité, en face à face - Aborder les idées suicidaires par des questions directes (« avez-vous des idées de suicide ? »...) - Ne pas banaliser des conduites suicidaires - Repérer les soutiens possibles dans l'entourage et proposer au patient des les appeler → Distinguer une crise suicidaire dans un **contexte de crise psychosociale** ou une crise suicidaire en rapport avec un **trouble mental**
	CAT en urgence		= Situation fréquente en service d'urgence : tentative de suicide (IMV...), intoxication alcoolique... - **Stabilisation** du patient, voire **réanimation** si besoin - **Traitement médicamenteux sédatif** ou **anxiolytique** si besoin : agitation ou anxiété importante - **Avis psychiatrique** (à distance de toute imprégnation médicamenteuse ou toxique) : évaluation de la psychopathologie, évaluation de la crise suicidaire, décision de prise en charge → Hospitalisation : - Pronostic engagé du fait de la tentative de suicide - Risque suicidaire imminent - Situation d'insécurité sévère dans les perspectives de sortie - Perplexité anxieuse sans distanciation vis-à-vis de la souffrance psychique
	Hospitalisation en psychiatrie		= **Hospitalisation libre** ou **sous contrainte,** de courte durée (1 à 3 jours) ou prolongée
		Indications	- **Risque suicidaire** avec niveau d'urgence élevé - **Risque suicidaire** avec situation particulière : pathologie psychiatrique sous-jacente, isolement social, entourage potentiellement délétère, refus d'aide médical (refus d'un entretien de réévaluation), facteurs de risque multiples - **Systématique chez l'enfant/adolescent**, pour une durée recommandée > 3 jours
		Objectifs	- **Protection de la personne** en limitant le risque de passage à l'acte suicidaire - Faciliter la résolution de la crise : **psychothérapie de soutien** - Mise en place d'un **suivi ultérieur en ambulatoire** - **Traitement psychiatrique** adapté à la cause
		Précaution	- **Limiter l'accès aux moyens létaux** : suppression des points d'appui résistant au poids du corps, inventaire des affaires, retrait des objets potentiellement dangereux... - **Surveillance rapprochée** → De nombreux suicides ont lieu en établissement de soin = **5%**
	PEC ambulatoire		- S'assurer de l'existence d'un entourage proche et disponible - Mise à l'écart des moyens suicidaires létaux : armes à feu... - **Consultation** dans les **48h** : réévaluation de la situation, prise en charge du trouble psychiatrique - **Psychothérapie** possiblement indiquée : traitement des facteurs psychopathologiques de vulnérabilité, diminution des effets critiques - **Assistance sociale** si besoin → Risque de récidive important durant l'année suivant la crise : surveillance prolongée

ITEM 74 : ADDICTION A L'ALCOOL

- 1ère **substance psychoactive** consommée en France = **11 à 12 L d'alcool pur/an/habitant** (pour 6L de moyenne mondiale)
- 2ème **cause de mortalité évitable = 49 000 morts/an** : cancer (1/3), cardiovasculaire, neurologique, accidents de la route
- 3ème **facteur de risque de morbidité** au niveau mondial (après l'HTA et le tabac)
- **Mésusage** : 5 millions de personnes avec consommation à risque, dont 1,5 millions de personnes dépendantes

→ 2 sur 3 des consommateurs ayant une consommation à risque n'ont pas de dépendance évidente : la moitié des décès prématurés liés à l'alcool concerne des consommation excessive sans dépendance

- Répartition : - Alcoolisation plutôt aiguë chez les jeunes et plutôt chronique chez les sujets plus âgés
  - **Chez les femmes** : prise d'alcool le plus souvent solitaire à domicile, fréquemment associée à une prise de psychotropes, comorbidité dépressive associée dans **2/3 des cas**

Physio		**Alcool = éthanol** : molécule psychoactive - Verre standard = 25 cl de bière, 12 cl de vin, 2,5 cl d'alcool fort = **10 g** d'alcool pur → alcoolémie de **0,2 g/L** - Calcul : quantité en mL x degré d'alcool x 0,8/100 - Absorption rapide : alcoolémie maximale en 30 à 40 minutes - Elimination lente = **0,10 à 0,15 g/L/h** : hépatique majoritairement, et pulmonaire, rénale, sudorale
Seuils de risque		- Majorité des consommateurs : consommation conviviale, non dangereuse (usage simple ou consommation modérée), modulée par la présence ou non de situations à risque (conduite de véhicule, prise médicamenteuse, grossesse...)
	Usage simple	= Niveau de risque OMS (en dehors de toute situation à risque) - ≤ 21 verres/semaine ou 30 g/jour chez l'homme, soit **≤ 3 verres/jour** en moyenne - ≤ 14 verres/semaines ou 20 g/jour chez la femme, soit **≤ 2 verres/jour** en moyenne - ≤ 4 verres/occasion - Abstention au moins ≥ 1 jour/semaine
	Usage simple – Seuil abaissé	- **Situation à risque** : conduite de véhicule, travail sur machine dangereuse, poste de sécurité, situation requérant une certaine vigilance et attention... - **Risque individuel** : consommation rapide, associée à d'autres produits (psychoactif, médicament), affection organique, âge < 25 ans, faible poids, sexe, grossesse
	Mésusage	- **Usage à risque** = au-delà des seuils prédéfinis : risque de dommages physiques, psychiques, sociaux - **Usage nocif** = **mésusage sans dépendance** : complication organique sans critère de dépendance
	Dépendance	= **Alcoolo-dépendance** = **addiction** : dépendance psychologique et/ou physique - **Signes psychiques** : quantité/durée de prise plus importante que prévue, incapacité à contrôler la prise, ↗ du temps passé à se procurer de l'alcool, l'utiliser ou récupérer de ses effets, réduction des activités, poursuite malgré un problème psychologique ou physique en rapport avec l'alcool - **Signes physiques** : - **Tolérance** : ↗ de la quantité de substance nécessaire pour obtenir l'effet désiré - **Signes de sevrage**: syndrome de sevrage ou prise d'autre substance pour l'éviter
	Alcoolisation ponctuelle importante	= « *Binge drinking* » : **≥ 5 verres en 1 occasion** - Surtout chez les adolescents et jeunes adultes : 30% des 15-19 ans - Association avec des conduites à risque
Etiologie	Alcoolisme primaire (70%)	- **Facteurs génétiques de vulnérabilité individuelle** (40-60% des dépendances) : influençant le métabolisme de l'alcool, les effets positifs ou négatifs, ou le risque de développer une complication - **Facteurs socio-culturels** : profession à risque, milieu social défavorisé, immigration récente, chômage, incitations fortes (publicité, prix modéré, nombre élevé de débits de boissons, tolérance de l'opinion, intérêt économique...) - **Facteurs de personnalité** : impulsivité, recherche de sensations, immaturité...
	Alcoolisme 2ndr	= Conduite alcoolique secondaire à un **trouble psychiatrique** ou un **trouble de la personnalité**
Dépistage	**Questionnaire AUDIT-C** *Alcohol used disorders identification test*	- Fréquence de consommation : jamais, 1/mois, 2-3/mois, 2-3/semaine ou ≥ 4/semaine - Nombre de verre lors d'une journée où l'on boit de l'alcool : 1-2, 3-4, 5-6, 7-9 ou ≥ 10 - ≥ 6 verres en une occasion : jamais, < 1/mois, > 1/mois, 1/semaine ou quasi- quotidien → **Risque de consommation excessive d'alcool** : score > 4 (homme) ou > 3 (femme) → **Consommation excessive** ou **dépendance** : score > 8 (homme) ou 7 (femme)
	Questionnaire DETA *Diminuer, Entourage, Trop, Aube*	- Avez-vous déjà ressenti le besoin de diminuer votre consommation de boissons alcoolisées ? - Votre entourage vous a-t-il déjà fait des remarques au sujet de votre consommation ? - Avez-vous déjà eu l'impression que vous buviez trop ? - Avez-vous déjà eu besoin d'alcool dès l'aube pour vous sentir en forme ? → Trouble de l'utilisation de l'alcool probable si **≥ 2 réponses positives**
	Questionnaire FACE	= 2 premières questions de l'AUDIT-C + 3 dernières questions du DETA

INTOXICATION ALCOOLIQUE AIGUË	**Ivresse simple**			= Manifestation comportementale de l'action de l'alcool sur le fonctionnement cérébral (substance réticulée, noyaux vestibulaires, cervelet et cortex) - **Jovialité, hypomanie, propos incohérents, dysarthrie, troubles cérébelleux, vertiges**
	Ivresse pathologique			- **Excito-motrice** : impulsivité, possibles crises clastiques avec auto/hétéro-agressivité - **Délirante** : idée délirante de persécution, de jalousie, de grandeur et/ou hallucinations - **Dépressive** ou **hypomaniaque** ➔ Plus fréquent en présence de troubles de la personnalité, surtout sociopathique, ou d'un trouble cérébral organique associé
	Ivresse convulsivante			= Par abaissement du seuil épileptogène : généralement **crise généralisée unique** au cours d'une intoxication aiguë chez un buveur occasionnel, ne nécessitant pas de traitement
	Coma éthylique			= **Encéphalopathie** (souvent pour une **alcoolémie > 3 g/L**) : **obnubilation**, **stupeur**, jusqu'au **coma** - **Coma calme, hypotonique**, **sans signe de focalisation**, **mydriase bilatérale symétrique** - Signe respiratoire : **dépression respiratoire** avec **risque d'anoxie** - Signes circulatoires : **hypotension artérielle, bradycardie, collapsus cardiovasculaire** - **Hypothermie** ➔ Rechercher systématiquement une **hypoglycémie,** une **acidocétose** ou une **hyponatrémie**
INTOXICATION ALCOOLIQUE CHRONIQUE	Signes d'imprégnation chronique		C	- Signes cutanéo-muqueux : **varicosités faciales**, **injection conjonctivale**, **hypersudation** - Signes cardiovasculaires : **HTA systolique**, **tachycardie** - Signes neuro-végétatifs : **tremblement des extrémités**, **polynévrite**, **irritabilité** - **Hépatomégalie**, **parotidomégalie**
			Bio	- ↗ **VGM** : marqueur tardif, peu sensible (1/3 des patients), normalisation en 3 mois - ↗ **GGT** : peu sensible (1/2), spécificité médiocre, normalisation en 4 à 10 semaines - **Transferrine désialysée** = **CDT** (*carbohydrate deficient transferin*) : peu sensible, très spécifique, normalisation en 2 à 5 semaines ➔ utilisé seulement en médico-légal
	Signes psychiques de dépendance			- Envie irrépressible d'alcool, perte de contrôle des quantités d'alcool consommées - ↗ des doses quotidiennes nécessaires pour obtenir les mêmes effets : tolérance progressive - Envie de boire persistante malgré les conséquences négatives de l'alcoolisation pathologique
	Syndrome de sevrage			= Signe de dépendance physique : lors d'un sevrage total ou partiel, après une consommation importante et prolongée, dans les 12-24h suivant l'arrêt (jusqu'à 1 mois), **non systématique** (60%) - Neuromusculaires : **tremblements des mains** et **de la langue**, **myalgies, crampes, paresthésies** - Digestifs : **nausées, vomissements, anorexie, diarrhée** - Neurovégétatifs : **sueurs**, **tachycardie, hypotension orthostatique, hypertension artérielle** - Psychique : **anxiété, humeur dépressive, irritabilité, hyperémotivité, insomnies, cauchemars, hallucinations, syndrome confusionnel**
	ACCIDENT DE SEVRAGE	**Convulsion**		= **Convulsions généralisées tonicocloniques ± récidivante**, généralement sans état de mal - Précoce **1 à 2 jours après sevrage**, possiblement sans autre symptôme de sevrage ➔ Eliminer systématiquement une autre cause : traumatisme crânien, hématome intracrânien...
		Délirium tremens		- Facteurs prédisposant/aggravants : infection, stress, intervention chirurgicale - Sujets à risque : consommation ancienne et massive, alcoolo-dépendance sévère, antécédents d'accidents de sevrage, dépendance à d'autres substances psychoactives - Survenue brutale ou précédé de signes de sevrage discrets (**cauchemar, anxiété, tremblement...**)
			C	- Grand état d'**agitation psychomotrice** - Troubles de la conscience : **syndrome confusionnel, désorientation temporo-spatiale** - **Tremblements intenses généralisés**, prédominant aux extrémités et à la langue - **Hypertonie oppositionnelle** - **Délire onirique avec vécu délirant intense** - **Hallucinations multiples,** surtout **visuelles** avec zoopsies - Troubles végétatifs: **sueurs profuses, tachycardie, hypertension artérielle** - Signes digestifs : **diarrhée**, **nausées**, **vomissements** - **Hyperthermie** - **Déshydratation intracellulaire et extracellulaire** ➔ **Score de Cushman :** FC, PAS, FR, tremblements, sueurs, agitation, troubles sensoriels
			TTT	➔ Transfert en USI souvent nécessaire - **Benzodiazépines IV :** 1/h jusqu'à endormissement, puis toutes les 4 heures - **Perfusion hydro-électrolytique abondante** en cas d'hypersudation - **Vitaminothérapie B1-B6 IV** - 2nd ligne : **corticothérapie IV** ou **neuroleptique**

Complications	**Système digestif** - Hépatique : **hépatite alcoolique aiguë, stéatose hépatique, cirrhose, cancer hépatique** - Pancréatique : **pancréatite aiguë, pancréatite chronique, cancer du pancréas** - Digestive **: diarrhées motrices, oesophagite, gastrite**	**Néoplasique** **- Cancer des voies aéro-digestives supérieures** **- Cancer du foie, cancer du pancréas** **- Cancer épidermoïde de l'œsophage** **- Cancer colorectal** **- Cancer du sein**
	Cardio-vasculaire - **HTA** - **Troubles du rythme** - **Cardiomyopathie dilatée**	**Métabolique** - **Hypoglycémies** - **Hypertriglycéridémie** et **hypercholestérolémie** - **Obésité** ou **dénutrition**
	Neurologique - **Encéphalopathie** : Gayet-Wernicke, encéphalopathie pellagreuse, encéphalopathie hépatique - **Troubles cognitifs** : syndrome de Korsakoff, maladie de Marchiafava-Bignami, démence alcoolique - **Epilepsie** - **Atrophie cérébelleuse** - **Neuropathie périphérique** : **optique, sensitive**	**Psychiatrique** - **Comorbidité addictive :** tabac (80%), toxicomanie (5%)... - **Trouble anxieux :** attaque de panique, trouble panique... - **Trouble de l'humeur :** épisode dépressif, trouble bipolaire - **Risque suicidaire** : surtout à l'alcoolisation aiguë et sevrage **Hématologique** - **Leucopénie, thrombopénie, anémie** : par toxicité directe, hépatopathie et carence nutritionnelle
	Ostéo-musculaire - **Ostéonécrose de la tête fémorale** - **Ostéoporose, ostéomalacie** - **Rhabdomyolyse**	**Grossesse** - **Syndrome d'alcoolisation fœtale** : dysmorphie, retard mental - **Exposition fœtale à l'alcool** : retard mental, trouble de l'apprentissage...
	Traumatique - **Traumatisme crânien** - **Hémorragies cérébrales** ou **méningées**	**Dermatologique** - **Lipomatose de Launois-Bensaude, rhinophyma** - **Aggravation d'un psoriasis**
	Néphrologique - **Glomérulonéphrite à IgA**	**Retentissement social** - **Violence, accident, isolement, désinsertion professionnelle**
	= 5 critères : - **Mésusage d'alcool prolongé** - **Complication connue** du mésusage d'alcool - **Tableau évocateur** d'une étiologique alcoolique (↗ prédominante des ASAT...) - **Elimination des autres causes** (même chez un buveur très excessif) ± **Amélioration à l'arrêt** ou **à la réduction de l'usage d'alcool** : variable selon la complication	

TTT	Consommation à risque ou usage nocif	**Intervention brève** (5-20 minutes) en 1 ou plusieurs sessions : validé en soins primaires et urgence - Evaluation de la consommation d'alcool chez tout patient - Information sur les risques encourus et les avantages à l'arrêt si consommation excessive ➔ **30%** des consommateurs à risques modifient leur consommation au décours
	Alcoolisation aiguë	➔ Eliminer une pathologie intercurrente : **hypoglycémie, autre intoxication, AVC hémorragique...** - Ivresse simple : **repos au calme, apport d'eau, surveillance** - Ivresse pathologique : **hospitalisation** et **surveillance en milieu psychiatrique** ± **neuroleptiques**
	Alcoolo-dépendance	= **Sevrage** : - En **ambulatoire** si motivation suffisante, en l'absence de terrain vulnérable, d'isolement, de dépendance sévère ou associée aux benzodiazépines ou d'atcd de sevrage compliqué - En **hospitalier** sinon - **Hydratation correcte** : **2 à 3 L/jour**, si possible orale, avec **vitaminothérapie B1-B6-PP orale ou IV** - **Benzodiazépine à demi-vie longue** jusqu'à disparition des symptômes de sevrage, avec décroissance progressive, généralement sur 7 à 10 jours : **valium** (Diazépam®) ➔ En cas de contre-indication (insuffisance hépatique) : sevrage hospitalier, benzodiazépine si besoin, préférer une benzodiazépine métabolisée par conjugaison (plutôt qu'oxydation) comme le **lorazépam** - Suites : **accompagnement médico-psychosocial** multidisciplinaire, coordonnée par un addictologue ➔ 1/3 d'abstinence totale, 1/3 de rémission partielle et 1/3 de rechute
	Au long cours	- **Acamprosate** (Aotal®) : réduit le craving « négatif » lié au stress, contre-indiqué si insuffisance rénale - **Naltrexone** (Revia®) : diminue les effets de récompense, CI si IHC sévère ou prise d'opiacés - **Disulfiram** (2nd intention) : antabuse = bouffées de chaleur, nausées, vomissements, tachycardie, malaise - **Nalméfène** (Selincro®) : lutte contre le craving, prise à la demande (1/jour), CI si prise d'opiacés - **Baclofène** (hors AMM, sur RTU) : en dernière intention - Mesures associées : **psychothérapie individuelle (TCC)** et **de groupe (AA...)** - Lieu de PEC : **médecin généraliste, psychiatre, addictologue, CSAPA** (centre de soins, d'accompagnement et de prévention en addictologie), **CMP, SSR d'addictologie, établissement psychiatrique**

ITEM 75 : ADDICTION AUX PSYCHOTROPES

Benzodiazépines et **apparentés** : 22 commercialisés, traitements psychotropes les plus prescrits en France et en Europe
- Visée : **anxiolytique, sédative, hypnotique, myorelaxante, anticonvulsivant**
- **20%** de la population française a consommé ≥ 1 fois des benzodiazépines ou apparentés, dont 60% de femmes
- Durée médiane de traitement = **7 mois**, mais **50%** des sujets sont traités pour une durée > 2 ans
- Références Médicales Opposables : - Ne pas associer 2 anxiolytiques et 2 hypnotiques
  - **Durée maximale de prescription** : - **4 à 12 semaines** à visée anxiolytique
    - **2 à 4 semaines** à visée hypnotiques
  - Débuter à faible posologie et rechercher la posologie minimale efficace

<table>
<tr><td>Usage</td><td colspan="3">Usage à risque : toute prise de benzodiazépines à durée ou posologie supérieure aux RMO, en dehors des indications validées ou hors d'une prescription médicale
- Risque : - De courte durée : somnolence, baisse de vigilance, dysarthrie, ataxie avec risque de chute
- Prolongé : dépendance, conséquences physiques et/ou psychiques, ↗ de la mortalité
Usage nocif : en cas de troubles moteurs ou de troubles de la vigilance associés
- CI absolue : insuffisance respiratoire aiguë ou chronique
- CI relative : myasthénie, SAOS, grossesse/allaitement (ou éviter la prise au 1er trimestre)
Abus = détournement de l'indication thérapeutique : consommations répétées, avec dommages physiques, psycho-affectifs ou sociaux pour le sujet ou son environnement</td></tr>
<tr><td rowspan="4">Diagnostic</td><td colspan="3">- Diagnostic d'abus et de dépendance aux benzodiazépines : critères DSM-IV-TR</td></tr>
<tr><td>Intoxication aiguë</td><td colspan="2">= Par surdosage volontaire (IMV) ou involontaire
- Sédation, troubles de vigilance
- Ataxie, dysarthrie
- Coma avec dépression respiratoire</td></tr>
<tr><td>Syndrome de sevrage</td><td colspan="2">= En cas d'arrêt brutal accidentel ou non (oubli, hospitalisation…) :
- Apparition en quelques jours après diminution de posologie
- Signes généraux : anxiété, insomnie, céphalées
- Signes plus spécifiques : syndrome confusionnel, hallucination
- Plus rarement : troubles de vigilance, convulsion, incoordination motrice, coma
- Facteurs de sévérité : baisse de posologie rapide, consommation d'une posologie élevée, demi-vie courte d'élimination, anxiété importante au début d'arrêt, trouble dépressif caractérisé associé, surconsommation régulière d'alcool ou autres substances psychoactives
→ A différencier d'un rebond ou d'une rechute à l'arrêt des benzodiazépines</td></tr>
<tr><td>Comorbidité</td><td colspan="2">- Risque de chute (et ses conséquences)
- Retentissements cognitifs
- Comorbidité psychiatrique associée : épisode dépressif caractérisé, addiction associée (alcool ou autre psychoactif), addictions sans produits, troubles anxieux</td></tr>
<tr><td rowspan="5">TTT</td><td>Prévention</td><td colspan="2">- Amélioration de l'information des professionnels de santé et des patients
- Encadrement de la prescription et de la délivrance
- Modifications galéniques limitant la soumission chimique, réduction de la taille des conditionnements</td></tr>
<tr><td rowspan="4">Sevrage</td><td colspan="2">→ Prévoir l'arrêt d'une benzodiazépine dès son introduction, et s'interroger à chaque renouvellement d'ordonnance sur la persistance de l'indication, la tolérance et la présence d'une dépendance</td></tr>
<tr><td>En ambulatoire (plus fréquent)</td><td>- Arrêt progressif sur 4 à 10 semaines, voire plusieurs mois
- Diminution initiale de 25% de la posologie la 1ère semaine
- Suivi régulier (1 fois/semaine après décroissance, puis toutes les 2 à 4 semaines) : repérer les symptômes de sevrage, rechute ou rebond, évaluer l'adhésion au protocole d'arrêt et rechercher une majoration des consommations associées
- Suivi après l'arrêt : dans les 3 à 7 jours, puis dans les mois suivants</td></tr>
<tr><td>En milieu hospitalier</td><td>2 cas : - Hospitalisation programmée pour sevrage (exceptionnelle) : patients avec un ou plusieurs facteurs de risque d'échecs ou justifiant une PEC générale
- Arrêt des benzodiazépines au cours d'une hospitalisation pour autre motif
- Arrêt progressif, possiblement plus rapide qu'en ambulatoire = sur 2 semaines
→ Aucun argument pour l'utilisation d'un traitement médicamenteux substitutif</td></tr>
<tr><td>Soutien non médicamenteux</td><td>- Psychoéducation : primordiale, rôle important dans la prévention des rechutes
- Psychothérapie (TCC…) : aide à l'arrêt ou diminution de posologie</td></tr>
</table>

ITEM 76 : ADDICTION AUX DROGUES

Addiction = impossibilité répétée de contrôler un comportement, entraînant la poursuite de ce comportement en dépit de ses conséquences négatives (physiques, psychiques, familiales, professionnelles, sociales…)
- **Symptômes comportementaux** = envahissement progressif de la vie quotidienne du sujet par les comportements addictifs : perte de contrôle progressive, impossibilité croissante d'arrêter ou réduire le comportement et envie irrépressible (craving)
- **Répercussions sociales** et/ou **médicales :** conséquences durables et significatives dans la vie du sujet
- **Symptômes pharmacologiques** (propre à l'usage de substances) : processus de **tolérance** et de **sevrage** à l'arrêt

Types de comportement	**Non-usage**	= Absence de consommation primaire ou secondaire
	Usage simple	= Consommation usuelle d'un produit ou réalisation d'un comportement, sans qu'il ne présente de caractère pathologique : modulable en fonction de l'environnement, des besoins ou envies, des effets négatifs et de la disponibilité du produit → N'est défini que pour l'alcool
	Mésusage	= Toute conduite ou consommation d'une ou plusieurs substances psychoactives caractérisée par l'existence de risques, dommages et/ou de dépendances : - **Usage à risque** = consommation aiguë ou chronique à risque de complications - **Usage nocif** = consommation répétée induisant des dommages physiques, psychoaffectifs ou sociaux pour le sujet ou son environnement, sans atteindre le seuil de dépendance, avec répétition de la consommation malgré le constat des dommages induits - **Usage avec dépendance** = impossibilité de s'abstenir de consommer : **dépendance physique** (= phénomène de **tolérance** (↗ des doses pour obtenir les mêmes effets) et syndrome de **sevrage** (signes de manque physiques et psychiques) et **psychique** (= « **craving** » : besoin irrépressible de consommer) → Pour les **substances psychoactive** (**hors alcool et médicament**), tout usage est un mésusage
Critères	**Critères d'Aviel-Goodman**	- Impossibilité de résister à l'impulsion de s'engager dans le comportement - Tension croissante avant d'initier le comportement - Plaisir ou soulagement au moment de l'action - Sensation de perte de contrôle pendant le comportement - Critères 2ndr : préoccupations fréquentes concernant le comportement, engagement plus intense ou plus long que prévu, efforts répétés pour réduire ou arrêter, temps considérable passé à réaliser le comportement, réduction des activités sociales, professionnelles et familiales, poursuite malgré les problèmes sociaux, tolérance, agitation ou irritabilité en cas d'impossibilité - Sur une durée > 1 mois ou de façon répétée pendant une longue période
	Critères d'abus de substance (DSM-IV-TR)	- Utilisation répétée d'une substance conduisant à l'incapacité de remplir des obligations majeures - Utilisation répétée d'une substance dans des situations où cela peut être physiquement dangereux - Problèmes judiciaires répétés liés à l'utilisation d'une substance - Utilisation de la substance malgré des problèmes interpersonnels ou sociaux, persistants ou récurrents), causes ou exacerbés par les effets de la substance
	Critères de dépendance (DSM-IV-TR)	- **Tolérance** : - Besoin de quantités majorées pour obtenir une intoxication ou l'effet désiré - Effet nettement diminué en cas d'usage continu de la même quantité de substance - **Syndrome de sevrage** (caractéristique de la substance) ou prise de la même substance ou d'une substance apparentée dans le but de soulager ou éviter les symptômes de sevrage - Substance prise en quantité supérieure ou sur un laps de temps plus long qu'envisagé au début - Désir persistant ou efforts infructueux pour réduire ou contrôler l'utilisation de la substance - Temps considérable passé à se procurer la substance, la consommer ou récupérer de ses effets - Abandon ou réduction d'activités sociales, occupationnelles ou de loisirs importantes - Poursuite de l'utilisation malgré la connaissance de l'existence d'un problème physique ou psychologique persistant ou récurrent, déterminé ou exacerbé par la substance
	Gravité (DSM-V)	→ Abandon de la distinction abus de substance/dépendance, remplacé par un **trouble de l'utilisation** léger, modéré ou sévère Selon les 11 critères d'abus et de dépendance : 2-3 = troubles **légers**, 4-5 = **modéré**, ≥ 6 = **sévère** - Critère abandonné : problèmes judiciaires répétés - Critère ajouté : envie impérieuse ou obsédante de consommer la substance (= **craving**)
Structure		- **Centre de soins, d'accompagnement et de prévention en addictologie (CSAPA)** - **Centres d'accueil et d'accompagnement à la réduction des risques pour usagers de drogues (CAARUD)** - Prise en charge hospitalière : **consultations d'addictologie, Equipes hospitalières de liaison et de soins en addictologie (ELSA), services d'addictologie, SSR addictologique (SSRA)**

CANNABIS

Tétra-hydro-cannabinol (THC) : action sur les **récepteurs cannabinoïdes** qui régulent la neurotransmission **glutamatergique** et **GABA** et potentialisation de la **libération de dopamine**
- Consommation (par ordre croissant de principe actif) : **herbe** (marijuana), **résine** (haschish), **huile, ingéré**
- Substance illicite la plus consommée en France : 1,2 millions = **1,6%** de consommateurs réguliers, 20% ont déjà essayé 1 fois

Symptomatologie	**Syndrome d'intoxication aiguë**	= En quelques minutes (fumé) à quelques heures (ingéré), dure 3 à 4h, avec possible persistance ou réapparition des effets pendant 12 à 24h - **Sensation de bien-être, euphorie** avec **rires inappropriés** et **idées de grandeur** - **Sédation, léthargie, altération du jugement, sensation que le temps passe lentement,** - **Distorsion des perceptions sensorielles** jusqu'aux **hallucinations** - **Altération des performances motrices** (difficulté de coordination motrice) et **cognitives** (mémoire à court terme, difficulté à réaliser des tâches complexes), pouvant persistant jusqu'à 24h - Parfois accompagné d'une **anxiété** (possiblement sévère, jusqu'à la dépersonnalisation/ déréalisation), d'une **dysphorie** ou d'un **retrait social** - Physiologique : **tachycardie, hypotension, hypo-salivation, dyspnée, orexigène, hyperhémie conjonctivale**, possiblement accompagné de **céphalées, nausées, vomissements** - Risque de **syndrome confusionnel** induit par le cannabis
	Syndrome de sevrage	= Concerne **10 à 40%** des usagers : apparaît après 10h, avec un pic à 48h, et disparaît en 3 semaines - **Agitation, anxiété, dysphorie, insomnie, cauchemars, anorexie** - **Tremblement des extrémités, céphalées, sueurs, vomissements, diarrhée, fièvre**
	Syndrome d'intoxication chronique	- **Syndrome amotivationnel** : **altération des performances cognitives** (mémoire et capacités attentionnelles), **indifférence affective**, **rétrécissement de la vie relationnelle**, **altération des performances scolaires/professionnels** favorisant la **désinsertion**
Complication	Psychiatrique	- **Attaque de panique** (25% des utilisateurs) - **Trouble psychotique bref = psychose cannabique aiguë** : concomitant à l'intoxication aiguë ou dans les mois suivant l'arrêt, résolutif à l'arrêt de l'intoxication ± **neuroleptiques** - **Schizophrénie** : - Précipite l'entrée dans la maladie chez les sujets vulnérables - Altère l'évolution chez les sujets schizophréniques - Autres troubles psychiatriques : **troubles anxieux, trouble dépressif** et **trouble bipolaire**
	Somatique	- Pulmonaire : **activité bronchodilatatrice** (immédiate et transitoire), **bronchite chronique** - Cardio-vasculaire : ↗ **débit cardiaque et cérébral, hypotension, vasodilatation, bradycardie, SCA** - Tumorale : - **Cancer des VADS** chez fumeur de cannabis et tabac - **Cancer broncho-pulmonaire** possible chez le fumeur exclusif de cannabis - Visuelle : **photosensibilité, hyperhémie conjonctivale, mydriase** inconstante
PEC	Prévention	- Eviter la 1ère consommation de substances psychoactives ou la retarder - Eviter le passage à une dépendance - Prévenir les risques et réduire les dommages liés à la consommation - Dépistage de l'usage problématique : **questionnaire CAST**
	Abus ou dépendance au cannabis	- **Suivi pluridisciplinaire** : évaluation psychiatrique, médicale générale et sociale - **Psychothérapie** : **TCC** avec **entretien motivationnel** et **techniques de prévention de la rechute** - **PEC addictologique** : bilan de dépendance (histoire, parcours de soins antérieurs, co-dépendances)
	Intoxication aiguë	- TTT symptomatique : - **Anxiolytique** (éviter les benzodiazépines) si angoisse majeure ou agitation - **Neuroleptiques sédatifs** si symptômes psychotiques
	Sevrage	- TTT symptomatique : **anxiolytique, antiémétique, antalgique**

COCAÏNE

= Extrait des feuilles de coca, cultivées en Amérique du Sud, Indonésie, Est de l'Afrique et Afghanistan
- **Forme chlorhydrate** (poudre blanche) : voie **intra-nasale (sniff)** ou **intraveineuse (injection)**
- **Forme base** (cailloux, galettes) par adjonction de bicarbonate de soude ou d'ammoniaque : **inhalé (crack** ou **free base)**
- Substance stimulante illicite la plus couramment utilisée en Europe
- Age moyen de 1ère consommation = 22 ans, prédominance masculine (4/1)

<table>
<tr><td rowspan="2">Symptomatologie</td><td colspan="2">Syndrome d'intoxication aiguë</td><td>- Bref « flash » ou « rush » de plaisir
- Effets stimulants : euphorie (dure quelques minutes), sensation de bien être avec augmentation de l'énergie, idées de grandeur, tachypsychie, désinhibition, hypervigilance, ↗ de concentration, anorexie, éveil sensoriel, augmentation de l'intérêt et de l'excitation sexuelle, insomnie
- Physiologique : tachycardie, HTA, mydriase, pâleur cutanée, dépression respiratoire
- Phase de descente (transitoire : quelques minutes/heures) : dysphorie, asthénie, irritabilité, perte de l'estime de soi, anxiété → souvent géré par la consommation d'autres psychotropes</td></tr>
<tr><td colspan="2">Syndrome de sevrage</td><td>= Apparition quelques jours après l'arrêt, pouvant durer plusieurs semaines :
- Fatigue, rêves intenses et déplaisants, insomnie ou hypersomnie, hausse de l'appétit, agitation ou ralentissement psychomoteur
- Parfois géré par la consommation d'alcool, cannabis, opiacés ou psychotropes</td></tr>
<tr><td rowspan="8">Complication</td><td colspan="2">Psychiatrique</td><td>- Episode et trouble dépressif caractérisé
- Tentative de suicide
- Episodes délirants aigus, paranoïa induite par la cocaïne
- Attaque de panique</td></tr>
<tr><td rowspan="7">Somatique</td><td>Cardiovasculaire</td><td>- SCA
- Trouble du rythme
- Dysfonction VG
- Dissection aortique
- Thrombose artérielle ou veineuse</td></tr>
<tr><td>Neurologique</td><td>- AVC ischémique ou hémorragique
- Crises convulsives
- Troubles cognitifs à long terme : mnésiques, attentionnels, exécutifs avec atrophie des régions préfrontales et temporales</td></tr>
<tr><td>Pulmonaire</td><td>- Bronchospasme
- Pneumothorax hémorragiques
- SDRA suite à l'inhalation de crack ou free base : « crack lung »</td></tr>
<tr><td>ORL</td><td>- Epistaxis
- Lésion de la cloison nasale et du palais avec risque d'infection naso-sinusienne</td></tr>
<tr><td>Infectieuse</td><td>= Toxicomanie IV ou conduite sexuelle à risque : VIH, VHB, VHC, infection bactérienne (abcès local, endocardite, pneumopathie, bactériémie), IST</td></tr>
<tr><td>Avec l'alcool</td><td>- Augmente la consommation et l'envie de consommer de la cocaïne
- Risque augmenté de complication : SCA, trouble du rythme, cardiomyopathie, AVC</td></tr>
<tr><td>Grossesse</td><td>- RCIU, infarctus placentaire
- Syndrome de sevrage des nouveau-nés (crack babies)</td></tr>
<tr><td rowspan="2">PEC</td><td colspan="2">PEC générale</td><td>- Psycho-thérapie individuelle, ou parfois en groupe
- Intoxication aiguë et syndrome de sevrage : traitement symptomatique uniquement
→ Aucun antidote spécifique du surdosage en cocaïne</td></tr>
<tr><td colspan="2">Dépendance</td><td>- Alliance thérapeutique, accompagnement médical et psychosocial et psychothérapie
→ Aucun médicament pour le traitement de la dépendance (plusieurs essais cliniques en cours)</td></tr>
</table>

AMPHETAMINES

= Drogue de synthèse élaborée en laboratoire = **amphétamine**, **méthamphétamine** ou **MDMA (ecstasy)**: comprimés, poudre
- Production mondiale : - **Amphétamines** : concentrée en Europe (Pays-Bas, Belgique, Pologne, Bulgarie, Turquie et Estonie)
  - **Méthamphétamines** : Mexique, République Tchèque
  - **Ecstasy** : Australie, Canada, Indonésie
- 13 millions d'Européens ont essayé des amphétamines et 2 millions au cours des 12 derniers mois
- Age moyen de 1ère consommation = 19 ans, concerne 1 à 10% des jeunes selon le pays, prédominance masculine (3/1)

Symptomatologie			- **Amphétamines** : renforcement de la neurotransmission sympathomimétique et sérotoninergique - **Méthamphétamines** : effets puissants et durables, avec un potentiel addictif supérieur - Associé à un effet **empathogène** (se mettre à la place d'autrui) et **entactogène** (besoin de contact physique)
	Syndrome d'intoxication aiguë		= 30 minutes à 2h après la prise orale : - **Euphorie** et **sensation de bien-être**, renforcement de la confiance en soi, attention et concentration accrue, accélération du déroulement des pensées, augmentation du désir sexuel - Manifestations périphériques : **tachycardie, HTA, sudation, pâleur, ↗ fréquence respiratoire**
	Syndrome de sevrage		= Quelques jours après l'arrêt, jusqu'à plusieurs semaines (surtout si intoxication IV ou par inhalation) - **Dysphorie, asthénie intense, anhédonie, troubles du sommeil, trouble de la concentration** - Possible véritable **épisode dépressif caractérisé**
	Syndrome d'intoxication chronique		- **Tolérance rapide** avec augmentation des doses, **craving** souvent très intense - Atteintes physiques : - **Perte de poids, état d'épuisement, troubles du sommeil** - **Affaiblissement du système immunitaire** - **Lésions rénales, gastriques et intestinales, oedèmes pulmonaires, troubles du rythme et lésions cardiaques** - **Sécheresse muqueuse**
Complication	Psychiatrique		- **Episode et troubles dépressifs caractérisés** - **Episodes délirants aigus** - **Troubles de l'humeur** - **Troubles anxieux** - **Epuisement, agitation, irritabilité, agressivité accrue**
	Somatique	Cardiovasculaire	- **SCA** - **Urgence hypertensive**, notamment **dissection aortique** - **Trouble du rythme cardiaque** - **Cardiomyopathie, OAP**
		Neurologique	- **AVC** ischémique ou hémorragique - **Manifestations motrices extrapyramidales** : **tremor, chorée, hyporéflexie…**
		Vasculaire	- **Insuffisance rénale** par **rhabdomyolyse** - **Ischémie intestinale** - **CIVD** - **Insuffisance hépatique aiguë** - **Vascularite nécrosante** - **HTAP** si abus chronique
		Cutanéo-muqueux	- **Lésions cutanées, ORL** et **odontologiques** avec la méthamphétamine
		Syndrome d'intoxication aigu aux amphétamines	= Augmentation massive de la transmission mono-aminergique - **Hyperthermie maligne** - **Confusion, agitation**, jusqu'au **coma** avec **mydriase réactive** - **Crises convulsives** - **Tachycardie, sueurs profuses, HTA, pâleur, nausées, vomissements, rhabdomyolyse**
PEC	Intoxication aiguë		- Lutte contre l'hyperthermie, les idées délirantes, l'agitation et les complications médicales - Si résistance aux benzodiazépines et au refroidissement : **intubation** et **myorelaxation**
	Sevrage		- **Traitement uniquement symptomatique**
	Dépendance		- **Interventions psychosociales** : entretien motivationnel, thérapie cognitive et comportementale, apprentissage de la maitrise de soi, conseils comportementaux - Aide médicamenteuse au sevrage : **antidépresseur, sédatif** voire **antipsychotique**

OPIACES

= Action analgésique, anesthésique, anti-diarrhéique et antitussive
- Produit : - Opiacés naturels : **morphine**
  - Opiacé semi-synthétiques : **héroïne** → opioïde le plus détourné, généralement injecté, parfois fumé ou sniffé
  - Produits synthétiques à action morphinique : **codéine, méthadone chlorhydrate, oxycodone, fentanyl**
- 160 000 consommateurs réguliers d'héroïne en France, âge de début moyen = 17 à 23 ans, prédominance masculine (3/1)
- Consommé sous différentes formes : **inhalation** (fumée), **intra-nasale** (sniffée), **intraveineux, comprimés, sirop**

Symptomatologie	**Syndrome d'intoxication aiguë**		- 3 phases : - **Sensation de bien-être intense et immédiat** : dure < 30 minutes - **Somnolence, apathie** : dure 2 à 5h - **Anxiété** et **troubles cognitifs** (troubles mnésiques, troubles de l'attention)
	Surdosage *« overdose »*		- **Dépression respiratoire** : **bradypnée, dyspnée de Cheynes-Stocke** - **Myosis serré** - Troubles cardiaques : **bradycardie, hypotension, troubles du rythme** - Troubles digestifs : **nausées, vomissements, douleurs abdominales, constipation** - **Prurit, hypothermie** - Jusqu'au **coma stuporeux hypotonique aréflexique**
	Syndrome de sevrage		= Délai d'apparition et intensité variable selon le caractère agoniste fort ou faible, la dose consommée et la demi-vie : **6 à 12h** après la dernière dose, durant **3 à 7 jours** pour l'héroïne - Syndrome d'allure pseudo-grippal : **fièvre, frissons, tremblement, myalgies** avec **contractures** - **Anorexie, douleurs abdominales, nausées** et **vomissements, diarrhée** - Signes neurovégétatifs : **bâillements, larmoiement, rhinorrhée, mydriase, sueurs, tachycardie, HTA** - Signes psychiatriques : **anxiété** (parfois majeure avec attaque de panique), **irritabilité, sensation de manque, craving, insomnie** avec **agitation** - Signes biologiques : **hémoconcentration** avec **hyperleucocytose, hyperglycémie**
Complications	Psychiatrique		- **Episodes dépressifs** - **Trouble délirant induit par les opiacés** - **Trouble de la personnalité antisociale** et **stress post-traumatique** plus fréquents
	Somatiques		- **Overdose** (héroïne ++) : surtout après une période d'arrêt du mésusage - **Amaigrissement** - **Aménorrhée** chez la femme, avec **infertilité** inconstante (risque de découverte tardive de grossesse) - **Lésions dentaires** - Grossesse : **RCIU, fausse couche** (contraction musculaire lors du sevrage), **syndrome de sevrage** → Le sevrage est contre-indiqué chez la femme enceinte
		IV	- **Veines sclérosées, marques d'injection, œdème périphérique**, jusqu'à l'injection SC si veines inutilisables, avec **cellulite, abcès, cicatrices d'apparence circulaire** - **Lymphoedème des mains** (**syndrome de Popeye**) : injection de buprénorphine détournée - Infection : **endocardite bactérienne, hépatite B et C, VIH, candidémie…**
		Nasale	- **Irritation de la muqueuse nasale, perforation de la cloison**
PEC	Intoxication aiguë		- Hospitalisation en urgence et mesures de réanimation (VVP, scope, réchauffement) avec surveillance régulière (fréquence respiratoire, fréquence cardiaque, conscience, SaO_2) - **Antagoniste des récepteurs morphiniques = naloxone** (Narcan®) **:** 0,4 à 0,8 mg en IVD toutes les 20 minutes jusqu'à reprise du rythme respiratoire, maximum 24 mg/12h - **Bilan infectieux** (recherche d'une infection parfois à l'origine du surdosage) : **ETT, RP, hémocultures, prélèvements cutanés au point d'injection, ECBU, sérologies VHB, VHC, VIH** - **Vaccination tétanique** au décours
	Dépendance		**= Traitement de substitution** : pendant plusieurs mois/années, voire **à vie** - Prescription sécurisée : - Nom, posologie et durée du traitement écrits en toutes lettres - Mention obligatoire du nom du pharmacien - Durée de prescription : - **14 jours** : méthadone sirop - **28 jours** : méthadone gélules ou buprénorphine - Délivrance fractionnée par **périodes de 7 jours** (sauf mention contraire) - Surveillance (risque de détournement) : **contrôle de la délivrance, dosage urinaire** - Associé à une prise en charge **psychothérapeutique** et à un **suivi médical**

PEC	Dépendance	**Méthadone chlorhydrate**	Sirop	- Initiation en établissement ou centre de soins spécialisés, avec relai en médecine de vile - 1ère dose quotidienne de 20 à 30 mg - Au minimum 10h après la dernière prise d'opiacés - Posologie d'entretien : ↗ de 10 mg/semaine jusqu'à **60 à 100 mg/j**
			Gélules	= Relai de la forme sirop chez les patients stabilisés depuis ≥ 1 mois - **Prescription semestrielle** réservée aux médecins de CSAPA ou de services spécialisés de toxicomanes
		Buprénorphine Subutex®		= Comprimés sublinguaux : prescription autorisée pour tout médecin - Initiation : 0,8 à 4 mg/j, au moins 4h après la dernière prise d'opiacés - Posologie d'entretien : ↗ par paliers de 1 à 2 mg/j, jusqu'à 8 mg/j (max 16 mg/j)
		Suboxone®		= **Buprénorphine + naloxone** : cp sublinguaux, prescription par tout médecin
	Sevrage	- **Traitement de substituions** dans la majorité des cas - **Traitement symptomatique** (demande du patient, nécessité médicale…) : antalgique non opiacé, antispasmodique, antiémétique, anti-diarrhéique, antihypertenseur, anxiolytique voire antipsychotique		
	Réduction des risques et des dommages (RDRD)	= Réponse médicale, psychosociale et communautaire à visé de réduction des risques liés aux substances psychoactives : en **CAARUD** ou **CSAPA** - Accueil sans condition, information sur les risques, conseils personnalisés, interventions en groupe, distribution de matériel stérile (seringues, kits crack…) et bientôt salles de consommation		

NOUVELLES DROGUES DE SYNTHESES

= Substances psychoactives existant depuis une dizaine d'années, fabriquées en Chine et en Inde : non réglementées et non contrôlés, vendus sous le terme d'euphorisants légaux, essentiellement sur Internet
- **Cathinone** (méphédrone, MDPV, méthylone, 4-MEC, α-PVP, NRG…) : classés comme stupéfiants en France depuis 2012
- **Cannabinoïdes de synthèses** (spice, spice diamond…) : classés comme stupéfiants en France depuis 2009

CANNABINOÏDES DE SYNTHESE	Intoxication aiguë	= Action identique au THC, de durée plus courte (6h) - Euphorie, sociabilité, anxiolyse, relaxation, stimulation - Altération de la perception et de l'humeur, troubles sensoriels, hallucinations - Physiologie : tachycardie, hyperhémie conjonctivale, xérostomie
	Sevrage	- Tension intérieure, cauchemars, sueurs, céphalées, nausées, tremblements
	Complications psychiatriques	- Rêves vifs ou non plaisants, hallucinations - Anxiété, état d'agitation, état délirant aigu, paranoïa induite, troubles mnésiques - Episode dépressif caractérisé
	Complications somatiques	- Tachycardie durable (2-4h) - Convulsions - Syndrome confusionnel - Dépression respiratoire - Douleurs diffuses - SCA - Rhabdomyolyse, insuffisance rénale aiguë
CATHINONES DE SYNTHESE	Intoxication aiguë	= Alcaloïde psychostimulant : effets comparables aux amphétamines - Augmentation de la sociabilité, empathie, euphorie, performance sexuelle, ↗ des capacités de travail
	Sevrage	- Humeur triste, anxiété, troubles du sommeil, anhédonie, anergie, asthénie, troubles de concentration
	Complications psychiatriques	- Effet addictif, avec tolérance et craving - Anxiété, hallucinations, paranoïda induite, insomnies, troubles cognitifs, idées suicidaires, attaque de panique prolongée, état délirant aigu, épisodes dépressifs
	Complications somatiques	- Nausées, vomissements, céphalées, vertiges, troubles de vision - Hyperthermie, mydriase, bruxisme, tachycardie, douleur thoracique, HTA - Confusion, convulsions, tremblement, syndrome parkinsonien - Hyponatrémie - Rhabdomyolyse - Syndrome sérotoninergique - ***Slam*** (injectable) : abcès, atteinte veineuse, CIVD, VIH, VHC

DROGUES DE SYNTHESE

= Nombreuses nouvelles drogues de synthèse : *designer drugs, party drugs, club drugs, legal highs*
- **Champignons hallucinogènes**
- **LSD** = diéthylamide d'acide lysergique : produit en laboratoire sous forme de cristaux, transformés en liquide
- **GHB** = gamma-hydroxybutyrate (ou **GHL**) : poudre, capsule ou liquide incolore et inodore
- **Kétamine** : poudre, liquide ou plus rarement comprimés ou capsules

		Hallucinogène	GHB	Kétamine
Symptomatologie	**Intoxication aiguë**	- **Hallucinations** - **Distorsions perceptuelles** - Agitation - Mydriase, nystagmus - Hyperthermie - Tachycardie, HTA - Tachypnée	- **Dépression du SNC** - **Sédation, confusion, ataxie** - **Coma de courte durée (< 3h)** - Désinhibition - Mydriase/myosis - **Overdose** : **hypothermie, bradycardie, hypotension, bradypnée, apnée, hyporéflexie**	- **Dépression respiratoire** modérée et transitoire - **Troubles mnésiques** - **Retard prolongé du réveil** - **Coma** - **Attaques de panique**
	Sevrage	- Fausses perceptions de mouvement à la périphérie du champ visuel - Flashs de couleur	- Agitation - Hallucinations (auditives, visuelles ++) - Trouble psychotique bref - Trouble dépressif caractérisé - Anxiété, insomnie, confusion - Tremor, tachycardie, HTA	- Anxiété - Tremblements - Palpitations
Complications	Psychiatriques	- **Attaques de panique** - **Passage à l'acte hétéro- ou auto-agressif** - **Trouble psychotique bref** - **Trouble dépressif caractérisé** - **« Bad trip »**		
	Somatique	- **AEG** : perte d'appétit, amaigrissement, baisse de libido - Troubles cardiovasculaires : **palpitations, tachycardie…** - Troubles neurologiques : **trismus, acouphènes, crises d'épilepsie…**		

ITEM 77 : ADDICTIONS COMPORTEMENTALES

Addiction comportementale = **addiction sans drogue** : met en jeu le **système dopaminergique de la récompense** (comme pour les addictions avec substance)
- Origine multifactorielle : prédisposition **génétique** (héritabilité de 40-60%), **sexe** et **âge**, **comorbidités psychiatriques**, **troubles de personnalités** associés, **environnemental** (début précoce, disponibilité, milieu parental...)
- Envie irrépressible du comportement (« craving »)
- Fréquence excessive, croissante et non contrôlée d'un comportement au détriment d'autres activités
- Poursuite d'un comportement en dépit de la connaissance de ses conséquences négatives
- Vise à produire un plaisir, ou à écarter une sensation de malaise interne, un manque, une anxiété en cas d'interruption

<table>
<tr><td rowspan="4">JEU PATHOLOGIQUE</td><td colspan="2">= Pratique inadaptée, persistante et répétée de jeux d'argent, qui perturbe l'épanouissement personnel, familial et professionnel : préoccupations importantes centrées sur le jeu, besoin de jouer
- Jeu de hasard : pur (loterie, ticket à gratter, machine à sous), avec quasi-adresse (paris sportifs, black jack) et avec adresse sans possibilité de gain au long terme (poker)
- Risque de précarité financière et d'isolement socio-familial
- 1,3% de joueurs problématiques (difficultés liés au jeu, sans remplir les critères diagnostiques), 0,4% de pathologiques</td></tr>
<tr><td>C</td><td>→ Parcours du joueur typique
- Phase de gros gain initial : un gain important dès les 1ère expériences de jeu est de mauvais pronostic
- Phase de perte : tentative de rattraper l'argent perdu, avec conséquences négatives (difficultés financières, actes médico-légaux)
- Phase de désespoir : fort risque de développement d'un épisode dépressif, avec risque suicidaire
→ Profil : - Joueurs de courses et de PMU : plutôt des hommes, de faible niveau socioéducatif
- Joueurs de machine à sous : plutôt des femmes, d'âge moyen, comorbidité psychiatrique fréquente</td></tr>
<tr><td>Comorbidité psychiatrique</td><td>- Trouble dépressif caractérisé
- Trouble bipolaire
- Addiction aux substances
- Trouble déficitaire de l'attention/hyperactivité</td></tr>
<tr><td>DD</td><td>- Jeu social (conduite conviviale et occasionnelle, pertes acceptables)
- Jeu professionnel (souvent associé au jeu pathologique et dénié)
- Episode hypomaniaque ou maniaque</td></tr>
<tr><td rowspan="4">ADDICTION SEXUELLE</td><td colspan="2">= Fréquence excessive, croissante et non contrôlée d'un comportement sexuel, en règle général conventionnel, persistant malgré les conséquences négatives possibles et la souffrance du sujet
- Prévalence = 3 à 6% aux USA, grande majorité d'hommes (5/1), début généralement dans l'adolescence
- Fréquence importante d'abus sexuels dans l'enfance</td></tr>
<tr><td>C</td><td>→ Motif de consultation : épisode dépressif caractérisé, tentative de suicide, IST, délit sexuel
- Comportement sexuel : fantasmes sexuels intrusifs, masturbation compulsive, recours à des partenaires sexuels multiples payés, à des relations extra-conjugales, à l'usage de la pornographie
- ≥ 2 caractéristiques :
- Drague compulsive avec partenaires multiples
- Rapports amoureux compulsifs multiples
- Fixation amoureuse compulsive sur des partenaires inaccessibles
- Rapports sexuels compulsifs insatisfaisants
- Auto-érotisme compulsif avec masturbations frénétiques</td></tr>
<tr><td>Comorbidité psychiatrique</td><td>- Autres comportements addictifs : alcool, toxiques, psychotropes ou comportementales
- Trouble de personnalité (de tous type) dans 50% des cas
- Impulsivité fréquente
- Troubles de l'humeur, troubles anxieux, hyperactivité</td></tr>
<tr><td>DD</td><td>- Trouble bipolaire, érotomanie
- Lésions des lobes temporal et/ou frontal
- Epilepsie
- Démence débutante
- Syndrome de Kleine Levin ou de Klüver-Bucy
- Hyperandrogénie, parfois favorisée par le dopage
- Consommation d'alcool, cocaïne ou amphétamines
- Agonistes dopaminergiques ou stimulation des noyaux gris centraux chez le parkinsonien
→ A différencier des troubles des fonctions sexuelles, des paraphilies (comportement sexuel déviant)</td></tr>
</table>

ACHATS COMPULSIFS		= Comportements répétitifs d'achats inappropriés, associé à des pensées envahissantes concernant les achats, des impulsions d'achat, des achats fréquents supérieurs aux capacités financières, l'achat répété d'objets inutiles - **1 à 8%** de la population générale, surreprésentation féminine (90%), âge de début = 18 ans
	C	- **Besoin irrésistible d'acheter des objets inutiles** - Dimension addictive : **plaisir intense** au moment de l'achat, **culpabilité** au décours, **achat effectué seul**, **irritabilité** quand ne peut se réaliser - Conséquences négatives : **financières, personnelles, familiales, sociales** - Emotions négatives : **tristesse, sentiment de solitude, irritabilité** → L'objet de l'addiction n'est pas la possession mais le pouvoir lié à l'acquisition
	Comorbidité psychiatrique	- **Trouble dépressif caractérisé** ou **dysthymie** - **Poly-addictions** - **Troubles du comportement alimentaire** - **Troubles anxieux** - **Personnalité état-limite, narcissique, obsessionnelle, antisociale**
	DD	- **Episode hypomaniaque ou maniaque** - **Trouble obsessionnel compulsif** - **Collectionnisme** avec investissement des objets - **Syndrome d'accumulation d'objets récupérés et non achetés**
ADDICTION JEUX VIDEOS		= **≥ 14h**/semaine de jeu en ligne, notamment sur MMORPG : **8 à 9%** des 8-18 ans
	C	- **Dimension comportementale** : temps important passé à la pratique, au détriment d'autres activités, incapacité à contrôler ou réduire le temps de jeu, répercussions négatives sur le travail, l'équilibre alimentaire, le sommeil - **Dimension psychologique** : tristesse, anxiété, agressivité
	DD	- **Episode hypomaniaque ou maniaque**
	Comorbidité psychiatrique	- **Trouble dépressif caractérisé** - **Troubles anxieux**, notamment **phobie sociale** - **Trouble de la personnalité** : **obsessionnelle, évitante, schizoïde** - **Trouble déficitaire de l'attention/hyperactivité**
ADDICTION A L'ACTIVITE PHYSIQUE		= **Besoin de pratiquer une activité physique**, qui se traduit par un **comportement de pratique excessive, incontrôlée** - 3% de la population générale, 50% des pratiquants réguliers de sport (aussi bien amateur que de haut niveau)
	C	- **Tolérance** : besoin d'augmenter l'activité physique pour atteindre les effets désirés - **Anxiété, troubles du sommeil, sentiment de dévalorisation à l'arrêt** - **Effet d'intention** : pratique de l'activité physique en plus grande quantité ou durée que prévue - **> 8h/semaine** consacré à l'activité, au détriment d'autres activités - Continuité malgré des **complications physiques** (blessure) et **socioprofessionnelles**
	Comorbidité psychiatrique	- **Troubles du comportement alimentaire (40%)** - **Addiction** avec substance ou comportementale - **Traits de personnalité : recherche de nouveauté, extraversion, perfectionnisme** - **Trouble dépressif caractérisé**
	DD	- Episode hypomaniaque ou maniaque, troubles anxieux, trouble déficitaire de l'attention/hyperactivité
PEC		- **Approche individuelle** systématiquement proposée : **entretien motivationnel, thérapie cognitivo-comportementale, psychothérapie de soutien** - **Approche familiale** : notamment pour prévenir les conséquences familiales - **Groupes de soutien par les pairs** - Mesure associée : - Achats compulsifs : **mesure de protection (sauvegarde de justice...)**, - Jeu pathologique : **mesures d'exclusion des lieux de jeu et sites en ligne, plafond bancaire...** - **Thérapeutiques pharmacologiques** : réservée aux comorbidités psychiatriques ou aux formes sévères avec conséquences médico-légales

ITEM 78 : DOPAGE

Dopage = utilisation de substance/méthode interdite destinée à augmenter les capacités mentales et physiques d'un sportif
- Liste de **substances** et **méthodes interdites** (en permanence ou uniquement pendant les compétitions) réalisée par l'AMA

→ Toute médecin décelant des signes de dopages doit **refuser la délivrance de l'ordonnance**, **informer le patient des risques**, **l'orienter vers une AMPD** et **transmettre les données anonymisées au responsable de l'AMPD local**

Substance

→ De nombreuses substances sont utilisées, dont certaines substances addictives
- **Cannabinoïdes** : amélioration du relâchement musculaire, diminue l'anxiété, amélioration du sommeil
- **Glucocorticoïdes** (cortisol, cortisone) ou **ACTH** : psychostimulant, ↗ tolérance à la douleur
- Anabolisant :
  - **Stéroïdes anabolisants** = **testostérone** ou **analogue synthétique** : ↗ masse musculaire
  - **Hormone de croissance GH** : ↗ masse musculaire et résistance à la fatigue
- Stimulant = **amphétamine, cocaïne, caféine** : ↗ vitesse de réaction, ↗ attention et concentration, ↘ fatigue
- **Diurétique** et **agents masquant** : perte de poids, masquage d'autres produits dopants
- **β2-agoniste inhalés** : ↗ fonction respiratoire → ↗ capacité d'effort et de résistance
- **Erythropoïétine** : ↗ érythropoïèse → ↗ capacité de transport de l'O_2 → ↗ endurance
- **Analgésiques dérivés d'opiacés** : ↘ sensation de douleur, euphorie
- **Autotransfusion** (prélèvement de sang et réinjection) : ↗ capacité de transport de l'O_2 → ↗ résistance
- **Alcool** dans certaines disciplines (aéronautique, automobile, karaté, motocycliste, tir à l'arc)
- **β-bloquant** dans certaines disciplines (automobile, billard, fléchettes, golf, ski, tir, tir à l'arc)
- Méthode permettant de tricher lors des contrôles : **perfusion IV, transfusion**, **cathétérisation, substitution**

Dépistage

- Organisation de dépistage : **Ministères des sports et de la Jeunesse** et **fédérations sportives**
- Réalisé par un **médecin assermenté**, muni d'un ordre de mission, avec l'aide d'un délégué fédéral
- Tout sportif participant à une compétition ou à une manifestation agréée par une fédération sportive peut être contrôlée (**professionnel** ou **amateur**) : notification à signer → doit se présenter dans l'heure pour contrôle
- Le sportif convoqué ne peut se soustraire au contrôle (ou il est sanctionné comme si le dépistage était positif)

Modalités	- **Echantillon d'urine**, recueilli sous contrôle médical dans 2 flacons ± **échantillons sanguins** - **Analyse par un laboratoire agréé** par le Comité International Olympique - Résultat notifié au sportif et à la fédération sportive
Passeport biologique	= Méthode de dépistage proposé par **l'Agence Mondiale Antidopage (AMA)** - Suivi de valeurs biologiques (NFS, testostéronémie…) chez les sportifs de haut niveau : détection des variations dues au dopage, persistantes plus longtemps que la substance

Diagnostic

Situation évocatrice	- **Augmentation anormale et brutale de la masse musculaire** et de la **puissance musculaire** - **Bradycardie excessive** - Complication : **dépendance, trouble anxieux, trouble dépressif, complication somatique** (mort subite, coma, risque cardio-vasculaire…)
FdR	- Recherche d'un effet de performance, sexe masculine, comorbidité psychiatrique

PEC

En France : **Antennes Médicales de Prévention du Dopage (AMPD)**, implantées dans les structures hospitalières
- **Consultations anonymes**, ouvertes aux personnes ayant eu recours à des pratiques de dopage
- Mise en place d'un **suivi** ou d'une **prise en charge médicale adaptée**, multidisciplinaire (psychiatrie, addictologie, pharmacologie, hématologie, endocrinologie, médecine du sport…)
- Autres missions : **prévention** et **information**, **recherche** autour des conduites dopantes, **épidémiologie**

Sanction

→ Code du Sport (loi du 3 juillet 2008)

Sanction disciplinaire	- **Utilisation d'une substance/méthode interdite** figurant sur la liste du Code mondial antidopage - **Refus de se soumettre à un contrôle antidopage**
Sanction pénale	- **Détention** et **utilisation**, sans raison médicale justifiée, d'une substance/méthode interdite : 1 an de prison, 3750€ d'amende - **Prescription, administration, application, fabrication** d'une substance/méthode interdite aux fins d'usage par un sportif sans raison médicale justifiée : 5 ans de prison, 75 000€ d'amende - **Opposition à la réalisation d'un contrôle antidopage** : 6 mois de prison, 6500€ d'amende - **Falsification** ou **destruction d'un élément relatif au contrôle antidopage**

AFLD

= **Agence Française de Lutte contre le Dopage** : autorité publique indépendante créée en 2006
- Mise en œuvre des actions de lutte contre le dopage (sportif et animal) : contrôle antidopage
- Peut se substituer aux fédérations sportives chargées de la sanction : réformer une sanction jugée trop lourde, rallonger une suspension, se prononcer pour une fédération n'ayant pas sanctionner un sportif contrôlé positif
- Instruction des demandes d'**Autorisation à Usage Thérapeutique** (AUT)

ITEM 11 : SOINS PSYCHIATRIQUES SANS CONSENTEMENT

Droit de consentir au traitement de manière libre et éclairée et **de retirer ce consentement à tout moment** : droit fondamental des patients → **article 3212-1 du Code de la santé publique**
- Lorsque les patients sont hors d'état d'exprimer leur volonté : soins décidés en concertation avec la personne de confiance, ou à défaut un proche, voire par le corps médical seul en cas d'impossibilité ou d'urgence
- En psychiatrie : les troubles psychiatriques induisent des troubles du jugement, des altérations du rapport à la réalité, entravant la capacité des patients à consentir aux soins → soins **librement consentis** dans la majorité des cas (**75%** des hospitalisations), ou **« sous contraintes »** (80 000 personnes/an en France)

Législation

- **Loi « Esquirol »** de 1838 (restée en vigueur pendant 150 ans) : admission en établissement psychiatrique « volontaire » (contrainte à la demande de l'entourage familial) ou « d'office » (par arrêté préfectoral)
- Repris par la **loi de 1990** : « hospitalisation à la demande d'un tiers » et « hospitalisation d'office »
- **Loi du 5 juillet 2011** relative aux droits et à la protection des personnes faisant l'objet de soins psychiatriques, modifiée en **septembre 2013**

Nouveautés de la loi de 2011

- Remplacement des terme « hospitalisation à la demande d'un tiers » (HDT) et « d'office » (HO) par les termes **« admissions en soins psychiatriques à la demande d'un tiers » (ASPDT)** ou **« du représentant de l'état » (ASPDRE)**
- **Période initiale d'observation et de soins de 72h en milieu hospitalier**, suivi soit d'une **hospitalisation complète** (en cas de nécessité de surveillance médicale constante) soit d'un **programme de soins**
- Instauration d'un contrôle des mesures par une autorité judiciaire, le **juge des libertés et de la détention**, dans un **délai de 12 jours** à compter de l'admission, **saisi systématiquement après un délai de 8 jours** par le **directeur de l'établissement** (ASPDT) ou le **représentant de l'Etat** (ASPDRE), ou avant par toute personne le patient ou toute personne agissant dans son intérêt, contestant le bien-fondé de la mesure ou de ses modalités
- Création d'une nouvelle modalité d'admission en soins psychiatriques pour les situations relevant d'une ASPDT mais sans demande de tiers : **« admission en soins psychiatriques en cas de péril imminent » (ASPPI)** en cas de péril imminent pour la santé de la personne, sur la base d'un unique certificat médical

Indication

→ Relève d'une décision du **directeur de l'établissement d'accueil** (pour les ASPDT et ASPPI) ou d'un **arrêté du représentant de l'Etat dans le département** (pour les ASPDRE)
- **ASPDT/ASPPI** :
  - Etat mental nécessitant des **soins immédiats** et une **surveillance médicale constante/régulière**
  - **Troubles mentaux rendant impossible le consentement**
- **ASPDRE** :
  - Troubles mentaux nécessitant des soins
  - **Compromettant la sûreté des personnes** ou **portant atteinte de façon grave à l'ordre public**
- En pratique : épisode dépressif caractérisé avec velléités suicidaires, crise clastique avec éléments psychotiques, troubles du comportement des patients maniaques...

Conditions générales

- Obligation pour le patient de recevoir les soins proposés
- Respect des règles déontologiques et éthiques en vigueur
- En cas de restrictions à l'exercice des libertés individuelles du patient : adaptées, nécessaires et proportionnées
- Respect de la dignité des patients en toutes circonstances, et recherche de leur réinsertion
- Seuls certains **établissements autorisés** en psychiatrie sont habilités à accueillir des patients sans consentement : désignés par le directeur général de l'ARS, après avis du représentant de l'Etat dans le département
- En cas de **prise en charge dans un établissement non-habilité** (service d'urgences d'un hôpital général...) : délai maximum de **48h** pour instaurer une procédure de soins psychiatriques sans consentement, transport vers un établissement habilité après établissement d'un certificat médical et de la demande du tiers en cas d'ASPDT
- **Certificats** :
  - Instauration des mesures : établi par **tout médecin thésé inscrit au Conseil de l'Ordre**
  - Certificats suivants : **médecins psychiatres** seulement

Modalités d'instauration

ASPDT classique

- **Demande manuscrite** présentée par un membre de la famille du malade, ou toute personne justifiant de l'existence de relations avec le malade antérieures à la demande de soins et lui donnant qualité d'action pour l'intérêt du malade (à l'exclusion des personnels soignants exerçant dans l'établissement prenant en charge le malade), accompagnée d'un **justificatif de l'identité** du demandeur (copie d'une pièce d'identité)
→ Le tuteur/curateur d'un majeur protégé peut faire une demande de soins pour celui-ci en fournissant un **extrait de jugement de mise sous tutelle ou curatelle**
- Vérification de la conformité de la demande et décision d'admission par le directeur de l'établissement
- **2 certificats médicaux** circonstanciés datant de moins de 15 jours, attestant d'un état mental nécessitant des soins immédiats avec une surveillance médicale constante ou régulière, et du fait que les troubles mentaux rendant impossible le consentement
- 1er **certificat** : médecin n'exerçant pas dans l'établissement d'accueil
- 2nd **certificat** : médecin pouvant exercer dans l'établissement d'accueil, confirme le 1er certificat
→ Les 2 médecins ne peuvent être parents ou alliés, au 4ème degré inclusivement, ni entre eux, ni du directeur de l'établissement d'accueil prononçant la décision d'amission, ni de la personne ayant demandé les soins ou de la personne faisant l'objet des soins

Modalités d'instauration	**ASPDT d'urgence**	= En cas d'urgence, lorsqu'il existe un **risque grave d'atteinte à l'intégrité du malade** - Admission par le directeur de l'établissement, à titre exceptionnel, au vu d'**1 seul certificat médical**, pouvant être rédigé par un médecin exerçant ou non dans l'établissement
	ASPPI	= En cas **d'obtention impossible d'une demande de la part d'un tiers** et de **péril imminent** pour la santé de la personne à la date d'admission - Admission par le directeur de l'établissement au vu d'**1 seul certificat**, par un médecin n'appartenant pas à l'établissement de soins exposant les raisons d'obtention impossible de demande de tiers - **Obligation d'informer**, dans un délai de **24h** (sauf difficultés particulières), la famille de la personne faisant l'objet des soins, ou dans le cas échéant de la personne chargée de la protection juridique de l'intéressé, ou à défaut toute personne justifiant de l'existence de relations avec la personne
	ASPDRE	= Lorsque les troubles mentaux nécessitent des soins et **compromettent la sûreté des personnes** ou **portent atteinte de façon grave à l'ordre** public - Prononcé par **arrêté préfectoral du département**, désignant l'établissement qui assure la PEC - **1 seul certificat** nécessaire, d'un médecin n'appartenant pas à l'établissement d'accueil → En cas de danger imminent pour la sûreté des personnes = par **arrêté du maire** (ou d'un **commissaire de police de Paris**), sur la base d'un **avis médical** nécessaire et suffisant (et non un certificat) : **mesure provisoire,** devant être référée dans les **24h** au représentant de l'Etat du département, qui statut sans délai et prononce un **arrêté d'ASPDRE** s'il y a lieu, caduques au bout de **48h** en l'absence de décision du représentant de l'Etat → Transformation possible d'ASPDT ou ASPPI en ASPDRE par un **certificat du psychiatre de l'établissement d'accueil**, attestant que l'état mental de la personne nécessite des soins et compromet la sûreté des personnes ou porte atteinte de façon grave à l'ordre public
	Certificat	- Identité du médecin et du patient (**sans mettre l'identité du tiers**), daté, signé - Référence à l'article du Code de la Santé Publique : - ASPDT : **L3212-1** (ASPDT), **L3212-3** (ASPDTu) - ASPPI : **L3212-1-II-2** - ASPDRE : **L3213-1** (ASPDRE) ou **L3213-2** (ASPDREu) - Eléments cliniques justifiant l'hospitalisation (**sans mettre le diagnostic psychiatrique**) - Mention de l'impossibilité de consentir aux soins
Période initiale de 72h	= **Période initiale de soins et d'observation de 72h** - Sous forme **d'hospitalisation complète** nécessairement : aucun programme de soins ne peut être instauré avant la fin - **≥ 1 examen médical somatique obligatoire dans les 24h**, sans rédaction de certificat (noté dans le dossier) - ≥ **2 examens psychiatriques obligatoires** avec rédaction de **2 certificats médicaux** par un psychiatre de l'établissement : dans les **24h** (J1) et au cours du **3ème jour** (J3) → Le psychiatre rédigeant les 2 certificats ne doit pas être celui qui a rédigé le certificat ou l'un des 2 certificats sur lesquels la décision d'admission a été prononcée → En cas d'ASPDT en urgence, ASPPI ou ASPDRE : **2 psychiatres différents** doivent rédiger les certificats de 24h et 72h - En cas de nécessité de maintenir les soins psychiatriques sur les 2 certificats médicaux : proposition justifiée dans le **certificat de 72h** de la forme de prise en charge (hospitalisation complète ou programme de soins) - **Levée de mesure** possiblement demandée à tout moment par le psychiatre de l'établissement d'accueil s'il juge que les conditions ne sont pas réunies pour justifier de la mesure de contrainte	
Maintien après 72h	**Hospitalisation complète continue**	= Justifiée en cas de nécessité d'une **surveillance médicale constante** **Autorisations de sortie de courte durée** possibles, quel que soit le type de mesure d'admission, pour favoriser la guérison, la réadaptation, la réinsertion sociale ou des démarches extérieures - **Sortie accompagnée < 12h** : patient accompagné pendant toute la durée par un/plusieurs membres du personnel de l'établissement, un membre de sa famille ou une personne de confiance - **Sorties non accompagnées < 48h** - Autorisation de sortie délivrée par le **directeur de l'établissement d'accueil**, après **avis favorable d'un psychiatre de l'établissement** - En ASPDT : **information du tiers** de l'autorisation de sortie (en cas de sortie non accompagnée) - En ASPDRE : **transmission au représentant de l'Etat** de la demande d'autorisation au plus tard **48h** avant la sortie, qui peut faire **opposition par écrit** jusqu'à **12h** avant la sortie → Le représentant de l'Etat ne peut imposer aucune mesure complémentaire
	Programme de soins	= **Soins ambulatoires, soins à domicile, hospitalisation à domicile**, ou **séjours à temps partiel** ou **de courte durée à temps complet** dans l'établissement d'accueil - Etabli **par écrit**, ne peut être modifié que par un psychiatre de l'établissement d'accueil - Définit les types de soins, leur périodicité, les lieux de soins, la prise d'un TTT médicamenteux → Ne comporte aucun renseignement sur la maladie, le diagnostic ou le nom des médicaments → Aucune mesure de contrainte ne peut être mise en œuvre à l'égard d'un patient pris en charge dans le cadre d'un programme de soins : évaluer la capacité du patient à adhérer et respecter le programme

<table>
<tr><td rowspan="4">Maintien après 72h</td><td rowspan="3">Passage d'une forme de soins à l'autre</td><td colspan="2">- Passage d'une hospitalisation complète à un programme de soins possible à tout moment : certificat médical circonstancié et rédaction du programme de soins, en concertation avec le patient
- Passage d'un programme de soins vers une hospitalisation complète possible (mais non systématique) en cas de non respect du programme de soins par le patient : certificat médical circonstancié adressé au directeur de l'établissement, après examen de la personne ou avis établi sur le dossier médical</td></tr>
<tr><td>ASPDT/ ASPPI</td><td>- Modification de la forme de prise en charge par le directeur de l'établissement, sur la base du certificat ou de l'avis médical</td></tr>
<tr><td>ASPDRE</td><td>Passage d'une hospitalisation complète à un programme de soins :
- Notification au représentant de l'Etat dans les 24h par le directeur de l'établissement, qui statue dans un délai de 3 jours après réception du certificat, en tenant compte de l'avis médical et des exigences liées à la sûreté des personnes et à l'ordre public
- En cas de non accord avec l'avis psychiatrique : examen du patient par un 2nd psychiatre avec un avis sur la nécessité d'hospitalisation complète dans un délai de 72h
- Si les 2 avis psychiatriques concordent : passage en programme de soins ordonné par le représentant de l'Etat
- Si les 2 avis psychiatriques diffèrent : hospitalisation complète maintenue, avec saisie du juge des libertés et de la détention par le directeur de l'établissement afin de statuer dans un délai bref</td></tr>
<tr><td>Modalités de maintien de la mesure (hospitalisation ou programme de soins)</td><td colspan="2">- ASPDT/ASSPI : mesures maintenues par le directeur de l'établissement, sur décision médicale, pour des périodes d'1 mois renouvelables
- ASPDRE : mesures maintenues par une durée d'1 mois à compter de la fin de la période initiale de 72h, puis pour une nouvelle durée de 3 mois, puis pour des périodes maximales de 6 mois renouvelables (ne préjugeant pas d'une éventuelle levée de la mesure dans l'intervalle)
- Etablissement mensuel d'un certificat médical circonstancié par un psychiatre de l'établissement, confirmant ou infirmant la poursuite des soins ou la forme de prise en charge (ou sur la base du dossier médical lorsqu'il ne peut être procédé à l'examen de la personne malade)
- En cas de maintien des soins sur une période continue > 1 an : évaluation médicale approfondie de l'état mental par un collège de 3 membres du personnel de l'établissement (1 psychiatre et 1 représentant de l'équipe pluridisciplinaire participant à la prise en charge du patient + 1 psychiatre ne participant pas à la prise en charge), avec recueil de l'avis du patient, renouvelé tous les ans</td></tr>
<tr><td rowspan="3">Contrôle judiciaire</td><td colspan="3">→ Toute situation d'hospitalisation complète doit faire l'objet d'un examen par le juge des libertés et de la détention du tribunal de grande instance dont dépend l'établissement d'accueil
- Dans un délai de 12 jours suivant l'admission (ou la réintégration en cas de passage d'un programme de soins à une hospitalisation complète)
- Tous les 6 mois tant que l'hospitalisation complète se prolonge
- Juge préalablement saisi par le directeur de l'établissement (ASPDT/ASPPI) ou le représentant de l'Etat (ASPDRE) dans un délai de 8 jours après l'admission ou la réadmission, accompagné d'un avis médical d'un psychiatre de l'établissement, ou du collège pluridisciplinaire après 1 an d'hospitalisation complète (ou dans le cas échéant les motifs médicaux faisant obstacle à l'audition du patient car ils nuiraient à son intérêt)</td></tr>
<tr><td>Déroulement de l'audience</td><td colspan="2">- Lieu : - Salle aménagée selon les consignes définies par la loi, située dans l'établissement de santé
- Tribunal de grande instance sur décision du juge
- Cour d'appel en cas d'audience d'appel
- Débat public, mais peut avoir lieu en chambre du conseil sur décision du juge ou demande du patient ou de son représentant
- Présence obligatoire d'un avocat assistant ou représentant le patient, choisi ou commis d'office
- Sans possibilité de recours à une visioconférence
- Débat contradictoire
- Convoqués : patient, directeur de l'établissement d'accueil/représentant de l'Etat, tiers si ASPDT
→ Le tiers et le patient n'ont aucune obligation de se rendre à l'audience</td></tr>
<tr><td>Décision du juge</td><td colspan="2">= Ordonnance du juge rendue dans les suites immédiates de l'audience :
- Statue sur le maintien de la mesure dans sa forme d'hospitalisation complète, la levée de l'hospitalisation complète (laissant la possibilité d'instaurer un programme de soins) ou la levée totale de la mesure
- Le juge est seul souverain de sa décision (sauf cas particulier : situations avec irresponsabilité pénale) : non tenu de suivre l'avis médical, peut ordonner une expertise (non obligatoire)
- Transmise aux parties : au patient et au directeur de l'établissement/représentant de l'Etat</td></tr>
</table>

Contrôle judiciaire	Voies de recours		= Le patient ou le directeur de l'établissement/représentant de l'Etat peuvent faire appel de l'ordonnance rendue devant le **1er président de la cour d'appel** ou son délégué - Appel **non suspensif** (la décision du juge doit être mise en application) sauf en cas de risque grave d'atteinte à l'intégrité du malade ou d'autrui = demande d'appel dans les 6h, mentionnant le risque grave d'atteinte à l'intégrité du malade ou d'autrui, transmise par le procureur de la République au 1er président de la cour d'appel ou son délégué, pouvant déclarer le recours suspensif - **Délai bref de réponse** par le 1er président de la cour d'appel ou son délégué : **3 jours** en cas d'appel suspensif ou **14 jours** en cas de demande d'expertise préalable à la nouvelle audience
Modalités de levée	**Sur avis psychiatrique**		= **Certificat médical circonstancié d'un psychiatre de l'établissement**, mentionnant l'évolution ou la disparition des troubles ayant justifié des soins - Information du patient de la nécessité de poursuivre son traitement en soins libres - ASPDT/ASPPI : mesure levée par le **directeur de l'établissement** dès la proposition du psychiatre - ASPDRE : mesure levée par le **représentant de l'Etat**, après avis psychiatrique référé par le directeur de l'établissement au représentant de l'Etat dans les **24h**, qui statue dans un **délai de 3 jours** → En cas de **non accord du représentant de l'Etat** : **2nd avis psychiatrique** dans les 72h, avec levée de la mesure si les avis concordent et maintien de la mesure si les avis diffèrent (et saisie du juge des libertés par le directeur de l'établissement d'accueil)
	Sur ordonnance du juge		= Levée de la mesure de soins sans consentement ou d'hospitalisation complète par le **juge des libertés et de la détention** - En cas de levée de l'hospitalisation complète : poursuite de la mesure sous forme d'un **programme de soins** sur décision du psychiatre, avec **délai de 24h** durant lequel le patient reste hospitalisé
	A la demande de la CDSP		= **Commission Départementale des Soins Psychiatriques :** - Examen de toute personne faisant l'objet de soins psychiatriques dont elle reçoit **réclamation** - Examen systématique de **toute personne admise en ASPPI** ou **dont les soins sont prolongés > 1 an** - Peut prononcer la levée de la mesure de soins psychiatriques, qui doit être suivi par le directeur
		Composition	- **2 psychiatre** : 1 désigné par le procureur général près de la cour d'appel, l'autre par le représentant de l'Etat - **1 magistrat** : désigné par le président de la cours d'appel - **2 représentants d'associations** agréées comme personnes malades et familles de personnes malades : désignés par le représentant de l'Etat - **1 médecin généraliste** : désigné par le représentant de l'Etat
	A la demande d'une tierce personne		= ASPDT/ASPPI : levée de la mesure de soins psychiatriques par le directeur de l'établissement si demandée par toute personne remplissant les conditions d'un tiers (toute personne justifiant de l'existence de relations antérieures avec le malade), non nécessairement celui ayant signé la demande - **Non tenu de faire droit à cette demande** en cas de **certificat médical** ou **d'avis médical** établi par un psychiatre de l'établissement, datant de **< 24h**, attestant que l'arrêt des soins entraînerait un péril imminent pour la santé du patient : **information par écrit du refus** au demandeur, en lui indiquant les **voies de recours** prévues auprès du juge des libertés et de la détention - En cas de certificat médical ou d'avis médical établi par un psychiatre de l'établissement datant de < 24h, attestant que l'état mental du patient nécessite des soins et compromet la sûreté des personnes ou porte atteinte de façon grave à l'ordre public, le directeur de l'établissement peut informer le représentant de l'Etat qui peut prendre un arrêté transformant la mesure en **ASPDRE**
	Pour défauts dans les procédures		= Saisie du juge des libertés et de la détention pour des **anomalies sur la forme de la mesure** : **→ Toute anomalie n'entraîne pas systématiquement la levée de la mesure** - Levée de la mesure d'hospitalisation complète si le juge n'a pas statué dans les délais prévus par la loi, ou s'il n'a pas été saisi dans les délais impartis (sauf circonstance exceptionnelle) → En cas de défaut de production d'un des certificats médicaux, des avis ou attestations prévues par la loi, ou d'absence de décision du représentant de l'Etat : **levée de la mesure de soin** sans nécessité de recourir aux autorités judiciaires
Cas particuliers	**Personnes détenues**		= **Admission en ASPDRE**, uniquement en hospitalisation complète, des personnes détenues nécessitant des soins psychiatriques sans consentement - **Certificat médical initial** par un psychiatre hors établissement d'accueil, adressé au représentant de l'Etat du département de l'établissement pénitentiaire d'affection du détenu - **Hospitalisation en établissement habilité : unité hospitalière spécialement aménagée (UHSA)** - Transport aller sous la charge de l'établissement de soin, et retour par l'administration pénitentiaire - Modalités d'hospitalisation selon les obligations de soins et de détention

<table>
<tr><td rowspan="3">Cas particuliers d'ASPDRE</td><td rowspan="3">Situation d'irresponsabilité pénale</td><td>Modalités d'instauration</td><td>- Décision de justice d'irresponsabilité pénale pour cause de troubles mentaux
- 2 modalités d'ASPDRE : par les autorités judiciaires directement, ou par signalement au représentant de l'Etat (avec obligation d'en informer la personne concernée)
- Nécessite une expertise psychiatrique figurant au dossier de la procédure, établissant que les troubles mentaux nécessitent des soins et compromettent la sûreté des personnes ou portant atteinte de façon grave à l'ordre public</td></tr>
<tr><td>Cas général</td><td>- Modalités d'applications identiques à toute ASPDRE</td></tr>
<tr><td>Cas particulier</td><td>En cas de procédure judiciaire concernant des faits punis de ≥ 5 ans d'emprisonnement en cas d'atteinte aux personnes ou ≥ 10 ans en cas d'atteinte aux biens : dispositions spécifiques plus contraignantes
- Contrôle par le JLD : aucun contrôle à 12 jours, contrôle tous les 6 mois, avis de collège (et non d'un seul psychiatre) préalable à l'audience, décision de levée de la mesure seulement après 2 expertises psychiatriques
- Passage en programme de soins : nécessite l'avis du collège pluridisciplinaire
- Levée de la mesure : après avis du collège pluridisciplinaire et des conclusions concordantes de 2 expertises, dans un délai de 72h suite à l'avis du collège</td></tr>
<tr><td rowspan="4">Droits des patients</td><td>Information du patient</td><td colspan="2">- Obligation légale d'information au patient de toutes décisions prises par les médecins, directeurs d'établissement ou représentants de l'Etat
- Avant toute décision, l'avis du patient sur la mesure de soins et ses modalités doit être recherché et pris en considération dans la mesure du possible</td></tr>
<tr><td>Voies de recours</td><td colspan="2">- Dès l'admission ou aussitôt que son état le permet, le patient doit être informé de sa situation juridique, de ses droits, des voies de recours qui lui sont ouvertes, et des garanties offertes
- Possibilité de saisir à tout moment : le juge des libertés et de la détention, la Commission des relations avec les usagers et de la qualité de la prise en charge de l'établissement d'accueil ou la Commission départementale des soins psychiatriques
- Droit de communication avec les députés, les sénateurs et les représentants au Parlement européen élus en France, ainsi qu'avec le Contrôleur général des lieux de privation de liberté</td></tr>
<tr><td>Droits préservés</td><td colspan="2">- Prendre conseil d'un médecin ou d'un avocat de son choix
- Emettre ou recevoir des courriers
- Consulter le règlement intérieur de l'établissement et recevoir les explications s'y rapportant
- Exercer son droit de vote
- Se livrer aux activités religieuses ou philosophiques de son choix
➔ Au décours de la mesure : conserve la totalité de ses droits et devoirs civiques sans que ses antécédents psychiatriques puissent lui être opposés (sauf instauration d'une mesure de protection)</td></tr>
<tr><td>Obligation de protection par sauvegarde de justice</td><td colspan="2">➔ Aucune mesure de protection ne découle de manière systématique des mesures de soins psychiatriques sans consentement
- Tout médecin de l'établissement constatant la nécessité pour le patient d'être protégé dans les actes de la vie civile est légalement tenu d'en faire déclaration obligatoire au procureur de la République afin de placer le malade sous sauvegarde de Justice
- Le représentant de l'Etat doit être informé par le procureur de la mise sous sauvegarde</td></tr>
<tr><td>Information de tiers</td><td colspan="3">- En ASPDT, le tiers doit être informé de toute modification dans la forme de la prise en charge, des sorties de courte durée non-accompagné et de la levée de la mesure
- Les certificats médicaux rédigés dans le cadre des soins sous contraintes sont transmis au directeur de l'établissement d'accueil, le représentant de l'Etat du département (ou préfet de police à Paris), et la commission départementale des soins psychiatriques
- Le procureur de la République près le tribunal de grande instance dans le ressort de l'établissement d'accueil ou du lieu de résidence du patient doit être informé de l'instauration et de la levée de la mesure
- En ASPDRE, le représentant de l'Etat avise de toute décision le maire de la commune de l'établissement d'accueil et le maire de la commune du lieu de résidence du patient, la famille de la personne, et le cas échéant la personne chargée de protection juridique</td></tr>
<tr><td>Autres</td><td>Expertise psychiatrique</td><td colspan="2">- Par un psychiatre n'appartenant pas à l'établissement d'accueil
- Choisi par le représentant de l'Etat sur une liste établie par le procureur de la République après avis du directeur général de l'ARS, ou à défaut sur la liste des experts inscrits près la cour d'appel
➔ Le représentant de l'état peut ordonner à tout moment l'expertise psychiatrique des personnes faisant l'objet d'une ASPDRE, indépendamment des circonstances</td></tr>
</table>

Autres	**Visites des établissements**	- Les établissements habilités à recevoir les patients sous contraintes sont **visités sans publicité préalable** au moins **1 fois par an** par le **représentant de l'Etat** ou son représentant, par le **président du tribunal de grande instance** ou son délégué, par le **procureur de la République** et par le **maire de la commune** ou son représentant - Lors de cette visite, ces autorités reçoivent les réclamations des personnes admises en soins psychiatriques sans consentement ou de leur conseil et procèdent à toute vérifications utiles - Les députés, sénateurs et représentants au Parlement européen élus en France sont aussi autorisés à visiter à tout moment les établissements
Hospitalisation des mineurs	Cas général	- Décision d'admission en soins psychiatriques ou de levée de mesure demandées, selon les situations, par les **personnes titulaires de l'exercice de l'autorité parentale** ou par le **tuteur** - **Information et consentement du mineur** : son consentement doit être systématiquement recherché s'il est apte à exprimer sa volonté et participer à la décision - En cas d'urgence : soins possibles du mineur sans consentement des titulaires d'autorité parentale - En cas de désaccord entre les titulaires de l'autorité parentale : saisi du **juge aux affaires familiales** - Peuvent faire l'objet d'une **mesure d'ASPDRE** prononcée par le représentant de l'Etat si les conditions sont réunies ou pour les mineurs détenues
	Hospitalisation par ordonnance de placement provisoire	**Ordonnance de placement provisoire (OPP)** : placement d'un mineur non émancipé auprès d'une personne (un parent, autre membre de la famille ou tiers digne de confiance) ou dans une structure (service départemental de l'aide sociale à l'enfance, service ou établissement habilité à l'accueil de mineurs à la journée, services ou établissement sanitaire ou d'éducation, ordinaire ou spécialisé) - Décision prise par le **juge des enfants** lorsque la santé, la sécurité ou la moralité du mineur sont en danger ou si les conditions de son éducation ou son développement sont gravement compromises, ou si urgence par le procureur de la République (avec saisie dans les 8 jours du juge des enfants) → Le mineur peut être confié à un établissement de soins psychiatriques à des fins d'évaluation et/ou de traitement spécialisé : - Après évaluation médicale préalable par un médecin extérieur à l'établissement - Pour une **durée < 15 jours**, pouvant être **renouvelée après avis médical d'un psychiatre** de l'établissement d'accueil pour une **durée d'1 mois** renouvelable - Les parents conservent un **droit de correspondance**, **de visite** et **d'hébergement** selon les modalités fixés par le juge, sauf en cas de **suspension provisoire**, de droit de visite seulement en **présence d'un tiers** de l'établissement d'accueil, voire un **anonymat du lieu d'accueil**

SOINS PSYCHIATRIQUES SOUS CONTRAINTE

- **Etat mental nécessitant des soins immédiats et/ou une surveillance médicale constante ou régulière**
- **Troubles mentaux rendant impossible le consentement**

<table>
<tr><td colspan="2">Type</td><td>ASPDT
L3212-1</td><td>ASPDTu
L3212-3</td><td>ASPPI
L3212-1-II-2</td><td>ASPDRE
L3213-1</td><td>ASPDREu
L3213-2</td></tr>
<tr><td colspan="2">Indication</td><td>Consentement d'un tiers</td><td>Risque grave d'atteinte à l'intégrité du malade</td><td>Péril imminent pour la santé
Absence de tiers</td><td>Compromettant la sûreté des personnes
Atteinte de façon grave à l'ordre public</td><td>Danger imminent pour la sûreté des personnes</td></tr>
<tr><td colspan="2">Modalité</td><td>Demande manuscrite de tiers + pièce d'identité
+
2 certificats, dont 1 hors établissement</td><td>Demande manuscrite de tiers + pièce d'identité
+
1 certificat hors ou dans l'établissement</td><td>1 certificat hors établissement

→ Obligation d'informer un tiers dans un délai de 24h</td><td>1 certificat hors établissement
+
Arrêté préfectoral</td><td>Arrêté municipal
+ 1 certificat ou avis médical hors établissement
→ Arrêt préfectorale dans les 48h : passage en ASPDRE</td></tr>
<tr><td rowspan="4">Hospitalisation initiale</td><td rowspan="2"></td><td colspan="3">Décision du Directeur de l'établissement</td><td colspan="2">Arrêté préfectoral</td></tr>
<tr><td colspan="5">→ Hospitalisation complète pendant 72h, dans un établissement autorisé en psychiatrie (liste de l'ARS)
ou transfert dans les 48h en établissement autorisé en cas de PEC initial dans un établissement non habilité</td></tr>
<tr><td>24h</td><td colspan="5">1 certificat par psychiatre de l'établissement ≠ du certificateur initial
1 examen somatique noté dans le dossier médical</td></tr>
<tr><td>72h</td><td colspan="5">1 certificat avec avis motivé par psychiatre ≠ du certificateur initial
(≠ du psychiatre ayant rédigé le certificat de 24h si ASPDTu, ASPPI ou ASPDRE)</td></tr>
<tr><td colspan="2">Saisie du JLD</td><td colspan="5">Systématique dans un délai de 12 jours, saisi dans un délai de 8 jours
A tout moment par demande du patient
Tout les 6 mois en cas d'hospitalisation complète</td></tr>
<tr><td colspan="2" rowspan="2">Maintien</td><td colspan="3">Mesure maintenue par le directeur pour des périodes d'1 mois</td><td colspan="2">Mesure maintenue par RDE pour durée d'1 mois, puis 3 mois, puis périodes de 6 mois</td></tr>
<tr><td colspan="5">Certificat médical circonstancié par un psychiatre de l'établissement tous les mois
Evaluation par un collège pluridisciplinaire (2 psychiatres dont 1 hors PEC + 1 soignant) tous les ans</td></tr>
<tr><td colspan="2" rowspan="3">Hospit-alisation complète</td><td colspan="5">= Nécessité de surveillance médicale constante</td></tr>
<tr><td colspan="5">Autorisation de sortie : accompagnée < 12h ou non accompagnée < 48h</td></tr>
<tr><td colspan="3">Information du tiers de l'autorisation de sortie</td><td colspan="2">Demande au RDE 48h avant la sortie : opposition jusqu'à 12h avant la sortie</td></tr>
<tr><td colspan="2">Pro-gramme de soins</td><td colspan="5">= Soins ambulatoires, à domicile, hospitalisation à domicile, séjour à temps partiel ou complet de courte durée
Etablit par écrit, modifiable seulement par un psychiatre de l'établissement
Définit : types de soins, périodicité, lieux, prise d'un traitement médicamenteux
→ Aucun renseignement sur la maladie, le diagnostic ou le nom des médicaments</td></tr>
<tr><td colspan="2">Modifi-cation</td><td colspan="3">Certificat ou avis médical</td><td colspan="2">Notification au RDE : statue en 3 jours
→ 2nd avis psychiatrie si désaccord
→ Hospitalisation maintenue si 2 avis psychiatriques différent, avec saisie du JLD</td></tr>
<tr><td colspan="2" rowspan="2">Levée de mesure</td><td colspan="3">Avis psychiatrique avec certificat médical circonstancié

A la demande d'un tiers (non forcément signataire de la demande d'admission) → non tenu de lever la mesure si certificat ou avis psychiatrique < 24h attestant des conditions nécessaires pour passer en ASSPI ou ASPDRE</td><td colspan="2">Avis psychiatrique avec certificat médical circonstancié, après avis du RDE dans un délai de 3 jours
→ 2nd avis psychiatrique si désaccord
→ Maintien de la mesure si désaccord du 2nd psychiatre, avec examen par JLD</td></tr>
<tr><td colspan="5">Sur ordonnance du juge
A la demande de la CDSP : examen systématique si ASPPI ou soins > 1 an, ou à la demande du patient
Pour défaut dans la procédure : défaut de production de certificat ou d'avis ou absence de prise de décision du RDE</td></tr>
</table>

ITEM 71 : PSYCHOTHERAPIE

Psychothérapie = toute méthode de traitement des désordres psychiques ou corporels utilisant des moyens psychologiques et la relation du thérapeute et du malade
- Processus interactionnel conscient et planifié, visant à apaiser des souffrances et influencer les altérations du comportement
- **Psychothérapeute = diplômés du Doctorat en médecin**, ou **psychologue clinicien** et **psychanalyste** avec une formation
- **Patient** : implique une demande de soin et de changement, nécessite parfois des capacités de réflexion et d'association d'idées ou d'acceptation de l'imaginaire, possibles **contre-indications** (impulsivité, idées délirantes, interprétations)

Technique

= > 400 formes de psychothérapie, reposant sur un courant théorique et un technique propre à la méthode
- Point commun à toute les techniques : **l'empathie**
- Conditions de reconnaissance : techniques codifiées, fondée sur une théorie scientifique reconnue et reposant sur des indications clairement établies, pratiquée par des intervenants formés et compétents, et dont les effets (favorables et défavorables) doivent pouvoir être évalués
- 3 facteurs :
  - **Attentes du patient** : guidées par la situation de vie, les symptômes et les comportements
  - **Alliance thérapeutique** entre le patient et le thérapeute
  - Place de la psychothérapie par rapport aux **interventions de réhabilitation**, éducatives ou sociales, et aux **prescriptions médicamenteuses**
- Choix de la technique : selon les symptômes (type, gravité et sévérité), le choix du patient et l'accessibilité aux soins

Psychothérapie individuelle

Psychothérapie de soutien

= Psychothérapie de 1er niveau : base commune sur laquelle se construisent d'autres psychothérapies
- Principe théorique : vise à accompagner et aider le patient face à une situation de vie difficile et stressante (annonce d'une maladie grave, survenue d'un traumatisme, deuil, anxiété réactionnelle...) en utilisation des méthodes analytiques, cognitivo-comportementales et relationnelles

Objectifs	- Obtention d'une **amélioration symptomatique** - Rétablissement d'un **équilibre psychologique** - Mise en place de **stratégies d'ajustement** du patient face au stress - Rétablissement d'une **estime de soi** et d'un **sentiment d'efficacité personnel**
Modalités	- Repérer et structurer la **demande du patient** - **Ecoute attentive, empathique, compréhensive**, validant les ressentis en nommant et clarifiant le contenu des représentations et des émotions - **Soutien et renforcement** du sentiment de liberté et d'efficacité personnelle en réassurant, encourageant, valorisant et conseillant
Indication	→ Toutes les pathologies médicales psychiatriques et non psychiatriques

Thérapie cognitivo-comportementale

= Thérapie **verbale brève**
Principe théorique : acquisition par le patient, par conditionnement, de réponses comportementales ou cognitives dysfonctionnelles (schéma de pensée erronés, phobie, obsession, attaque de panique...)
- **Thérapie comportementale = comportementalisme** ou **béhaviorisme** : décrit, prévoit et contrôle le comportement, défini comme une réponse à un stimuli
- **Thérapie cognitive = théorie du traitement de l'information** : identification des schémas cognitifs acquis par apprentissage, donnant lieu à des pensées automatiques guidant les comportements

Objectifs		- Acquisition des compétences psychologiques afin de faire face à ses problèmes
Modalités	*Comportementale*	- Désensibilisation par **confrontation en imagination** au stimulus anxiogène - Exposition par **confrontation *in vivo*** (graduée) au stimulus anxiogène, avec modification des comportements - **Immersion (*flooding*)** : confrontation directe, non graduée, au stimulus maximal - **Affirmation de soi** - **Développement des compétences sociales** - **Apprentissage de la gestion des émotions**
	Cognitif	- **Thérapie rationnelle d'Ellis** et **méthode de Beck** : étude des schémas de pensée erronés (sur-généralisation, pensée dichotomique, conclusions arbitraires...) et développement de schémas cognitifs plus adaptés
Indications		- **Trouble anxieux** : TOC, phobie, trouble anxieux généralisé, ESPT - **Trouble dépressif caractérisé** - **Prévention du suicide** - **TCA, troubles du sommeil** - **Trouble de personnalité borderline, dépendance** - **Schizophrénie**

Psychothérapie individuelle	**Psycho-thérapie analytique**		= Thérapie généralement **longue**, sur plusieurs années Principe théorique : repose sur le **postulat de l'inconscient**, développé par **Freud** - 3 instances psychiques, le **Ça** (inconscient, siège des pulsions et désirs refoulés), le **Moi** (conscient) et le **Surmoi** (conscience morale, formée par l'intériorisation des interdits parentaux et sociaux) - Les mouvements générés par les pulsions sont à l'origine de **conflits intrapsychiques**, dont le symptôme du patient est l'expression - Lutte par des **mécanismes de défense inconscients** (refoulement, clivage, projection, annulation, déni, déplacement, passage à l'acte...)
		Objectif	- Mise à jour progressive et prise de conscience d'éléments inconscients et de processus psychiques, suivi d'un aménagement progressif des mécanismes de défense délétères
		Cure analytique	- Patient allongé sur un divan, psychanalyste hors du champ de vision avec une attitude de neutralité affective - **Association libre** : expression des pensées sans ordre ni hiérarchisation - **Transfert** : mouvements émotionnels du patient vers le thérapeute (répétant des attitudes acquises dans l'enfance) - **Contre-transfert** : ensemble des émotions et affects induits chez le thérapeute par le transfert du patient - **Interprétation** : intervention de l'analyste en vue d'éclairer l'origine des symptômes
		D'inspiration analytique	= Cure-type aménagée : patient et thérapeute face à face - Thérapie plus directement orientée vers le soin
		Indications	- **Troubles psychiatrique non psychotiques** surtout : **troubles anxieux, phobies, TOC, troubles somatoformes, troubles de personnalité** (histrionique et narcissique surtout), **troubles de l'adaptation, ESPT** - Dans les autres cas : possible si patient demandeur, motivé, avec un bon insight et des représentations psychiques adaptées à celle de la psychanalyse ➝ **Contre-indiqué en cas de troubles psychotiques sévères ou décompensés**
	Autres		- **Psychothérapie interpersonnelle** : focalisée sur les conflits interhumains, les déficits de communication, les transitions dans les rôles de la vie, les processus d'attachement et de perte - Thérapie dérivant des TCC ou agissant sur les cognitions (TCC 3ème vague) : **thérapie ACT** (d'acceptation et d'engagement), **Programmation neurolinguistique** (PNL), **thérapie cognitive basée sur la pleine conscience** (MBCT), **remédiation cognitive, EMDR** (Désensibilisation et reprogrammation par mouvements oculaires) - Thérapies humanistes : **thérapie existentielle et phénoménologique** (Dasein analyse), **Gestlat-thérapie, analyse transactionnelle, psychothérapie intégrative, thérapie Rodgerienne** - Thérapie corporelle et à médiation : **médiation corporelle, médiation artistique, relaxation, biofeedback, sophrologie, hypnose...**
Psychothérapie de groupe et collective	**Thérapie systémique familiale (ou de couple)**		- Principe théorique : modèle systémique de Bateson et Ecole de Palo Alto, envisageant la famille ou le couple comme un système dynamique où les membres sont en perpétuelle interaction
		Objectifs	- **Etude de la famille** : règles, mythes, transactions, équilibre, flexibilité face au changement - Réduction des symptômes du patient-désigné par la PEC de l'ensemble du système
		Modalité	- **Affiliation (*joining*)** : le thérapeute s'imprègne de la culture familiale - **Redéfinition** et **connotation positive** : analyse des comportements et de leur signification - **Questionnaire circulaire** : recherche de différences entre les membres de la famille, modification des « étiquettes » attribuées à chacun - **Génogramme familial** : représentation écrite des relations entres les différents membres - **Prescription de tâches** ± Possiblement avec **enregistrement audio et vidéo** de l'entretien (pour analyse par le thérapeute) ou avec un **co-thérapeute** caché par un miroir sans tain
		Indication	= Troubles psychiatriques en lien avec des **facteurs de risques et de maintien** en rapport avec les **interactions familiales** : **TCA** (**anorexie** surtout), **addiction, schizophrénie, autisme, TDAH, troubles des conduites**
	Autres		- **Psychothérapie institutionnelle** - **Psychothérapie mère-bébé** - **Psychothérapie de groupe** : **psychodrame** (analytique ou de Moreno), **groupe de paroles, groupe d'affirmation de soi, groupe de réhabilitation sociale et cognitive** - **Ateliers thérapeutiques, art-thérapie**

ELECTRO-CONVULSIVO-THERAPIE

= Administration d'un **courant électrique trans-crânien de faible intensité** provoquant une crise tonicoclonique généralisée
- Sous **anesthésie générale** et **curarisation** de courte durée : limite le risque de traumatisme (blessure, luxation, fracture...)
- Sous **surveillance clinique** et **tracé EEG**
- En une **douzaine de séances** sur quelques semaines (2 ou 3/semaine)

± **ECT d'entretien** pendant quelques mois (1/mois)

Indications	Trouble de l'humeur	= **Episode dépressif caractérisé, uni- ou bipolaire** ou **épisode maniaque** - En cas de risque vital à court terme : tentatives de suicide, anorexie, déshydratation... - En cas de résistance médicamenteuse
	Trouble psychotique	- **Syndrome positif** résistant dans la **schizophrénie** - **Syndrome catatonique** en cas de risque vital à court terme (déshydratation, syndrome neurovégétatif) ou en cas de résistance aux benzodiazépines
Contre-indications	Absolue	- **HTIC** : seule contre-indication absolue
	Relative	- **Contre-indication à l'anesthésie générale** - **Lésion intra-crânienne expansive** - Antécédent récent : **hémorragie cérébrale, IDM, maladie emboligène, anévrisme ou malformation vasculaire à risque hémorragique, décollement de rétine, phéochromocytome** - Antécédents de **complication** ou **d'inefficacité** de l'ECT - **Prise d'anticoagulants**
Modalités	Bilan pré-thérapeutique	→ Aucun bilan paraclinique pré-thérapeutique n'est obligatoire - Eliminer un diagnostic différentiel : **imagerie cérébrale** - **Consultation pré-anesthésie** obligatoire - **Bilan biologique pré-anesthésie**
	Effets secondaires	- **Céphalées** - **Nausées** - **Douleurs musculaires** - **Confusion post-critique** - A moyen terme : **altérations cognitives**, essentiellement **troubles mnésiques antérogrades**, disparaissant dans les 2 mois - A long terme : **troubles mnésiques rétrogrades** concernant la période de l'ECT

ITEM 72 : PSYCHOTROPES

<table>
<tr><td colspan="3">Psychotrope = toute substance chimique d'origine naturelle ou artificielle susceptible de modifier l'activité mentale</td></tr>
<tr><td rowspan="4">Classification de Delay - Deniker</td><td>Psycholeptique</td><td>= Ralentisseur de l'activité du système nerveux : - De la vigilance : hypnotique
- De l'anxiété : anxiolytique
- De l'humeur/autres : antipsychotiques</td></tr>
<tr><td>Psycho-analeptique</td><td>= Excitateur de l'activité du système nerveux : - De la vigilance : psychostimulants
- De l'humeur : antidépresseurs</td></tr>
<tr><td>Psycho-isoleptique</td><td>= Régulateur de l'activité du système nerveux : thymorégulateur</td></tr>
<tr><td>Psychodysleptique</td><td>= Perturbateur de l'activité du système nerveux : sans intérêt thérapeutique
- Hallucinogènes (psilocybine, mescaline, LSD, héroïne...), cannabis, alcool, kétamine...</td></tr>
</table>

ANTIDEPRESSEUR

Antidépresseur : action sur les troubles dépressifs, élargie au traitement des troubles anxieux
- **Imipraminique (tricyclique ou non)** : inhibition de la recapture pré-synaptique de noradrénaline ± de la sérotonine
- **Inhibiteurs sélectifs de la recapture de la sérotonine** (ISRS)
- **Inhibiteurs de la recapture de la sérotonine et de la noradrénaline** (IRSN)
- **Inhibiteurs de la monoamine oxydase** (IMAO), sélectifs ou non de la MAO-A : inhibition du catabolisme intracellulaire des monoamines, réversible ou irréversible
- Autres : - **α2-bloquant pré-synaptique** (↗ la libération synaptique de noradrénaline et sérotonine) : **mirtazapine**, **miansérine**
  - **Modulateur glutamatergique** : **tianeptine**
  - **Agoniste mélanotinergique et antagoniste 5HT2-C** : **agomélatine**

<table>
<tr><td rowspan="4">Pharmacologie</td><td>Mode d'action</td><td>- Action principale : ↗ concentration synaptique de monoamines = noradrénaline, sérotonine, dopamine
- Effets collatéraux : - Antihistaminique : sédation, prise de poids
- α-adrénolytique : sédation, hypotension, trouble de l'érection/éjaculation
- Anticholinergique : effets atropiniques
+ Tricyclique : effet cardiotrope stabilisateur de membrane (quinidine-like) et ↘ seuil épileptogène</td></tr>
<tr><td>Pharmaco-cinétique</td><td>- Administration orale (aucun intérêt des autres modes d'administration)
- Demi-variable selon la molécule : courte pour les IMAO, très courte pour l'agomélatine
- Effet de 1er passage hépatique : important pour les imipraminiques, moindre pour les ISRS
- Catabolisme hépatique par les isoenzymes du cytochrome P450
- Inhibiteurs enzymatiques pour certaines molécules : fluoxétine, paroxétine, fluvoxamine...</td></tr>
<tr><td>Effet</td><td>- Antidépresseur psychostimulant (ou psychotonique) = lutte contre le ralentissement psychomoteur, mais peut majorer une anxiété : fluoxétine
- Antidépresseur intermédiaire (spectre thérapeutique variable) : escitalopram, paroxétine, ISRNA
- Antidépresseur sédatif (↘ anxiété) : mirtazapine, miansérine, amitriptyline, doxépine, maproptiline</td></tr>
<tr><td>Pharmaco-logie</td><td>- Antidépresseur spécifique : sérotoninergique, noradrénergique ou dopaminergique
- Antidépresseur non spécifique : sérotoninergique (5HT) et noradrénergique (NA) à des degrés variables</td></tr>
</table>

<table>
<tr><td rowspan="7">Classification</td><td rowspan="3">Imipraminique Tricyclique</td><td rowspan="2">Sédatif</td><td>Non spécifique 5HT > NA</td><td>Amitriptyline Laroxyl®
Doxépine</td><td rowspan="3">Anticholinergiques ++ (surtout l'amitriptyline)
Antihistaminique ++
α-adrénolytique ++
+ stabilisateur de membrane
+ ↘ seuil épileptogène</td></tr>
<tr><td>Spécifique NA</td><td>Maproptiline</td></tr>
<tr><td>Intermédiaire</td><td>Non spécifique 5HT > NA</td><td>Imipramine Tofranil®
Clomipramine Anafranil®</td></tr>
<tr><td rowspan="2">ISRS</td><td>Stimulant</td><td>Spécifique 5HT</td><td>Fluoxétine Prozac®</td><td rowspan="3">→ Pas ou peu d'effet anticholinergique, antihistaminique ou α-adrénolytique</td></tr>
<tr><td>Intermédiaire</td><td>Spécifique 5HT</td><td>Escitalopram Seroplex®
Paroxétine Deroxat®
Sertraline
Fluvoxamine
Citalopram</td></tr>
<tr><td>IRSNA</td><td>Intermédiaire</td><td>Non spécifique 5HT > NA</td><td>Venlafaxine Effexor®
Duloxétine Cymbalta®
Milnacipran</td></tr>
</table>

Classification				
IMAO	Désinhibiteur	Non spécifique Dopamine, 5HT, NA	Non sélectif : **iproniazide** Sélectif A : **moclobémide**	→ Pas ou peu d'effet anticholinergique, antihistaminique ou α-adrénolytique
Autres molécules	Intermédiaire	Glutamatergique	**Tianeptine**	
		5HT + agoniste mélatoninergique	**Agomélatine** Valdoxan®	
	Sédatif	Non spécifique 5HT = NA	**Miansérine** **Mirtazapine**	Effet antihistaminique et α-adrénolytique

Prescription		
Règles de prescription	Initiation	- Généralement non en urgence - En 1ère intention : **ISRS** ou **IRSNA** ou éventuellement de classe « autre » - Choix selon la symptomatologie dominante : **sédatif** si trouble anxieux (prise le soir) ou **intermédiaire** si trouble dépressif isolé - Posologie efficace d'emblée (ISRS) ou rapidement progressive (imipraminique, IMAO) - Chez le sujet âgé : début à mi-posologie, augmentation progressive - Dose doublée dans les troubles obsessionnels compulsifs - **Dosage sanguin** : en cas de réponse insuffisance, d'effets indésirables, d'intoxication ou de doutes sur l'observance du traitement - **Hypnotique** et **anxiolytique** non systématique en prévention du syndrome de levée d'inhibition, indiqué comme traitement symptomatique les 1er jours → **Tianeptine** = risque d'abus et dépendance : ordonnance sécurisée**,** durée limitée à 28 j
	TTT d'entretien	- Traitement et posologie ayant permis la sortie de l'épisode dépressif - Privilégier la monothérapie
	Arrêt du traitement	- **6 mois** après rémission d'un 1er trouble dépressif caractérisé - Traitement au long cours en cas de trouble dépressif récurrent et/ou anxieux - Diminution progressive de posologie pour éviter un **syndrome d'arrêt** : anxiété, irritabilité, troubles du sommeil (cauchemars), sensation vertigineuse, troubles de l'équilibre, syndrome pseudo-grippal → Arrêt en quelques semaines si traitement **< 1 an** ou en quelques mois si **> 1 an**
Indication		- **Trouble de l'humeur** : épisode dépressif caractérisé, trouble dépressif récurrent - **Trouble anxieux** - Autres : **troubles du sommeil** (insomnie, énurésie, narcolepsie), **algies neurologiques rebelles** (imipraminique, IRSNA), **céphalées rebelles et migraines** (imipraminique, IMAO)
Non indication		- **Symptômes dépressif** : - Symptômes isolés, en nombre insuffisant ou sur une durée < 15 jours - Episode dépressif caractérisé d'intensité légère (en 2nd intention) - **Trouble bipolaire :** indiqué seulement dans le cadre d'un épisode dépressif caractérisé modérée/sévère, sous thymorégulateur, et non au long cours - **Troubles anxieux** : symptômes isolés ou en nombre ou durée insuffisant pour remplir les critères diagnostiques, phobie simple et agoraphobie isolée **- Addiction à l'alcool** : indiqué si persistance des symptômes dépressifs > **3 à 6 semaines** du sevrage
Contre-indication absolue		- **Association d'IMAO et d'un autre antidépresseur** - **Hypersensibilité** + Imipraminique : - Effet cardiaque : **IDM récent** ou **coronaropathie non stabilisée, insuffisance cardiaque décompensée, trouble du rythme cardiaque** - Effet anticholinergique : **glaucome aigu**, **adénome prostatique** + IMAO : **HTA, phéochromocytome, AVC, polynévrite** + Agomélatine : **insuffisance hépato-cellulaire**
Contre-indication relative		- **Grossesse/allaitement** : selon le rapport bénéfice/risque, **privilégier un ISRS ou un tricyclique** - **Insuffisance hépatique** et **insuffisance rénale** : ajustement des posologies + Imipraminique : - **Epilepsie** **- Trouble démentiel** **- Sujet âgé > 75 ans** + IMAO non sélectifs : **alimentation riche en tryptophane** et **tyramine** (fromage fermenté, sauce soja, hareng en saumure, bière, vin…)

Prescription	Interactions médica-menteuses		- **Tabac, alcool** : ↘ les concentrations d'antidépresseur - **Inhibiteur enzymatique** (cytochrome P450) : **cimétidine, paroxétine, fluvoxamine** - Potentialisation par **liaisons aux protéines plasmatiques** (AVK...) : **paroxétine, fluoxétine** + Imipraminique: - Baisse de concentration des barbituriques - Potentialisation: anticholinergique, inhibiteur calcique, anti-arythmique, anticoagulant - ↘ l'effet de la **clonidine** et de **l'α-méthyl-DOPA** + IMAO non sélectifs : **antidépresseurs, anesthésiques, morphiniques** + IMAO sélectifs : - Potentialisation des EI des **neuroleptiques, inhibiteurs calciques, morphiniques** - Sympathomimétique antidépresseur : risque de **syndrome sérotoninergique**
Prescription	Bilan pré-théra-peutique		**- ISRS et IRSNA : aucun bilan paraclinique nécessaire** - Imipraminique : **ECG, bilan ophtalmologique, bilan rénal, bilan hépatique ± EEG** si atcds d'épilepsie - Agomélatine : **bilan hépatique** - Usage des IMAO : à réserver au spécialiste
Surveillance	*Efficacité*	Troubles dépressifs	→ 1/3 de réponse complète, 1/3 de réponse partielle, 1/3 de non réponse - Délai de réponse thérapeutique complet = **6 à 8 semaines** de traitement à posologie efficace - Délai d'action variable : - **Anxiété, sommeil** : en quelques jours - **Ralentissement psychomoteur, idées suicidaires** : en **1 à 2 semaines** - **Amélioration de l'humeur** : en **2 à 4 semaines** - Suivi rapproché : à 1 semaine, 2 semaines, 1 mois puis 1/mois
Surveillance	*Efficacité*	Troubles anxieux	- **TOC** : - Meilleure efficacité sur les pensées obsédantes que sur les compulsions - Délai plus long : délai d'action en **4 à 8 semaines**, réponse complète en **10 à 12 semaines** - **Trouble panique** : réponse complète en **6 à 8 semaines** - **Phobie sociale** : délai d'action de **3 à 4 semaines**, réponse complète en **8 à 12 semaines** - **Trouble anxieux généralisé :** délai d'action en **1 à 2 semaines**, réponse complète en plusieurs semaines, avec action préférentielle sur la symptomatologie psychique
Surveillance	*Tolérance*		- **Levée d'inhibition suicidaire** = levée de l'inhibition psychomotrice avant amélioration de l'humeur (discuté) : risque de passage à l'acte suicidaire → à surveiller lors des 1ère semaines de traitement - **Virage maniaque de l'humeur** : surtout avec les tricycliques ou chez patient avec trouble bipolaire - **Prise de poids** possible avec la plupart des antidépresseurs
Surveillance	*Tolérance*	Imipraminique	- Anticholinergique central : **troubles du sommeil, confusion** - Anticholinergique périphérique : **sécheresse buccale, troubles de l'accommodation, constipation, rétention urinaire...** - Adrénolytique/antihistaminique centraux : **sédation, somnolence diurne, prise de poids** - Adrénolytique périphérique : **hypotension orthostatique** - Neurologiques : **tremblements, dysarthrie, épilepsie** à doses élevées - Neurovégétatifs : **sueurs nocturnes, troubles sexuels, trouble de la conduction et de la repolarisation** - Allergique/toxique : **agranulocytose, hépatite toxique**
Surveillance	*Tolérance*	ISRS et IRSNA	- Effets digestifs : **nausées, diarrhées, anorexie, constipation**, parfois **sécheresse buccale** - Effets neurologiques : **tremblements, irritabilité, céphalées** - **Dysfonction sexuelle** - **Hépatotoxicité** (duloxétine) - **Syndrome sérotoninergique** par surdosage ou interaction (IMAO...) : **rigidité musculaire, myoclonie, agitation, confusion, hyperthermie, hyperréflexie, hypotension, convulsion, coma** - **Hyponatrémie** par **SIADH**, principalement chez le sujet âgé - IRSNA : **HTA**
Surveillance	*Tolérance*	IMAO non sélectif	- **Crise hypertensive** : risque de décès par hémorragie cérébrale ou méningée - Anticholinergiques : **sueurs, tremblements, sécheresse buccale, hypotension artérielle...** - **Hépatotoxicité** - **Polynévrite, névrite optique** - **Interactions médicamenteuses**
Surveillance	*Tolérance*	IMAO sélectifs	- **Céphalées, troubles digestifs, vertiges**
Surveillance	*Tolérance*	Autres	- **Prise de poids :** miansérine, mirtazapine - **Addiction** : tianeptine - **Hépatotoxicité** : agomélatine - **Agranulocytose** rare pour la miansérine

NEUROLEPTIQUE

Antipsychotique = neuroleptique :
- Création d'un **état d'indifférence psychomotrice** (sans action hypnotique)
- **Diminution de l'agressivité,** de **l'excitabilité** et de **l'agitation**
- **Action réductrice sur les psychoses** aiguës et chroniques
- Production **d'effets secondaires neurologiques** et **neurovégétatifs**
- **Action sous-corticale** dominante

Physiologie

Voies dopaminergiques

Voie méso-limbique	= Neurones du **tronc cérébral** (aire tegmentale ventrale) se projetant vers des **structures limbiques** (noyau accumbens, amygdale, hippocampe) - Rôle dans la **mémoire**, les **apprentissages**, le **renforcement positif des comportements apportant du plaisir**, la **régulation de la vie émotionnelle** et le **contrôle de la motivation**
Voie méso-corticale	= Neurones du **tronc cérébral** (aire tegmentale ventrale) se projetant vers le **cortex préfrontal, orbito-frontal** et **cingulaire antérieur** - Favorise le fonctionnement du lobe préfrontal : **fonctions exécutives** - Rôle dans certaines **activités mnésiques** et **processus attentionnels**
Voie nigro-striée	= Neurones de la **substance noire** se projetant au **striatum** (noyau caudé et putamen) - Rôle dans le **contrôle de la motricité**
Voie tubéro-infundibulaire	= Neurones de **l'hypothalamus** se projetant sur **l'hypophyse** - Rôle dans la **sécrétion hormonale**, notamment **inhibition de la sécrétion de prolactine**

Synapse dopaminergique

Dopamine : monoamine synthétisée à partir de la tyrosine, stockée dans les vésicules synaptiques
Récepteur : **D1/5** (activation de l'adénylate cyclase) ou **D2/3/4** (inhibition de l'adénylate cyclase)
- Post-synaptiques : activation du neurone post-synaptique
- Pré-synaptique : rétroaction négative sur l'activité électrique du neurone pré-synaptique

Transporteurs de la dopamine : réabsorption de la dopamine libérée dans la fente synaptique

Pharmacodynamique

Action principale = **anti-dopaminergique D2** :
- Action sous-corticale sur la voie méso-limbique : action thérapeutique
- EI : extrapyramidaux (nigro-striée), endocriniens (tubéro-infundibulaire), aggravation du dysfonctionnement préfrontal (méso-corticale)

- **Anti-dopaminergique** sur les autres récepteurs dopaminergiques : D1, D3, D4...
- **Anti-sérotoninergique** : 5HT2A, 5HT2C...
- **Antihistaminique** : sédation, prise de poids
- **α-adrénolytique** : sédation, hypotension, effets secondaires sexuels (trouble de l'érection et de l'éjaculation)
- **Anticholinergique** : effets atropiniques

Action anti-sérotoninergique 5HT2

= Plupart des antipsychotiques atypiques et certains antipsychotiques classiques (chlorpromazine)
- **Action 5HT2A :** module l'effet anti-dopaminergique D2 en ↗ la concentration synaptique de dopamine → action anti-productive au niveau méso-limbique, activité anti-déficitaire et pro-cognitive au niveau méso-corticale et ↘ les effets indésirables moteurs au niveau nigro-striée
- **Action 5HT2C** : anxiolyse, ↘ prolactinémie, gain de poids

Agonisme partiel D2

Aripiprazole = agoniste partiel : action régulatrice de l'activité dopaminergique
- Blocage du récepteur D2 sur-stimulé : effet antagoniste anti-productif
- Activation du récepteur D2 sous-stimulé : effet anti-déficitaire et ↘ les effets extrapyramidaux

Classification

Effet

→ **Effet sédatif** : ↘ la tension nerveuse et l'angoisse
→ **Effet incisif** : ↘ la quantité et la prégnance des productions délirantes et hallucinatoires
- Neuroleptique **sédatif** : **lévomépromazine, chlorpromazine, cyamémazine, loxapine**
- Neuroleptique **moyen** (effets thérapeutiques et EI modérés) : **pipotiazine**
- Neuroleptique **polyvalent** : **halopéridol**, **fluphénazine**
- Neuroleptique **désinhibiteur** : **sulpiride**

Dose

- Neuroleptique **monopolaire** = effet sédatif proportionnel à la dose : **cyamémazine, alimémazine...**
- Neuroleptique **bipolaire** = stimulant à faible dose, sédatif à haute dose : **amisulpride, sulpiride, halopéridol...**

Molécules

	Phénothiazine		Butyrophénone	Thio-xanthène	Benzamide
Neuroleptique classique	**Chlorpromazine** **Cyamémazine** **Alimémazine** **Lévomépromazine**	**Fluphénazine** **Popotiazine** **Propericiazine**	**Halopéridol** Pipampérone Dropéridol	Fupentixol Zuclopenthixol	**Sulpiride** Tiapride

	Benzamide	Dibenzooxazépine	Dibenzodiazépine	Benzisoxazole	Quilonolone
Neuroleptique atypique	**Amisulpride**	**Loxapine** **Olanzapine**	**Clozapine** **Quétiapine**	**Risperidone** Paliperidone	**Aripiprazole**

Prescription	*Règles de prescription*	**Traitement d'attaque**	- Choix de la molécule selon l'indication, la symptomatologie prédominante, les anciens neuroleptiques essayés... : généralement **neuroleptique atypique** en 1ère intention - **Voie d'administration orale** à privilégier, ou **IM** chez le patient agité ou opposant (loxapine...) - Doses rapidement progressives, posologie ajustée à l'efficacité et la tolérance
		Traitement de fond	- Privilégier une **monothérapie**, à **dose minimale efficace** - Forme **retard IM** en cas d'inobservance : **paliperidone**, **risperidone**, **olanzapine**, **aripiprazole**
		Arrêt de traitement	- Envisagé **après 1 an** en cas de 1er épisode psychotique bref ou **après 5 ans** en cas de rechute - Envisagé selon l'évolution clinique dans les psychoses chroniques - Arrêt progressif sur **6 à 8 semaines**
	Indications	**Trouble psychotique**	- **Episode psychotique bref** (quelle que soit son étiologie) - **Trouble schizo-affectif** - **Trouble schizophrénique** - **Trouble délirant chronique**
		Trouble de l'humeur	- **Episode maniaque sévère** avec symptômes psychotiques - **Episode dépressif caractérisé** avec symptômes psychotiques - **Episode mixte** avec excitation importante ou anxiété importante - **Traitement préventif des rechutes du trouble bipolaire**
		Autres indications psychiatriques	- **Traitement symptomatique de courte durée de l'anxiété** de l'adulte, après échec des thérapeutiques habituelles : **cyamémazine** ou autre **neuroleptique sédatif** - **Troubles obsessionnels compulsifs** résistant au traitement de 1ère ligne - Trouble du comportement : **agitation** ou **agressivité** (toute cause, même en cas de démence) - **Tics** de la **maladie de Gilles de la Tourette** - **Insomnie rebelle** : alimémazine ou autre neuroleptique sédatif
		Non psychiatrique	- **Etat confuso-onirique** - **Mouvements anormaux** (chorée de Huntington...) - **Algie intense** - **Anesthésiologie** - **Antiémétique** lors des chimiothérapies
	Contre-indications	Absolue	- Effet anticholinergique : **glaucome à angle fermé, HBP** - **Allongement du QT** (surtout avec le sultopride) - **Syndrome malin des neuroleptiques** : CI à vie à la molécule incriminée et aux formes retard - **Hypersensibilité** - Selon la molécule : - Clozapine, phénothiazine : **antécédent d'agranulocytose toxique** - Sultopride : **bradycardie, hypokaliémie** - Amisulpride : **phéochromocytome** - Phénothiazine : **porphyrie**
		Relative	- **Epilepsie** (abaissement du seuil épileptogène) - Cardiaque : **arythmie, angor, hypotension orthostatique** - **Maladie de Parkinson** : privilégier la clozapine - **Insuffisance cardiaque, respiratoire, hépatique** ou **rénale** - **Grossesse/allaitement** - **Sevrage** à **l'alcool** (privilégier le tiapride), aux **barbituriques** ou aux **benzodiazépines** - Olanzapine, clozapine : **diabète** ou **intolérance au glucose**
	Interaction médicamenteuse		- Baisse de l'absorption : **anti-acides oraux** - Augmentation du catabolisme par induction enzymatique : **carbamazépine, rifampicine...** - Diminution du métabolisme par inhibition enzymatique : **cimétidine, paroxétine, fluoxétine...** - Potentialisation des effets anticholinergiques : **anticholinergique, antiparkinsonien, tricyclique...** - Antagonisme des récepteurs dopaminergiques **: L-dopa, agonistes dopaminergiques...**
	Bilan pré-thérapeutique		- Clinique : antécédents cardiovasculaires, grossesse/allaitement, périmètre abdominal, IMC, PA - Bilan biologique : **NFS, iono, bilan rénal, bilan hépatique complet, glycémie veineuse à jeun, bilan lipidique, prolactinémie** + **β-hCG** chez la femme en âge de procréer - **ECG** (avant et sous traitement) : recherche de trouble du rythme ou d'allongement du QT - **EEG** non systématique : discuté si atcds d'épilepsie ou traitement très épileptogène (clozapine...)
Surveillance	Efficacité		- Régression des symptômes lors du traitement d'attaque, sans rechute sous traitement d'entretien
	Tolérance		- **Neuroleptique de 1ère génération** : effets secondaires **extrapyramidaux** et **neurologiques** surtout - **Neuroleptique de 2nd génération** : effets secondaires **métabolique** surtout = prise de poids, diabète, dyslipidémie (olanzapine, clozapine, quétiapine) ou hyperprolactinémie (rispéridone, amisulpride) - **Clozapine** : **abaissement du seuil épileptogène, agranulocytose, constipation** voire **pseudo-occlusion** → Symptômes extrapyramidaux et neurologiques : **halopéridol** et **rispéridone** surtout

Effets secondaires – Psy			- **Etat d'indifférence motrice**: passivité, émoussement affectif, repli, désintérêt ➔ ↘ posologie ou changer de TTT - **Sédation gênante** ➔ ↘ la posologie ou changer de traitement - **Episode dépressif post-psychotique** : trouble comorbide ou effet du traitement ➔ prescription d'**antidépresseur** - **Syndrome confusionnel** : surtout en cas d'association médicamenteuse et chez le sujet âgé
Neurologique			- **Crise d'épilepsie iatrogène** (diagnostic d'élimination) : surtout avec la clozapine - ↗ du **risque d'AVC** chez le sujet âgé dément avec un traitement prolongé par **rispéridone** ou **olanzapine**
	Dystonie/ dyskinésie aiguë		= A l'instauration du traitement ou changement de dose : **contracture musculaire** - Céphalique surtout : **trismus, protraction linguale, contracture orale/péri-orale, trouble de déglutition, blépharospasme, crise oculogyre** - Corporel : **opisthotonos, torticolis**
		CAT	- **Correcteur anticholinergique** IM ou oral : **tropatépine** (Lepticur®) - Ajustement du traitement neuroleptique
	Syndrome parkinsonien		- A prédominance **akinéto-hypertonique**
		CAT	- Modification de posologie, passage à un neuroleptique atypique - **Correcteur anticholinergique** oral : **tropatépine** (Lepticur®)
	Syndrome hyperkinétique		- **Akathisie** : incapacité à garder une position, sensation angoissante d'impatience - **Tasikinésie** : déambulation anxieuse avec besoin incoercible de mouvement
		CAT	- **β-bloquant** (propranolol) ou **benzodiazépine** (clonazépam) ou **cyproheptadine**
	Dyskinésie tardive		= **Mouvements anormaux**, involontaires, répétitifs, incontrôlables de la face (**mastication**), ou plus rarement du corps (**balancement, choréo-athétose**) : parfois **irréversible** - Survenue imprévisible après **3 mois** de traitement (voire 1 mois chez le sujet âgé)
		CAT	- **Tétrabénazine**, modification de la molécule ➔ Contre-indication aux **correcteurs anticholinergiques** (risque d'aggravation)
Endocrino-métabolique			- **Prise de poids** (↗ appétit, sédation, ↘ métabolisme basal, ↗ leptine) : + 5 à 10 kg en moyenne ➔ Changer de molécule si augmentation de l'IMC ≥ 1 - **Diabète** ou **intolérance au glucose** : substituer le traitement, réduire la posologie - **Troubles lipidiques** : **hypertriglycéridémie**, **hypercholestérolémie** - **Hyperprolactinémie** (↗ < 100 ng/mL) : **gynécomastie** avec **galactorrhée**, **aménorrhée, impuissance**
	Surveillance		- **Poids** et **IMC** à 1 mois, 3 mois puis **tous les 3 mois** - **ECG**, **glycémie à jeun** et **PA** à 3 mois puis **1/an** - **Bilan lipidique** à 3 mois puis **tous les 5 ans**
Cardio-vasculaires	**Allongement du QT**		- Risque de **torsades de pointes**, **FV** et **mort subite** ➔ QTc (= QT/√RR) **> 500 ms** ou ↗ **> 60 ms** : contre-indication ou arrêt
Neuro-végétatifs	Anti-cholinergique		- **Sécheresse buccale** ➔ peut être améliorée par l'**anétholtrithione** - **Constipation**, voire **pseudo-occlusion** (clozapine) - **Tachycardie** - **Troubles d'accommodation**, **GAFA** - **Rétention urinaire** - **Syndrome confusionnel** - **RGO**, **troubles de déglutition**
	Adrénolytique		- **Hypotension orthostatique** - **Dysfonction sexuelle**
Hépatique			- **Hépatite cholestatique**
Allergique/ toxique			- **Agranulocytose** : tous, surtout sous clozapine ➔ **NFS** : **1 fois/semaine** pendant **4 mois**, puis **1/mois** - **Allergie, photosensibilisation** - **Dépôts pigmentaires rétiniens et cristalliniens** voire **cataracte**
Syndrome malin des neuroleptiques			- FdR : homme, jeune < 40 ans, trouble bipolaire, administration parentérale, début de traitement, trouble cérébral organique, association de psychotropes
	C		Début **rapidement progressif** : - **Hyperthermie** à 40-41° - **Rigidité extrapyramidale** - **Tachycardie** - **Troubles de la vigilance** - **Sueurs** profuses - **Hypotension artérielle** - **Troubles cardiorespiratoires** - Possibles **convulsions**
	Bio		- **Hyperleucocytose** > 15 G/L à PNN, **hypernatrémie**, **hyperkaliémie**, ↗ **CPK**, **LDH**, **ALAT/ASAT**
	TTT		➔ Transfert urgent en réanimation et arrêt du médicament concerné - TTT non spécifique : **réhydratation, lutte contre l'hyperthermie, correction électrolytique** - **Bromocriptine** et **amantadine** (agonistes dopaminergiques) + **dantrolène** (myorelaxant) - Suite : CI aux neuroleptiques retard, réintroduction d'un neuroleptique controversée

ANXIOLYTIQUE

- **Benzodiazépines** : classe principale
- Anxiolytiques non benzodiazépiniques : **carbamate, antihistaminique, azapirone, β-bloquant, etifoxine, captodiamine…**
- Autres psychotropes à action anxiolytique : **neuroleptique sédatif** (en courte durée), **antidépresseur**

<table>
<tr><td>Physio</td><td>GABA</td><td>= Acide γ-amino-butyrique : neurotransmetteur inhibiteur, répartition ubiquitaire dans 40% des synapses
- Récepteurs : - 2 familles de récepteurs canaux, perméables aux anions : GABA-A et GABA-C
- 1 famille de récepteurs métabotropes : GABA-B
- Autres ligands : agoniste facilitant (anxiolytique), antagoniste, agoniste inverse (anxiogène)</td></tr>
</table>

<table>
<tr><td rowspan="13">Pharmacologie</td><td rowspan="5">Benzo-diazépines</td><td>½ vie courte = 4-8h</td><td>- Oxazépam (Seresta®)
- Clotiazépam (Veratran®)</td></tr>
<tr><td>½ vie intermédiaire = 10-20h</td><td>- Lorazépam (Temesta®)
- Alprazolam (Xanax®)
- Bromazépam (Lexomil®)
- Clobazam (Urbanyl®)</td></tr>
<tr><td>½ vie longue = 30-150h</td><td>- Prazépam (Lysanxia®)
- Clorazépate dipotassique (Tranxene®)
- Diazépam (Valium®)
- Loflazépate d'éthyle (Victan®)
- Nordazépam (Nordaz®)</td></tr>
<tr><td>Action</td><td>- Liaison aux récepteurs couplés au GABAA → ↘ hyperexcitabilité neuronale
- Effets : anxiolytique, sédatif, anticonvulsivant, myorelaxant, amnésiant, orexigène
- Voie orale, IV (sous surveillance respiratoire) ou IM (si patient non observant)
- Lipophile, catabolisme hépatique, faible inducteur enzymatique, élimination urinaire</td></tr>
<tr><td>Pharmaco-logie</td><td>- Efficacité rapide, dès la 1ère prise : anxiolyse, induction du sommeil, myorelaxant
- Risque de surconsommation, tolérance et dépendance
- Antidote disponible : flumazénil
→ A prescrire à la posologie la plus faible possible, pendant une durée limitée</td></tr>
<tr><td>Azapirone</td><td>Buspirone</td><td>= Action sérotoninergique sur les récepteurs 5HT1A
- Anxiolytique d'action retardée (> 1 semaine) et inconstante
- Sans risque de dépendance</td></tr>
<tr><td>Anti-histaminique</td><td>Hydroxyzine
Atarax®</td><td>- Anxiolytique moins fort que les benzodiazépines, dépendance moins marquée
- Effets indésirables : anticholinergiques
- Anxiolytique de choix chez l'enfant</td></tr>
<tr><td>Carbamate</td><td>Méprobamate</td><td>- Action GABAergique : anxiolytique efficace, avec sédation importante
- Risque de dépendance et de coma profond en cas d'intoxication, sans antidote
→ Ne sont plus utilisées</td></tr>
<tr><td>β-bloquant</td><td>Propanolol
Métoprolol</td><td>- Action adrénergique périphérique : effet anxiolytique non psychiatrique, surtout utile pour les manifestations cardio-vasculaires associée aux états émotionnels</td></tr>
<tr><td rowspan="2">Autres</td><td>Captodiamine</td><td>- Peu documenté, service médical rendu insuffisant dans l'AMM</td></tr>
<tr><td>Etifoxine</td><td>- GABAergique : seulement pour les manifestations psychosomatiques de l'anxiété</td></tr>
</table>

<table>
<tr><td rowspan="3">Prescription</td><td>Règles de prescription</td><td colspan="2">- Durée maximale de prescription de 4 à 12 semaines
- Début à la posologie la plus faible efficace
- Ne pas associer 2 anxiolytiques
- Arrêt du traitement progressif, sur une durée de quelques semaines à plusieurs mois
- PEC spécialisée du sevrage si : troubles psychiatriques sévères associés, dépendance à d'autres produits, association à d'autres psychotropes ou insomnie rebelle</td></tr>
<tr><td rowspan="2">Indications</td><td colspan="2">- Traitement symptomatique de l'anxiété : traitement ponctuel de crise d'angoisse aiguë
- Troubles de l'humeur : traitement adjuvant possible en début de traitement
- Etat psychotique : traitement anxiolytique et sédatif, en association avec un antipsychotique à polarité productive
- Insomnie associée à l'anxiété : à ½ vie courte (insomnie de début de nuit) ou longue (fin de nuit)</td></tr>
<tr><td>+ Benzo-diazépine</td><td>- Sevrage alcoolique : manifestations anxieuses, prévention du DT et des crises d'épilepsie
- Sevrage aux barbituriques
- Sevrage aux opiacés : préférer des neuroleptiques sédatifs (loxapine, cyamémazine)
- Anticonvulsivant : préventif de récidive, curatif des états de mal épileptiques
- Myorelaxant : en anesthésiologie et rhumatologie</td></tr>
</table>

<table>
<tr><td rowspan="8">Prescription</td><td rowspan="2">Contre-indication absolue</td><td>Benzo-diazépine</td><td colspan="2">- Insuffisance respiratoire sévère
- Insuffisance hépatique sévère
- Syndrome d'apnée du sommeil non appareillé
- Myasthénie
- Antécédent de réaction paradoxale
- Addiction connue pour le flunitrazépam et le chlorazépate disodique haut dosage</td></tr>
<tr><td colspan="3">- Buspirone : association à un IMAO (syndrome sérotoninergique)
- Hydroxyzine : stade précoce de grossesse, glaucome à angle fermé, adénome prostatique
- Carbamate : insuffisance respiratoire, insuffisance hépatique sévère
- Etifoxine : état de choc, insuffisance hépatique ou rénale sévère, myasthénie, grossesse/allaitement
- Captodiamine : grossesse et allaitement</td></tr>
<tr><td>Contre indication relative</td><td colspan="3">- Grossesse et allaitement
- Insuffisance rénale et hépatique : privilégier l'oxazépam en cas d'insuffisance hépatique
+ Benzodiazépine : antécédent de toxicomanie
+ Carbamate : porphyrie aiguë intermittente, myasthénie, consommation associée d'alcool</td></tr>
<tr><td>Interactions médica-menteuses</td><td colspan="3">- Diminution de l'absorption : pansement gastrique
- Ralentisseur du catabolisme : cimétidine, disulfiram
- Potentialisation des effets sédatifs par tout autre dépresseur du SNC : neuroleptique, alcool, opiacés...
- Carbamate : inducteur enzymatique</td></tr>
<tr><td>Bilan pré-traitement</td><td colspan="3">- Non indispensable
- Si besoin : bilan hépatique...</td></tr>
<tr><td rowspan="4">Surveillance</td><td rowspan="4">EI</td><td rowspan="3">Benzo-diazépines</td><td colspan="2">- Sédation : somnolence diurne, asthénie, sensation vertigineuse, altération de la vigilance
- Troubles cognitifs : troubles mnésiques, altération des capacités de réaction
- Syndrome confusionnel possible chez le sujet âgé
- Troubles du comportement (favorisés par l'alcool)
- Actes automatiques amnésiques : chez les patients impulsifs, possibles actes médico-légaux
- Rebond de l'anxiété à l'arrêt du traitement</td></tr>
<tr><td>Pharmaco-dépendance</td><td>- FdR : demi-vie courte, posologie élevée, antécédent de dépendance, escalade des doses, traitement prolongé
- Syndrome de sevrage : anxiété, tension musculaire, insomnie, cauchemars, labilité thymique, impression de déréalisation (voire onirisme), convulsions</td></tr>
<tr><td>Réaction paradoxale</td><td>= Augmentation paradoxale de l'anxiété, de l'agressivité, avec agitation, confusion, désinhibition, voire convulsions
- Favorisée par l'alcool, l'agitation et l'agressivité</td></tr>
<tr><td colspan="3">- Buspirone : nausées et céphalées fréquentes en début de traitement (disparition spontanée)
- Hydroxyzine : sédation, effet anticholinergique associé, allongement du QT
- Réaction allergique</td></tr>
</table>

HYPNOTIQUE

Hypnotique = induction du sommeil (état proche du sommeil physiologique) : proche des anxiolytiques
- **Benzodiazépines**
- **Apparentés benzodiazépiniques** : activité **agoniste spécifique de l'unité α1 du récepteur GABA-1**
- **Antihistaminiques**
- **Neuroleptiques sédatifs**
- **Barbituriques** : problème de tolérance et d'interactions médicamenteuses → ne sont plus utilisés

<table>
<tr><td rowspan="3">Classification</td><td>Benzodiazépine</td><td colspan="2">Triazolam Témazépam
Loprazolam Estazolam
Nitrazépam Flunitrazépam
Lormétazépam</td><td>- Diminution de la latence d'apparition du sommeil
- Privilégie les stades de sommeil lent superficiel aux stades de sommeil lent profond et paradoxal
- Prescription de flunitrazépam limitée à 14 jours avec dispensation tous les 7 jours (addictif)</td></tr>
<tr><td>Apparentés benzo-diazépiniques</td><td colspan="3">= 2 molécules, d'action hypnotique plus spécifique : - Zolpidem (Stilnox®) : demi-vie plus courte
- Zopiclone (Imovane®)
→ Meilleur respect de l'architecture du sommeil</td></tr>
<tr><td>Autres</td><td colspan="3">- Neuroleptique sédatif/antihistaminique : alimémazine, doxylamine, niaprazine
- Association d'hypnotiques : - Clorazepate dipotassique + acepromazine + aceprométazine
- Meprobamate + aceprométazine</td></tr>
<tr><td rowspan="7">Prescription</td><td>Indication</td><td colspan="3">- Insomnie transitoire
- Insomnie réactionnelle
→ Une insomnie chronique n'est pas une indication d'hypnotiques</td></tr>
<tr><td rowspan="2">Contre-indication</td><td>Zolpidem/ zopiclone</td><td colspan="2">- Grossesse, allaitement
- Enfant < 15 ans
- Insuffisance respiratoire sévère
- SAOS non appareillé
- Insuffisance hépatique ou rénale
- Myasthénie
- Intolérance génétique au galactose
- Déconseillé en association avec d'autres dépresseurs du SNC</td></tr>
<tr><td colspan="3">- Tout hypnotique potentiellement dépresseur respiratoire : insomnie avec SAOS non appareillé</td></tr>
<tr><td>Règles de prescription</td><td colspan="3">- Durée limitée : - Quelques jours pour les insomnies réactionnelles
- Quelques semaines pour les insomnies transitoires : maximum 2 à 4 semaines
- Prescription non renouvelable
- A demi-vie courte pour les insomnies d'endormissement ou le sujet âgé : privilégier le zolpidem
- A demi-vie longue pour les insomnies de 2nd partie de nuit : privilégier le zopiclone
- Prévenir du risque de potentialisation par la consommation d'alcool et du risque de somnolence</td></tr>
<tr><td rowspan="2">Surveillance</td><td colspan="3">- Efficacité : régression des troubles du sommeil</td></tr>
<tr><td>Zopiclone/ zolpidem</td><td colspan="2">- Goût amer dans la bouche le matin (zopiclone surtout)
- Amnésie antérograde
- Somnolence diurne résiduelle (zopiclone surtout)
- Troubles digestifs
- Hallucinations hypnagogiques (zolpidem surtout)
- Sensations vertigineuses, cauchemars, agitation nocturne
- Syndrome confusionnel chez le sujet âgé
- Risque de tolérance et de dépendance</td></tr>
</table>

THYMOREGULATEUR

Thymorégulateur = stabilisateur de l'humeur : ↘ fréquence, durée et intensité des épisodes thymiques
- **Sels de lithium** (Teralithe®) : à libération immédiate (250 mg) ou prolongée (400 mg)
- **Antiépileptiques : - Valproate** (Depakote®) et **valpromide** (Dépamide®)
  - **Carbamazépine** (Tegretol®)
  - **Lamotrigine** (Lamictal®)
- **Neuroleptiques atypiques** : - **Rispéridone** : traitement curatif des épisodes maniaques uniquement
  - **Aripiprazole, olanzapine** : traitement curatif et préventif des épisodes maniaques
  - **Quétiapine** : traitement curatif et préventif des épisodes maniaques et dépressifs

Physio

= Différents mécanismes :
- Modifications de **l'équilibre hydro-électrolytique** et **de l'équilibre membranaire** (effet stabilisateur)
- Modifications **d'activités enzymatiques**
- Modifications de **signaux intracellulaires**
- Modifications directes de certains **neuromédiateurs** (sérotonine, noradrénaline, GABA)

Prescription

Règles de prescription

- En 1ère intention : **lithium** ou **valproate** selon le terrain
- En 2nd intention : **carbamazépine, lamotrigine, antipsychotique de 2nd génération**
- Choix selon : - **Terrain** : - Adolescente ou femme en âge de procréer : éviter le valproate
  - Patient suicidaire, antécédent de tentative de suicide : privilégier le lithium
  - **Observance** : lithium à éviter si mauvaise observance
  - **Polarité** de l'épisode : maniaque ou dépressif
  - **Forme clinique** : cycle rapide, dysphorique…
- Augmentation progressive de posologie
- **Contraception efficace** chez la femme en âge de procréer
- Durée du traitement : **au long cours**
- Ne pas arrêter brutalement : risque très élevé de **rechute** et de **récidive**
- Suivi de l'efficacité : épisodes thymiques et leur intensité (± **diagramme de l'humeur**)

Indication

- Trouble bipolaire : - Traitement curatif de l'épisode maniaque ou dépressif caractérisé
- Traitement préventif de la rechute

Classe	Molécule	TTT curatif d'épisode maniaque	TTT curatif d'épisode dépressif	TTT préventif de rechute	Pratique
Lithium	**Sels de lithium**	X	(hors AMM)	X	= Référence, effet « anti-suicide »
Anti-convulsivant	**Valproate**	X		X	= Possible en 1ère intention, sauf chez la femme non ménopausée
	Valpromide	X		X	= En 2nd intention
	Carbamazépine			X	= En 2nd intention
	Lamotrigine		(hors AMM)	X	= Prévention des épisodes dépressifs chez les bipolaires type 1
Neuro-leptique atypique	**Quétiapine**	X	X	X	= En 2nd intention
	Aripiprazole Olanzapine	X		X	
	Risperidone	X			
	Clozapine	- **Utilisé en cas de trouble schizo-affectif** : prévention des rechutes - **Potentialisateur de l'antidépresseur en cas d'épisode thymique résistant** - **Manifestations d'impulsivité** avec conséquences fonctionnelles			

<table>
<tr><td rowspan="18">LITHIUM</td><td colspan="4">- Prise orale, absorption digestive rapide, demi-vie = 18-30h, excrétion rénale en compétition avec le Na+
- Fourchette thérapeutique étroite : - Dosage à 12h = 0,5 à 0,8 mEq/L en cas de forme à libération immédiate
= 0,8 à 1,2 mEq/L en cas de forme à libération prolongée
- Dosage à 24h = 0,5 à 0,8 mEq/L en cas de forme à libération prolongée</td></tr>
<tr><td>Contre-indication absolue</td><td colspan="3">- Insuffisance rénale même modérée : DFG < 85 ml/min
- Déplétion hydro-sodée ou hyponatrémie
- Régime sans sel ou peu salé
- Coronaropathie sévère
- Insuffisance cardiaque instable
- Association aux diurétiques
- Allaitement</td></tr>
<tr><td>Contre-indication relative</td><td colspan="3">- HTA
- Epilepsie
- Hypothyroïdie
- Grossesse au 1er trimestre : risque de cardiopathie congénitale d'Ebstein</td></tr>
<tr><td>Interactions</td><td colspan="3">- ↗ lithémie : AINS, diurétique, IEC, métronidazole, cycline
- ↘ lithémie : théophilline, corticoïdes, mannitol
- Augmente le risque de syndrome malin des neuroleptiques et de syndrome sérotoninergique
- Augmente le risque de neurotoxicité en association à l'halopéridol ou à la carbamazépine</td></tr>
<tr><td>Bilan pré-thérapeutique</td><td colspan="3">- Bilan biologique : NFS, ionogramme avec calcémie, bilan rénal complet avec créatininémie, urée, DFG, protéinurie et glycosurie, bilan hépatique, bilan thyroïdien ± β-hCG chez la femme en âge
- ECG
- EEG si antécédent de comitialité</td></tr>
<tr><td>Instauration</td><td colspan="3">- Dosage de la lithémie (prélèvement le matin, 12h après la dernière prise) : tous les 5 jours jusqu'à lithémie efficace, stable et en zone thérapeutique sur 3 dosages successifs, puis tous les mois pendant 3 mois puis tous les 6 mois</td></tr>
<tr><td>Surveillance</td><td colspan="3">- Lithémie à chaque changement de posologie, en cas d'épisode dépressif ou maniaque et en cas de risque de surdosage ou de suspicion d'intoxication
- Lithémie, bilan rénal et bilan thyroïdien tous les 6 mois
- Calcémie et ECG tous les ans</td></tr>
<tr><td rowspan="11">Effets secondaires</td><td>Neurologique</td><td colspan="2">- Tremblements, asthénie, passivité, trouble cognitif (mémoire, concentration)</td></tr>
<tr><td>Endocrinien</td><td colspan="2">- Prise de poids
- Hypothyroïdie, goitre
- Hypercalcémie, hyperparathyroïdie</td></tr>
<tr><td>Rénal</td><td colspan="2">- SPUPD
- Néphropathie tubulo-interstitielle
- Syndrome néphrotique (glomérulonéphrite extramembraneuse)</td></tr>
<tr><td>Digestif</td><td colspan="2">- Nausée, goût métallique, diarrhée, gastralgie</td></tr>
<tr><td>Cardiaque</td><td colspan="2">- Trouble de conduction, trouble de repolarisation, myocardite</td></tr>
<tr><td>Biologie</td><td colspan="2">- Hyperleucocytose avec lymphopénie</td></tr>
<tr><td>Cutané</td><td colspan="2">- Acné, psoriasis, alopécie, rash cutané, prurit</td></tr>
<tr><td rowspan="2">Intoxication au lithium</td><td colspan="2">= Surdosage ou association médicamenteuse (AINS, diurétique, cycline), insuffisance rénale, déshydratation, régime désodé, pathologie infectieuse
- Neurologique : syndrome cérébelleux (tremblements, dysarthrie, ataxie), confusion, somnolence, myoclonies, hypertonie pyramidale, hypoventilation centrale, convulsions, encéphalopathie
- Digestifs : nausées, vomissements, diarrhée
- Cardiaque : trouble de conduction
- Rénal : insuffisance rénale fonctionnelle par déshydratation</td></tr>
<tr><td>TTT</td><td>- Traitement symptomatique : réhydratation, intubation si besoin, antiépileptique si convulsions
- Lavage gastrique si patient conscient (non carbo-adsorbable)
- Diurèse saline
- Hémodialyse si coma, convulsion ou insuffisance rénale sévère</td></tr>
</table>

Antiépileptique

Pharmacologie	- Prise orale, métabolisme hépatique et élimination rénale - Carbamazépine : **inducteur enzymatique**		
Molécule	**Valproate**	**Carbamazépine**	**Lamotrigine**
Contre-indication absolue	- **Hépatite aiguë/chronique** - **Atcd personnel ou familial d'hépatite sévère** - Porphyrie hépatique - Hypersensibilité - **Grossesse**	- **BAV** - Porphyrie aiguë intermittente - **Antécédent d'aplasie médullaire** - **Association aux IMAO** (attendre 14 jours après arrêt des IMAO) - Hypersensibilité	- Hypersensibilité - Antécédent de syndrome de Stevens-Johnson ou de Lyell avec la lamotrigine
Contre-indication relative	- Association à la lamotrigine - **Allaitement**	- **Grossesse** : risque de malformation du tube neural - **Allaitement** - **Insuffisance hépatique sévère** - **Glaucome à angle fermé** - **Adénome de prostate**	- Antécédent d'allergie ou d'éruption cutanée avec d'autres anti-épileptiques
Interactions	- ↘ valproate : **méfloquine, millepertuis** - Risque de **syndrome de Lyell** avec la lamotrigine - Interaction avec neuroleptiques, antiépileptiques, alcool	→ Très nombreuses - ↗ carbamazépine : macrolide, inhibiteur calcique, isionazide, valproate, detropropoxyphène - ↘ carbamazépine : phénobarbital, phénytoïne, théophylline - ↘ concentration : oestroprogestatif, valproate, clonazépam, halopéridol - ↗ concentration : phénytoïne, clomipramine	- ↗ lamotrigine : valproate - ↘ lamotrigine : phénobarbital, phénytoïne, carbamazépine, rifampicine, contraceptifs oraux
Effets indésirables	- **Nausées, vomissements** - **Diarrhée** - **Confusion, somnolence, tremblement, hypotonie** - **Signes extrapyramidaux** - **Hépatite médicamenteuse** - **Hyperammoniémie, risque d'encéphalopathie** - **Hypofibrinogénémie** - **Cytopénie** - **Alopécie** - **Hyponatrémie**	- **Confusion, somnolence, vertiges, ataxie, céphalées** - **Nausées, vomissements** - **Hépatite médicamenteuse** - **Cytopénie** - **Rash cutané, syndrome de Lyell** - **Effet anticholinergique** - **Hyponatrémie** - **Prise de poids**	- **Nausées, vomissements, diarrhées, xérostomie** - **Agressivité, irritabilité, céphalées, somnolence** - **Hépatite médicamenteuse** - **Cytopénie** - **Eruption cutanée bénigne transitoire** ou **grave (Stevens-Johnson, Lyell)** - **Diplopie, vision floue** - **Arthralgies**
Effets indésirables – Risque de surdosage	- Manifestations : **coma calme, hypotonie musculaire, hyporéflexie, myosis, bradypnée, acidose métabolique, hypotension, collapsus** - TTT : **évacuation gastrique, diurèse efficace**, voire **épuration extrarénale**		
Précautions – Valproate et dérivés	= Tératogène : risque élevé de **trouble grave du développement** (40%) et de **malformation congénitale** (10%) - Ne doit pas être prescrit aux adolescentes, femmes en âge de procréer et femmes enceintes, sauf en cas d'inefficacité ou d'intolérance à toutes les autres alternatives - Initiation et suivi par un médecin spécialiste de l'épilepsie ou du trouble bipolaire - **Contraception** obligatoire		
Précautions – Lamotrigine	- Augmentation très progressive des doses (risque cutané)		
Surveillance	- Bilan pré-thérapeutique : **NFS, bilan hépatique** avec **TP** ± **β-hCG** chez la femme en âge de procréer - Suivi : **NFS** et **bilan hépatique** avec **TP** tous les mois pendant 6 mois, puis tous les 6 mois - Dosage possible pour surveiller l'observance et la dose efficace		

PSYCHOSTIMULANT

Psychostimulant : stimulation de la vigilance, accélération des processus d'idéation, augmentation de l'intensité des perceptions sensorielles (sans action spécifique sur l'humeur dépressive, à la différence des antidépresseurs stimulants)
- **Amphétamines** et **dérivés amphétaminiques = méthylphénidate**
- **Adrafinil** et **modafinil** (métabolite actif de l'adrafinil)
- Bases xanthiques : **caféine, théobromine, théophylline**

→ Le méthylphénidate et le modafinil sont les principaux utilisés en thérapeutique

METHYLPHENIDATE

= **Inhibiteur de la recapture de la dopamine** et **de la noradrénaline**, notamment au niveau de la **formation réticulée** et au niveau **cortical** : à libération immédiate (Ritaline® : durée d'action de 3h) ou prolongée (durée d'action de 6 à 10h)
- Pharmacocinétique : prise orale, important effet de 1er passage hépatique, métabolisme hépatique, élimination rénale

Indication	- **Trouble de l'attention/hyperactivité** de l'enfant **> 6 ans** en 2nd intention - Traitement alternatif de la **narcolepsie** ou de **l'hypersomnie idiopathique** en cas d'échec du modafinil
Contre-indication absolue	- **Enfant < 6 ans** - Psychiatrique **: angoisse**, **épisode dépressif caractérisé** ou **manifestations psychotiques** - **Hyperthyroïdie** - Cardiaque **: arythmie cardiaque, affection cardiovasculaire sévère, valvulopathie, angor sévère, HTA** - **Glaucome** - **Syndrome de Gille de la Tourette**, antécédents personnels/familiaux de **tics moteurs** - Traitement associé par IMAO non sélectif ou par vasoconstricteur - Hypersensibilité
CI relative	- **Grossesse**
Interactions	- IMAO, antidépresseurs tricycliques, anesthésiques volatils, agents vasopresseurs
Prescription	- **Prescription initiale réservée aux médecins hospitaliers** (pédiatre, pédopsychiatre, psychiatre, neurologue), réévaluée et renouvelée chaque année par le spécialiste hospitalier - Prescription **limitée à 28 jours** (stupéfiant) - Renouvellement d'ordonnance mensuel possible par tout médecin - Généralement non prescrit durant les vacances scolaires et parfois pendant le weekend - Bilan pré-thérapeutique : **consultation cardiologique** (**ECG, ETT**) en cas d'antécédents personnels ou familiaux de pathologie cardiovasculaire - **Produit dopant** (prévenir les sportifs)
Effets indésirables	- Neuropsychique : **céphalée, nervosité, insomnie, pharmacopsychose** (très rare) - Digestif : **nausées, douleurs abdominales, anorexie** passagère au début du traitement (le midi) - Cardiovasculaire : **tachycardie, palpitations, HTA** - Musculo-squelettique : **ralentissement staturo-pondéral, crampes, arthralgies** - Hématologique : **cytopénie** - **Réaction anaphylactique**

MODAFINIL

= **Psychostimulant non amphétaminique** via un effet **α1-adrénergique cérébral :** Mododial®
- Pharmacocinétique : 60% de liaison aux protéines, inducteur enzymatique, élimination rénale

Indication	- **Narcolepsie** : efficace sur les accès de sommeil diurne seulement (cataplexie traitée par tricyclique) - **Hypersomnie idiopathique**
CI absolue	- Hypersensibilité, allaitement
CI relative	- Grossesse - Adaptation de posologie chez l'insuffisant rénal
Interaction	- Inactivation des contraceptifs oraux et de la ciclosporine
Prescription	- **Prescription initiale réservée aux médecins hospitaliers** (neurologue, pneumologue, spécialiste du sommeil), évaluation et renouvellement annuel par le médecin hospitalier - Ordonnance de **médicament d'exception,** prescription limitée à **6 mois,** délivrance limitée à **1 mois** - **Bilan cardiovasculaire avec ECG** avant traitement - **Produit dopant** (prévenir les sportifs)
Effets indésirables	- Neuropsychique : **céphalées, nervosité, insomnie, confusion, dyskinésie, troubles visuels** - Digestif : **nausée, anorexie, sécheresse buccale** - Cardiovasculaire : **tachycardie, palpitation, HTA/hypotension artérielle** - Musculaire : **myalgies** - Hématologique : **éosinophilie, urticaire**, voire **œdème de Quincke**

ITEM 117 : HANDICAP MENTAL ET PSYCHIQUE

HANDICAP MENTAL	= Conséquence de **limitations des facultés cognitives**, en particulier de **l'efficience intellectuelle** : QI < 70 et troubles de l'adaptation sociale - Cause : génétique, congénitale, périnatal, traumatisme, infection… - Apparition dès la naissance et évolution stable (déficience durable), soins médicaux peu fréquents
HANDICAP PSYCHIQUE	= Limitation à la participation sociale et à la vie en société pouvant résulter de **pathologie psychiatrique** (psychose, trouble bipolaire, trouble de la personnalité) ou de **troubles cognitifs d'origine neurologique** : état durable ou épisodique avec périodes de rémission, avec ou sans altération globale des facultés intellectuelles - Apparition à l'adolescence ou l'âge adulte et évolutive, nécessitant des soins médicaux → Poids médico-socio-économique important : 25% des dépenses générées par toute forme de handicap → 1ère cause de handicap selon l'OMS (700 000 personnes en France) et 1ère cause de mise en invalidité

Evaluation			
Evaluation	**Evaluation des déficiences**	Enfant	- **Test de QI** (le plus utilisé)
		Adulte	= Evaluation des déficiences pour déduire un guide-barème reflétant le degré de handicap - 10 catégories : volition, pensée, perception, communication, comportement, humeur, conscience, intelligence, vie émotionnelle, expression somatique des troubles psychiatriques - Autres outils : **Echelle Globale de Fonctionnement** (EGF), **MMS, AGGIR**
	Evaluation du handicap		= Selon les capacités propres de l'individu, les facultés d'accueil de la société et l'interaction entre les 2 - **Incapacité de prise de décision appropriée** : retenti sur de nombreux domaines (apprentissage et application des connaissances, communication, vie communautaire, vie civique) - Echelles d'incapacités : **MIF** (adulte), **MIF-môme** (enfant)

Cause		
Cause	Chez l'enfant	- **Cause génétique** (30-40%) : trisomie 21, syndrome de l'X fragile… - **Souffrance cérébrale périnatale** - **Foetopathie toxique** ou **infectieuse** - **Autisme infantile**
	Chez l'adulte	- **Psychose chronique, troubles graves de la personnalité** - **Alcoolisme chronique, toxicomanie sévère** - **Affections neurologiques avec troubles cognitifs** → **30%** des mises en invalidité par la Sécurité sociale
	Chez la personne âgée	- **Démence d'Alzheimer** majoritairement

HANDICAP MENTAL DE L'ENFANT		
HANDICAP MENTAL DE L'ENFANT	DPN	= Seulement pour un nombre limité de maladies génétiques héréditaires : dépistage de trisomie 21…
	CAMSP	= **Centres d'action médico-sociale précoce :** dépistage, traitement et rééducation des enfants **< 6 ans** - Orientation vers la CAMSP : hôpital, médecin, protection maternelle-infantile, école maternelle
	CDAPH	= Evaluation de la situation, reconnaissance de la situation de handicap, définisse le taux d'incapacité - Attribution d'allocation d'éducation spéciale (AES) et d'une carte d'invalidité
	PEC médico-éducative et rééducative	Structures : **centres médico-psycho-pédagogiques** (CMPP), **instituts médico-éducatifs** (IME), **instituts de rééducation, services d'éducation spéciale et de soins à domicile** (SESSAD) - Maintenir si possible l'enfant dans son environnement familial et son milieu scolaire - **Etablissements d'éducation spéciale** (CMPP, IME) : enseignants spécialisés, psychologues, psychothérapeutes, éducateurs spécialisés, psychomotriciens, orthophonistes, kinésithérapeutes - **Etablissements plus spécifiques** : aux enfants atteint de troubles du caractère et du comportement sans déficience intellectuelle, autistes, traumatisés crâniens…
	Scolarisation	- La scolarisation des enfants handicapés mentaux doit favoriser l'accueil en milieu ordinaire : **classes d'intégration scolaire** (CLIS), **unité d'intégration scolaire** (ULIS), **section d'enseignement générale et professionnel** (SEGPA), **établissements régionaux d'enseignement adapté** (EREA)

Orientation

Handicap	QI	Scolarisation		Objectif	Cadre de vie adulte
		Ordinaire	Adaptée		
Léger < 85%	50-70	CLIS puis ULIS	IME	Intégration sociale	Famille, foyer
Moyen < 10%	35-50	NON	IME	Lecture, calcul	Foyer médicalisé
Sévère < 5%	< 35	NON		Langage	Etablissement spécialisé

<table>
<tr><td rowspan="14">HANDICAP PSYCHIQUE</td><td colspan="4">= Conséquence des symptômes psychiatriques de la pathologie ± de troubles cognitifs associés (80% des cas dans la schizophrénie, 30% des cas dans les troubles bipolaires)
- PEC de la déficience : psychotropes, thérapie cognitivo-comportementale, ECT, rTMS
- PEC de la limitation d'activité : remédiation cognitive, entraînement des compétences sociales
- PEC de la restriction de participation : réhabilitation psychosociale</td></tr>
<tr><td colspan="2">Filières de soins et accompagnement</td><td colspan="2">- Dispositif psychiatrique de secteur : consultation visites à domicile, suivi de l'observance...
- Soins en hospitalisation à temps partiel
- Soins avec hébergement sans hospitalisation : maisons d'accueil spécialisée (MAS), foyers isolés ou rattachés à des ESAT, appartements collectifs ou thérapeutiques
- Hospitalisation en psychiatrie libre ou sous contrainte (à la demande d'un tiers ou d'office)</td></tr>
<tr><td colspan="2">Evaluation du handicap</td><td colspan="2">- Bilan neuropsychologique : caractérisation du profil de déficit cognitif (attention, mémoire, fonctions exécutives, visuo-spatial, cognition sociale)
- Bilan d'autonomie : évaluation qualitative, échelles d'insight, de bien être, d'autonomie sociale, d'estime de soi, de rétablissement
→ Construction d'un projet de réhabilitation en fonction de la synthèse diagnostique, du patient et de son environnement (entourage...)</td></tr>
<tr><td colspan="2" rowspan="3">Remédiation cognitive</td><td colspan="2">= Techniques de rééducation : par entraînement des processus cognitifs altérés et par renforcement des processus préservés pour compenser les altérations
- Nécessite une évaluation neuropsychologique complète</td></tr>
<tr><td>Altérations non spécifiques</td><td>= Attention, vitesse de traitement de l'information, mémoire, fonctions exécutives
- Programme : IPT (integrated psychological treatment), CRT (cognitive remediation therapy), RECOS (pour les troubles schizophréniques)...</td></tr>
<tr><td>Altération spécifique</td><td>= Métacognition et cognition sociale dans la schizophrénie...
- Programme : MCT (metacognitive training), ToMRemed (cognition sociale)...</td></tr>
<tr><td rowspan="6">Réadaptation psycho-sociale</td><td colspan="3">→ Nécessite des démarches administratives (MDPH) et/ou judiciaire (tribunal de grande instance) spécifiques :
- Ouverture de droit par la CDAPH de la MDPH : décide des prestations de logement, travail/aides financières et réseau social en fonction du niveau de restriction de participation (sévérité du handicap évalué par le GEVA)</td></tr>
<tr><td>Lieu de vie</td><td colspan="2">= Logement ordinaire, adapté (maison relai, résidence d'accueil) ou en appartement thérapeutique, complété par un accompagnement social ± médical :
- SAVS : service d'accompagnement à la vie sociale
- SAMSAH : service d'accompagnement médico-social pour les adultes handicapés
- Aides à domicile (aide ménagère...), infirmiers à domicile
- Lieu d'hébergement : Maison d'accueil spécialisée (MAS), Foyer d'accueil médicalisé, foyer de vie ou foyer occupationnel, foyer d'hébergement pour travailleurs handicapés</td></tr>
<tr><td>Insertion dans le monde du travail</td><td colspan="2">- En milieu ordinaire avec recherche d'emploi standard ± RQTH (Reconnaissance de qualité de travailleur handicapé) par la MDPH permettant un aménagement de poste
- En milieu protégé : - Entreprise adaptée (EA)
- ESAT (Etablissement et service d'aide par le travail)</td></tr>
<tr><td>Aides financières</td><td colspan="2">- Pension d'invalidité (versée par la sécurité sociale) si a déjà travaillé
- Allocation adulte handicapé (versé par la MDPH)</td></tr>
<tr><td>Réseau social</td><td colspan="2">- Programme de réhabilitation structurée (PRACS) = programme de renforcement de l'autonomie et des capacités sociales...) : travail des compétences sociales (gérer son argent, gérer son temps, favoriser ses capacités de communication et loisirs, améliorer sa présentation)
- Activités sociales : ateliers d'ergothérapie animés par un professionnel, ateliers animés par les patients ou associations</td></tr>
<tr><td colspan="2">PEC judiciaire</td><td colspan="2">- Démarche judiciaire (tribunal de grande instance) : sauvegarde de justice, tutelle, curatelle</td></tr>
</table>

REGIMES DE PROTECTION LEGALE

→ Mise en œuvre par le **juge des tutelles** du **Tribunal d'instance**

Régime	Rubrique	Modalité	Contenu
SAUVEGARDE DE JUSTICE			= Mesure de protection la plus légère, de courte durée, rapide à mettre en oeuvre
	Personnes concernées		- **Besoin de représentation temporaire** : affection entraînant des déficiences ou limitations d'activité temporaire susceptible d'entraver ses capacités à protéger ses intérêts et/ou assumer les actes de la vie civile (coma, confusion…) - **Situation d'attente avant mise en place d'une représentation durable**
	Procédures	Sur déclaration médicale au Procureur	- **Demande d'ouverture de sauvegarde de justice** auprès du **procureur de la République** par le **médecin traitant** ou le **médecin de l'établissement de santé du patient** - Obligatoirement accompagnée d'un **certificat médical circonstancié établie par un médecin autorisé** (psychiatre ou gériatre) différent du médecin demandeur
		Sur décision du juge des tutelles	- En réponse à une demande de la **personne à protéger**, de son **conjoint**, d'un **membre de sa famille** ou d'un **proche entretenant des relations étroites et stables** - Demande accompagnée d'un **certificat médical circonstancié par un médecin autorisé** (psychiatre ou gériatre) **inscrit sur liste** établie par le Procureur - Si possible après **audition du majeur** à protéger et de ses proches, voire **enquête sociale**
	Effets		- **Contestation a posteriori** de certains actes contraires aux intérêts du majeur (annulation ou correction) → Conserve ses droits civiques et son autonomie pour les actes de la vie civile
	Fin		- Durée maximale de **1 an**, **renouvelable une fois** - Fin à l'expiration du délai, sur décision du juge des tutelles ou ouverture d'une tutelle ou curatelle → Avant la fin de la mesure, toute personne autorisée à demander l'ouverture d'une mesure de protection juridique des majeurs peut adresser au juge des tutelles une demande de réexamen
CURATELLE	Concernées		- Altération des facultés mentales et cognitives empêchant l'expression de la volonté
	Procédure		- Sur **décision du juge des tutelles** à la demande de la personne ou d'un tiers - Accompagné d'un **certificat médical circonstancié par un médecin autorisé** (psychiatre ou gériatre) et de **l'énoncé des faits qui appellent cette protection** - Si possible après audition du majeur à protéger et de ses proches, voire enquête sociale → Le médecin traitant ou hospitalier ne peut que délivrer un avis pour décrire la situation justifiant le déclenchement d'une curatelle, mais ne peut pas lui-même demander une mise sous tutelle
	Curateur		- **Membre de la famille** (en priorité) ou **proche** de la personne à protéger - **Professionnel** = **« mandataire judiciaire à la protection des majeurs »** → Possiblement divisée entre un curateur chargé de la protection de la personne et un curateur chargé de la gestion du patrimoine
	Effets	Autonomie	- Décisions relatives à sa personne : changer d'emploi, choix du lieu de résidence, entretien de relations personnelles… - Demande ou renouvellement d'un titre d'identité - Rédaction d'un testament - Actes d'administration (effectuer des travaux d'entretien dans son logement…) ou de gestion simple (compte bancaire, assurance, règlement de dépenses courantes…)
		Nécessité d'assistance ± autorisation du juge	- **Actes de disposition** : vente d'un bien immobilier… - **Actes importants de gestion** : placement/retrait de capitaux, souscription d'emprunt… - **Mariage ou Pacs** - **Donation**
		Droits civiques	- **Droit de vote conservé** - **Inéligible** - **Mentionné sur le répertoire civil (Etat civil du sujet)**
	Degré de curatelle		- **Curatelle simple** - **Curatelle renforcée** : le curateur perçoit les ressources de la personne et règle l'ensemble des dépenses, avec compte-rendu de gestion annuel - **Curatelle aménagée** : adaptation personnalisée prononcée par le juge
	Fin		- Durée fixée par le juge, pour une **durée maximale de 5 ans** - **Renouvelable** au terme du délai (avec avis médical) → Avant la fin de la mesure, toute personne autorisée à demander l'ouverture d'une mesure de protection juridique des majeurs peut adresser au juge des tutelles une demande de réexamen

<table>
<tr><td rowspan="9">TUTELLE</td><td colspan="3">= Incapacité civile quasi-totale</td></tr>
<tr><td>Personnes concernées</td><td colspan="2">= Altération des facultés mentales et cognitives ou perte de la lucidité permettant la gestion des biens et l'expression de la volonté</td></tr>
<tr><td>Procédure</td><td colspan="2">- Identique à la curatelle</td></tr>
<tr><td rowspan="3">Effets</td><td>Autonomie</td><td>- Décision relative à sa personne : choix du lieu de résidence, entretien de relations personnelles
➝ La tutelle n'entraîne pas la privation de l'autorité parentale</td></tr>
<tr><td>Nécessité d'assistance</td><td>- Tous acte de gestion, administration ou disposition
- Nécessité de l'accord du juge pour les actes importants de disposition (vente d'un bien immobilier, placement bancaire), donation, actes testamentaires
- Mariage ou Pacs
➝ Peut permettre l'annulation d'actes antérieurs au jugement (jusqu'à 5 ans)</td></tr>
<tr><td>Droit civique</td><td>- Perte du droit de vote
- Non éligible
- Mentionné sur le répertoire civil (Etat civil du sujet)</td></tr>
<tr><td>Fin</td><td colspan="2">- Durée fixée par le juge, pour une durée maximale de 5 ans
- Renouvelable au terme du délai (avec avis médical)
➝ Avant la fin de la mesure, toute personne autorisée à demander l'ouverture d'une mesure de protection juridique des majeurs peut adresser au juge des tutelles une demande de réexamen</td></tr>
<tr><td>Autre</td><td>Mandat de protection future</td><td colspan="2">= Contrat libre permettant le choix à l'avance de l'étendue des pouvoirs du ou des mandataire(s)
- Mandat notarié ou mandat sous signe privé
- Modification ou révocation possible tant que le mandat n'a pas pris effet
- Prise d'effet lorsque la personne ne peut plus pourvoir seule à ses intérêts, sur constatation médicale par un médecin inscrit sur une liste établie par le procureur de la République</td></tr>
</table>

<table>
<tr><th>Mesure de protection</th><th>SAUVEGARDE DE JUSTICE</th><th>CURATELLE</th><th>TUTELLE</th></tr>
<tr><td>Indication</td><td>Altération des facultés mentales et cognitives temporaire</td><td>Altération des facultés mentales et cognitives empêchant l'expression de la volonté</td><td>Altération des facultés mentales et cognitives ou perte de la lucidité permettant la gestion des biens et l'expression de la volonté</td></tr>
<tr><td rowspan="2">Modalité</td><td rowspan="2">Déclaration du médecin au Procureur de la République du lieu de soins avec avis spécialisé/gériatrique</td><td colspan="2">Signalement au Juge des tutelles du tribunal d'instance du lieu de domicile</td></tr>
<tr><td colspan="2">Mentionné sur le répertoire civil (Etat civil du sujet)</td></tr>
<tr><td rowspan="2">Conséquences</td><td rowspan="2">Contrôle des actes uniquement a posteriori

Conservation des droits</td><td>Incapacité partielle :
- Autonomie pour les actes de gestion habituels
- Intervention du curateur pour l'emploi de capitaux importants (curatelle simple) ou tout acte civil (curatelle renforcée)</td><td>Incapacité totale : aucune personnalité civile
- Représentation par le tuteur en permanence
- Décision de santé et logement prise par le sujet (dans la mesure du possible)
- Annulation d'actes antérieurs (< 5 ans)</td></tr>
<tr><td>Non éligible, droit de vote maintenu</td><td>Non éligible, perte du droit de vote</td></tr>
<tr><td>Durée</td><td>1 an, renouvelable 1 fois</td><td colspan="2">Révision systématique tous les 5 ans</td></tr>
<tr><td colspan="4">➝ Toute demande d'ouverture de curatelle/tutelle doit être accompagnée d'un certificat médical circonstancié
➝ Représentant : désigné par le juge des tutelles parmi les proches, ou sinon un professionnelle (« mandataire judiciaire à la protection des majeurs ») inscrit sur une liste départementale tenue par le préfet</td></tr>
</table>

sepec numérique
Impression & brochage - France
Numéro d'impression : N04575171009- Achevé d'imprimer : Novembre 2017
IMPRIM'VERT®